全国职业病危害监测评估人才培训教材

放射卫生基础

U0278551

国家卫生健康委职业健康司 组织编写

孙全富 涂 彧 主编

中国人口出版社
China Population Publishing House
全国百佳出版单位

图书在版编目（CIP）数据

放射卫生基础 / 国家卫生健康委职业健康司组织编
写 . —北京：中国人口出版社，2023.11
全国职业病危害监测评估人才培训教材
ISBN 978-7-5101-9535-8

Ⅰ.①放… Ⅱ.①国… Ⅲ.①放射卫生学 – 技术培训
– 教材 Ⅳ.① R14

中国国家版本馆 CIP 数据核字（2023）第 205248 号

放射卫生基础

FANGSHE WEISHENG JICHU

国家卫生健康委职业健康司 组织编写

责任编辑	魏小玲
美术编辑	刘海刚
责任印制	林 鑫 任伟英
装帧设计	北京利宏博识文化有限公司
出版发行	中国人口出版社
印 刷	天津中印联印务有限公司
开 本	889 毫米 × 1194 毫米 1/16
印 张	22.5
字 数	541 千字
版 次	2023 年 11 月第 1 版
印 次	2023 年 11 月第 1 次印刷
书 号	ISBN 978-7-5101-9535-8
定 价	50.00 元

电子信箱	rkcbs@126.com
总编室电话	（010）83519392
发行部电话	（010）83510481
传 真	（010）83538190
地 址	北京市西城区广安门南街 80 号中加大厦
邮政编码	100054

全国职业病危害监测评估人才培训教材
编写指导委员会

主　　任：段冬梅　吴宗之

副 主 任：张宏波　王建冬　谢　杨　樊晶光　孙　新　孙全富
　　　　　郭震威

委　　员：郦　净　刘　骥　孙栋梁　张宏元　廖海江　康　辉
　　　　　刘晓亮　彭广胜　张　博　曹乾斌　李陆达　赵莹莹
　　　　　金龙哲　王　生　李　涛　苏　旭　张建芳　陈永青
　　　　　闫慧芳　李　珏　刘宝龙　王雪涛　张忠彬　陈建武
　　　　　李　戡　阮志刚　张美辨　刘青杰　胡世杰　程金生
　　　　　范瑶华　娄　云　余善法　胡伟江　陶　雪　杜欢永
　　　　　吴邦华　丁春光　潘兴富　苏世标　徐　辉　汉　锋
　　　　　罗　锋

《放射卫生基础》
编委会

主　　编：孙全富　涂　彧

副 主 编：刘青杰　邹剑明　刘　强　朱建国　卓维海

编写人员：（按姓氏笔画排序）
　　　　　万　骏　王　进　王志成　王恺怡　白　斌　吉艳琴
　　　　　朱卫国　刘志勇　闫聪冲　孙　亮　苏垠平　李小亮
　　　　　杨湘山　陈　娜　陈尔东　拓　飞　金顺子　侯长松
　　　　　贺　强　袁　龙　曹建平　崔凤梅　崔诗悦　程金生
　　　　　程晓军　鞠金欣

序

人民健康是民族昌盛和国家富强的重要标志，职业健康关系亿万劳动者身心健康和家庭幸福，党中央、国务院历来高度重视职业健康工作。党的十八大以来，以习近平总书记为核心的党中央坚持以人民为中心的发展思想，把保障人民健康放在优先发展的战略地位，提出从以治病为中心转变为以人民健康为中心，实施健康中国战略，将健康融入所有政策，为人民群众提供全方位全周期健康服务。

我国正处于工业化、城镇化快速发展阶段，就业人口近 8 亿。尘肺病、职业中毒等传统职业病防治形势仍然严峻，新的职业危害因素不断出现，肌肉骨骼系统疾病和工作压力导致的生理、心理问题正成为亟待应对的职业健康新挑战。保障劳动者健康，做好职业病防治工作，需要大力加强专业技术人才培养，加强职业卫生服务能力建设，以适应新时代职业健康工作的需要。

按照《"健康中国 2030"规划纲要》《国家职业病防治规划（2021—2025 年）》等政策要求，国家卫生健康委 2022 年将职业病危害监测评估专业骨干人才培训纳入卫生健康人才培养项目。为加强培训工作的专业性、规范性和实效性，职业健康司组织编写了"全国职业病危害监测评估人才培训"系列教材，分别是《职业健康法律法规与管理实践》《职业病危害因素监测与检测》《职业病危害评价及典型行业案例》《医用辐射检测与评价》《职业病危害工程防护》《放射卫生基础》《非医用辐射检测与评价》。

该套教材由 100 多位职业卫生、放射卫生、检测评价、工程防护及监督管理等相关领域的专家学者共同编写，内容丰富、科学系统，具有较强的针对性、实用性，既可用于职业病危害监测评估人员的培训，也可供职业健康监管人员、用人单位职业健康管理人员、职业卫生放射卫生技术服务人员以及大专院校相关专业师生学习参考。

因时间仓促，本套教材虽经多次讨论和修改，但难免会有不妥和错误之处，欢迎广大读者批评指正。

编写指导委员会

2023 年 11 月

前 言

放射卫生学是研究电离辐射对人类健康的影响及其防护与管理措施的综合性学科。放射卫生事关数百万受到电离辐射职业照射的工作人员的健康，以及受到医疗照射的亿万患者、受检者的健康，更与每一个人都会暴露的公众照射和核辐射卫生应急密切相关。放射卫生是我国传统的五大卫生之一，是预防医学与公共卫生的重要组成部分，是建设"健康中国"事业不可或缺的一环。

本书作为全国职业病危害监测评估人才培训教材之一，集中讲授放射卫生基础知识。全书共16章，从内容上可分为六大部分。第一部分为第1~4章，概述了放射卫生发展历程和主要工作领域，并对核物理及剂量学基础知识作了简明介绍。第二部分为第5章，详细介绍电离辐射的来源。第三部分是第6~7章，介绍电离辐射的生物效应与健康效应。第四部分辐射检测包括第8~10章，从实用角度介绍物理探测、放射化学分析和生物剂量估算。第五部分是第11~12章，介绍放射防护体系和我国的法规标准体系。第六部分为第13~16章，介绍了放射卫生日常工作，包括卫生健康部门的重要工作职责——放射工作人员职业健康管理，将核辐射技术应用分成医用和非医用两方面，综合介绍了各自的管理要求、放射防护要求以及建设项目职业病危害评价的主要内容，并以核辐射卫生应急收束全书。参考文献放在书后，附录中附200余条常用的放射卫生名词和术语。

本书的编写专家、学者精心组织教材内容，在编写中突出以下三点：一是针对省、市、县放射卫生工作实际需求。作为在职人员的培训教材，充分考虑读者大多是有公共卫生预防医学、核物理、化学等专业背景，从事放射卫生工作的专业技术人员，教材覆盖了放射卫生工作必须掌握的辐射探测、剂量估算、健康效应等方面的基础知识。二是注重系统性、科学性和简明性。基本概念、基本知识力求简单明了，适当介绍学科与工作的新进展，构建符合实际工作需要的放射卫生基础知识框架，平衡好广度与深度、理论与实践的关系。三是注意基础和实用。放射卫生作为综合交叉学科，涉及基础学科多，对相关学科知识的介绍以够用为原则，且注意多用图和表，尽量实用。

本书在确保科学、准确、系统的基础上，力求简明扼要，篇幅适中，是各级疾控中心、职防院所从事放射卫生工作的专业技术人员在职培训的用书，也可供医学院校预防医学、放射医学专业师生以及从事相关工作的专业技术人员学习参考。

本书按照《国家职业病危害监测评估专业骨干人才培训大纲》放射卫生部分的要求，在全国放射医学放射卫生院校遴选资深教授和有丰富实践工作经验的疾控中心、职防院所专家组成编写组，由孙全富和涂彧担任主编，刘青杰、邹剑明、刘强、朱建国、卓维海担任副主编。特邀从事放射卫生工作近40年的专家、北京市疾控中心娄云主任医师对全书框架和章节内容总体把关。在本书的编写出版过程中，得到国家卫生健康委职业健康司的悉心指导，中国人口出版社的全力支持。在此一并表示衷心的感谢。

由于编者经验水平所限，书中难免存在缺点和不足，敬请各位专家、同行和读者批评指正。

本书编委会

2023 年 11 月

目 录

第一章

放射卫生概论

第一节 概 述

我国放射卫生工作起步于 20 世纪 50 年代医用电离辐射的兴起和"两弹一星"工程的开展，与核工业及核与辐射技术同步发展。放射卫生工作的核心，经历了从 20 世纪五六十年代 X 射线诊断和镭疗等医学应用，到六七十年代核试验中的卫生防护和损伤救治，到改革开放和新世纪以来核与辐射技术和平利用情况下的放射工作人员、患者和公众的健康效应与防护研究的转变。70 余年的发展历程中，放射卫生事业不断发展，事业辉煌。

放射卫生工作事关人民群众的身体健康和生命安全，关乎我国的国际声誉和国内社会安定，历来受到党和国家的高度重视。当前，我国核电快速发展，核与辐射技术应用规模日益扩大，放射卫生工作面临良好的发展机遇和挑战。各类不同级别的辐射事故偶有发生，有的甚至引起职业人员和社会公众的放射损伤或死亡，本章对我国放射卫生事业的历史、现状、工作内容等进行简单的介绍，使读者了解放射卫生的基本情况。

放射卫生学（radiation health，也作 radiation hygiene）是研究电离辐射对人类健康的影响及其防护与管理措施的综合性学科，是预防医学与公共卫生学的重要二级学科。放射卫生是传统的"五大卫生"之一，是公共卫生的一个分支，也是放射医学的重要组成部分。

放射卫生工作按照受照人员的不同可以分为四大领域：广大患者和受检者接受医疗照射的安全与防护，放射工作人员受到职业照射的安全与防护，一般公众的公众照射的安全防护和核辐射事故发生时应急照射的安全防护。放射卫生作为一个交叉学科，其主要工作内容十分丰富，包括：电离辐射来源（天然辐射和人工辐射）分析、检测技术与测量仪器、放射检测与评价、电离辐射生物效应、电离辐射剂量估算、内外照射防护措施、放射卫生法规标准制修订、放射防护工程与评价、核与辐射技术的工业应用、放射工作单位调查和放射人员个人剂量监测与职业健康监护、放射诊疗设备性能和场所防护、公众照射的防护与控制、核电站周围居民健康调查、放射卫生监督、职业性放射性疾病诊断与鉴定、涉及电离辐射的建设项目职业病危害预评价和控制效果评价、核与辐射事故卫生应急、公众科普宣传信息沟通，以及辐射环境监测与评估、去除放射性污染、放射性废物治理、核与辐射设备退役等等（见图 1-1）。近年来，放射生态学和非人类物种保护也受到越来越多的关注。

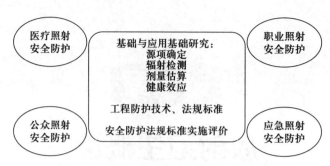

图 1-1　放射卫生工作四大领域和主要内容

　　放射卫生学是一门综合性学科。放射卫生学的研究领域与核物理学、放射化学、放射生物学、电离辐射剂量学、辐射遗传学、辐射检测技术、放射毒理学、放射流行病学、放射诊断学、放射损伤临床、放射医学、核医学、放射治疗学等学科有着密切的联系和广泛的交叉。

第二节　放射卫生的起源

　　1895 年 11 月 8 日伦琴发现了 X 射线，1896 年 3 月 2 日亨利·贝可勒尔（H. Becquerel）公布发现了天然铀的放射性，1898 年 7 月和 12 月居里夫妇发现了放射性极强的钋和镭，1911 年卢瑟福发现了原子核，提出了新的原子模型。这些伟大的发现开启了核辐射技术和原子能新时代，给全人类发展带来了新动力，极大地增强了人类认识世界和改造世界的能力。随着 X 射线等射线装置和放射性物质在人类生产和生活实践中不断地得到广泛的应用，电离辐射的双面性逐渐展现。电离辐射犹如一柄双刃剑，一方面在人类社会文明的进步和发展中起到了积极的推动作用，另一方面对人类生产生活环境和身体健康造成了一定的损害。人类在不断利用各种射线装置和放射性物质的过程中，逐步认识到了电离辐射对人类健康的危害，并随之开展了电离辐射生物效应及防护措施的研究，在此基础上逐步形成了放射防护。

　　人类在开展各类电离辐射应用的早期，出于对新生事物的好奇，往往只关注到有利于人类的积极的一面，而忽视其可能存在的危险。因而在实际应用过程中，由于缺乏对电离辐射危害的认识，没有采取相应的防护措施，造成了不应有的健康损伤甚至灾难，人类为此付出了巨大的生命和财产代价。

　　1895 年伦琴发现了 X 射线公布于世后的第 4 天，美国就有人拍出了一位老兵脚掌里嵌顿的子弹头的 X 线照片，X 射线也是首先被用于医学实践的。然而第 2 年不幸也接着发生了，有文献报道有96 例 X 射线机研制或操作人员手部皮肤被烧伤。1902 年，有人报道了 X 射线引起慢性皮肤溃疡并继而诱发皮肤癌症的资料。1911 年，有人报道了电离辐射引起的 94 例皮肤癌和 11 例白血病的资料。1937 年，为表彰和悼念在放射线工作中做出杰出贡献而受害的先辈们，国外出版了专集纪念册，记载了欧美 15 个国家 168 人中有 52 人患皮肤癌；1959 年，出版了第二版专集纪念册，记载了 360 人中有157 人患皮肤癌。这些人员在早期接触电离辐射时徒手操作，没有相应的防护措施。铀放射性的发现者贝可勒尔一生致力于放射性研究，由于长期生活在射线中，他在 50 岁时便渐渐感到浑身瘫软，并且头发脱落，手上的皮肤常像烫伤一样疼痛，在 56 岁时逝世。镭的发现者居里夫人，由于长期在缺乏防护的条件下从事镭和其他放射性物质的研究工作，受到了过量电离辐射照射，导致双眼因白内障几乎失明，机体造血组织受到严重损伤，于1934年7月4日因再生障碍性贫血逝世。距今100年前，放射性核素镭被用于夜光表发光涂料。1916—1926年，美国描绘表盘的女工为了提高工作效率习惯于用唇舌舔舐笔尖而误将大量镭摄入体内，之后这一人群贫血、骨坏死和骨癌的发病率明显增高。1925年，一位名叫哈里森·马特兰（Harrison Martland）的当地医生、病理学家开发了一项测试，证明她们是镭中毒。直到1938年，一位濒临死亡的镭女工凯瑟琳·沃尔夫·多诺霍（Catherine Wolfe Donohue）胜诉，这一问题才最终得到解决。镭女工事件的影响是不可低估的。这是第一批公司被要求对其雇员的健康和安全负责的案件，导致了各种改革以及美国建立职业安全和健康管理局。在铀矿山和铀、镭含量较高的一些非铀矿山，井下矿工由于接触高浓度的氡和氡子体，其肺癌的发病率明显增高，尽管这一现象在中世纪欧洲波希米亚煤矿被关注，但真正的元凶直到20世纪50年代才得以确定。惨痛的代价换来了人类对电离辐射危害的认识，也促使人类开始考虑如何趋利避害地正确应用电离辐射源和放射性物质。

1942年6月美国曼哈顿工程启动，当年12月2日费米在芝加哥大学一个废弃的体育场的地下室建造了世界上首座反应堆，首次实现了人类可控链式反应，促使原子能技术的军事应用进入了空前的发展，也为人类深入认识电离辐射损伤效应开启了另一扇窗。1945年8月6日，美国原子弹（铀弹，代号"小男孩"，1.5万吨TNT当量）轰炸了广岛，导致广岛死亡9万~12万人。8月9日美国投放原子弹（钚弹，代号"胖子"，2.1万吨TNT当量）轰炸了长崎，导致长崎死亡6万~8万人，并且幸存者出现了严重的远后效应，其白血病和实体癌发病率显著升高。原子弹爆炸后1年9个月，广岛出现第一例白血病，原子弹爆炸后2年零3个月长崎出现第一例白血病，原子弹爆炸后第3年白血病发病率开始增高。1951年，原子弹爆炸幸存者的白血病发病率达高峰期。与此同时，在原子弹爆炸约10年后，胃癌、肝癌、肺癌等各种实体癌的死亡率和发病率也明显增高。

原子能的和平利用是人类共同的愿望。1954年6月27日，世界上第一座核电站（5兆瓦）在前苏联奥布宁斯克建成，标志着核工业进入了一个新的发展时期。核电的发展给人类社会带来巨大利益，但是同时也有发生核事故的潜在危害。1979年3月28日，美国宾夕法尼亚州的三哩岛核电站2号机组发生事故，导致部分堆芯暴露。1986年4月26日，前苏联切尔诺贝利核电站4号机组爆炸，救援人员中134人患急性放射病，其中患病后3个月死亡28人。事故发生后没有及时撤离附近居民，且居民没有服用碘片和实施严格的食品限制措施，导致儿童甲状腺癌发病率显著升高。2011年3月11日，因地震导致的海啸涌入日本福岛第一核电站，4个机组先后发生严重事故，成为人类核与辐射技术应用史上无法抹去的伤痛。

在核与辐射技术应用过程中，不断加深人们对于电离辐射生物效应及放射卫生防护理论和实践重要性的认识。尽管电离辐射能够造成生物机体的损害甚至死亡，但是核与辐射技术所带来的巨大综合效益，使其得以不断发展。时至今日，核与辐射技术的应用已经渗透到人类生产和生活实践的各个领域，因而正确认识和理解电离辐射生物效应，探索和研究合理有效的应对措施及防护方法，避免或降低电离辐射损伤效应，具有十分重要的意义，这是放射医学的主要工作，也是放射卫生的首要任务。

伴随着核与辐射技术的应用，放射卫生经历了兴起、发展、兴盛和腾飞的历史进程。早在伦琴发现 X 射线后短短的二三十年时间里，面对屡屡发生的电离辐射引起人类辐射损伤的事实，人们开始了寻找、探究和建立有效的防护体系和防护措施的工作。国际上先后成立了专门机构，指导人们正确认识电离辐射的危险，避免电离辐射带来的损伤。几个著名的国际组织包括：①国际放射防护委员会（International Commission on Radiological Protection，ICRP），其前身是 1928 年成立的"国际 X 射线与镭防护委员会"，1950 年更改为现名。ICRP 是在英国注册的社会公益性团体，旨在促进世界放射防护事业的发展。②国际辐射单位与测量委员会（International Commission on Radiation Unit and Measurements，ICRU）1928 年在斯德哥尔摩举行第二届国际放射学大会时成立，当时十分紧迫的一个任务就是对 X 射线辐射进行定量测量。ICRU 的任务是建立辐射单位和测量国际标准，发展和推荐辐射量和单位、测量技术和程序及其参考数据，以促进电离辐射的安全和有效应用。③ 1955 年，联合国大会决定成立"联合国原子辐射效应科学委员会"（United Nations Scientific Committee on the Effects of Atomic Radiation，UNSCEAR），审议和评价电离辐射照射水平和健康危害，为联合国大会提供专业报告，1986 年我国加入该委员会。④ 1957 年 7 月成立的国际原子能机构（International Atomic Energy Agency，IAEA），其宗旨是加速和扩大原子能的和平利用，并尽可能地限制原子能的军事应用。1984 年我国加入该组织。为综合评估电离辐射生物健康效应、剂量定义和测量、制定放射防护标准、客观评价放射防护措施，这些国际组织机构开展了大量卓有成效的工作，为核能和平利用贡献了积极的作用，已成为世界公认的放射医学与防护的权威机构。

我国普遍使用的放射卫生这一学科术语是在学习苏联的学科体系的基础上建立的。苏联的职业卫生与疾病研究所早年设立了生物物理部，1951 年设立了第一个放射卫生实验室，1957 年在中央高等医学训练研究所成立了第一个放射卫生分部。西方国家多使用"辐射防护（radiological protection，也作 radiation protection）"或"保健物理（health physics）"。辐射防护一词可以追溯到 1898 年，当时英国伦琴学会（现 British Institute of Radiology）成立了 X 射线防护委员会。保健物理一词，一般认为是在 1942 年由芝加哥大学冶金实验室（Metallurgical Laboratory at the University of Chicago）保健处负责人 Arthur Compton 提出，保健处的主要任务是为费米正在建造的反应堆 CP-1 进行屏蔽设计，以保护工作人员的健康。之所以不用"放射防护"，而使用"保健物理"一词，主要是出于安全保密方面的考虑。

第三节　我国放射卫生事业的发展

我国的放射卫生工作起步于 20 世纪 50 年代，主要是从核辐射损伤效应及其卫生防护研究方面配合国家"两弹一星"工程，积极开展工作，先后成立一批专业科研院校，如军事医学科学院放射医学研究所、卫生部工业卫生实验所、中国医学科学院放射医学研究所、上海市工业卫生研究所、白求恩医科大学公共卫生系、苏州医学院工业卫生系、二机部第七研究所等。经过几代人的共同努力，中国的放射卫生工作取得了显著的成绩。无论是在放射损伤机制研究、危害评价、临床救治、抗放药物研发方面，还是在放射卫生法规标准的制定、职业健康监护、各种实践的防护措施实施以及核事故卫生应急管理等方面,上述专业科研院校都付出了艰辛努力并获得了丰硕的成果;同时,培养了一批国际知名的杰出科学家和本领域的专业人才。他们当中,有中国的两院院士,有国际各专业权威机构(ICRP,IAEA,UNSCEAR)的曾任或现任专家委员,更有一大批奋战在放射卫生一线的科研和管理人员。

一、起步(20世纪50年代)

我国的放射卫生起步于国防事业的需求和解决我国X射线诊断和镭疗的广大医学工作者的防护需要。20世纪50年代初期,我国陆续选派学者赴苏联学习放射医学与防护等专业知识,随后在几所大专院校和科研院所成立相应领域的教研室和实验室,培养了该学科相关领域专业人才,促进了我国放射卫生学科的萌芽。

这一时期基本上是学习苏联模式。鉴于当时"冷战"序幕已经拉开,国际局势风云变幻,国家决定大力加强相关研究与应用,在20世纪五六十年代,国家多批次派出了包括放射医学与防护在内的优秀科研人员到苏联学习与交流。这些人员中的绝大多数人成为我国放射卫生领域的专家和学科带头人,他们学成回国后为我国培养了大批放射卫生专业技术人才。在我国核试验中的卫生防护、损伤救治、和平利用核能与核辐射技术下的健康防护和健康促进工作中做出了突出的成绩,不断推动学科的发展壮大。其中值得铭记的专家学者包括吴德昌、潘自强、魏履新、刘树铮、孙世荃、张景源、苏燎原、朱寿彭、章仲侯、叶常青等。

1955年12月,中央决定将1951年6月在上海成立的军事医学科学院北迁到北京,从师级升为军级,原有的14个系整合为7个研究所,第二研究所为放射医学研究所(现名军事科学院军事医学研究院辐射医学研究所)。从苏联学习归来的吴德昌和魏履新等在1957年5月调入该所。1955年,第三军医大学成立了"医学防护教研室",开展防原和防化的教学与研究工作,并由此发展,成立"全军复合伤研究所"。1956年,国家将同位素应用研究列入我国十二年科技发展规划。1958年,我国第一座实验堆投入运行并开始生产放射性同位素;同时,我国以核武器试验为核心的国防事业不断发展,放射卫生防护、辐射生物效应、放射性监测和公众防护日益得到重视,推动了我国放射卫生学科的起步。1958年,卫生部颁布《使用放射性的工业企业、实验室卫生防护(草案)》。1959年,卫生部等有关部门共同组成放射防护医学领导小组,负责全国原子能科学事业的防护、放射性同位素在医疗卫生方面的推广、干部培养和科学研究工作。随后,1959年6月中国科学院成立放射医学研究所。

二、快速发展(20世纪六七十年代)

1960年,国务院批准发布《放射性工作卫生防护暂行规定》(简称《暂行规定》),这是我国放射防护领域第一部国家法规性文件。《暂行规定》的发布,极大地推动了我国放射卫生事业的发展。其后,卫生部、国家科委、二机部等部委相继制定并发布了有关同位素管理、工作人员管理、医疗照射管理、食品卫生管理及核工业卫生管理的若干单项规定。其中,《电离辐射的最大容许量标准》《放射性同位素工作的卫生防护细则》《放射性工作人员的健康检查须知》3个技术文件一直使用到20世纪

70 年代中叶。

这一时期，为了加快放射医学与放射卫生人才的培养，一些医学院校设立了放射医学专业或开展放射医学与防护的研究。例如，1960 年 4 月，吉林医科大学（1978 年更名为白求恩医科大学，2000 年并入吉林大学）组建了代号为"工业卫生"的放射医学专业；1960 年 8 月，北京医学院（1985 年更名为北京医科大学，2000 年并入北京大学）建立时称"第一专业"的放射医学与防护专业；1962 年，上海市工业卫生研究所（1985 年更名为上海医科大学放射医学研究所，2000 年并入复旦大学并改名为复旦大学放射医学研究所）在上海医学院成立；1962 年 12 月，苏州医学院（2000 年并入苏州大学）划归二机部，次年组建工业卫生系（现放射医学与防护学院）并积极筹备以"工业卫生"名号招收放射医学与防护专业学生。吉林大学和苏州大学的放射医学专业具有强大的影响力。

各省市疾控中心（2002 年以前称为防疫站）中的放射卫生科所是我国放射医学与防护实践的重要有生力量。较早成立工业卫生科/放射卫生科的省市有天津市（1955 年）、福建省（1959 年）。一些省市也成立了工业卫生实验所，如四川省（1965 年）等。1965 年 10 月，卫生部工业卫生实验所（2002 年更名为中国疾病预防控制中心辐射防护与核安全医学所）成立。从 1965 年开始，在北京、上海、兰州、福州、沈阳、广州、乌鲁木齐、成都和拉萨等地先后建立了 45 个环境放射性监测站。

1964 年 10 月 16 日，我国成功进行了第一次原子弹爆炸试验。卫生部通过卫生部工业卫生实验所组织了来自全国 81 个单位的人员参加了 18 次我国大气层核试验现场的医学、生物学效应研究和杀伤参数测量工作，共计 1311 人次。大部分参加人员来自各省、市、自治区卫生系统医学研究院所、高等医学院校、医疗机构、卫生防疫等单位。主要在核损伤特点及诊断治疗、核防护及救治组织、核物理参数的测量和监测、下风向地区的医学和剂量学调查、全国放射性落下灰监测、放射性落下灰理化性质研究以及放射性落下灰监测方法等方面开展工作和研究。这一时期，我国放射卫生工作得到了快速的发展，研究工作领域涉及生物效应动物试验研究、辐射监测与剂量学研究、公众防护等方面。全国主要省份防疫站、相关学校积极参与了相关科学研究和放射卫生监测与公众防护工作，极大地带动了我国放射卫生学科在辐射生物效应、放射性监测和公众防护方面的研究，并培养了一大批放射卫生专业人才，推动了放射卫生学科建设，为后续放射卫生学科在全国环境放射性本底调查、医疗照射、公众照射和职业照射防护与科学研究以及核与辐射事故卫生应急准备与响应等方面的发展奠定了重要工作和人才基础。

三、平稳推进（20 世纪八九十年代）

1978 年改革开放后，党和国家的工作重点逐步转移到经济建设上来，放射卫生工作也转变为以职业照射和医疗照射的安全与防护及公众照射调查等为主的放射医学与防护研究工作，基础科学研究和调查工作得到加强，各种学术团体恢复活动。进入 20 世纪 80 年代，在改革开放战略思想指引下，放射卫生工作不断深化改革，着力扩大对外开放，使科研领域的对外协作和学术交流从无到有、从小到大地蓬勃开展起来。

1980 年，卫生部组织成立全国卫生标准技术委员会。1981 年 4 月，卫生部（81）卫工护字第

20 号文件决定，在全国卫生标准技术委员会下设立放射病诊断标准分委员会。1983 年 11 月，成立放射卫生防护标准分委员会，从体制上明确了放射卫生相关标准的研制工作。随后，卫生部制定和颁布了一系列与医用放射防护、放射病救治相关的法规和标准，开展了放射卫生各领域的科学研究工作，促进了我国新时期放射卫生学科的发展。

其间，我国放射卫生领域开展了几项颇具影响力的调查研究工作，主要包括：① 1980 年 8 月，美国《科学》杂志发表了"中国高本底辐射地区居民健康调查"，文章是低剂量电离辐射致人群健康效应的奠基之作，在国际上引起了广泛的反响，其报告数据被联合国原子辐射效应科学委员会等权威学术组织所引用；② 1981—1985 年，卫生部工业卫生实验所组织全国 29 个省份的放射卫生单位共同完成"中国环境天然辐射外照射剂量的调查与评价"工作；③ 1982—1987 年，卫生部工业卫生实验所组织 29 个省份的卫生系统有关单位对中国土壤中有关放射性核素的水平及分布进行调查，基本掌握了中国土壤中有关放射性核素（铀 -238、钍 -232、钾 -40 和铯 -137）的水平及分布；④ 1978—1992 年，卫生部组织有关单位开展了黄渤海海域、长江流域、黄河水系的放射性核素水平调查，取得了黄海—海域放射性核素的动态水平，基本掌握了长江水系中放射性核素的水平和动态变化，获得了黄河水系的放射性核素的水平；⑤ 1980 年，中国医学科学院放射医学研究所组织全国 28 个省份的卫生防护单位成立了"全国医用诊断 X 射线工作者剂量与效应关系研究协作组"，开展了医用 X 射线工作者随访研究。

注重学术团体建设和学术杂志创办。1980 年 6 月，中华医学会成立放射医学与防护学分会，并于 1981 年正式创办了《中华放射医学与防护杂志》（前身为创办于 1973 年的《放射医学与防护（资料汇编）》）；其间，中国核学会成立了辐射防护学分会（1980 年成立，2014 年 3 月 18 日升为一级学会），《辐射防护》杂志也随之创办（1978 年正式创刊，原名《核防护》，1981 年改为现名）。还值得一提的是，80 年代中期，白求恩医科大学和苏州医学院均分别获得放射医学硕士和博士授予权，放射医学学科的本科、硕士、博士一体的人才培养体系建成。1982 年，由卫生部设立于苏州医学院的"全国放射卫生进修班"举办，之后每年均举办，一直延续到现在，为我国放射卫生事业培养了大批优秀的专业人才。

随着改革开放程度的加深和经济发展的加快，一大批放射诊疗新技术、新设备不断涌现并推广应用，放射诊疗的质量控制与质量保证日益受到关注与重视。这一时期，我国放射卫生工作对标世界卫生组织（WHO）、国际原子能机构（IAEA）等国际组织，并在其支持和帮助下转型，开始对医用电离辐射设备的质量控制与质量保证、剂量量值传递和标准剂量刻度、性能检测等工作进行研究并加以推广，并使之成为放射卫生工作的重心。1982 年，在 WHO 建议下，经卫生部批准，卫生部工业卫生实验所开始筹建国家二级标准剂量学实验室（简称 SSDL），并于 1984 年正式加入 WHO 和 IAEA 的 SSDL 网。1984 年和 1996 年，先后开展两次全国性的医疗照射水平调查工作。这些工作的开展，有效地推动了我国放射卫生学科在医疗照射领域的建设与发展。各地放射卫生技术机构通过开展检测技术服务，为保护核与辐射技术在国民经济各个行业应用的安全和防护（特别是放射诊疗技术的安全与防护）做出了重要贡献，积累了宝贵的工作经验，为 21 世纪放射卫生工作的腾飞奠定了扎实的基础。

四、腾飞（21 世纪）

放射卫生工作相关法律法规、标准、部门规章建设基本完善。进入 21 世纪，随着一系列法律、法规、标准和部门规章的颁布实施，如 2002 年 5 月实施的《中华人民共和国职业病防治法》（以下简称《职业病防治法》）、2002 年 10 月实施的《电离辐射防护和辐射源安全基本标准》（GB 18871—2002）（以下简称 GB 18871—2002）、2003 年 10 月实施的《中华人民共和国放射性污染防治法》（以下简称《放射性污染防治法》）、2005 年 12 月实施的《放射性同位素与射线装置安全和防护条例》、2006 年 3 月实施的《放射诊疗管理规定》以及 2007 年 11 月实施的《放射工作人员职业健康管理办法》等，放射卫生工作一步步走上法制化轨道，放射卫生工作有法可依、有法必依的局面基本形成。

随着 GB 18871—2002 的发布，放射防护基本标准得以改变，其中特别是对从事放射工作的人员所受职业照射的剂量限值的规定有了较大的改变。在对原有标准全面修订的基础上，逐步制定新的标准，使有关放射卫生防护的国家职业卫生标准不断丰富。2006 年前后，集中发布了 30 多项有关放射卫生防护的新的国家职业卫生标准。截至 2023 年 8 月，现行有效的放射卫生标准共有 133 项。

放射卫生标准体系的不断修订和完善，有效地规范了电离辐射应用的行为，提高了放射卫生与防护水平。为切实维护、保障和提高我国公众、患者和广大放射工作人员的健康，放射卫生领域出现了以工作带动学科发展，以学科发展促进工作的新局面。国家相继开展了全国放射诊疗基本情况调查，启动实施了医用辐射安全监测网工作，修制定了一系列放射诊疗设备质量控制和防护检测方面的标准，开展了国家科技支撑计划课题和卫生行业科研专项，有力地推动了我国医用放射防护的科研水平，为国家开展放射卫生监测工作提供了有力的法规标准依据。

持续开展放射卫生人才培养和科学研究，机构能力建设显著提升。21 世纪，我国进入了放射卫生机构建设、人才培养和科学研究的鼎盛期。2007 年，全国从事放射卫生相关工作的机构共有 4431 家，设置在各级疾控的放射卫生机构 1964 家，设置在职防院所的放射卫生机构 50 家，设置在其他机构的放射卫生机构 89 家，放射卫生专业人员共计 7200 多人。目前，全国有万余人在各级疾控中心（或职业病防治院所）和卫生监督部门从事专职放射卫生工作。

2009 年以来，为及时掌握放射卫生技术机构（包括技术服务机构）的能力水平现状，连续组织开展了个人剂量监测、放射性核素 γ 能谱分析、总 α 总 β 放射性测量和生物剂量估算四项全国放射卫生技术机构检测质量控制能力比对考核。考核工作显示，各级放射卫生技术机构质量控制水平有了显著提升。

在人才教育培训方面，2010 年卫生部监督局对中国疾病预防控制中心辐射防护与核安全医学所、中国医学科学院放射医学研究所、吉林大学和苏州大学四家单位授牌为卫生部放射卫生培训基地。中国疾控中心辐射防护与核安全医学所通过中华医学会继续教育项目，每年举办 5~7 个培训班，持续开展对省地市级机构专业技术人员的培训，每年有千余人次接受培训。苏州大学等单位多年来每年举办为期 1~2 个月的"全国放射卫生进修班"。2022 年，职业健康司通过转移支付组织开展了职业病危害监测评估专业骨干人才培训和职业诊疗康复人才培训。这些在职培训为全国放射卫生队伍的能力建设发挥了重要作用。

随着放射医学的发展，目前已经有吉林大学公共卫生学院、苏州大学放射医学与防护学院、内蒙古科技大学包头医学院、温州医科大学公共卫生与管理学院、南京医科大学附属肿瘤医院、安徽医科大学基础医学院、福建医科大学肿瘤临床医学院、山东第一医科大学预防医学科学学院、新乡医学院第四临床学院等9所院校开设了放射医学/放射卫生本科教育。中国疾控中心辐射防护与核安全医学所、苏州大学、吉林大学、复旦大学、温州医科大学等开展硕士研究生以及博士研究生培养。

科学研究是放射卫生可持续和高质量发展的重要保障。多年来，中国疾控中心辐射防护与核安全医学所、苏州大学等单位，积极努力申请获得国家重点研发计划、国家科技支撑计划、科技部科研院所社会公益研究专项、卫生行业公益、国家自然科学基金等科研项目以及地方科学研究项目，做好全国性工作的前期准备和技术支撑。2018年，我国放射医学与放射卫生领域唯一的省部共建的国家级重点实验室"放射医学与辐射防护国家重点实验室"落户苏州大学，这极大地提升了我国放射卫生与放射防护的科研水平。

2009年以来，连续深入开展全国放射卫生监测工作，积累了大量科学监测数据，放射卫生队伍能力建设水平显著提升。进入21世纪，特别是2001年12月我国加入WTO以来，社会经济高速发展，核能与核辐射技术在医疗和国民经济各个领域的应用发展极为迅猛。截至2023年8月，我国8个省份有55个核电站机组在运行，21个机组正在建设，另外在北京房山地区有一个科学实验中子快堆。在全国，有48.6万名医院放射工作人员分布在7.53万家放射诊疗机构，有18.6万名工业放射工作人员分布在1.4万家工业放射工作单位，一定数量的核工业放射工作人员以及大量矿工暴露于矿山高氡作业环境。

为了及时掌握全国和区域放射工作单位放射性危害因素预防控制和放射工作人员职业健康以及职业性放射性疾病的现状、变化规律和趋势及影响因素，为制修订放射卫生法规标准提供科学依据，卫生部/国家卫生健康委通过中央转移支付补助资金，组织开展了职业性放射性疾病监测（2009年）、医疗卫生机构医用辐射防护监测（2010年）、非医疗机构放射性危害因素监测（2019年）、国家食品放射性污染监测（2012年）、国家饮用水中放射性污染监测（2012年）五大监测。

2018年，国家卫生健康委成立以来，加强了对放射卫生监测工作的组织和领导，加大了转移支付力度，提质扩面，突出职业健康风险控制意识，深化监测内容，回应社会关切，强化监测工作的质量控制和监测结果运用，放射卫生监测工作上了一个新的台阶。

放射卫生监测工作履行了《职业病防治法》赋予卫生健康行政部门的法定职责，大大提高了放射工作单位作为第一责任的意识，放射防护与安全水平显著提升。通过监测系统全面掌握了我国放射卫生工作现状，明确了我国在职业性放射性疾病防治、患者防护、公众防护等方面存在的主要问题和风险，为确定精细化技术指导和监督执法提供了基础数据，为制修订相关法规标准提供了宝贵的连续性、系统性的科学数据。放射卫生监测工作已经成为队伍能力建设的重要抓手，全国放射卫生机构能力水平显著提升。同时，为履行大国义务，奠定了向联合国提供职业照射、医疗照射数据的基础，基于监测工作的高质量产出扩大了中国的国际影响力，提供了中国方案和中国经验。

大力加强核辐射卫生应急队伍建设，有效应对核辐射突发事件。"十一五"期间（2006—2010），全国建立了 17 家核辐射损伤救治基地，其中 2 个国家级基地和 15 个省级基地，承担相应辖区内核事故与辐射事故辐射损伤人员的现场医学救援、院内医疗救治和医学随访，以及人员所受辐射照射剂量的估算和健康影响评价等任务。"十三五"期间（2016—2020），启动了一批全国健康保障工程——核辐射紧急医学救援基地建设项目。建设完成后，全国共有 6 个国家级基地和 19 个省级基地，基本形成基地布局合理、重点区域全覆盖的格局，应急医疗救治和检测能力将显著提升。

21 世纪的中国，核与辐射技术在工农业生产和医疗、科研等领域得到了更加广泛的应用。然而电离辐射是把双刃剑，在造福于人类的同时，核与辐射事件也时有发生。伴随放射卫生学科的发展，国家核与辐射卫生应急体系建设不断得到完善和加强，并开展了一系列有关核与辐射卫生应急的技术准备工作，成功地组织了全面各地多起重大事件的卫生应急响应，这些核与辐射事件的卫生应对和处置中，既涵盖了放射卫生学科相关领域如染色体畸变、淋巴细胞等生物剂量检测、辐射检测与剂量估算、医学救治处理，又有对公众心理干预和风险沟通等方面的拓展。

放射卫生事关亿万接受放射诊疗患者和几百万受到电离辐射职业照射的工作人员的健康，是健康中国建设的必然要求和重要工作内容。放射卫生还事关国家核安全，是保证总体国家安全观的重要工作之一，关乎社会可持续发展和稳定大局。70 多年来，我国放射卫生工作紧密结合国家和人民的需求，事业不断发展，队伍不断壮大，具有凝聚力和向心力。随着我国社会经济的进步，作为为核能和核辐射技术广泛应用可持续发展保驾护航的重要学科和工作领域，放射卫生事业大有可为。

第二章

原子核与放射性

第一节　概　述

卢瑟福（E.Rutheford）在 1911 年提出了原子的核式模型假设，即原子是由原子核和核外电子组成。从此以后，原子就被分成两部分研究，也就是核外电子的运动构成了原子物理学的主要内容，而原子核则成为原子核物理学的主要研究对象。原子和原子核是物质结构的互相关联又完全不同的两个层次。

原子核和核外电子组成原子，原子核带正电荷，核外电子带负电荷，原子呈电中性。原子核占据原子的大部分质量，核外电子质量只占原子质量的很小一部分。原子的质量中心和原子核的质量中心非常接近，可以近似地认为原子核是原子的中心体。为了进一步了解原子核，科学家测定了原子核作为整体所具有的静态性质，也就是从外部观察原子核所具有的"外貌特征"，以得到一个基态原子核的图像。这些基本特征包括原子核的组成、质量、大小、自旋、统计性、宇称、磁矩和电四极矩等。这些性质和原子核结构及其运动变化有密切关系。本章将概述原子核的电荷、质量、半径、组成、稳定性、结合能等基本性质以及核力、核反应、核裂变、核聚变等内容。不稳定原子核在自发发生变化的过程中会发射射线，由此产生放射现象，对其变化规律的研究也是本章重点。

第二节　原子核的基本性质

一、原子核的电荷

通常把电子的电量 e 作为电荷的基本单位，原子核所带电荷与核外电子的总电荷数值相等而符号相反。因此，原子序数 Z 称为原子核的电荷数。原子核的库仑场的大小与核电荷数 Z 有着密切的关系。

原子核的电荷数 Z 可以由不同的实验方法测得。近代一切测定元素性质的物理和化学方法，均可以认为是确定原子核电荷数的方法，其中最简单的是化学方法。只要根据某原子的化学性质就可以找出该元素在周期表上的一定位置，因而也就确定了它的核电荷数 Z。但对化学性质相近的元素（如稀土元素）就很难单凭化学性质来确定。利用卢瑟福的 α 粒子散射实验方法也可以测定核电荷数 Z。

可是在大多数情况下，Z 的测定值是利用莫塞莱定律对元素的 X 射线谱进行分析而获得的。

二、原子核的质量

原子核几乎集中了原子的全部质量。忽略与核外全部电子结合能相联系的质量，则原子核的质量约等于原子质量与核外电子总质量之差。

所有原子核的质量与 ^{12}C 原子质量的 1/12 相比都非常接近于一个整数，用符号 A 表示（A 称为原子质量数或核质量数）。

三、原子核的半径

原子和原子核之间没有明显的界面，原子的大小是指核外电子云分布的范围。原子核半径一般是指核力的作用范围或核内电荷分布的范围，而不是几何半径。实验证明，原子半径的数量级约为 10^{-10}m。原子核外表接近球形，所以通常用核半径来表示原子核的大小。在实际计算中，通常把原子核的半径近似地视为球体的半径。实验测量的结果表明，原子核的半径 R 与核质量数 A 的关系可近似地表示为：

$$R \approx r_o A^{1/3} \qquad\qquad 式（2-1）$$

式中，r_o 表示单位核半径，其数值近似地等于 1.2×10^{-15}m。

原子核的体积虽然很小，但密度极大，对于不同的原子核，它们的 r_o 都是常数，可见各种原子核的密度大致都是相同的。进一步计算可得原子核的平均密度约为 10^{17}kg/m³。由此可见，原子核的密度是非常大的。

四、原子核的组成

1911 年，由卢瑟福提出的原子核式模型认为原子的质量几乎全部集中在直径很小的核心区域，称为原子核。电子在原子核外绕核作轨道运动。原子核带正电，电子带负电。1930 年，德国物理学家玻特和贝克尔用 α 粒子束去轰击铍箔时，发现有一种穿透力很强的不带电的射线从铍箔的另一方飞出。1931 年，约里奥·居里夫妇发现当这些射线穿过石蜡或其他含氢物质时，能够打出高速质子束，其速度可达光速的 1/10。1932 年，查德威克经过深入的研究和分析，认为这种射线不是 γ 射线，而是一种新型的中性粒子，取名为中子，记为 n，质量 m_n=1.00866 原子质量单位，与质子质量差不多。

中子的发现，使人们对原子核的组成有了正确的认识。1932 年，苏联物理学家伊凡宁科提出了原子核组成的新假设，即原子核的中子－质子模型。

原子序数为 Z、质量数为 A 的原子核，是由 Z 个质子和 N=A-Z 个中子组成。Z 和 N 分别称为原子核的质子数和中子数。我们把构成原子核的质子和中子统称为核子。在这里，原子核的质量数 A 等于核内的核子数，而原子序数 Z 等于核内质子数（即核电荷数）。因此，原子核所带正电荷就是核内质子所带的总电荷。几十年来，大量实验事实证明原子核的中子－质子结构假设是正确的。这种假设已成为原子核物理的重要基础。

五、原子核的稳定性

在已发现的近 2000 种核素中，不稳定的核素有 1700 多种，天然存在的稳定核素仅有 270 余种。核内质子数和中子数之间的比例与原子核的稳定性存在着紧密联系。在 Z ≤ 20 的轻核区，N 与 Z 之比为 1 左右；当 Z>20 时，随着 Z 的增加，N 与 Z 之比逐渐升高。当 A 在从 1 至 209 的范围内时（除 A 为 5 和 8 之外），对应每一个 A 的值，至少有一种稳定核。

随着核内质子数和中子数的增加，原子核的稳定性表现出显著的周期性变化。当核内质子数或中子数为 2、8、20、28、50、82、126 等数值时，这一类核素就稳定。例如，Z 和 N 都等于 8 的核素 ^{16}O 就非常稳定，这些数字被称为幻数。

核内的质子和中子如果分别按彼此独立的壳层分布，与核外电子的分布相似，每一个壳层被填满时，它们结合得就比较紧密，核就比较稳定。当质子数或中子数是幻数时，它们正好填满一个壳层，这些核就具有较大的稳定性。当核内的质子数和中子数均为幻数时，称为双幻数。这时核内的质子和中子同时填满各自的壳层，因此这些原子核就特别稳定。

六、原子核的结合能

（一）质能联系定律

具有一定质量的物体必然与一定的能量相联系。如果物体的能量 E 以焦耳表示，物体的质量 m 以千克表示，光速 $c=2.99792 \times 10^8 m/s \approx 3 \times 10^8 m/s$，则质量和能量的相互关系为

$$E=mc^2 \qquad 式（2-2）$$

相对论认为物体质量的大小随着物体运动状态的变化而变化。$E=mc^2$ 称为质能关系式，也就是质能联系定律，它表示任何具有 m 千克质量的物体，一定具有 mc^2 焦耳的能量。如果在运动过程中能量发生变化，质量一定随之发生相应的变化。如果一个体系从外界吸收 $\triangle E$ 的能量，则这个体系的质量就增加，$\triangle m=\triangle E/c^2$。

（二）原子核的结合能

原子核的质量与构成原子核的核子（Z 个质子和 N 个中子）的静止质量总和比较时，发现原子核的质量都小于组成它的核子质量之和，这个差值称为原子核的质量亏损。与质量亏损 $\triangle m$ 相联系的能量 $\triangle mc^2$，表示这些自由状态的单个核子结合成原子核时所释放出的能量，称为原子核的结合能，用符号 E_b 表示。

以各核素的每个核子的平均结合能 E_b 为纵坐标，以核质量数 A 为横坐标作图，可得核子平均结合能曲线。对于 A<20 的轻核区，核子平均结合能随 A 的增加而出现周期性的迅速增加。对于中等质量的核，当 $40 \le A \le 120$ 时，核子的平均结合能最大，几乎是一常数，$E_b \approx 8.6MeV$。对于重核，当 A>120 时，核子平均结合能开始减少，^{238}U 的核子平均结合能 $E_b \approx 7.5MeV$。核子的平均结合能曲线两头低中间高，即中等核的核子平均结合能比轻核和重核都大。这说明自由核子结合成中等核时每个核子平均放出的能量最多，因此中等核最稳定。凡是核子平均结合能小的原子核转变成核子平均结合

能大的原子核都能释放出能量，因此轻核聚变和重核裂变时都可以释放出大量的能量。

七、核力

诸多实验观察和理论计算表明，在原子核内部核子之间存在着一种很强的短程引力，此力称为核力。核力具有以下主要性质。

（一）核力是一种很强的短程引力

由于原子核本身体积很小并与核质量数 A 成正比，而原子核的结合能也与核质量数 A 成正比。这说明每一个核子只与邻近几个核子发生相互作用，只有当核子之间的距离为 10^{-15}m 的数量级时，核力才显示出来，在这个范围之外核力就可忽略不计。因此核力是短程的。核力与万有引力和电磁力不同，后面两种力是长程力，比核力弱得多。

（二）核力在极短程内存在斥力

核子不能无限靠近，它们之间除引力外还存在一定斥力。从质子－质子散射实验，可推算质子与质子之间的相互作用势。从实验研究中我们获得的核力知识大致是：当两核子之间的距离 r 为 0.8~2.0fm 时，核力表现为吸引力；当 r<0.8fm 时，核力为斥力；当 r>10fm 时，核力完全消失。对于 r>2.0fm 的核力，人们已认识得非常清楚；对于 r 为 0.8~2.0fm 的核力，只有一定的认识；对于 r<0.8fm 的核力，人们认识得还很差。

（三）核力与核子的电荷无关

在原子核内部，无论是质子与质子之间，还是质子与中子、中子与中子之间，核力在特性和数值方面都大致相同。海森伯早在 1932 年就假设：质子与质子之间的核力 F_{pp} 与中子与中子之间的 F_{nn}，以及质子与中子之间的 F_{np}，都相等，可表示为：

$$F_{pp}=F_{nn}=F_{np}$$

式（2-3）

单是 $F_{pp}=F_{nn}$，称为核力的电荷对称性；再与 F_{np} 相等，就称为核力与电荷无关。它最初在 1937 年被实验初步证明；后来在 1946—1955 年被更精确的实验证明：$F_{pp}=F_{nn}$ 可靠性在 99% 以上，$F_{pp}=F_{nn}=F_{np}$ 可信度大于 98%。

（四）核力具有饱和的性质

核力的饱和性表明，原子核中每一个核子只能与自己相邻的核子以核力发生相互作用，而不能同所有的核子都发生相互作用。这也反映在原子核的体积与核子数 A 成正比这一事实上，即无论原子核中核子数是多少，每一个核子所占的体积是相同的，核内核子的密度也都相等。

（五）核力是一种交换力

两个带电粒子之间的电磁力，按照量子电动力学的观点，可以设想是一个粒子发射光子被另一个粒子吸收，这样两个粒子之间就发生了相互作用。在分子的共价键中，原子间的作用力是交换力，电子是它们的交换媒介。核力的交换性是核内两个核子位置或状态的交换而发生相互作用。两个核子间的交换是 π 介子，对一个核子来说，几乎同时发射和接受 π 介子。

第三节　放射性核素衰变规律

1896 年，贝可勒尔在研究铀盐的实验中，首先发现了铀原子核的天然放射性。1898 年，居里夫妇又发现了钋 -210 和放射性比铀强几百万倍的镭 -226。由于天然放射性这一划时代的发现，居里夫妇和贝可勒尔共同获得 1903 年诺贝尔物理学奖。实验表明，这种人眼看不见的射线来自铀、钋、镭原子核的本身，它能使照相胶片感光，使气体电离，也能使荧光物质发光。某些核素的原子核能够自发地衰变放出 α、β 等粒子的性质，称为放射性。具有这种特性的核素叫作放射性核素。100 多年来，在贝可勒尔和居里夫妇等人研究的基础上，科学家又陆续发现了其他元素的许多放射性核素。通常的外界作用（如加温、加压、电磁场等），甚至改变化学状态，都不能改变放射性核素的衰变性质及其核衰变的速度。放射性核素又分为天然放射性核素和人工放射性核素两种。到目前为止，已发现的放射性核素近 2000 种，其中绝大部分是人工放射性核素。

放射性核素的原子核自发地放出 α、β 等粒子而转变成另一种核素的原子核的过程，称为核衰变。放射性衰变是放射性核素本身的特性。放射性核素的衰变，既有自身的特殊性又有共同的衰变规律。

放射性核素所放出的射线种类并非都是单一的，根据放出的射线种类，核衰变可以分为 α 衰变、β 衰变（包括 β⁻ 衰变、β⁺ 衰变、电子俘获）和 γ 衰变等。

一、α 衰变

放射性核素的原子核放射 α 粒子而变为另一种核素的原子核的过程，称为 α 衰变。α 粒子就是高速运动的氦原子核。衰变前的核称为母核，衰变后的核称为子核。放射性核素的原子核发生 α 衰变后形成的子核较母核的核电荷数减少 2，质量数较母核减少 4。α 粒子由两个质子和两个中子组成，带两个单位正电荷。发生 α 衰变的绝大部分天然放射性核素属于原子序数大于 82 的核素，子核的质量比 α 粒子的质量大很多，绝大部分衰变能被 α 粒子带走。

在发生 α 衰变的核素中，只有很少几种核素放出单能的 α 粒子，大多数核素能放出几组不同能量的 α 粒子。因此，α 粒子的能谱通常是一组一组分立的线状能谱。

二、β 衰变

β 衰变是指一种放射性核素衰变前后核素的质量数 A 不变，而原子序数 Z 在元素周期表中向前或后移一个位置。主要包括 β⁻ 衰变、β⁺ 衰变和电子俘获（electron capture，EC）三种类型。

（一）β⁻ 衰变

放射性核素的原子核放出电子而变为原子序数相差 1，而质量数相同的核素，叫作 β⁻ 衰变。对 β⁻ 粒子进行荷质比的测量可以断定它就是高速运动的电子流。β⁻ 粒子的速度通常比 α 粒子大，最大可接近光速。从核衰变中所放射出的 β⁻ 粒子，被物质阻止之后，就成为自由电子，它和一般的电子没有什么差别。β⁻ 衰变可以看成母核中有一个中子转变为质子的结果。由于 β 粒子的质量比子体核的质量小几千倍乃至几十万倍，因此绝大部分衰变能被β粒子和反中微子带走，而子核所带走的反冲动能是微不足道的。

（二）β⁺衰变

放射性核素的原子核放出正电子而变成原子序数减1的原子核，叫作β⁺衰变。组成β⁺射线的β粒子就是正电子。它是一种质量和电子相等而带有一个单位正电荷的粒子。天然存在的放射性核素没有发生β⁺衰变的，这种衰变类型的核素都是人工放射性核素。

发生β⁺衰变后的子核与母核具有相同的核质量数A，但原子序数减少1。因此，β⁺衰变可以看成在原子核内有一个质子转变成中子的同时放出正电子和中微子的结果。正电子只能在极短时间内存在，当它被物质阻止而失去动能时，将和物质中的电子相结合而转化成电磁辐射，这一过程称为正负电子对的湮没。正负电子对湮没可以转化成一个、两个或三个光子，但以转化成两个光子的概率为最大，两个光子的能量均相当于电子的静止质量0.511MeV。探测这个能量的光子存在与否，通常可以判断是否有β⁺衰变发生。

（三）轨道电子俘获（EC）

有些核素虽然满足$M_z > M_{z-1}$，但$M_z - M_{z-1} < 2m_e$，因此不可能发生β⁺衰变。在这种情况下，母核可以通过俘获核外电子的方式衰变为子核。电子俘获可认为母核俘获了它的一个核外电子而使核中一个质子转变成中子同时放出中微子的过程，即：

$$p + e^- \rightarrow n + \nu$$

式（2-4）

如果母核俘获一个K层电子而变为原子序数减少1的核，这个过程就叫作K俘获；如果母核俘获L层电子，就叫作L俘获；等等。因为K层电子最靠近原子核，因此发生K俘获的概率比其他壳层电子的俘获概率大，所以电子俘获有时又叫作K电子俘获。在发生电子俘获的核衰变中，子核质量数A不变，只是原子序数（质子数）减少1。

从能量条件可以看出，由于核外电子的结合能远小于电子的静止质量能，因而实际上能够发生β⁺衰变的条件，也满足发生电子俘获的条件。反之符合发生电子俘获的条件，则并不一定符合发生β⁺衰变的条件。

β⁻衰变、β⁺衰变和电子俘获的衰变过程都发生在同量异位素之间。由于在衰变过程中有电子或正电子从核内释放，或有电子从核外被俘获，母核和子核质量数都没有变化，只是电荷数发生了改变。与某种元素的稳定核素相比较，当核内中子过多时，则可通过β⁻衰变而将中子转变成质子；当核内质子过多时，则又会通过β⁺衰变或电子俘获将质子转变成中子。有些核素仅能发生电子俘获，有些核素可以同时发生β⁺衰变和电子俘获，也有些核素可以同时发生β⁻衰变和电子俘获，还有些核素可以同时发生β⁻、β⁺衰变和电子俘获。

三、γ衰变和内转换

α和β衰变后的大部分子核处于激发态，处于激发态的子核是不稳定的，会以放出γ射线的形式释放能量，跃迁到较低的能态或基态，这种跃迁叫γ衰变。γ射线是光子，不带电，也无静止质量。

处于激发态的原子核还有另一种释放能量的方式，即原子核由激发态回到基态时，并不发射 γ 射线而是把全部能量交给核外电子，使其脱离原子的束缚而成为自由电子，这一过程叫内转换，发射的电子叫内转换电子。

（一）γ衰变

当处于激发态的原子核向较低能态或基态跃迁时就放出 γ 光子，这种过程称为 γ 跃迁。从放射性核素的原子核内放射出 γ 射线的衰变叫作 γ 衰变。γ 射线是一种电磁辐射。在大多数核衰变情况下，子核处在激发态的时间十分短暂（一般约为 10^{-13} 秒），几乎即刻就跃迁到较低能态或基态并放出 γ 射线。在这样的过程中，放射 β 射线（或其他射线）和 γ 射线虽然是两个阶段的衰变，但实际上很难把它们分开并测出它们各自的半衰期。有些核衰变，子核在激发态停留的时间比较长，因而能把 γ 衰变的半衰期测出来。这种跃迁对于核的原子序数和原子质量数都没有影响，所以叫作质异能跃迁。寿命较长的核激发态称为同质异能态。在 γ 衰变过程中，原子核的质量数和原子序数都没有改变，只是原子核的能量状态发生了变化。多数核素在衰变时可能发射不止一种能量的 γ 射线。例如，^{60}Co 衰变时放射两种不同能量的 γ 射线，而 ^{131}I 衰变时可放射出四种不同能量的 γ 射线。

有些同质异能素本身并不是 α、β 或其他衰变的产物，同时它的基态核素又是稳定的，这就构成了纯粹的 γ 衰变。

（二）内转换

处在激发态的原子核向较低能态或基态跃迁时，还可以通过发射核外电子的方式来完成。原子核把激发能直接交给核外某一个电子，使它脱离原子核的束缚而成为自由电子，这种过程称为内转换。这个被发射的核外电子称为内转换电子，主要是 K 电子，也有 L 电子或其他壳层的电子。

由于原子核的能级是一定的，所以内转换电子的能量 E_e 也是单色的，这和 β 射线的连续能谱有很大区别。若以 $\triangle E$ 表示跃迁前后两个能级的能量之差，而 ε_i 代表核外电子的结合能，则有

$$E_e = \triangle E - \varepsilon_i \; (i = K, \; L, \; M, \; \cdots)$$ 　　　　式（2-5）

通过内转换电子能量 E_e 的测定，可以很准确地确定 $\triangle E$ 的值。

处于激发态的原子核向低能态或基态跃迁时，如果激发能大于 1.02MeV，激发态原子核还可能直接发射一对正负电子而回到基态，这种内转换叫作电子对内转换。一对正负电子称为内转换电子对。

内转换发生以后，在原子的 K 层或 L 层会留下空位，与电子俘获后的情形一样会伴有特征 X 射线或俄歇电子发射。

发射 γ 射线和内转换电子可能是核从激发态跃迁至较低能态或基态的两种方式。通常用内转换系数 α 来表示内转换和 γ 跃迁相对概率的大小。

四、放射性核素的衰变规律

原子核是一个量子体系，核衰变是原子核自发产生的变化，是一个量子跃迁的过程，核衰变服从量子力学的统计规律。对于任何一个放射性原子核来说，它发生衰变的精确时刻是不能预测的；但对于足够多的放射性原子核的集合来说，作为一个整体，它们的衰变规律则是十分确定的。

（一）放射性核素的衰变规律

放射性核素的所有原子核并不是同时发生衰变的，而是有先后顺序，相互独立的。设零时刻原子核的数目为 N_0，t 时刻有 N 个原子核未衰变，那么在 t 到（t+dt）时间间隔内发生衰变的原子核数 dN 应与 N 和 dt 成正比，即：

$$-dN=\lambda Ndt \qquad\qquad 式（2-6）$$

式中，负号表示原子核数 N 随时间的增加而减少；λ 为比例常数，称为衰变常数。将上式两边积分得：

$$N=N_0e^{-\lambda t} \qquad\qquad 式（2-7）$$

该公式表明，放射性核素的原子核数目随时间的变化按指数规律衰减，这一关系式对任何单一的放射性核素衰变都适合的基本规律。

在实践中，常采用放射性活度来表示放射性的强弱。即一定量的放射性核素，在单位时间内衰变掉的原子核数。设 A 为放射性活度，则：

$$A=-dN/dt=\lambda N=\lambda N_0e^{-\lambda t} \qquad\qquad 式（2-8）$$

令 $A_0=\lambda N_0$，则：

$$A=A_0e^{-\lambda t} \qquad\qquad 式（2-9）$$

式中，A_0 代表在 t=0 时的放射性活度。很显然，放射性活度 A 也按指数规律衰减。

衰变常数 λ 的物理意义是：单位时间内每一个原子核衰变的概率。衰变常数的大小表示放射性核素衰变的快慢。

半衰期是放射性核素的原子核数目衰变掉原来的一半所需要的时间，用 $T_{1/2}$ 表示。即当 $t=T_{1/2}$ 时，$N=N_0/2$。$T_{1/2}$ 与 λ 一样，是放射性核素的特征常数，λ 越大，$T_{1/2}$ 越小。

平均寿命 τ 是表示放射性核素的原子核在衰变前平均生存的时间。在 t 到（t+dt）之间有 $-dN=\lambda Ndt$ 个原子核发生衰变，它们的寿命是 t，而寿命之和为 t（-dN）=$\lambda Ntdt$。设有 N_0 个原子核从 t=0 到 t=∞ 之间全部衰变掉了。很显然，平均寿命 τ 应该是 N_0 个原子核的寿命之和除以 N_0，即：

$$\tau=1/\lambda=T/\ln2=T/0.693$$

衰变常数 λ、半衰期 T 和平均寿命 τ 三者都是表示核衰变快慢的常数，只要知道其中之一，就可以求出另外的两个。衰变常数越小，平均寿命和半衰期就越长，核衰变速度就越慢；反之，平均寿命和半衰期就越短，核衰变速度就越快。

（二）放射性活度的单位

1977 年，ICRU 建议，放射性活度的单位采用国际单位制（SI）单位秒 $^{-1}$，同时给以专名贝可勒尔（Becquerel，记作 Bq），简称为贝可。

$$1 贝可勒尔 =1 秒^{-1}$$

它表示每秒钟内有 1 次核衰变。每秒有 10^3 次核衰变的放射性活度可以写成 10^3 贝可，也可以写成 10^3 秒 $^{-1}$。

历史上放射性活度的单位是居里，因居里夫人而得名，简称居，用字母 Ci 表示。

1 居里（Ci）=3.7×10^{10} 秒$^{-1}$=3.7×10^{10} 贝可（Bq）

1 毫居（mCi）=3.7×10^{7} 贝可（Bq）

1 微居（μCi）=3.7×10^{4} 贝可（Bq）

1 贝可 =1 秒$^{-1}$ ≈ 2.703×10^{-11} 居里（Ci）

比活度表示单位质量物质中放射性活度，单位用居里 / 克或贝可 / 克表示。放射性浓度表示单位体积物质中的放射性活度，单位是居里 / 毫升（Ci/ml）或毫居里 / 毫升（mCi/ml）等。

如果放射性活度单位采用国际单位制（SI）单位秒$^{-1}$，则比活度的单位用秒$^{-1}$/克或贝可 / 克（Bq/g）表示；放射性浓度的单位用秒$^{-1}$/毫升或贝可 / 毫升（Bq/ml）表示。

第四节 核反应与感生放射性

原子核与原子核，或原子核与其他粒子之间相互作用所引起的各种变化叫作核反应。各种类型的原子核反应，是研究原子核的另一个重要途径。在核反应过程中，涉及的能量可以很高，产生的现象也更复杂，这就可以在更广泛的范围内对原子核进行深入的研究。

一般情况下，核反应是以一定能量的入射粒子轰击靶核的方式出现的。入射粒子可以是质子、中子、光子、电子、各种介子以及原子核等。当入射粒子与核距离接近到 10^{-15}m 时，两者之间的相互作用就会引起原子核的各种变化并能产生新的核素，核反应是产生不稳定核素的最重要的手段。

核反应实际上研究两类问题：一是核反应运动学问题，它研究在能量、动量等守恒的前提下，核反应能否发生；二是核反应动力学问题，它研究参加反应的各粒子间的相互作用机制并进而研究核反应发生概率的大小。

通过对核反应的研究，获得了诸多重要的成果，如中子、人工放射性、核裂变、核聚变的发现及超铀元素的获得等。利用高能核反应还能产生介子、超子等基本粒子，并可研究它们的性质和相互作用。因此，核反应的发现进一步扩大了人们的研究领域。

一、原子核反应的发现

天然放射性发现以后，科学家考虑到是否可以用人工方法使一些核素转变成另外一些核素。下面介绍几个著名的核反应。

（一）历史上第一个发现的人工核反应

1919 年，卢瑟福用 ^{214}Po 放出的 7.6MeV 的 α 粒子作为入射粒子，去轰击氮原子，发生了以下的反应，即 α 粒子与 ^{14}N 反应，产生了 ^{17}O 和质子。这个反应可以简写为：^{14}N（α，p）^{17}O。这是人类史上第一次人工实现使一个元素变成了另一个元素。

（二）第一个在加速器上实现的核反应

1932 年，英国的考克拉夫和瓦耳顿发明了高压倍加器，把质子加速到了 500keV 并轰击锂靶时，实现了 ^{7}Li（p，α）^{4}He 核反应。释放的每一个 α 粒子都具有 8.9MeV 动能，这是一个放能反应，这也是人们通过核反应实现释放核能的一个例子。

（三）产生第一个人工放射性核素的反应

1934 年，法国的约里奥·居里夫妇利用核反应产生了第一个人工放射性核素，核反应为 ^{27}Al（α，n）^{30}P。反应产物 ^{30}P 是 β$^+$ 放射性核素，这是第一个人工产生的放射性核素。

（四）发现中子的核反应

中子的发现是核物理发展历程上的一个重大事件，导致发现中子的核反应式：

$$α+^9Be \rightarrow ^{12}C+n$$

约里奥·居里夫妇最先进行了这一实验。1932 年，查德威克（J.Chadwick）重复了这一实验，并用反应产物不仅轰击氢，而且还轰击氦和氮，进而比较氢、氦和氮的反冲能。由这些实验，他证明了 α 粒子轰击铍的反应中产生了一种中性的、质量与质子差不多的粒子，他称之为中子。

在上面所举的一些核反应事例中，都体现了核反应的一些守恒规律，除能量守恒与动量守恒外，还需遵循电荷守恒、核子数守恒、角动量守恒等守恒定则。

二、核反应分类

为了分析研究核反应的规律，可以从各种不同的角度对核反应进行分类，如可以按入射粒子的能量、出射粒子和入射粒子的种类等进行分类。

（一）按出射粒子种类分类

1. 出射粒子和入射粒子种类相同

出射粒子和入射粒子种类相同（即 a=b）的核反应称为核散射。核散射又可以分为弹性散射和非弹性散射。

在弹性散射过程中反应物与生成物相同，散射前后体系的总动能不变，只是动能分配发生变化，原子核的内部能量状态不变，散射前后核一般都处于基态。

在非弹性散射过程中反应物与生成物也相同，但散射前后体系的总动能不守恒，原子核的内部能量状态发生了变化，剩余核一般处于激发态。

2. 出射粒子与入射粒子不同

出射粒子与入射粒子不同（即 b 不同于 a，剩余核也不同于靶核）的核反应称为核转变，也就是一般意义上的核反应，这是我们讨论的重点。在这一类核反应中，当出射粒子为 γ 射线时，称为辐射俘获，例如 ^{59}Co（n，γ）^{60}Co，^{197}Au（p，γ）^{198}Hg 等。

（二）按入射粒子种类分类

1. 中子核反应

入射粒子为中子的核反应称为中子核反应，其中最重要的是热中子辐射俘获（n，γ）反应，很多人工放射性核素就是使用（n，γ）反应制备的，如实验室常用的 ^{60}Co 源就是通过 ^{59}Co（n，γ）^{60}Co 反应制备的。此外，慢中子还能引起（n，p），（n，α）等反应。快中子引起的核反应主要有（n，γ），（n，p），（n，α），（n，2n）等反应。

2. 荷电粒子核反应

入射粒子为重带电粒子的核反应称为荷电粒子核反应。属于这类反应的有：

（1）质子引起的核反应，如（p，n），（p，α），（p，d），（p，pn），（p，2n），（p，p2n）和（p，γ）反应等；

（2）氘核引起的核反应，如（d，n），（d，p），（d，α），（d，2n），（d，αn）反应等；

（3）α粒子引起的核反应，如（α，n），（α，p），（α，d），（α，pn），（α，2n），（α，2pn）和（α，p2n）反应等；

（4）重离子引起的核反应，比α粒子大的离子称为重离子，核电荷数 101 号至 107 号元素的合成都是通过重离子反应实现的。

3. 光核反应

由γ光子引起的核反应称为光核反应，其中最常见的是（γ，n）反应。另外，还有（γ，np），（γ，2n），（γ，2p）等反应。

也可以按入射粒子的能量对核反应进行分类。入射粒子能量在 100MeV 以下的，称低能核反应；在 100MeV~1GeV 的，称中能核反应；在 1GeV 以上的，称高能核反应。

三、感生放射性

使用具有一定能量的粒子轰击稳定的核素可以产生人工放射性核素。把稳定的核素吸收一个中子后转变成放射性核素的过程称为活化，把生成的放射性核素叫作活化产物。因为核内中子过剩，活化产物要进行β衰变，活化产物衰变时产生的放射性称为感生放射性。

感生放射性的一种比较少见的形式是光核反应。在这种反应中，一个高能光子带着比原子的结合能更高的能量轰击原子核，使它放出一个中子。这种反应对于多数重核需要的能量大约是 10MeV。

当加速器的加速电压大于 10MV 时，在 X 射线束工作模式中，通过（X，n）反应，或在电子束工作模式中，通过（e，n）反应产生中子。光核反应的产物中含有放射性核素（见表 2-1）。对医用电子加速器而言，主要是结构材料，如不锈钢、铜和铝等发生的（n，γ）俘获反应产生的放射性核素（见表 2-2）。

表 2-1　典型的（γ，n）反应阈能及产物半衰期*

靶材料	反应阈能（MeV）	产物	半衰期
^{12}C	18.7	^{11}C	20.5min
^{14}N	10.5	^{13}N	10.0min
^{16}O	15.7	^{15}O	124.0s
^{27}Al	13.1	^{26}Al	6.5s
^{54}Fe	13.6	^{53}Fe	8.5min
^{65}Cu	9.9	^{64}Cu	12.9h
^{70}Zn	9.2	^{69}Zn	52.0min
^{82}Se	9.8	^{81}Se	17.0min
^{107}Ag	9.5	^{106}Ag/^{106}Ag^m	24.0min/8.3d
^{115}In	9.2	^{114}In/^{114}In^m	72.0s/50.0d

续表

靶材料	反应阈能（MeV）	产物	半衰期
^{121}Sb	9.25	^{120}Sb	17.0min
^{127}I	9.1	^{126}I	12.8d
^{141}Pr	9.4	^{140}Pr	3.6min
^{181}Ta	7.6	^{180}Ta	8.1h
^{182}W	8.0	^{181}W	130.0d
^{192}Au	8.1	^{196}Au/^{196}Au^m	6.2d/9.7h
^{204}Pb	8.2	^{203}Pb/^{203}Pb^m	6.1s/52.0h

注：数据来源于 NCRP 第 51 号报告。

表 2-2　光 – 核反应产生的中子的俘获反应产物*

加速器结构材料	俘获反应产物	半衰期
不锈钢	^{55}Fe	2.94a
	^{59}Fe	45.1d
	^{56}Mn	2.6h
	^{65}Zn	244d
	^{65}Ni	2.5h
铜	^{64}Cu	12.8h
铝	^{28}Al	2.3min
钨	^{185}W	75d
	^{187}W	23.9h

注：*数据来源于 NCRP 第 51 号报告。

第五节　核裂变与核聚变

在发现中子之后，费米等人就开始利用中子这个穿透性很强的粒子研究各种核反应，特别是研究生产超铀元素的可能性。1939 年，哈恩和史特拉斯曼发现，当中子轰击铀核时，在产物中存在钡（Z=56）那样的中重核。梅特纳和弗里什对此现象作出了正确的解释：他们认为铀在中子轰击后分裂成两块质量几乎相等的碎块。这就是裂变现象的首次发现。虽然费米等人可能在 1934 年就已在实验中实现了铀的裂变，但是他们在当时未能识别出这一重要的现象。

裂变的发现使得蕴藏在核内的巨大能量有了实际应用的可能，为人类提供了一种新能源。自 1940 年起，核技术的研究迅速发展起来。同年秋天，一个模型反应堆在柏林 – 德里兰建成，为正式反应堆的建造提供了有价值的参数。费米在芝加哥大学体育场一个地下室中建造了世界上首座反应堆（Chicago Pile-1），在 1942 年 12 月 2 日首次实现了人类可控链式反应。

质量较小的核合成质量较大的核的过程，称为核聚变。相较于核裂变，核聚变释放能量的能力更强，但核聚变却不像核裂变一样容易实现和可控。人们对此已进行了多年研究，取得了一定的成就，但离实际应用还有相当大的距离。

一、原子核裂变

（一）自发裂变

在没有外来粒子轰击的情况下，原子核自行发生裂变的现象叫作自发裂变。

自发裂变刚发生的瞬间满足如下关系：$A=A_1+A_2$，$Z=Z_1+Z_2$，即粒子数和电荷数守恒。其中，A_1，A_2 和 Z_1，Z_2 分别为裂变产物的质量数和电荷数。与核衰变一样，自发裂变发生的条件为 $Q_{sf}>0$，即两个裂片的结合能大于裂变核的结合能。仔细研究比结合能曲线可以发现，对于不是很重的核，例如 $A>90$ 即可满足此条件。

裂变碎片是很不稳定的原子核，一方面碎片处于较高的激发态，另一方面它们是远离 β 稳定线的丰中子核，因此可能发射中子，所以自发裂变核又是一种很强的中子源。超钚元素的某些核素，如 ^{244}Cm，^{249}Bk，^{252}Cf，^{255}Fm 等具有自发裂变的性质，尤其以 ^{252}Cf 最为突出。如 1g 的 ^{252}Cf 体积小于 $1cm^3$，每秒却可发射 2.31×10^{12} 个中子，但其半衰期较短（$T_{1/2}$=2.645a），给 ^{252}Cf 源在核技术中的应用带来了不小的困难。

（二）诱发裂变

在外来粒子轰击下，原子核才发生裂变的现象称为诱发裂变。

当具有一定能量的某粒子 a 轰击靶核 A 时，形成的复合核发生裂变，其过程记为 A（a，f_1），f_1，其中 f_1，f_2 代表二裂变的裂变碎片。核反应中形成的复合核一般处于激发态，其激发能 E^* 超过它的裂变位垒高度 E_b 时，就会立即发生核裂变。诱发裂变中，中子诱发裂变是最重要的且研究最多的诱发裂变，这是由于中子与靶核没有库仑势垒，能量很低的中子就可以进入核内使其激发而发生裂变。而在裂变过程又有中子发射，因此可能会形成链式反应，这也是中子诱发裂变受到关注的原因。以 ^{235}U（n，f_1）f_2 反应为例，热中子即可产生诱发裂变。

（三）裂变后现象

裂变后现象是指裂变碎片的各种性质及其随后的衰变过程及产物，如碎片的质量、能量、释放的中子、γ 射线等。

裂变产生的两个碎片可能有多种组合方式。例如，热中子进入 ^{235}U 引起裂变，可分裂为 ^{144}Ba 和 ^{89}Kr，也可分裂为 ^{140}Xe 和 ^{94}Sr，以及其他多种可能。原子核裂变后产生两个质量不同的碎片，它们受到库仑力排斥而飞离出去，使得裂变释放的大部分能量转化成碎片的动能，这两个碎片称为初级碎片。初级碎片是很不稳定的原子核，一方面由于碎片具有很高的激发能，另一方面它们是远离 β 稳定线的丰中子核。因而初级碎片会直接发射中子（通常为 1~3 个），在发射中子后，仍处于激发态的碎片进一步发射 γ 光子而退激。在上述过程中发射的中子和 γ 光子是在裂变后小于 10^{-16}s 的短时间内完成的，所以称为瞬发裂变中子和瞬发 γ 光子。

（四）链式反应和核反应堆

核燃料（例如 ^{235}U，下面也均以 ^{235}U 为例）吸收了一个慢中子后，可能产生裂变，裂变后放出的中子又能产生新的裂变，这种使裂变维持下去的过程称为链式反应。

维持链式反应的条件是一个中子被吸收后产生裂变，裂变放射出来的新一代中子平均至少有一个中子又能引起新的裂变。但是当核燃料的体积过大，裂变产生的大部分中子都能再次引起裂变，链式反应将会十分剧烈地进行下去而演变成核爆炸。为了使裂变能量能成为人类所利用的能源，需要在人工控制下实现链式反应，这种人工控制的链式反应装置称为裂变反应堆。

1. 实现链式反应的条件

要维持链式反应的基本条件是在考虑了裂变中的一切可能损失之后，任何一代中子的总数要等于或大于前一代的中子总数。这相邻两代中子总数（这里的中子总数应当是统计平均的概念）之比称为中子倍增系数，k_∞ 表示无限大（所谓无限大，是指没有中子能从体系的表面泄漏出去）介质下的中子倍增系数。维持链式反应的条件即为 $k_\infty \geq 1$，其中 $k_\infty=1$ 为临界状态，$k_\infty>1$ 为超临界状态。

若反应堆堆芯体积是有限的，一般地说，中子的产生与反应堆体积成正比，而泄漏的中子数目则与反应堆的表面积成正比。反应堆越大，逃脱中子与产生中子的比例则越小，越有利于链式反应的维持，因此要维持链式反应，必定有一个适当的大小，这称为临界体积。对一个纯 ^{235}U 裸球，临界半径 $r_c=6.7cm$，与此相应的核燃料的临界质量为 22.7kg。

2. 反应堆的控制

反应堆既要维持链式反应，又不能让链式反应发展到不可收拾的地步而引起爆炸，这就需要对反应堆进行控制。反应堆控制主要是控制堆内中子的密度。通常是用吸收热中子截面很大的材料如镉（Cd）和硼（B）做成柱形控制棒，由它插入反应堆活性区的深浅来控制中子密度。

核反应堆可分为热中子反应堆和快中子反应堆。

热中子反应堆利用了 ^{235}U 等核燃料的热中子裂变截面大这一特点。由于裂变产生的中子是快中子，其动能为 0.1~20MeV，需要有减速剂，使中子慢化为热中子，再进行下一代的裂变，通用的减速剂是石墨、水或重水。目前，用于核电站的大部分核反应堆是热中子反应堆。

如果用高浓度的 ^{235}U 或 ^{239}Pu 作为核燃料，则不必对快中子进行慢化，而是依靠快中子进行裂变，这就是快中子反应堆，也称快堆。快堆还能用于核燃料的增殖，以利用天然铀中占绝大部分的 ^{238}U 或将地球含量极丰富的 ^{232}Th 制成为易裂变材料。

（五）原子武器

如果引起裂变的第一代中子数为 N_0，那么经过 n 代裂变后，中子数为 N_0k^n；当 k>1 时，在短时间内会有很多核发生裂变。对于纯的 ^{235}U 气来说，增殖系数可达 $k \approx 2$。假定在一块 ^{233}U 中，由于自发裂变、中子管或宇宙射线的中子等诱发一次裂变，那么经过 80 代裂变后，其中子数可达 10^{24} 个。设中子的裂变自由程为 10cm，80 次裂变中中子的总自由程为 8m。热中子的速度约为 $2 \times 10m^3/s$，则爆炸将在百分之一秒内完成。原子弹就是利用了中子链式反应的爆炸性武器，除 ^{235}U 以外，^{233}U 和 ^{239}Pu 也可用于制造原子弹。

原子弹的结构形式有许多种，但一般是将几块或许多块小于临界体积的 ^{235}U 分放在一个密封的弹壳内。然后利用引爆装置，使铀块紧紧地集中到一堆，使其超过临界体积，并适时提供若干中子，则爆炸即刻发生。原子弹的基本组成部分是：引爆装置、普通炸药、弹壳、裂变材料、中子反射层等。

二、原子核聚变

所谓原子能，主要是指原子核结合能发生变化时释放的能量。以上介绍了获得原子能的一种途径——重核裂变。通过比结合能曲线，我们容易发现用轻核的聚变反应同样可以获得原子能。

依靠轻核聚合而引起结合能的变化以获得能量的方法，称为轻核的聚变，这是取得原子能的另一个途径。例如，以地球上海水中富有的氘进行聚变反应，平均每个核子释放 3.60MeV 的能量，大约是 ^{235}U 由中子诱发裂变时每个核子平均释放能量的 4 倍。氘核是带电的，由于库仑斥力，室温下的氘核绝不会聚合在一起。氘核为了聚合在一起必须克服库仑斥力。两个氘核要聚合，首先必须要克服这一库仑势垒，平均每个氘核至少要有 72keV 的动能，假如我们把它看成平均动能（3kT/2），则 kT=48keV，相应的温度为 T=5.6×10^8K。如果考虑到粒子有一定的势垒贯穿概率和粒子的动能分布，有不少粒子的平均动能比 3kT/2 大，聚变的温度 T 仍需约 10^8K。但这仍然是一个非常高的温度，这时的物质处于等离子态，等离子态是物质的第四种状态，在这种情况下，所有原子都完全电离了。

不过，要实现自持的聚变反应并从中获得能量，仅靠高温还不够。除了把等离子体加热到所需温度外，还必须满足两个条件：①等离子体的密度 n 必须足够大；②所要求的温度和密度必须维持足够长的约束时间 τ。要使一定密度的等离子体在高温条件下维持一段时间是十分困难的事情。因为约束的"容器"不仅要能承受 10^8K 的高温，而且还必须热绝缘，不能因等离子体与容器碰撞而降温，如何实现可控核聚变反应，成为人类奋力探索的科学问题。

（一）惯性约束聚变——氢弹

为达到非自然的聚变反应，需要寻找在温度不太高时具有较大截面的反应。若要温度不太高，就要求库仑位垒低。因此，很自然地应首先在氢同位素中寻找。

氘（D）在天然氢中占 0.015%，大约每 7000 个氢原子中有一个氘原子，因此，从海水中可以大量地获得氘。但是在自然界中只有极微量的氚（T）。不过，可由氘化锂（^{6}LiD）作为热核武器氢弹的原料。氢弹的设计方案可以是：先在普通高效炸药引爆下使分散的裂变原料（^{235}U 或 ^{239}Pu）合并达到临界，发生链式反应，释放大量能量且产生高温高压，同时放出大量中子。中子与 ^{6}Li 反应产生氚，D 和 T 在高温高压下发生聚变反应。由于 D+T 反应中产生 14MeV 的中子能使 ^{238}U 裂变，因此，我们可把 ^{238}U 与氘化锂混在一起，导致裂变–聚变–裂变，整个过程在瞬间完成。全靠裂变的原子弹的当量一般为几万吨 TNT 当量，而氢弹（裂变加聚变）则可达百万吨，甚至千万吨级。

氢弹是在极短的时间内利用惯性力将高温等离子体进行动力性约束的，简称惯性约束。它是迄今为止在地球上用人工方法大规模利用聚变能的唯一途径。

（二）磁约束——可控聚变反应堆

为达到人工实现可控制的聚变反应，应立足于在地球上（尤其是在海水中）大量存在的氘作为聚变材料，实现聚变反应。磁约束的研究已有 50 余年历史，是研究可控聚变的最早的一种方法，也是目前看来最有希望的途径。

在磁约束实验中，带电粒子（等离子体）在磁场中受洛伦兹力的作用而绕着磁力线运动，因而在与磁力线相垂直的方向上就被约束住了；同时，等离子体也被电磁场加热。

磁约束装置的种类很多，其中最有希望的可能是环流器（环形电流器），又称托卡马克（Tokamak）。环流器主机的环向场线圈会产生几特斯拉的沿环形管轴线的环向磁场，由铁芯（或空芯）变压器在环形真空室内感生很强的等离子体电流。环形等离子体电流就是变压器的次级，只有一匝。由于感生的等离子体电流通过焦耳效应有欧姆加热作用，这个场又称为加热场。美国普林斯顿的托卡马克聚变试验堆（TFTR）于 1982 年 12 月 24 日开始运行，这是世界上四大新一代托卡马克装置之一。

2002 年初，中国 HT-7 超导托卡马克实现了放电脉冲长度大于 100 倍能量约束时间、电子温度 2000 万摄氏度的高约束稳态运行，中心密度大于每立方米 1.2×10^{19}。这些实验表明，磁约束核聚变研究已进入真正的氘 – 氚燃烧试验阶段。

第六节　X 射线和电子束产生

目前，X 射线和电子束已经成为电离辐射应用场景下最常见的辐射源项，在社会生产各个领域得到了广泛的应用，对辐射技术的推广应用起到了重要作用。本节将着重介绍 X 射线及电子束的发现、本质与特性、产生装置、产生原理、X 射线的量与质等内容。

一、X 射线的发现

1895 年 11 月 8 日，伦琴在研究阴极射线时发现一种穿透本领很强的辐射，当时称为 X 射线，后来又称为伦琴射线。经过较长的时间后，人们才知道 X 射线是一种比紫外线波长更短的电磁波，它具有电磁辐射的一切特性。

X 射线发现后首先被应用到医学诊断上，它与后来发展起来的核医学成像、超声成像、X-CT、磁共振成像、热图像、介入放射学和内镜等技术共同组成现代医学影像学的崭新领域。

在 X 射线发现的第二年，有人提出了利用 X 射线进行治疗的设想。随着相关技术的发展，X 射线诊断和治疗在现代医疗工作中占有了重要地位。科学家通过研究 X 射线的本质，发现了 X 射线的衍射现象，并由此打开了研究晶体结构的大门。在研究 X 射线的性质时，还发现 X 射线具有标识谱线，其波长有特定值，和 X 射线管阳极元素的原子内层电子的状态有关，由此可以确定原子序数，并了解原子内层电子的分布情况。此外，X 射线的性质也为波粒二象性提供了重要证据。

二、X 射线的本质

（一）X 射线的波动性

1912 年，德国物理学家劳厄发现了 X 射线通过晶体时产生衍射，证明了 X 射线的波动性和晶体内部结构的周期性。X 射线是电磁辐射谱中的一部分，它与无线电波、可见光、伽马射线等并没有本质上的区别，只是波长不同而已。作为电磁波的一种，X 射线具有电磁波所具有的一般属性。X 射线在传播过程中可以发生干涉、衍射、反射、折射现象，并以一定的波长和频率在空间传播，这突出地表现了它的波动特性。X 射线在真空中的传播速度与光速相同。与可见光不同的是，X 射线具有更高的能量，很高的频率（在 $3 \times 10^{16} \sim 3 \times 10^{20}$ Hz），较短的波长（在 $10^{-3} \sim 10$ nm），并且可以穿过大多数物体，包括人的身体。

X 射线又分为软 X 射线和硬 X 射线。波长小于 0.01nm 的称为超硬 X 射线，在 0.01~0.1nm 范围内的称为硬 X 射线，在 0.1~1nm 范围内的称为软 X 射线。硬线能量高、穿透性强，主要用于金属部件的无损探伤（0.005~0.1nm）和物相分析（0.05~0.25nm）；软 X 射线能量较低、穿透性弱，可用于非金属的分析，如透视等。

（二）X 射线的粒子性

爱因斯坦在 1905 年提出电磁辐射是不连续的，包含很多量子，X 射线在空间传播具有粒子性，或者说 X 射线是由以光速运动的大量粒子组成的不连续的粒子流。单个光子的能量 E 是：

$$E = h\nu = hc/\lambda \qquad\qquad 式（2-10）$$

式中，ν 是光的频率，h 是普朗克常数，c 是光速，λ 为波长。

由此可以看出，对不同频率、不同波长的 X 射线来说，光量子的能量是不同的。

每个光量子的能量是 X 射线的最小能量单元，当它与其他元素的原子或电子交换能量时，只能一份一份地以最小能量单元被原子或电子吸收。

综上所述，X 射线同时具有波动性和粒子性，简称为波粒二象性。它的波动性主要表现为以一定的频率和波长在空间传播，反映了物质运动的连续性；它的粒子性主要表现为以光子形式辐射和吸收时具有一定的质量、能量和动量，反映了物质运动的分立性。

（三）穿透作用

因为 X 射线波长短，所以能量大，与物质作用时仅有一部分被物质吸收，大部分经由原子间隙而透过，表现出很强的穿透能力，但其穿透程度与物质的性质、结构有关。X 射线进入人体后，一部分被吸收和散射，另一部分透过人体沿原方向传播，透过 X 射线的空间分布与人体结构相对应，便可形成 X 射线影像。

（四）荧光作用

X 射线波长很短，不可见，但它照射到某些化合物（如磷、铂氰化钡、硫化锌镉、钨酸钙等）时，可使物质发生荧光（可见光或紫外线），荧光的强弱与 X 射线量成正比。

（五）电离作用

X 射线的电离主要是它的次级电子产生的电离作用，如在光电效应和散射实验研究中，脱离的电子仍有足够能量，去电离更多的原子。根据这种原理制成了许多 X 射线测量仪器，如电离室、盖革 – 弥勒计数管等。

三、X 射线的产生

X 射线的产生是高速运动电子与金属靶撞击的结果。当高速运动的电子与物质碰撞时，发生能量交换，电子运动突然受阻失去动能，其中超过 99% 的能量转化为热量，而不到 1% 的能量转化为 X

射线。可见，X射线的产生率非常低。

（一）医用X射线的产生需要三个条件

1. 一个电子源（一般称为阴极）

它能根据需要提供足够数量的电子，这些电子通过加热后在灯丝（一般是钨丝）周围形成空间电荷。

2. 一个能经受起高速电子撞击而产生X射线的靶（即阳极）

一般都是用高原子序数、高熔点的钨制成。

3. 高速电子流

高速电子流的产生本身需具备两个条件，其一是有一个由高电压产生的强电场，使电子从中获得高速运动的能量；其二是有一个真空度较高的空间，以使电子在运动中不受气体分子的阻挡和电离放电而降低能量；同时，也能保护灯丝不因氧化而被烧毁。

（二）X射线的发生装置

根据X射线的产生原理，人们研制出能够将电能转化为X射线能的换能装置，称为X射线机。依据X射线机在医学上的应用功能，将X射线机分成诊断机和治疗机两大类。凡用于透视、摄影和各种特殊检查的X射线机，统称为诊断X射线机；凡用于疾病治疗的X射线机，统称为治疗X射线机。X射线机的结构形式，随着科技发展及使用要求的不同，其外观和内部结构都有很大差异，但其基本构造都相同，都由主机、机械装置及辅助设备等几部分组成。X射线主机主要由X射线管、控制台和高压发生器三个部分组成，X射线管是诊断X射线机的核心部件，它是一个高度真空的热阴极二极管，主要由阴极（K）、阳极（A）构成的管芯和玻璃管套组成。

高速电子在钨靶上损失能量时，依靠两种不同的方式产生X射线：一种X射线的能谱是连续的，称为连续X射线；另一种能谱则是线状的，称为特征X射线。X射线是由这两类X射线组成的混合射线。

通常用kV（kVp）和keV两个单位描述X射线能量，二者既有区别又有联系。kV是指X射线管阴极和阳极之间管电压的千伏值，kVp是指峰值管电压的千伏值，而keV则表示单个电子或光子能量的千电子伏值。例如电子从100kV管电压的电场中，获得100keV的高速运动能量，在撞击阳极靶物质发生能量转换时，产生的最大光子能量也是100keV。

在实际应用中，以管电压和滤过情况反映X射线的质。这是因为管电压高，激发的X射线光子能量大，即线质硬；过滤板厚，连续谱中低能成分被吸收得多，透过滤板的高能成分增加，使X射线束的线质变硬。在滤过情况一定时，常用管电压的千伏值来描述X射线的质。管电压形成的电场对阴极电子加速使其获得足够能量撞击阳极靶而产生X射线。管电压越高，电子从场中得到的能量就越大；撞击阳极靶面的力度越强，产生的X射线穿透能力也越大。所以，管电压能反映X射线的质。

四、电子束的产生

利用电子枪中阴极所产生的电子在阴阳极间的高压加速电场作用下被加速至很高的速度，经静电场聚焦或磁场聚焦等会聚作用后，形成密集的高速电子束流，具有高能量密度。

电子束的发现距今已有100多年。1879年，科学家发现在阴极射线管中的铂阳极因被阴极射线轰击而熔化的现象。1907 年，进一步发现了电子束作为高能量密度热源的可能性，第一次用电子束做了熔化金属的实验，成功地熔炼了钽。1948 年，德国物理学家发明了第一台电子束加工设备（主要用于焊接）。1949 年，德国首次利用电子束在厚度为 0.5mm 的不锈钢板上加工出直径小于 0.2mm 的小孔，从而开辟了电子束在材料加工领域的新天地。1957 年，法国原子能委员会萨克莱核子研究中心成功研制出世界上第一台用于生产的电子束焊接机，其优良的焊接质量引起了人们的广泛重视。20 世纪 60 年代初期，人们已经成功地将电子束打孔、铣切、焊接、镀膜和熔炼等工艺技术应用到各工业部门中，促进了尖端技术的发展。微电子学的发展对集成电路元件的集成度要求不断提高，因而对光刻工艺提出了更高的要求，扫描电子束曝光机成功研制，并在 20 世纪 70 年代进入市场，使得制造掩膜或器件所能达到的最小线宽已小于 0.5μm。

第三章

射线与物质的相互作用

第一节 概 述

在人们的日常生活中，每时每刻都受到来自宇宙和周围自然环境的射线粒子的"轰击"和相互作用。这些粒子中，有的无法穿透我们的皮肤，有的却能穿透高山。这些射线泛指核衰变、核反应或核裂变放出的粒子、光子，以及 X 射线机、加速器和中子发生器等产生的各种粒子，如 X 射线、γ 射线、α 射线、β 射线等。

研究射线与物质的相互作用，在原子物理、核物理、固体物理、核辐射生物效应、辐射剂量、辐射防护、核辐射探测、核技术应用、核能利用等诸多领域中有着重要的意义。在物理上，由于射线是无法用眼睛或身体其他部位感知的，因此需要利用设备来进行探测。而射线与物质的相互作用是辐射探测的基础，也是认识微观世界的基本手段。对许多物理现象的分析、解释及实际应用都要以射线与物质的相互作用为基础。在医学上，放射治疗是治疗癌症的重要手段，挽救了众多癌症患者的生命。在治疗过程中如何有效地使用射线治疗癌症，同时降低对患者的损伤，离不开对射线与物质相互作用的了解。在生产中，在灭菌消毒领域，射线也发挥着巨大的作用。辐照灭菌是利用射线杀死食品或产品上的微生物的方法，其特点是穿透力强、无残留，能够保证食品或产品的完整性和无污染性，等等。本章内容将向读者介绍这些射线粒子的基本性质及其与物质的相互作用。

第二节 重带电粒子与物质的相互作用

一、电离和激发

带电粒子与物质的相互作用是导致带电粒子能量损失的主要方式。这些相互作用是带电粒子的库仑场与物质原子核库仑场或核外电子库仑场的相互作用。库仑场间的相互作用称为碰撞。带电粒子与靶物质原子相互作用的形式主要有四种：与原子核发生弹性碰撞，与原子核发生非弹性碰撞，与核外电子发生弹性碰撞，与核外电子发生非弹性碰撞。

其中，带电粒子与原子核发生非弹性碰撞、与核外电子的非弹性碰撞过程是粒子损失能量的主要过程。入射带电粒子与靶原子的核外电子通过库仑作用，使核外电子获得能量而引起原子的电离或激发。

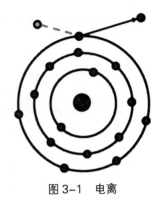

图 3-1 电离

（一）电离

入射带电粒子与原子的轨道电子发生库仑相互作用时，将自身的一部分能量传递给轨道电子。若该轨道电子获得的能量足够克服原子核的束缚，其将逃出原子壳层而成为自由电子，该过程称为电离（Ionization）（见图 3-1）。电离后的原子成为正离子，与逃逸出的自由电子合称为离子对。

电离过程中发射出的自由电子具有足够的动能，可继续与其他靶原子发生相互作用，进一步产生电离，这些高速的电子称为 δ 电子。

当原子的内壳层电子被电离后，在该壳层留下空位，外层电子会向内层跃迁，同时放出特征 X 射线，或直接将能量转给另一个外层电子成为俄歇电子。

（二）激发

入射带电粒子与核外电子发生相互作用，但是传给该轨道电子的能量较小，不足以使其摆脱原子核的束缚成为自由电子，但可以从低能级壳层状态跃迁到高能级壳层状态，该过程称为激发（Excitation）（见图 3-2）。此时，该靶原子处于激发状态。

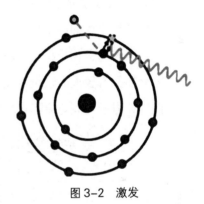

图 3-2 激发

处于激发态的原子是不稳定的，通常经历短暂激发状态后，原子要从激发状态跃迁回到基态，该过程称为退激。多余的能量会以 X 射线的形式放出。这种 X 射线的能量是不连续的，其能量为电子从高能级跃迁到低能级的能级之差。由于不同的元素原子的能级是不同的，因此该 X 射线也称为标识 X 射线或特征 X 射线。X 荧光分析就利用了这一特征现象，来分析材料的元素种类和含量。

二、重带电粒子电离损失

（一）重带电粒子

重带电粒子是指质量大于电子的带电粒子，如质子、α 粒子、碳离子、铁离子等。重离子是指质量数大于 4，即大于 α 粒子的离子。

重带电粒子通过物质时，与靶物质的原子碰撞逐渐失去动能，当动能损失很多而运动速度很低时，可俘获靶物质中一电子形成中性原子，停留在靶物质中，即入射粒子被吸收。重带电粒子能量较大时，失去动能的主要方式是与介质靶原子的核外电子发生非弹性碰撞，即电离和激发。

（二）阻止本领

1. 碰撞阻止本领

带电粒子在电离和激发过程中的能量损失，是通过带电粒子与核外轨道电子的库仑碰撞相互作用产生的，称为碰撞损失或电离损失。通常用物质对带电粒子的线碰撞阻止本领（Stopping Power）来描述入射带电粒子在介质中的单位路径长度上碰撞损失的平均能量。通常使用 Bethe-Block 公式表示：

$$S_{col} = \left(-\frac{dE}{dx}\right)_{col} = \frac{4\pi e^4 z^2 NZ}{m_0 v^2}\left[\ln\frac{2m_0 v^2}{I(1-\beta^2)} - \beta^2\right]$$ 式（3-1）

式中，m_0 为电子静止质量；e 为电子静止电荷；z 和 v 分别为带电粒子电荷数和速度；β 为相对速度，$\beta = v/c$；c 为真空中光速；Z 为介质的原子序数；N 为单位体积内的原子数目；I 为介质原子的平均电离电位。线碰撞阻止本领的国际单位制是 J·m^{-1}。

阻止本领只与带电粒子的速度相关，而与它的质量无关。这是由于重带电粒子质量比电子的静止质量大得多，每次碰撞转移给电子的能量约为 $2m_0 v^2$。因此，只要两种入射粒子的速度相等，即具有相同的 E/m 和相等的电荷，它们的能量损失率也就相同。可以看出，带电粒子速度越小，传递给轨道电子的能量越大。由此可知，带电粒子在停止下来以前的某一段路程上，电离损失将达到最大值。

阻止本领与重带电粒子的电荷数平方成正比。入射粒子电荷越多，与轨道电子的库仑作用力越大，而传递给电子的能量越多，能量损失就越大，因而重带电粒子穿透物质的本领越弱。

阻止本领与靶物质相关，与介质的原子序 Z 和单位体积内的原子数 N 成正比。即高原子序数和高密度的介质具有较大的阻止本领。

此外，电子的线碰撞阻止本领也可以用 Bethe 公式表示：

$$\left(-\frac{dE}{dx}\right) = \frac{4\pi e^4 z^2 NZ}{m_0 v^2}\left[\ln\frac{2m_0 v^2}{I(1-\beta^2)} - \ln 2\left(2\sqrt{1-\beta^2} - 1 + \beta^2\right) + (1-\beta^2) + \frac{1}{8}\left(1 - \sqrt{1-\beta^2}\right)^2\right]$$ 式（3-2）

上式中的参数含义与式（3-1）的相同。

质量阻止本领是指一定能量的带电粒子在介质中穿行单位质量厚度的物质时，由于电离或激发作用引起的能量损失。

$$(S/\rho)_{col} = 1/\rho\left(-\frac{dE}{dx}\right)_{col}$$ 式（3-3）

式中，ρ 是介质的密度，其单位为 kg·m^{-3}；质量阻止本领的国际单位制是 J·m^2·kg^{-1}。

采用质量阻止本领的优点是，它的数值不因材料的物理状态的改变而改变。

2. 辐射阻止本领

当高速运动的带电粒子从原子核附近掠过时，它会受到原子核库仑场的作用而产生加速度，发生速度和方向的改变。受到加速或减速的带电粒子，其部分或全部动能将转变为连续谱的电磁波，这种电磁辐射称为韧致辐射（Bremsstrahlung）。

这种带电粒子与靶原子核发生非弹性碰撞，在韧致辐射过程中的能量损失，称为辐射损失。

单位路程上的辐射损失称为线辐射阻止本领，记作：

$$S_{rad} = \left(-\frac{dE}{dx}\right)_{rad} = \frac{NEZ(Z+1)e^4}{137 m_0^2 c^4}\left(4\ln\frac{2E}{m_0 c^2} - \frac{4}{3}\right)$$ 式（3-4）

S_{rad} 的国际单位制（SI）单位为 J·m^{-1}。

式中，E 为带电粒子总能量，它等于粒子动能与静止能量之和；式中其他符号含义与式（3-1）的相同。

日常工作和生活中遇到的 X 射线是通过射线装置产生的高速电子流打在钨靶上产生的一种轫致辐射。此外，同步辐射光源也是利用了这种现象。同步辐射是速度接近光速的带电粒子在磁场中做变速运动时放出的电磁辐射。相较于电子，重带电粒子的质量较大，辐射能量损失形式与通过碰撞使原子内电子激发或电离的能量损失方式相比是微不足道的。因此，重带电粒子只须考虑电离损失。对于高能电子来说，辐射损失是其重要的能量损失方式。

三、重带电粒子的吸收和射程

（一）能量歧离现象

在前面讨论重带电粒子能量损失时，我们已知道带电粒子是与靶物质原子中的电子和靶原子核发生许多次碰撞而损失能量的。对于任何一个特定的入射粒子来说，它沿着径迹所经受的碰撞次数及每次碰撞时所转移的能量都是随机变化的。对于一束具有相同能量的入射粒子来说，它们在靶物质中碰撞过程的统计涨落，使能量损失有一定的分布，也就是相同能量的入射粒子，在靶物质中穿过一段距离后，这些粒子的能量损失不是相等的。我们前面所说的能量损失是对所有入射粒子求平均值而得到的平均能量损失，而每一个粒子的能量损失是在这平均值附近涨落。这种能量损失的统计分布称为能量歧离。单能离子穿过一定厚度物质之后，其不再是单能的，而发生能量的离散。

（二）射程

带电粒子在物质中运动穿行时不断损失能量，待能量通过碰撞或辐射耗尽后就停留在物质中。带电粒子沿初始运动方向所行经的最大距离称作入射粒子在该物质中的射程 R（Range），入射粒子在物质中穿行的实际轨迹长度称作路程 P（Path），射程与路程是不同的概念。显然，射程要小于路程；特别是当粒子径迹弯曲严重时，这两者的差异更显著。

重带电粒子的质量大，它与原子的核外电子及原子核的相互作用不会导致其运动方向有大的改变，其轨迹几乎是直线。因此，重带电粒子的射程基本上等于路程。重带电粒子在介质中的射程原则上可以由 Bethe 公式直接求出，即对能量为 E 的带电粒子的射程 R 由下式给出：

$$R = \int_0^{E_0} \frac{dE}{(-dE/dx)} \qquad \text{式（3-5）}$$

如果整个能量范围内的阻止本领 $S=(-dE/dx)$ 已知，粒子的路程长度可以由能量损失率从初始能量 E_0 到末端能量积分而得到。

（三）射程歧离

当带电粒子计数 I 正好下降到没有吸收体时的带电粒子初始计数 I_0 的一半时，此时的吸收体厚度被定义为平均射程 R_m，这也是通常意义上所指的射程，并编制在常用数据表中。另外，在一些文献

中还有外推射程 R_e 的概念，即将穿透曲线末端的直线部分外推至零时求得的相应厚度，如图 3-3 所示。显然，入射粒子的能量越高，其平均射程或外推射程就越长，即射程与粒子能量之间存在确定的关系。

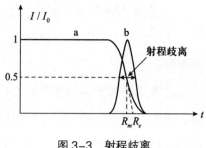

图 3-3　射程歧离

一组单能带电粒子射程的平均值称为平均射程。对曲线 a 求导得到曲线 b，称为微分曲线，代表单位路程上减少的带电粒子数随路程的分布，其峰值正好为平均射程 R。微分曲线分布的宽度表示射程的涨落，表明相同能量的带电粒子在同一物质中的射程并不完全相同，这种涨落称为射程歧离。对于重离子而言，这种歧离约为平均射程的百分之几。

（四）布拉格曲线与能量歧离

布拉格曲线（Bragg Curve）描述的是带电粒子在物质中通过时沿其径迹能量损失率（或比能损失）变化的曲线。因入射带电粒子与物质原子的相互作用是随机性的，则能量损失也是随机的，布拉格曲线仅是此过程的统计描述。

实际上，相同能量的入射粒子经过一定距离后，所损失的能量不完全相同，即单能粒子穿过一定厚度的物质后，能量发生了离散，称之为能量歧离。离散后的粒子能量的宽度分布可作为能量歧离的量度，它随沿粒子径迹行进的距离而改变。

对于重带电粒子，通常在轨道末端附近有布拉格峰（Bragg Peak），这意味着周围物质的大量电离，如图 3-4 所示。这种现象被应用于癌症的粒子治疗中，使得重带电粒子的能量沉积在深部的肿瘤上，同时最大限度地减少对周围组织的损伤。

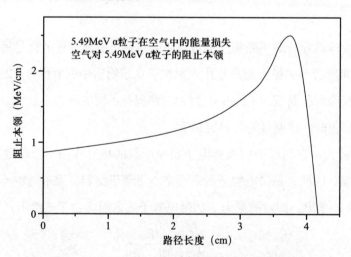

图 3-4　5.49MeV α 粒子在空气中的布拉格曲线

第三节　电子与物质的相互作用

电子（包括正电子和负电子），属于轻带电粒子。由于电子质量很小，约为质子质量的 1/1836，它在物质中的运动轨迹和能量损失与重带电粒子相比差别较大，当快速运动电子与物质相互作用时，主要会发生连续的相互作用，使电子能量发生电离损失或辐射损失。在电子能量较低时，电离损失是主要的；在电子能量较高时，韧致辐射损失逐渐变得重要。正电子除了会发生湮没现象而放出光子外，与物质相互作用的其他情况与电子基本相同。

一、电子的电离损失

电子通过物质时，它的速度逐渐降低而损失能量，电子能量损失的一个主要原因是消耗在物质原子的电离和激发上。电子在某物质中通过单位长度由于电离和激发而引起的能量损失称为电离损失率，用 $(-dE/dx)_{电离}$ 表示。$(-dE/dx)_{电离}$ 不仅与吸收物质的原子密度和原子序数成正比，而且也与入射粒子速度的平方成反比。带电粒子在物质中每形成一对离子平均消耗的能量称为平均电离能，电子在空气中产生一对离子所需要消耗的平均能量约 32.5eV。

由初始入射电子产生的电离称为直接电离，在直接电离中产生的电子称为次级电子。如果次级电子能量足够高，还会使其他原子产生电离，称为次级电离。在能量相同的情况下，电子的速度比 α 粒子速度大得多，因而电离损失率比 α 粒子小得多；相反，电子在物质中的穿透本领要比同能量 α 粒子大得多。由于入射电子的电离作用，在穿过物质的路径周围产生许多离子对，每单位路径上产生的离子对数称为平均比电离，平均比电离与吸收物质的性质密切相关。

二、电子的辐射损失

当快速运动的电子通过物质时，高速运动的电子靠近原子核时，由于受到原子核库仑场的作用，电子速度和方向突然发生变化（骤然减速）。这时，电子能量的一部分或全部转变为连续能量的电磁辐射发射出来，这就是韧致辐射（bremsstrahlung）（见图 3-5）。

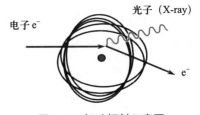

图 3-5 韧致辐射示意图

电子在物质中通过单位路径时，因产生韧致辐射而损失的能量称为辐射损失率。辐射损失率与吸收物质原子序数的平方成正比，这说明高能电子入射到重元素物质上更容易产生韧致辐射。当电子能量很大时，它的能量损失主要是韧致辐射损失；当电子能量较小时，以电离损失为主。当电子入射到物质中电离损失与辐射损失相等时，快速运动的电子所对应的能量称为临界能量。当动能为 E 的电子通过原子序数为 Z 的物质时，在总的能量损失率中，辐射损失和电离损失之比为 $(-dE/dx)_{辐射}/(-dE/dx)_{电离}=EZ/800$，$Z$ 为吸收物质的原子序数，E 为电子能量。

三、弹性散射

当电子通过物质时，由于受原子核库仑场的作用而发生弹性散射，入射粒子通过物质时运动方向发生改变的现象称为散射。散射包括弹性散射和非弹性散射（电离、激发和韧致辐射）。

电子由于质量较小，散射现象特别严重，电子不仅被原子核散射，而且也被核外电子散射。因此，在进行 β 射线的强度测量时，如果把 β 源置于一块厚的铅片上，计数率因反散射的影响而显著增加。

反散射系数和反散射饱和厚度。反散射系数可用以下公式来表示：

$$f = (n_b - n_0) / n_0 \qquad \text{式（3-6）}$$

式中，n_0 为没有反散射体（或放射源的衬底为无限薄）时测得 β 射线的净计数率，n_b 为在有一定厚度散射体作衬底时测得的 β 射线净计数率。

反散射系数 f 随散射体厚度的增加而增大，但在散射体厚度增加到一定数值时，f 达到饱和值。这时，若再进一步增加散射体厚度，f 将不再发生变化。这个厚度称为反散射饱和厚度或反散射临界厚度。在 50keV~3MeV 范围内，反散射系数 f 随 β 粒子的能量增加而减小。

一般来说，同一种射线高能粒子的散射分数要小于低能粒子的散射分数。在辐射防护学领域，我们要注意这一点。

四、β 粒子的吸收和射程

无论是能量连续分布的 β 粒子，还是一束单能电子，在穿过一定厚度的空气或铝片时其强度都会减弱，如果吸收物质足够厚，最后它们完全停留在物质中，这种现象叫作入射粒子被物质吸收。

（一）β 粒子与物质的作用特点

β 射线的能量损失率比相同能量的 α 粒子小。因此，它比 α 粒子具有更大的穿透本领；β 粒子由于受到多次散射，方向不断改变，它的路径是弯弯曲曲的，因而路径长度大大超过射程（入射方向上的最大距离），这是与 α 粒子很不同的地方；能量完全相同的电子，在同一物质中的射程差别很大；对 β 衰变放出的电子，因能量是连续分布的，故没有确定的射程，一般所说的 β 粒子射程是 β 射线在吸收体中的最大射程 R_{max}。

如果从吸收物质角度来命名，$(-dE/dx)_{电离}$ 又称为吸收物质对入射带电粒子的线性阻止本领。$1/\rho \cdot (-dE/dx)_{电离}$ 为吸收物质对入射带电粒子的质量阻止本领，ρ 为吸收物质密度。一般能量的 β 粒子可穿过几米甚至十几米厚的空气层，通常所说 β 射线的吸收和射程是指 β 射线在铝中的吸收和射程。β 射线在铝中的射程和其能量满足一定的函数关系。

（二）β 射线（β 粒子）在铝物质中射程的计算

β 粒子的最大射程 R_m（$g \cdot cm^{-2}$）与 β 粒子的最大能量 E_m（MeV）之间有一定的关系。

对于铝吸收体，当 0.8MeV<E_m<3MeV 时，

$$R_m = 0.542E_m - 0.133 \qquad \text{式（3-7）}$$

当 0.15MeV<E_m<0.8MeV 时，

$$R_m = 0.407E_m^{1.38} \qquad \text{式（3-8）}$$

β 粒子在空气、生物组织和铝中的最大射程，如表 3-1 所示。

表 3-1　β 粒子在空气、生物组织和铝中的射程

	能量（MeV）								
射程（mm）	0.1	0.2	0.3	0.4	0.5	1.0	3.0	5.0	10.0

续表

介质	能量（MeV）								
	空气	101	313	567	857	1190	3060	11000	19000	39000
	生物组织	0.158	0.491	0.889	1.87	1.87	4.80	17.4	29.8	60.8
	铝	0.050	0.155	0.281	0.593	0.593	1.52	5.50	9.42	19.2

从表 3-1 中看出，β 粒子在铝中的射程一般仅为零点几毫米到几厘米，因此 β 粒子很容易被铝、有机玻璃等材料吸收。所以，相对光子辐射来说，β 粒子比较容易防护。但在任何情况下，都不能忽视 β 射线的防护，因为 β 射线易被人体浅表组织吸收而造成对人体的危害。从另一个角度看，临床上常用 β 射线源进行皮肤浅表病灶的敷贴治疗。

（三）β 射线在物质中的吸收

当电子能量在 $0.5\text{MeV}<E_{\beta\text{max}}<6\text{MeV}$ 时，β 射线在物质中的吸收曲线可近似地用指数函数表示，$I=I_0e^{-\mu x}$，如图 3-6 所示。

式中，I_0 和 I 分别代表 β 粒子入射前和通过物质厚度 Δx 后的射线强度，μ 为线性吸收系数，单位为 cm^{-1}。也可用下式：

$$I = I_0 e^{-\mu_m x_m} \qquad 式（3-9）$$

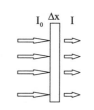

图 3-6　β 射线在物质中的吸收示意图

x_m 为质量吸收厚度，单位为 $\text{g}\cdot\text{cm}^{-2}$，$\mu_m$ 为质量吸收系数，单位为 $\text{cm}^2\cdot\text{g}^{-1}$，$x_m=\rho\cdot x$，$\rho$ 为吸收物质密度，x 为线性厚度。

当 $I=I_0/2$ 时，$x=d_{1/2}$

$$d_{1/2} = \ln 2 / \mu = 0.693 / \mu \qquad 式（3-10）$$

$d_{1/2}$ 称为半值厚度或半值层。

在实际工作中，我们常通过加铝吸收片的方法测出半值厚度，从而求出线性吸收系数 μ。

第四节　光子与物质的相互作用

原子核衰变中放出的 γ 射线是一种高能的光子流，是一种不带电的中性粒子，与 X 射线性质相同，是电磁波。X 射线或 γ 射线的波长短、能量高，具有很大的贯穿本领，虽然它们的来源不同，γ 射线来源于不稳定的原子核，伴随着原子核的分裂或衰变而产生；而 X 射线一般是在原子核外产生的，主要为韧致辐射和特征 X 射线。但 X 射线和 γ 射线同属于光子，本质基本相同，它们与物质有相同的作用过程，所以下面就 γ 射线与物质相互作用的过程进行讨论。光子与物质作用时，不像带电粒子那样通过连续碰撞逐渐损失能量，而是趋于在一次碰撞中损失掉其大部分或全部能量。另外，光子不像带电粒子那样，不能直接使物质原子电离或激发，而是通过所产生的次级电子引起物质原子的电离和激发。不同的放射性核素放出的 γ 射线能量差别很大，一般在几十到几兆电子伏特。γ 射线与物质相互作用主要有以下三种类型：光电效应、康普顿效应和电子对效应。

一、光电效应

当 γ 光子与物质原子发生相互作用时，把全部能量转移给某个束缚电子，使之发射出来，而光子本身消失，也就是被吸收掉，这种过程叫光电效应（见图 3-7）。

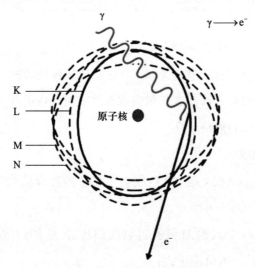

图 3-7　光电效应过程示意图

被释放出来的光电子的能量近似为入射光子能量和该束缚电子所处电子壳层的结合能之差。

$$E_e = hv - E_i, \quad i = K, L\ldots \tag{式（3-11）}$$

式中，E_i 表示由第 i 壳层移去 1 个电子所需的能量；hv 为入射光子的能量；E_e 为光电子的动能值，为几 eV 到几十 keV。一般光电效应易发生于束缚较紧的内壳层电子，发生光电效应时，电子从内壳层发出后，在内壳层上就留下了空位，原子处于激发态。光电效应的发生与吸收物质的原子序数有关。一般而言，低能射线在高原子序数的物质中发生光电效应的概率较高。

二、康普顿效应

γ 光子与原子外壳层中的电子发生非弹性碰撞，将其一部分能量转移给电子，使其脱离原子成为反冲电子，沿与光子入射方向成 φ 角（反冲角）的方向发射出去，而光子的能量和运动方向发生变化，改变了频率的光子沿入射方向成 θ 角（散射角）的方向发射出去，这种效应称为康普顿效应。康普顿效应过程如图 3-8 所示。

散射后的光子的能量与散射角 θ 之间的关系可用下式表示：

$$E_{\gamma'} = E_\gamma / \left(1 + E_\gamma / m_e c^2 \left(1 - cos\theta\right)\right) \tag{式（3-12）}$$

康普顿电子的能量为：

$$E_e = E_\gamma \left(1 - cos\theta\right) / \left(m_e c^2 + E_\gamma \left(1 - cos\theta\right)\right) \tag{式（3-13）}$$

式中，E_γ 为入射光子的能量，$E_{\gamma'}$ 为散射后光子的能量，E_e 为康普顿电子的能量，$m_e c^2$ 为电子的静止质量能。当 $\theta = 0°$ 时，散射光子的能量达到最大值，这时反冲电子的能量 $E_e = 0$。这就是说，在这

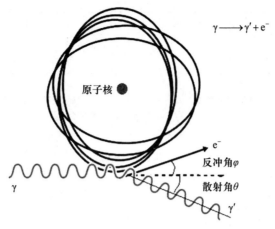

$$\gamma \longrightarrow \gamma' + e^-$$

图 3-8　康普顿效应示意图

种情况下，入射光子从电子近旁掠过而未受到散射，所以光子能量没有损失。当 θ=180° 时，入射光子与电子发生对心碰撞后，被反散射回来，而反冲电子则沿入射光子方向飞出，这种过程称为反散射。这时，散射光子能量最小，而反冲电子的动能达到最大值。

三、电子对效应

如果光子能量大于两个电子的静止质量（1.022MeV），当光子从原子核旁边经过时，在原子核的库仑场作用下，光子转化为 1 个正电子和 1 个负电子，这种过程称为电子对效应，如图 3-9 所示。

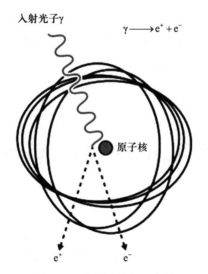

$$\gamma \longrightarrow e^+ + e^-$$

图 3-9　电子对效应示意图

电子对效应发生的概率随光子能量的增大而增大，且在高原子序数的物质中尤为突出。光子在物质中产生电子对效应必须具备两个条件：一是必须有原子核参加，二是光子的能量必须大于 1.022MeV。电子对效应可看作正负电子湮没的逆过程。

光子与物质作用效应和物质原子序数、入射光子能量都有一定的关系，对不同能量的光子和不同物质的作用，其产生的作用效果是不同的。光子与物质三种效应分别占优势的区域，如图 3-10 所示。

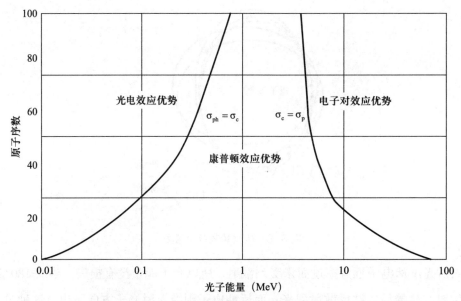

（σ_{ph} 光电效应反应截面　σ_c 康普顿效应反应截面　σ_p 电子对效应反应截面）

图 3-10　光子与物质三种效应分别占优势的区域

从上图中，可以看出：

①对于低能光子和高原子序数的吸收物质，光电效应占优势；②对于中能光子和原子序数低的吸收物质，康普顿效应占优势，对于能量在 1~4MeV 的中能光子，康普顿效应占主要地位，而且与物质的原子序数几乎无关；③电子对效应主要发生在高能光子与高原子序数物质中。

光子穿过物质时，可能与物质原子发生光电效应、康普顿效应和电子对效应，从而被物质吸收。其穿过物质时射线强度衰减满足 $I=I_0 e^{-\mu x}$，I_0 和 I 分别表示 γ 射线入射物质前和后射线的强度，μ 为线性吸收系数，x 为物质线性厚度。同样，也满足 $I=I_0 e^{-\mu_m x_m}$，x_m 为质量吸收厚度（单位为 g·cm^{-2}），μ_m 为质量吸收系数（单位为 cm^2·g^{-1}）。

第五节　中子与物质的相互作用

一、中子的特性及分类

中子是构成原子核的基本粒子之一。中子没有电荷，静止质量等于 1.67493×10^{-27} kg，其质量略大于质子，但比电子大近 1839 倍。中子的平均均方半径约为 0.9×10^{-15} m 或 0.9fm，它是一个自旋为 −1/2 费米子。中子本身不带电，因此中子通过物质时不会与物质的原子核外电子发生相互作用，而是与原子核发生相互作用。

（一）中子分类

根据能量，中子可分为冷中子、热中子、慢中子和快中子等（见表 3-2）。

表 3-2　按能量划分的中子类别

类别	划分依据	能量范围
冷中子	远低于 20℃的热环境中产生的中子	能量小于 0.005eV
热中子	与周围环境达到热平衡的中子	20℃时，中子数密度分布的最可几能量为 0.025eV；20℃时的麦克斯韦分布扩展到大约 0.1eV
超热中子	能量高于热中子的中子	能量大于 0.2eV
镉下中子	可以被镉强烈吸收的中子	能量小于 0.4eV
镉上中子	不能被镉强烈吸收的中子	能量大于 0.6eV
慢中子	能量稍高于热中子的中子	通常指能量在 1~10eV 的中子，在某些情形下指中子能量低于 1keV
共振中子	在反应堆中子物理中，通常指的是被 ^{238}U 以及少数常中子探测器如 In、Au 强烈捕获的中子	1~300eV 范围内的中子（NCRP38 号报告中被称为中能中子）
中间中子	介于快慢中子之间的中子	从几百电子伏特到约 0.5MeV
快中子		能量大于约 0.5MeV
超快中子（相对论中子）	发生非弹性散射和核反应的概率可以与发生弹性散射的概率相比较的中子	能量大于 20MeV

（二）反应堆物理学

反应堆物理学不需要这种精细的中子能量划分。中子大致可以分为三个能量范围：热中子（0.025~1eV）、共振中子（1eV~1keV）和快中子（1keV~10MeV）。

（三）反应堆计算物理

甚至大多数反应堆计算代码也只使用两个中子能组，慢中子群（0.025eV~1keV）和快中子群（1keV~10MeV）。

二、中子源

通常根据产生中子的方式将中子源分成三类：放射性核素中子源、加速器中子源、反应堆中子源。

（一）放射性核素中子源

放射性核素中子源分为三类：（α，n）反应型中子源、（γ，n）反应型中子源以及自发裂变中子源。前两种方式是利用放射性核素衰变时发出的 α 粒子或 γ 光子轰击一定的靶物质来产生中子，其优点是价格便宜，易于制备和转移操作，各向同性、体积小，等等。其缺点是产额低，制备或使用不当易导致泄漏，产额随时间的变化不断减弱。常用的放射性核素中子源有镅 - 铍源、钋 - 铍源等。

自发裂变源即通过自发裂变而发射中子，如锎 -252（^{252}Cf）。

（二）加速器中子源

加速器中子源是利用加速器加速带电粒子轰击靶核，引起核反应产生中子。该方法的优点是，可以通过改变靶核和带电粒子类型及能量，来调控获取所需能量的中子，如 $D+D \rightarrow n+^{3}He+3.27MeV$。

（三）反应堆中子源

反应堆中子源通过反应堆内的自持链式裂变反应过程产生中子。反应堆中子源具有单位时间内产

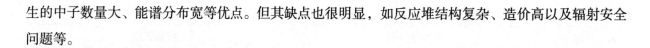

生的中子数量大、能谱分布宽等优点。但其缺点也很明显，如反应堆结构复杂、造价高以及辐射安全问题等。

三、中子与物质的作用特点

中子与原子核的相互作用可分为两大类：一类是散射，包括弹性散射和非弹性散射。这是快中子与物质相互作用过程中能量损失的主要形式。快中子在轻介质中主要通过弹性散射损失能量，在重介质中主要通过非弹性散射损失能量。另一类是吸收，即中子被原子核吸收后，仅产生其他种类的次级粒子，不再产生中子。快中子减速成为能量较低的中子的过程称为中子的慢化。中子一般只有被慢化后才能有效地被物质吸收。

（一）中子散射

中子散射过程，中子与靶核都没有发生质的变化。散射后，出射粒子仍然是中子，而余核仍是原来的靶核。散射作用又可分为两类：一类称为弹性散射，用（n，n）表示；另一类称为非弹性散射，用（n，n'）表示。在弹性散射过程中，靶核没有发生状态变化（如能级跃迁），散射前后中子和靶核总动能不变。在非弹性散射中，入射中子所损失的动能不仅使靶核受到反冲，而且使之激发而处于某一激发能级，而后在退激时再发出一个或几个 γ 光子。在非弹性散射前后，中子与靶核的总动能是变化的。只有当入射中子能量高于靶核的最低激发能级时，才可能发生非弹性散射。

（二）辐射俘获

中子辐射俘获是可能发生的吸收反应之一。俘获反应导致中子的损失，同时产生一个或多个 γ 射线。这种俘获反应也称为辐射俘获或（n，γ）反应，其横截面表示为 σ_γ。事实上，对于不可裂变的原子核来说，它是唯一可能的吸收反应。

辐射俘获是指入射中子被完全吸收形成复合核的反应。然后，复合核通过 γ 发射衰变为基态。这个过程可以在所有入射中子能量下发生，但相互作用的概率很大程度上取决于入射中子的动能和靶核能。发生辐射俘获的概率由质心系统中的能量决定。

任何能量的中子，几乎都能与原子核发生辐射俘获，其反应截面仅和中子能量有关。在低能区，除共振中子外，其反应截面一般随 $1/E$ 的变化而变化。发生（n，γ）反应后的靶核，由于核内多了一个中子，一般都是具有放射性的，但也有的是稳定核。

（三）其他核反应

不同能量的中子和靶核发生的核反应是多种多样的，除上述（n，n）、（n，γ）核反应外，还有发射带电粒子的核反应、裂变核反应、多粒子发射核反应等。

1. 裂变核反应

有几种重核（如 ^{235}U，^{239}Pu 等），当它们俘获一个中子后，可分裂为两个较轻的原子核，并随着放出 2~3 个中子和 200MeV 左右的巨大能量，这就是裂变核反应，称为（n，f）核反应。约一半以上的裂变产物（称为裂变碎片）属于放射性核素，如 ^{90}Sr、^{137}Cs 等。

2. 发射带电粒子的核反应

在这种情况下，复合核通过发射带电粒子（如质子、α粒子）而衰变。例如，慢中子引起的（n，α）、（n，p）等核反应。在中子屏蔽中有重要意义的有 ^{10}B 和 ^{6}Li 的（n，α）反应，其中：

$$^{10}B+n=^{7}Li+\alpha+2.79MeV \qquad 式（3-14）$$

$$^{10}B+n=^{7}Li^{*}+\alpha+2.31MeV \qquad 式（3-15）$$

式中，$^{7}Li^{*}$ 很不稳定，继续进行如下反应 $^{7}Li^{*} \rightarrow ^{7}Li+0.478MeV$。

在中子防护上，除镉外，常用硼和锂作为中子的吸收剂和减速剂。

3. 多粒子发射

当入射中子能量特别高时，形成的复合核可衰变发射出不止一个粒子，称为多粒子发射，如（n，2n）、（n，n，p）等核反应。这类发射多粒子的反应阈能都在 8~10MeV，只有特快中子才能发生这种作用。

第四章

剂量学基础和剂量评估方法

第一节 概　述

　　无论是从形式还是从本质上说，电离辐射都是能量的一种客观表达。当前，电离辐射在人类生活和生产过程中的应用越发广泛。电离辐射在给人类带来利益的同时，其电离辐射能量的传播和沉积破坏生物的正常组织或功能，危害人体健康。无论是通过直接作用还是通过间接作用产生的辐射生物效应，均起源于电离辐射与生物介质发生相互作用从而传递的能量。因此，对电离辐射能量在所关心介质中的传播、分布和沉积过程进行定量就显得尤为关键和重要。

　　辐射剂量学，是一门通过理论或实践的方法研究电离辐射在与物质发生相互作用过程中传递能量的规律，并用来预测、估计和控制有关的辐射效应的学科。辐射剂量学研究的主要内容包括：电离辐射能量在物质中的转移、吸收规律，受照物质内的剂量分布及其与辐射场的关系，辐射剂量与有关的辐射效应的响应关系以及剂量的测量、屏蔽计算方法，等等。这些研究可以为研究辐射效应的作用机理、实施辐射防护的剂量监测和评价、进行放射治疗与辐射损伤的医学诊断和治疗提供可靠的科学依据。

　　本章以辐射剂量学基本指标为对象，从理论层面介绍基本量、防护量和实用量（包括 ICRU 第 95 号报告涉及的新实用量）的定义和一般应用。从实践需求层面介绍外照射剂量和内照射剂量的基本评估方法、手段和技术，并结合实例介绍具体应用。

第二节　基本量和单位

一、注量

　　电离辐射粒子都是高速运动的粒子，并且在传输过程中与物质发生相互作用。为了研究电离辐射与物质发生相互作用的程度，需要确定穿过单位面积的粒子数目，即注量。对于单向辐射场，粒子注量（particle fluence）$\Phi(r)$，就是穿过与辐射入射方向垂直的单位面积的累计粒子数，其定义式为：

$$\Phi(r) = dN / da_\perp \qquad\qquad 式（4-1）$$

式中，$da_\perp$ 是在辐射场 r 点处取一个垂直于入射方向的面积元，dN 是入射到 $da_\perp$ 面积元上的粒子数。如果选取的面积元 da 与入射方向不垂直，其法线方向与射线间的夹角为 θ，则有 $da_\perp = da \times cos\theta$。然而，对于多向辐射场，上述定义不足以描述 r 点处辐射场的疏密程度，而无论辐射从何而来，总能在球体中找到一个通过球心且与入射方向垂直的圆截面 da。将所有进入以 r 点为球心、截面积为 da 小球的累积粒子数 dN_i 求和，得到 dN，再除以 da，即可得到一般辐射场中 r 点处的粒子注量，可用下式表示：

$$\Phi(r) = dN / da \qquad\qquad 式（4-2）$$

式中，dN 是进入以 r 点为球心，截面积为 da 的小球中的粒子数。粒子注量 $\Phi(r)$ 的单位是 m^{-2}。对于平行的辐射场，式（4-1）和式（4-2）的定义相同。

与粒子注量 $\Phi(r)$ 对应的有能量注量（energy fluence）$\Psi(r)$，$\Psi(r)$ 可用下式计算得到：

$$\Psi(r) = dR / da_\perp \qquad\qquad 式（4-3）$$

$$\Psi(r) = dR / da \qquad\qquad 式（4-4）$$

式 4-3 适用于单向辐射场能量注量的计算，式 4-4 为一般计算公式。dR 是由进入以 r 点为球心，截面积为 da 的小球粒子带来的辐射能。能量注量 $\Psi(r)$ 的单位是 $J \cdot m^{-2}$。

二、照射量

电离是电离辐射最重要的特点，根据电离电荷测量电离辐射是一种广泛应用的方法。照射量（exposure）X 就是根据光子对空气的电离能力来度量光子辐射场的一个物理量，它的定义式为：

$$X = dQ / dm \qquad\qquad 式（4-5）$$

式中，dQ 是当光子在质量为 dm 的空气中释放的全部电子（包括负电子和正电子）完全被空气阻止时，在空气中所产生的同一种符号离子总电荷的绝对值。

照射量的国际单位制（SI）单位是库仑每千克，其符号为 $C \cdot kg^{-1}$。过去，照射量用伦琴（roentgen）作单位，其符号为 R。该单位暂时仍与法定单位 $C \cdot kg^{-1}$ 并用，其精确值为：

$$1R = 2.58 \times 10^{-4} C \cdot kg^{-1} \qquad\qquad 式（4-6）$$

照射量的定义可用图 4-1 加以说明。设空气处于光子辐射（图中从左指向右的波纹线）的照射下，在空气中指定点取一质量元 dm，光子与介质 dm 作用释放的次级电子径迹用带箭头的实线表示，次级电子在慢化过程中产生的韧致辐射用波纹线表示。

从图中可以看出，光子在 dm 内释放的次级电子既可能在 dm 之内产生电离，又可能在 dm 之外产生电离。只要这些次级电子完全被空气阻止，即在慢化下来之前未进入或未穿过非空气介质，则它们产生的一种符号离子总电荷的绝对值除以 dm 所得的商，就是该光子辐射场中指定点的照射量。需要注意的是，次级电子产生的韧致辐射一般具有较长的射程，由韧致辐射被吸收而产生的电离电荷不包括在 dQ 之内。

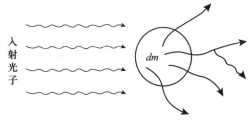

图 4-1　照射量定义示意图

光子在 *dm* 之外释放的次级电子也可能在 *dm* 之内产生电离，其电荷取决于 *dm* 之外的光子辐射场，因而不能用来表征 *dm* 所在处的光子辐射场。根据照射量的定义，*dQ* 中不包括这部分电离电荷。

从上面的分析可知，照射量定义中的 *dQ* 并不是光子释放的次级电子在 *dm* 之内产生的电离电荷。但在特定的条件（即带电粒子平衡条件）下，*dQ* 可能等于光子产生的次级电子在 *dm* 之内产生的电离电荷。

在早期辐射剂量测量中，广泛使用照射量来表征辐射剂量，因为当时测定空气中生成离子的电量是比较方便的，同时又没有很好的手段可以直接测量吸收剂量。随着测量技术和计算机模拟技术的发展，照射量作为一种参考比较的物理量现已较少使用。一方面，不同密度或组分的物质放在同一点的空气中，即使照射量相同，吸收剂量并不相同。如 1 伦琴相当于 1 千克空气吸收 0.0089 焦耳能量，而相当于 1 千克人体组织吸收 0.0096 焦耳能量。根据照射量测算各种物质中的吸收剂量不是很简易的过程，现已有更准确便捷的方法直接测算各物质中的吸收剂量，如蒙特卡罗模拟计算方法。另一方面，照射量只用于光子在空气中引起电离的情况，其他类型辐射虽然也可以在空气中引起电离，却不允许使用照射量。

三、比释动能

比释动能（Kerma）*K* 关注的是在单位质量物质中，不带电粒子（中子、光子）在相互作用过程中，向次级带电粒子转移的能量，其定义式为：

$$K = dE_{tr} / dm \qquad 式（4-7）$$

式中，dE_{tr} 是由不带电粒子在质量为 *dm* 的无限小体积内释放出来的所有带电粒子的初始动能之和（即转移能）的期望值。

比释动能 *K* 的国际单位制单位是焦耳/千克，符号为 $J \cdot kg^{-1}$，其专用名称是戈瑞（gray），符号为 Gy：

$$1Gy=1J \cdot kg^{-1}$$

过去，比释动能用拉德（rad）作单位，现在仍暂时与 Gy 并用：

$$1rad=10^{-2}Gy$$

在实际应用中，需要规定相互作用物质的种类，一般采用空气作为被电离物质，此时的比释动能值即为对应辐射的空气比释动能。

出于实际需要，依次级电子的能量归宿，光子的比释动能 *K* 分为两个组分：碰撞比释动能（collision kerma）K_c 和辐射比释动能（radiative kerma）K_r：

$$K = K_c + K_r \qquad 式（4-8）$$

若次级电子能量辐射损失的平均份额为 $\bar{g}$，则：

$$K_r = K \cdot \bar{g} \qquad 式（4-9）$$

$$K_c = K \cdot (1-\bar{g}) \qquad 式（4-10）$$

四、吸收剂量

吸收剂量（Absorbed Dose）D 是辐射剂量学中的一个最重要的物理量。它关注的是单位质量受照物质吸收的辐射能量。其定义式为：

$$D = d\bar{\varepsilon} / dm \qquad\qquad 式（4-11）$$

式中，$d\bar{\varepsilon}$ 是电离辐射授予质量为 dm 的物质的平均能量。

吸收剂量 D 的国际单位制单位是焦耳/千克，符号为 $J \cdot kg^{-1}$，其专用名称是戈瑞（gray），符号是 Gy，与其暂时并用的单位是 rad。吸收剂量 D 也可以定义为：

$$D = \lim_{m \to 0} \frac{\bar{\varepsilon}}{m} = \lim_{V \to 0} \frac{1}{\rho} \frac{\bar{\varepsilon}}{V} \qquad\qquad 式（4-12）$$

式中，$\bar{\varepsilon}$ 是电离辐射授予体积为 V 物质中的平均能量，m 和 ρ 是体积为 V 物质的质量和密度。

第三节 防护量与运行实用量

一、防护量

放射防护量（radiation protection quantity）是国际放射防护委员会（ICRP）为评估照射水平、控制健康危害，对受照人体规定的一类辐射量，简称"防护量"。为确定辐射效应的剂量-响（效）应关系（简称"量-效关系"）、建立放射防护的原则和体系，需要用剂量学量定量估计人体的辐射暴露量（radiation exposure）。

电离辐射的健康效应起源于生物组织中能量吸收的物理过程。在生物组织中，它会导致电离，进而导致生物效应，表现为身体器官、组织的辐射损伤，从而造成短期和长期的健康效应。

大剂量照射情况下，因为细胞被杀死，会造成器官、组织的急性损伤，主要表现为器官、组织的功能丧失，极端情况下可能导致受照个体死亡。

低剂量率、小剂量照射情况下，不致觉察到上述组织反应，但可能造成染色体损伤和基因改变，导致多年后癌症、后裔遗传疾患危险的增加；这类损伤的发生概率（但非严重程度）会随受照剂量的增大而增加（此类情况常称为"随机性效应"）。因此，放射防护的宗旨在于控制电离辐射照射，防止组织反应，把随机性效应发生的危险限制在可接受的水平。

为说明人体受到的照射是否遵循剂量限值，最好有一个单一的防护量，它能说明全身或局部照射的"总量"。对于所有类型的辐射，不管是外照射，还是内照射，这个量与效应的概率应有定量的关系。基本的做法是：用吸收剂量作为基本的物理量，在特定的器官、组织中求取吸收剂量的平均值，然后应用适当选取的权重因子，以反映不同辐射类型的生物学效能的差异以及器官、组织辐射敏感性的差别。

鉴于以上所述，放射防护量将包括以下内容："器官剂量"，它是放射防护量的基础；器官或组织的"当量剂量"，用以评价、比较不同类型的电离辐射对器官或组织产生的辐射影响；"有效剂量"，是一个单一的、与风险相关的控制辐射随机性效应的量，用以评价人体蒙受健康危害的综合指标。

（一）器官吸收剂量

虽然受照物质中每一点都有其特定的吸收剂量值，然而，出于放射防护目的，作为可以接受的近似方法，常取一段时间内较大组织体积中吸收剂量的平均值。

一个器官或组织 T 范围内的平均吸收剂量 $\overline{D_T}$，其定义式为：

$$\overline{D_T} = \int D(x,y,z)\rho(x,y,z)dV / \int \rho(x,y,z)dV \qquad 式（4-13）$$

式中，V 是相关器官或组织范围的体积；$D(x, y, z)$ 是该范围内的质量密度为 $\rho(x, y, z)$ 的 (x, y, z) 点处的吸收剂量值。实际工作中，器官或组织的平均吸收剂量，统称"器官剂量（organ dose）"，简写为 D_T，单位是 Gy。

实际上，上述平均吸收剂量能否代表相关器官、组织或某个组织范围内所有部分的吸收剂量取决于许多因素。

对于外照射，其主要取决于照射的均匀性以及辐射的穿透性或它们的射程。对于贯穿性强的辐射（光子、中子），大多数器官的吸收剂量分布是充分均匀的。因此，这种情况下，平均吸收剂量应该是器官或组织每一部分所受照射的合适量度。

对于贯穿能力弱或射程有限的辐射（低能光子、带电粒子）以及人体内广泛分布的器官和组织（如红骨髓、淋巴结），吸收剂量的分布可能会极不均匀。人体局部受照的极端情况下，还可能出现以下情况：虽然平均吸收剂量或有效剂量低于剂量限值，然而有些组织则已经出现损伤。例如，皮肤在受到弱贯穿辐射照射时，也许就会发生此类情况。因此，对于高度集中的皮肤剂量，需要设置特定的剂量限值。

对于滞留在人体器官、组织中的放射性核素发出的辐射，器官吸收剂量的分布取决于以下因素：辐射的贯穿能力和射程；器官、组织中放射性核素分布的均匀性，以及器官、组织的结构特点（例如，膀胱、呼吸道气路之类的器官具有壁；又如，骨骼是由无机质骨、非活性骨髓、活性骨髓组成的高度不均匀的混合体）。

对于沉积在呼吸道壁或通过消化道吸收的，以及沉积于骨表面或皮肤的放射性核素，相关组织吸收剂量分布的不均匀性尤为突出。此种情况下，为评估随机性损伤的差度，整个器官、组织的平均吸收剂量，已不是一个合适的剂量指标。为此，ICRP 提出了关于呼吸道、消化道、骨骼、皮肤的剂量学模型，其中考虑了放射性核素的分布、敏感细胞所处的位置。计算的对象是确认发生辐射致癌的靶区内组织的平均吸收剂量。

剂量分布的极端不均匀，还出现在下列情况中。例如，氚（^{3}H）掺入的 DNA 前体和结合到细胞核 DNA 中的俄歇电子发射体。由于辐射出自特别的位置，还因为氚的 β 粒子以及俄歇电子的射程很短，细胞核受到的剂量要比细胞或器官、组织的剂量高得多。因此，氚化的 DNA 前体会比并非特别定位到细胞核的氚化物（如氚化水）具有更大的放射毒性。

还需注意的是，平均吸收剂量本身并不足以评价辐射照射造成的危害。因为不同类型、不同能量的辐射，具有不同的生物学效能，不同组织、器官的辐射敏感性也不尽相同。因此，为确立放射防护用到的指标与随机性效应的定量关系，还需用辐射权重因子 w_R、组织权重因子 w_T 对器官剂量作进一步修正。

（二）器官当量剂量

器官或组织 T 的当量剂量（equivalent dose）H_T 是以各自辐射权重因子 w_R 修正后，相关辐射对特定器官或组织 T 的剂量总和，即：

$$H_T = \sum_R w_R \cdot D_{T,R} \qquad\qquad 式（4-14）$$

式中，$D_{T,R}$ 是器官或组织 T 中由辐射 R 产生的平均吸收剂量，w_R 是与入射到人体的或滞留于人体内的放射性核素发出的第 R 种辐射相对应的辐射权重因子。实际上，w_R 是依据第 R 种辐射的生物学效能，对器官、组织的平均剂量 $D_{T,R}$ 进行修正的一个因子。

在放射生物学领域，常用相对生物学效能 RBE 表征辐射生物学效能的差异。特定辐射的 RBE 是相同照射条件下，为产生相同程度的生物效应，参考辐射（通常是 X、γ 射线）的吸收剂量与特定辐射所用吸收剂量的比值。一种辐射的 RBE 值取决于以下因素：组织、细胞的类型，生物效应种类以及观察的效应终点，涉及的剂量、剂量率和剂量的分次给予方案。因此，对于给定类型的辐射，会有许多 RBE 值。

在低剂量率、小剂量情况下，RBE 将趋于一个平稳的最大值（RBE_M），此时，RBE_M 已不随剂量、剂量率的变化而改变。不同种类的效应，乃至同类效应不同的生物学终点，有不同的 RBE_M 值。例如，关于随机性效应，不同粒子相对于 ^{60}Co γ 射线的 RBE 值如表 4-1 所示。

表 4-1 常见粒子相对于 ^{60}Co γ 射线的 RBE 值

粒子类型	RBE 值
γ 射线	1
热中子	2.5
质子	1.1
α 粒子	20

放射防护应用的辐射权重因子 w_R 值（见表 4-2）是从一系列随机性效应的 RBE 中，凭经验挑选的一些经典值，即 w_R 值只是低剂量率、小剂量情况下 RBE 的粗略代表。对于给定的第 R 种辐射，w_R 已不再与特定组织、特定随机性效应相关，可用于任何组织和器官。在放射防护关心的低剂量范围内，w_R 与剂量、剂量率无关，仅用于随机性健康危害的评价。

表 4-2 辐射权重因子 W_R 值

辐射类型	w_R
光子、电子、μ 子	1
质子、带电的 π 介子	2

辐射类型	w_R
α粒子、裂变碎片、重原子核	20
中子	
$E_n < 1MeV$	$2.5 + 18.2 \times \exp\left\{-\dfrac{\left[\ln(E_n)\right]^2}{6}\right\}$
$1MeV \leqslant E_n \leqslant 50MeV$	$5.0 + 17.0 \times \exp\left\{-\dfrac{\left[\ln(2E_n)\right]^2}{6}\right\}$
$E_n > 50MeV$	$2.5 + 3.25 \times \exp\left\{-\dfrac{\left[\ln(0.04E_n)\right]^2}{6}\right\}$

例如，肺受 α 射线照射的吸收剂量为 $D_{\text{lung},\alpha}$=1mGy=1mJ/kg，以 α 射线辐射权重因子修正后的肺剂量为：

$$H_{\text{lung}} = w_\alpha \cdot D_{\text{lung},\alpha} = 20 \times 1\text{mJ/kg} = 20\text{mJ/kg} \qquad \text{式（4-15）}$$

可以看到，为与1mGy α 射线吸收剂量对肺组织造成的影响程度大致相仿，X、γ 射线的吸收剂量需要 20mGy。

因此，为与吸收剂量相区别，ICRP 为当量剂量 H_T 的国际单位制单位"J/kg"赋予另一个专门名称——希沃特（Sievert），简写为 Sv（希，希弗）。

又如，评价下列两种情况对肝脏造成的影响程度：① α 射线造成肝脏的吸收剂量为 $D_{\text{liver},\alpha}$=1mGy；② γ 射线造成肝脏的吸收剂量为 $D_{\text{liver},\gamma}$=20mGy。因为上述两种辐射的相对生物学效能不同，故宜用表4-3 所示方法予以比较。

表4-3　同一器官受到不同类型辐射照射时辐射影响程度的比较

辐射类型	吸收剂量 D_{liver}/mGy	辐射权重因子 w_R	当量剂量 H_{liver}/mSv
α射线	1	20	20
γ射线	20	1	20

在放射防护评价中，给出当量剂量 H_T 的意义是：对于特定器官 T，无论对它造成照射的是何种辐射，只要当量剂量 H_T 值相同，该器官蒙受随机性效应的影响程度大致相仿。

（三）有效剂量

实际上，受照人体各个器官、组织的当量剂量未必相同；即使器官、组织的当量剂量相同，它们给人体带来的随机性健康危害的程度也会不同，因为不同的器官或组织随机性效应的敏感性有差异。因此，为综合反映受照的各个器官或组织，给人体带来随机性健康危害的总和，提出了有效剂量（effective dose）E 的概念。

有效剂量 E，是以各自组织权重因子 w_T 计权修正后，人体相关器官、组织当量剂量的总和，即：

$$E = \sum_T w_T \cdot H_T = \sum_T w_T \cdot \sum_R w_R \cdot D_{T,R} \qquad \text{式（4-16）}$$

式中，w_T 是与器官或组织 T 相应的组织权重因子；它是依器官、组织随机性效应的辐射敏感性，对器官当量剂量施加修正的一个因子。它的实质是：全身各器官均匀受到相同当量剂量照射时，个人蒙受的随机性健康危害中 T 器官所占的份额。

w_T 的数值来源于辐射所致癌症发生、死亡的流行病学调查，以及对辐射遗传学研究资料的分析和判断。w_T 代表的是年龄范围很宽、男女两性的平均值，且认为 w_T 值与辐射的类型和能量无关。表 4-4 是 2007 年 ICRP 推荐的组织权重因子值。

表 4-4　2007 年 ICRP 推荐的组织权重因子值

组织、器官	涉及的组织、器官数	w_T	合计
肺、胃、结肠、红骨髓、乳腺、其余组织	6	0.12	0.72
性腺（卵巢或睾丸）	1	0.08	0.08
食管、膀胱、肝、甲状腺	4	0.04	0.16
骨表面、皮肤、脑、唾液腺	4	0.01	0.04
全身			1.00

注：1. 性腺的 w_T 是卵巢和睾丸的平均值。2. 结肠剂量认为是上部大肠、下部大肠剂量的质量加权平均值。3. 其余组织（Reminder）总共 14 个，包括：口腔黏膜、小肠（ST）、肌肉、淋巴、肾上腺、心壁、胸腺、胰腺、胸外组织（ET）、肾脏、胆囊、脾脏、子宫（女性）、前列腺（男性）。

有效剂量 E 的单位，同当量剂量，也取 Sv。有效剂量的物理意义就是与全身不均匀照射所致随机性健康危害程度相仿的，全身均匀照射的当量剂量。

在放射防护评价中，有效剂量 E 的意义是：在放射防护关注的低剂量率、小剂量范围内，无论哪种照射情况（外照射、内照射、全身照射或局部照射），只要有效剂量值相等，人体蒙受的随机性健康危害程度大致相仿，计算过程见图 4-2。

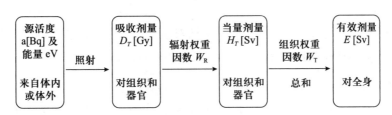

图 4-2　有效剂量的计算过程

如要评价下列两种情况下人体蒙受的随机性健康危害程度，需要用到有效剂量概念。

例 1： 当其他器官或组织的当量剂量可以忽略时，如要评价肝脏的当量剂量为 4mSv 和肺的当量剂量为 2mSv 的辐射影响程度，由于两种器官的辐射敏感性不同，宜用表 4-5 所示方法予以比较。

表 4-5　不同器官、组织受照时的辐射影响程度比较

器官	当量剂量 H/mSv	组织权重因子 w_T	有效剂量 E/mSv
肝脏	4	0.04	0.16
肺	2	0.12	0.24

例 2： 均匀照射与不均匀照射情况的辐射影响程度评价：①全身均匀照射 H_{whole}=1mSv；②肺单独

受照 H_{lung}=5mSv。由于受照部位不同，健康危害评价宜用表 4-6 所示方法予以比较。

表 4-6　均匀照射与不均匀照射的辐射影响程度比较

器官	当量剂量 H/mSv	组织权重因子 w_T	有效剂量 E/mSv
全身（均匀照射）	1	1.00	1.00
肺（单独照射）	5	0.12	0.60

这里需要指出的是，包括有效剂量在内，放射防护量都无法直接测量，只能根据外照射的辐射场量、内照射的放射性核素摄入量进行计算，或者通过其他可以测量的量来加以估计。

如果受到的照射已经逼近甚至超过剂量限值，为估计可能的危险并拟定重要的决策，需根据明确的照射场景和具体的个体特征，计算相关的器官、组织剂量。

在发生辐射事故的情况下，如果出现组织反应，绝不能依据有效剂量评估效应程度和计划必要行动。此时，必须估计组织反应所在的那些器官、组织的吸收剂量；如果该吸收剂量是由高传能线密度（LET）辐射引起的，则要用与组织反应对应的 RBE 对剂量计权，即计算：RBE·D。这里，RBE 不仅依赖辐射的类型和能量，而且与照射当时剂量的分布有关。表 4-7 给出了不同照射方式下不同能量中子和重带电粒子的组织反应的 RBE 值。

表 4-7　不同照射方式下不同能量中子和重带电粒子的组织反应的 RBE 值

高 LET 辐射	单次照射 RBE	分次照射 RBE	$RBE_{最大}$
中子：			
1~5MeV	2~4	4~8	4~12
5~50MeV	1~3	2~5	3~10
重离子：			
C、Ne、Ar	1~3	1~4	2~5

需指出的是，辐射危害的流行病学调查中，随访对象的受照水平，切不可用有效剂量，此类情况下，必须考虑特定器官、组织的吸收剂量。

（四）待积剂量

在内照射情况下，任一时刻器官、组织的当量剂量率 $\dot{H}_T(t)$ 与器官、组织内所含放射性核素的数量成正比。单次摄入后，器官、组织内放射性核素的数量会因核素的物理衰变、人的生理代谢而减少。所以，器官、组织的当量剂量率也因时间的推延而降低（见图 4-3）。

为评价内照射危害，需了解一段时间内放射性核素对器官或组织产生的累积剂量，于是提出待积当量剂量和待积有效剂量的概念。

器官或组织的待积当量剂量（committed equivalent dose）$H_T(\tau)$ 是单次摄入放射性核素后，τ 时间内器官、组织 T 当量剂量的累计值：

$$H_T(\tau) = \int_{t0}^{t0+\tau} \dot{H}_T(t) \cdot dt \qquad \text{式（4-17）}$$

式中，$\dot{H}_T(t)$ 是 t_0 时刻摄入放射性核素在此后的 t 时刻对器官、组织 T 所致的当量剂量率；剂量的累计时间 τ 取值通常如下：成人 50 年、儿童 70 年。

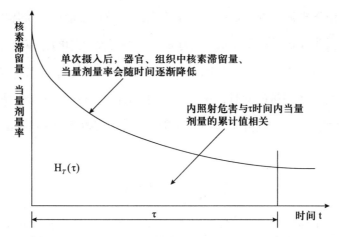

图 4-3　单次摄入后，器官、组织中核素滞留量、当量剂量率随时间的变化趋势

待积有效剂量（committed effective dose）$E(\tau)$ 是经组织权重因子 w_T 加权修正后，受照人体相关器官和组织的待积当量剂量值的总和：

$$E(\tau) = \sum w_T \cdot H_T(\tau)$$
式（4-18）

在内照射情况下，人体蒙受的随机性健康危害的程度与待积有效剂量成正比。

（五）集体剂量

以上涉及的放射防护量，都是与受照个体关联的。而辐射实践是指使人类受照水平、受照可能性或受照人数额外增加的社会活动，例如核武器制造、核能发电、放射性同位素的生产和应用，等等。因此，放射防护的任务，不仅在于保护个人，而且还要减少、优化辐射实践涉及的职业人员、公众成员受到的照射，力求从社会、经济角度层面，使放射防护的收益与为之付出的代价成为最佳组合，即所谓防护的最优化（optimization of protection）。

为评估特定辐射实践对受照群体造成的影响，便于放射防护的代价－利益分析，作为放射防护最优化的工具，放射防护领域引入了集体剂量的概念，通常主要是指集体有效剂量 S_E。

对于同一辐射实践，由于所处地理位置不同、生活习俗差异，受照群体中不同个体未必都会受到相同水平的照射。例如，特定 Δt 时间内，受照群体中有效剂量介于 E 至 $E+dE$ 的个体人数是（dN/dE）$\cdot dE$，其中 dN/dE 是单位有效剂量间隔内的人数，则相关时间内群体的集体有效剂量（collective effective dose）$S_E(E_1, E_2; \Delta t)$ 的定义式为：

$$S_E(E_1, E_2; \Delta t) = \int_{E_1}^{E_2} E \cdot (dN/dE) \cdot dE$$
式（4-19）

式中，E_1、E_2 是集体剂量累加的剂量范围，集体有效剂量的单位是 man·Sv（人·希）。需注意的是，计算中剂量累加的下限 E_1 一般不得低于 $10\mu Sv/a$。

Δt 时间内，有效剂量处于 $E_1 \sim E_2$ 剂量段的人数，可用公式表示为：

$$N(E_1, E_2; \Delta t) = \int_{E_1}^{E_2} (dN/dE) \cdot dE$$
式（4-20）

不难看出，集体剂量其实是受照群体中，以人数加权后个体有效剂量的总和。

应该强调，给出集体剂量数值时，必须同时说明相关的辐射实践、涉及的时间范围 Δt 和该时间范围内群体的人数 N。由于拟采取的防护措施、需投入的防护资金取决于个体的受照水平，所以，给出集体剂量时，还宜提供集体剂量按受照水平、地域、人数乃至性别的分布情况。

因为小人群大剂量、大人群小剂量，可能对应相同的集体剂量值，所以，为有效识别、保护受到高水平照射的亚群，给出集体剂量的同时，还宜给出每个剂量、时间、年龄、地域段甚至每个性别的人均剂量。例如，Δt 时间内有效剂量处于 $E_1 \sim E_2$ 剂量段的人均有效剂量（effective dose of per capitation）$\overline{E}(E_1, E_2; \Delta t)$，可用公式表示：

$$\overline{E}(E_1, E_2; \Delta t) = \int_{E_1}^{E_2} E \cdot (dN / dE) \cdot dE / N(E_1, E_2; \Delta t) \qquad 式（4-21）$$

需要提及的是，如果累加的指标不是有效剂量 E，而是器官或组织 T 的当量剂量，则由公式 4-19、公式 4-21 得到的分别是相关剂量段内的集体当量剂量 S_T 和人均的当量剂量 $\overline{H}_T$。

二、实用量

防护量与人体相关，被定义为器官和组织的平均值，以及这些平均值的加权和，它们是针对扩展区域而不是某一点处定义的。防护量不是能直接作测量和监测辐射的量，因而引入了可用于估算防护量的可测的外照射实用量。其目的在于，正常情况下，利用实用量的测量结果对相应防护量提供一个较安全的合理估计。在 20 世纪 80 年代引入的外照射实用量是周围剂量当量、定向剂量当量、个人剂量当量（ICRU 39, 1985），至今已使用 30 多年。但在这些量使用过程中，人们发现了一些局限性，如粒子类型和粒子能量范围对防护量估算准确性影响的问题。基于此，ICRU 提出了新的外照射实用量，如周围剂量、眼晶状体定向吸收剂量、皮肤定向吸收剂量、个人剂量等。

（一）周围剂量当量

周围剂量当量（ambient dose equivalent）是用于环境监测的一个量，它可以把外部辐射场与处于辐射场中的人体有效剂量联系起来。辐射场中某点的周围剂量当量 $H^*(d)$ 是由相应的齐向扩展场在 ICRU 球中对着齐向场方向的半径上深度 d 处产生的剂量当量。

周围剂量当量的定义，可用图 4-4 加以说明。图中的圆表示 ICRU 球，处于无受体的齐向扩散场中。齐向扩展场中的辐射粒子从左向右传输。OA 是 ICRU 球的半径，其方向与辐射场方向反向平行。该半径上的一个点 P 到球面的距离 PA=d。当齐向扩展场中放入 ICRU 球后，辐射场将发生畸变，这时 P 点所受的剂量当量即为 $H^*(d)$。

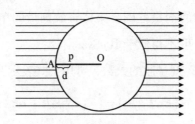

图 4-4　周围剂量当量的定义示意图

周围剂量当量用于强贯穿辐射，深度 d 的建议值为 10mm，这时 $H^*(d)$ 可以记作 $H^*(10)$。

周围剂量当量是针对实际辐射场中的一个点定义的，其数值是由相应的齐向扩展场决定的。对于单向均匀的辐射场，$H^*(d)$ 的意义是很明确的，它是该辐射场在 ICRU 球中对着注量方向的半径上深度 d 处产生的剂量当量。对于多向的均匀辐射场，可以设想先将辐射粒子的方向加以梳理，使其变为单向的。或者设想将辐射场的注量按其方向加以分解，让 ICRU 球的任一指定半径 OA 先对着某一方向的辐射接受其照射。然后让 ICRU 球绕其球心旋转，使半径 OA 对着另一方向的辐射接受其照射。如此继续下去，直到 ICRU 球的半径 OA 对着所有方向的辐射接受了照射为止。这时 OA 半径上深度 d 处 P 点接受的剂量当量即为周围剂量当量 $H^*(d)$。

由此可知，周围剂量当量与参考点的注量及其能谱分布有关，而与注量的角分布无关。这正是"周围"一词的含义，它表示 $H^*(d)$ 是来自周围各方向的辐射以特定的方式（对辐射场梳理或让 ICRU 球旋转）在 ICRU 球中产生的剂量当量，其数值等于扩展场中各方向上的辐射在正对着其入射方向的 ICRU 球半径上深度 d 处产生的剂量当量之和。$H^*(d)$ 对各方向辐射的响应是等效的。对不同类型、品质和方向辐射的响应均是可叠加的，$H^*(d)$ 值由参考点的辐射场决定。将 ICRU 球放在辐射场中后，辐射场的分布将发生变化。对于强贯穿辐射，ICRU 球的反散射作用对 $H^*(d)$ 值有一定的影响。在设计测量仪器时，要考虑反散射因素。

从辐射防护的目的出发，希望测量值能给出人体受体外辐射场照射的有效剂量的适当估计值。有效剂量概念的实质是各器官和组织随机性危险的叠加性。周围剂量当量对不同方向和品质的注量的响应具有叠加性，这为用 $H^*(d)$ 表征有效剂量奠定了基础。然而，人体并不像 ICRU 球那样具有各向对称的特点。躯干部对从前面照射的辐射更敏感一些，对从上、下方向照射的辐射的敏感度最低。也就是说，在均匀辐射场中，有效剂量 E 与注量相对人体的方向有关。

（二）定向剂量当量

当人体处于弱贯穿辐射场中时，避免皮肤受过量的辐射照射而产生确定性效应，将是辐射防护工作的重点。定向剂量当量（directional dose equivalent）就是用来表征弱贯穿辐射对皮肤照射的一个剂量学量，是一个用于环境监测的剂量当量。从各个方向射向人体的辐射将照射在不同的皮肤部位上。只要把任意小块皮肤所受的剂量当量限制在产生确定性效应的阈值以下，就可以防止皮肤确定性效应的发生。辐射场中某点的定向剂量当量 $H'(d)$，是由相应的扩展场在 ICRU 球中指定方向的半径上深度 d 处产生的剂量当量。该量的取值与 ICRU 球指定半径相对辐射场的取向有关，这就是定向剂量当量名称的来由。

d 的建议值为 0.07mm，相当于皮肤基底层的深度。辐射场中给定点的 $H'(0.07)$，相当于处于该点的人体未覆盖处的皮肤基底层当其外法线与指定方向平行时接受的剂量当量。

处于弱贯穿辐射场中的人体小块皮肤一般可以接受从 2π 立体角入射的辐射。当弱贯穿辐射倾斜入射到小块皮肤上时，射线在到达皮肤基底层以前在表皮中要经受较大的衰减。因此，弱贯穿辐射在皮肤基底层的能量沉积将表现出很强的方向性。图 4-5 给出了根据 $H'(d)$ 定义计算的 $H'(10)$ 和 $H'(0.07)$ 的角响应。这和周围剂量当量 $H^*(d)$ 的响应与入射角无关的情况形成了对照。$H^*(d)$ 对不同方向辐射的响应满足叠加原理，适于表征辐射场中人体所受的有效剂量 E。而 $H'(d)$ 则是对指定方向定义的，适于表征局部皮肤的剂量当量 H_{skin}。

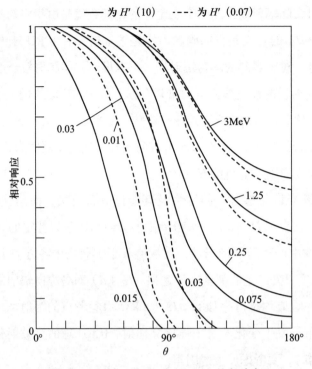

图4-5　H'（10）和H'（0.07）的角响应

当ICRU球的指定半径正对着平面平行射束的入射方向受照时（PA位照射），定向剂量当量与周围剂量当量相等，即H^*（d）与PA位照射条件下的H'（d）曲线相同。在其他情况下，或者因为倾斜照射，或者因为辐射场的角分布（例如相反方向的照射），定向剂量当量总是小于周围剂量当量。于是有下式：

$$H^*（d）\geqslant H'（d）$$

（三）个人剂量当量

有两个用于个人监测的剂量当量：一是表征强贯穿辐射对人体深部器官照射的贯穿个人剂量当量（penetrating individual dose equivalent）；二是表征浅部组织受弱贯穿辐射照射的浅层个人剂量当量（superficial individual dose equivalent）。它们是在人体上预定佩戴剂量计的部位深度d处定义的。

贯穿个人剂量当量H_p（d）：身体上指定点下适于强贯穿辐射的深度d处软组织的剂量当量。

浅层个人剂量当量H_s（d）：身体上指定点下适于弱贯穿辐射的深度d处软组织的剂量当量。

对于贯穿个人剂量当量，d的建议值为10mm，这时H_p（d）记作H_p（10）。对于浅层个人剂量当量，d的建议值为0.07mm，这时H_s（d）记作H_s（0.07）。

个人剂量当量是在人体组织中定义的，因而既不能直接测量，也不能从一种普遍的刻度方法推导出来。但是，佩戴在身体表面的探测器覆盖以适当厚度的组织等效材料（或其代用品），可以用于个人剂量当量的测量。个人剂量计的体积一般都比较小，其测定值由指定点的辐射场所决定。由于人体躯干部对辐射的衰减和散射作用与ICRU球的接近，测定个人剂量当量的剂量计可以在简化的常规条件（平行均匀射束）下在ICRU球中的适当深度处进行。这样可以保持个人剂量当量与定向剂量当量的定义相对应。只要辐射场是均匀的并且身体上指定点的外法线方向与定义 $H'(d)$ 的指定方向重合，则有：

$$H_p(d) \, or \, H_s(d) \approx H'(d)$$

同理，在单向均匀辐射场中，如果人体指定点外法线的方向与入射辐射的方向平行，则 $H_p(d)$ 或 $H_s(d)$ 与周围剂量当量 $H^*(d)$ 接近。除了上述特殊情况外，个人剂量当量总是小于周围剂量当量 $H^*(d)$。

单位注量的剂量当量和有效剂量及其比值如表 4-8 所示。对几种典型中子谱给出了 $H^*(10)$ 的计算值以及 AP 位照射和 ROT 照射条件下的 $H'(10)$ 和 E 的计算值，并按 $H_p(10) \approx H'(10)$ 计算出 $H_p(10)/E$。由于 $H^*(10)$ 高估了这些典型中子谱的 E 值，因此 $H_p(10)$ 可以给出更近似的 E 的估计。

表 4-8 单位注量的剂量当量和有效剂量及其比值

中子谱	单位注量的剂量当量和有效剂量（Sv·m²×10⁻¹⁴）					剂量当量与有效剂量之比			
	H	$H^*(10)$	$H'(10)$	E	E	$H^*(10)/E$	$H^*(10)/E$	$H_p(10)/E$	$H_p(10)/E$
	(ICRP21)		ROT	A-P	ROT	ROT	A-P+		RTO
Am-Be	3.79	3.43	2.05	2.77	1.79	1.92	1.24		1.15
裂变（未碰撞）	3.34	2.99	1.58	1.88	1.08	2.81	1.59		1.49
裂变（穿过 10cm 铁）	2.68	2.57	1.23	1.33	0.688	3.74	1.93		1.79
HPRR++	2.49	2.33	1.15	1.30	0.701	3.32	1.79		1.64
HPPR（穿过 13cm 铁）	1.88	1.93	0.849	0.858	0.412	4.68	2.25		2.06
裂变（从 20cm 水泥反射）	1.88	1.77	0.856	0.949	0.500	3.54	1.87		1.71
裂变（穿过 10cmD₂O）	1.41	1.30	0.656	0.777	0.438	2.97	1.67		1.50
裂变（穿过 40cm 水泥）	1.37	1.22	0.622	0.744	0.418	2.92	1.64		1.49
HPPR（穿过 12cm 水泥）	1.19	1.07	0.546	0.649	0.365	2.93	1.65		1.50
HPPR（穿过 20cm 水泥）	1.08	1.00	0.487	0.559	0.305	3.28	1.79		1.60
²⁵²Cf（穿过 15cmD₂O）	0.916	0.833	0.422	0.511	0.293	2.84	1.63		1.44

注：+ 对于 A-P 照射，$H^*(10) = H'(10) \approx H_p(10)$；++HPRR，保健物理研究堆。

对于戴在手臂上的个人剂量计，用 ICRU 球刻度会产生过高的反散射。由 ICRU 确定 $H^*(d)$、$H'(d)$ 和 $H_p(d)$ 都会对手臂的剂量当量给出过高的估计值。但 β 辐射除外，因为手臂已足以对电子提供最大的反散射。

测量 $H_p(d)$ 和 $H_s(d)$ 的剂量计都是按佩戴在人体表面设计的，人体提供了反散射。但剂量计要覆盖适当厚度的衰减材料，使之对不同方向的入射辐射获得正确的响应（参考图 4-5）。如果剂量计突出在体表外面而侧向没有足够的物质层，则有可能对大角度入射的辐射给出过高的响应。由此看来，平板形个人剂量计比球形的能给出更符合要求的角响应。

三、新旧实用量的比较

旧的实用量存在以下不一致和局限性：

第一，由于各自定义不同导致防护量和运行实用量的不一致，这些不一致导致运行实用量对某些类型和能量的粒子的防护量估计不佳，并且防护量和运行实用量的转换系数之间通常存在差异。

第二，ICRP 回顾了防护量的应用情况，并提出应使用吸收剂量而不是当量剂量设定限值以避免眼晶状体和局部皮肤损伤，因为计算当量剂量的辐射权重因子与随机性效应而非组织反应有关。相应的运行实用量也将根据吸收剂量定义。对于防护量和运行实用量，可酌情采用相对生物效能（RBE）加权吸收剂量来衡量特定健康效应。

第三，使用比释动能近似方法计算光子运行实用量的转换系数。在该方法中，从光子转移到目标的能量沉积在相互作用处，这种近似忽略了所产生的电子的进一步能量转移。

由于上文所述的运行实用量和防护量之间的差异，及对其他辐射类型的进一步考虑，基于 ICRU 第 39、43、47、51、66 号报告和 ICRU 第 39/51 号报告的定义，对旧的运行实用量辐射类型和能量进行简单扩展并不是合适的方法。因此，ICRU 第 95 号报告对运行实用量的定义进行结构化改变。对运行实用量进行重新定义，将其表达为辐射场某点的辐射量或剂量与转换系数的乘积。新的运行实用量简化了防护量和运行实用量系统，并且有助于用户理解放射防护量。

第四节　外照射剂量计算

外照射剂量水平取决于以下因素：辐射源的形状和大小、发射的辐射类型、能量和数量、人体与源的距离、受照的时间和面积、相对于辐射源的位置，以及辐射的屏蔽状况，等等。本章主要讨论肿瘤放射治疗中，X、γ 射线外照射剂量计算的基本方法。可分别采用简单公式估计与剂量转换系数两大类方法进行计算。

一、简单公式估算和实例

开展外照射（external exposure）物理剂量估算，首先要调查和掌握辐射场的性质、人员受照条件等基本信息。对于外照射，辐射场类型可以是 X 射线或 γ 射线，也可以是中子照射或混合照射，中子辐射场通常伴有射线。

（一）点源的剂量计算

γ 射线在物质中的穿透能力，取决于放射性核素的种类和发射光子的辐射源，对周围环境造成的照射水平主要取决于辐射源的大小和形状、所含的放射性活度、衰变时发射特定能量光子的产额以及离源的距离。在已知放射性活度的情况下，空气比释动能率 $\dot{K}_a(r)$（单位为 mGy/h）可按下式计算：

$$\dot{K}_a(r) = A[\text{Bq}] \cdot \Gamma_{\dot{K}_a}\left[\text{Gy} \cdot \text{m}^2\right] / r^2\left[\text{m}^2\right] \qquad \text{式（4-22）}$$

式中，A 是放射源的活度，Bq；r 是放射源与关注点的距离，m；$\Gamma_{\dot{K}_a}$ 是空气比释动能率常数，mGy·m²/（Bq·h）。常用核素的 $\Gamma_{\dot{K}_a}$ 值可查阅《外照射慢性放射病剂量估算方法》（GB/T 16149-2012）中的附录 A.1。

由空气比释动能率，计算空气中小块介质 m 的吸收剂量率 $\dot{D}_a(r)$（单位为 mGy/h），可用下式：

$$\dot{D}_a(r) = \dot{K}_a(r) \cdot \frac{\left(\dfrac{\mu_{en}}{\rho}\right)_m}{\left(\dfrac{\mu_{en}}{\rho}\right)_a} \qquad \text{式（4-23）}$$

式中，$\dot{K}_a(r)$ 是空气比释动能率，mGy/h；$\dfrac{\left(\dfrac{\mu_{en}}{\rho}\right)_m}{\left(\dfrac{\mu_{en}}{\rho}\right)_a}$ 是介质 m 的质能吸收系数与空气的质能吸收系数之比。

（二）X 射线机的剂量计算

X 射线辐射源周围的照射水平主要依赖于 X 射线的管电压、阴阳极间通过的电流、X 射线出口的滤过条件以及离开 X 射线源的距离。在离钨靶 r 处的空气比释动能率 $\dot{K}_a(r)$，可用下式计算：

$$\dot{K}_a(r) = I[\text{mA}] \cdot \delta_a\left[\text{mGy} \cdot \text{m}^2 \cdot \text{mA}^{-1} \cdot \text{min}^{-1}\right] / r^2\left[\text{m}^2\right] \qquad \text{式（4-24）}$$

式中，I 是管电流，mA；r 是源与关注点的距离，m；δ_a 是发射率常数，是特定管电压（或加速器的加速电压）和射线出口滤过条件下射线源的发射率常数（emission rate constant）；数值上等于离靶 1m 处由单位管电流（mA）或单位束流强度（μA）所致的空气比释动能率。不同滤过和管电压条件下 X 射线在离钨靶 1m 处产生的发射率常数随管电压变化情况如图 4-6 所示。可从《辐射防护手册》或美国医学物理学会 AAPM 的相关报告中查阅常见发射率常数。

【例题】 ^{60}Co 点源的放射性活度 A=5kCi，$\Gamma_{\dot{K}_a}$=85aGy·m²/（Bq·s），计算离该点源 r=80.5cm 处空气比释动能率 $\dot{K}_a(r)$ 和小块软组织的吸收剂量率 $\dot{D}_a(r)$。

空气比释动能率 $\dot{K}_a(r)$ 的计算过程：

$$A = 5\text{kCi} = 5000\text{Ci} \times 3.7 \times 10^{10} \frac{\text{Bq}}{\text{Ci}} = 1.85 \times 10^{14} \text{Bq}$$

$$\Gamma_{\dot{K}_a} = 85\text{aGy} \cdot \frac{\text{m}^2}{\text{Bq·s}} = 85 \times 10^{-18} \text{Gy} \cdot \text{m}^2 \cdot \text{Bq}^{-1}\text{s}^{-1}$$

$$\dot{K}_a(r) = A \cdot \frac{\Gamma_{\dot{K}_a}}{r^2} = 1.85 \times 10^{14} \times 85 \times \frac{10^{-18}}{0.805^2} = 24.27\text{mGy} \cdot \text{s}^{-1} = 1.456\text{Gy} \cdot \text{min}^{-1}$$

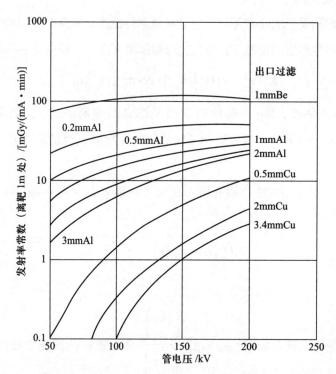

图 4-6 不同滤过和管电压条件下 X 射线在离钨靶 1m 处产生的发射率常数随管电压变化情况

小块软组织的吸收剂量率 $\dot{D}_a(r)$：

$$\dot{D}_a(r) = \dot{K}_a(r) \cdot \frac{\left(\frac{\mu_{en}}{\rho}\right)_m}{\left(\frac{\mu_{en}}{\rho}\right)_a} = 1.456\,Gy\cdot min^{-1} \times 1.102 = 1.605\,Gy\cdot min^{-1}$$

【例题】临床放射学透视检查中 X 射线管的管电压通常设置在 50~80kV，管电流为 2~5mA。若取管电压 70kV、管电流 I=3mA、射线出口滤过为 2mmAl，估算此种情形下距离钨靶 r=50cm 处的空气比释动能率。

据图 4-6 估计，与管电压 70kV、出口滤过 2mmAl 相应的 X 射线源的发射率常数约为 5.3mGy·m^2·mA^{-1}·min^{-1}，据上述情形利用公式 4-24 估算距离钨靶 50cm 处的空比释动能率为：

$$\dot{K}_a(r) = I \cdot \frac{\delta_a}{r^2} = 3mA \cdot \frac{5.3mGy\cdot m^2 \cdot mA^{-1} \cdot min^{-1}}{0.5^2 m^2} = 63.6mGy\cdot min^{-1}$$

二、剂量转换系数估计和实例

（一）计算体模与照射方向

为了计算器官吸收剂量，使用成年男性和女性参考计算模型，代表参考男性和参考女性（ICRP，2007）。ICRP 和 ICRU 采用这些模型作为计算 ICRP/ICRU 参考转换系数的模型，并在 ICRP 第 110 号出版物（ICRP，2009）中进行了详细描述。参考计算模型是人体解剖学的数字三维表示，并且基于真实人体的计算机体层摄影数据。它们与 ICRP 第 89 号出版物（ICRP，2002）中关于成年男性和成年女性参考解剖参数的信息一致。每个计算模型都表示为一个三维的长方体体素数组，按列、行和切片排列。数组中的每个条目标识了对应体素所属的器官或组织。男性参考计算模型由约 1.95 百万个组织体素组成（不包括表示周围真空的体素），每个体素的切片厚度（对应体素高度）为 8.0mm，平面分辨率（即体素的宽度和深度）为 2.137mm，对应体素体积为 36.54mm^3。切片数为 220 层，身高为 1.76m，体重为 73kg。女性参考计算模型由约 3.89 百万个组织体素组成，每个体素的切片厚度为 4.84mm，平面分辨率为 1.775mm，对应体素体积为 15.25mm^3。切片数为 346 层，身高为 1.63m，体重为 60kg。每个模型中分割的结构数量为 136 个，并且分配了 53 种不同的组织组成。各种组织组成考虑了组织实质的元素组成（ICRU，1992 年）和每个器官的血液含量（ICRP，2002 年）。

为了得到转换系数，经计算，假设将模型放置在真空中，通过宽的单向束流对整个身体进行辐射。这些束流被认为代表职业暴露情况。以下描述了一些典型的照射几何形状（图 4-7）。

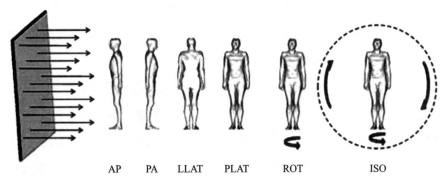

AP　　　PA　　　LLAT　　　PLAT　　　ROT　　　　　ISO

图 4-7　人体接受辐射照射的典型几何形状

1. 前后位照射几何形状（AP）和后前位照射几何形状（PA）

在前后位（AP）照射几何形状中，电离辐射垂直于身体的长轴方向从正面照射到身体上；在后前位（PA）照射几何形状中，电离辐射垂直于身体的长轴方向从背后照射到身体上。

2. 侧位照射几何形状（LAT）

在侧位照射几何形状中，电离辐射从身体的任意一侧以与身体的长轴垂直的方向入射。LLAT 表示左侧位照射几何形状，RLAT 表示右侧位照射几何形状。

3. 旋转照射几何形状（ROT）

在旋转照射几何形状中，身体被平行的电离辐射束照射，该束流以匀速绕身体的长轴从垂直于身体的长轴方向旋转。或者，可以将 ROT 照射几何形状定义为身体绕其长轴以匀速旋转，同时通过从垂直于身体长轴的方向入射的固定源的平行电离辐射束对身体进行照射。

4. 各向同性照射几何形状（ISO）

各向同性照射几何形状被定义为辐射场中的粒子通量在空间中的方向和位置独立，即固体角内的粒子通量与方向无关。

虽然上述定义的照射几何形状是理想化的，但可以近似地表示实际暴露条件。例如，AP、PA 和 LAT 照射几何形状被认为近似于由远距离的单个源产生的辐射场，以及特定的身体定位，因此它们近似于真实的职业暴露几何形状。ROT 照射几何形状被视为来自广泛分散的平面源的辐射的近似（例如，可能来自环境污染）。这种近似导致辐射垂直于一个人站立或在场地行走的长轴方向入射。ROT 照射几何形状还近似于在辐射源以身体的长轴垂直方向辐射的情况下，人体在辐射场中随机移动的情况。ISO 照射几何形状近似于身体所受的辐射场，如果将其悬浮在大量放射性烟羽或放置在高度散射的辐射场中。该照射几何形状通常用于飞机或航天器的暴露情况，用于家庭或环境中自然存在的放射性核素的照射，或由放射性核素在大气中释放到环境中形成的半球状云。对于以上描述的模拟职业辐射暴露的情况，假设身体放置在真空中。因此，不考虑由周围空气引起的散射和吸收现象。

防护量中的"当量剂量"和"有效剂量"是不可测量的，因此它们的值是通过其与辐射的物理场量的关系来确定的，例如粒子通量 ϕ 或空气比释动能 K_a。为参考人员定义的转换系数提供了辐射防护、吸收剂量和物理场量之间的数值联系，可用于职业暴露的辐射防护实践。所包含的粒子类型有电子、正电子、质子、光子、中子、μ 子、介子和 α 粒子。器官范围分男女性别，包括：红骨髓、结肠、肺、胃、乳房、卵巢或睾丸、膀胱壁、食道、肝脏、甲状腺、骨表面、大脑、唾液腺、皮肤和其他组织（眼晶状体、肾上腺、胸外区、胆囊、心脏、肾脏、淋巴结、肌肉、口腔黏膜、胰腺、前列腺、小肠、脾脏、胸腺和子宫/宫颈）。

本节仅列举示例，详细内容可见 ICRP 第 116 号报告，该报告提供的所有数据集都是由 DOCAL 任务组（task group）使用男性和女性参考计算模型（ICRP，2009）进行的计算。蒙特卡罗代码被用于模拟辐射传输。出于质量保证的目的，数据集由蒙特卡罗方法和确定性方法进行计算以确定四种不同的剂量转换系数，分别为注量与有效剂量的转换系数（E/ϕ），空气比释动能与有效剂量的转换系数（E/K_a），注量与各器官吸收剂量的剂量转换系数（D/ϕ），空气比释动能与各器官吸收剂量的剂量转换系数（D/K_a）。

（二）注量与有效剂量的转换系数（E/ϕ）

单能光子以不同几何条件入射到成年人体时每单位光子注量对应的有效剂量 E/ϕ，见表 4-9。

表 4-9　单能光子以不同几何条件入射到成年人体时每单位光子注量对应的有效剂量 E/ϕ

单位：$pSv\ cm^2$

Energy(MeV)	AP	PA	LLAT	RLAT	ROT	ISO
1.50E-02	1.56E-01	1.55E-02	4.16E-02	3.90E-02	6.64E-02	5.60E-02
2.00E-02	2.25E-01	2.60E-02	6.55E-02	5.73E-02	9.86E-02	8.12E-02
3.00E-02	3.13E-01	9.40E-02	1.10E-01	8.91E-02	1.58E-01	1.27E-01
4.00E-02	3.51E-01	1.61E-01	1.40E-01	1.14E-01	1.99E-01	1.58E-01
5.00E-02	3.70E-01	2.08E-01	1.60E-01	1.33E-01	2.26E-01	1.80E-01
6.00E-02	3.90E-01	2.42E-01	1.77E-01	1.50E-01	2.48E-01	1.99E-01
7.00E-02	4.13E-01	2.71E-01	1.94E-01	1.67E-01	2.73E-01	2.18E-01
8.00E-02	4.44E-01	3.01E-01	2.14E-01	1.85E-01	2.97E-01	2.39E-01
1.00E-01	5.19E-01	3.61E-01	2.59E-01	2.25E-01	3.55E-01	2.87E-01
1.50E-01	7.48E-01	5.41E-01	3.95E-01	3.48E-01	5.28E-01	4.29E-01
2.00E-01	1.00E+00	7.41E-01	5.52E-01	4.92E-01	7.21E-01	5.89E-01
3.00E-01	1.51E+00	1.16E+00	8.88E-01	8.02E-01	1.12E+00	9.32E-01
4.00E-01	2.00E+00	1.57E+00	1.24E+00	1.13E+00	1.52E+00	1.28E+00
5.00E-01	2.47E+00	1.98E+00	1.58E+00	1.45E+00	1.92E+00	1.63E+00
5.11E-01	2.52E+00	2.03E+00	1.62E+00	1.49E+00	1.96E+00	1.67E+00

续表

Energy(MeV)	AP	PA	LLAT	RLAT	ROT	ISO
6.00E−01	2.91E+00	2.38E+00	1.93E+00	1.78E+00	2.30E+00	1.97E+00
6.62E−01	3.17E+00	2.62E+00	2.14E+00	1.98E+00	2.54E+00	2.17E+00
8.00E−01	3.73E+00	3.13E+00	2.59E+00	2.41E+00	3.04E+00	2.62E+00
1.00E+00	4.49E+00	3.83E+00	3.23E+00	3.03E+00	3.72E+00	3.25E+00
1.12E+00	4.90E+00	4.22E+00	3.58E+00	3.37E+00	4.10E+00	3.60E+00
1.33E+00	5.59E+00	4.89E+00	4.20E+00	3.98E+00	4.75E+00	4.20E+00
1.50E+00	6.12E+00	5.39E+00	4.68E+00	4.45E+00	5.24E+00	4.66E+00
2.00E+00	7.48E+00	6.75E+00	5.96E+00	5.70E+00	6.55E+00	5.90E+00
3.00E+00	9.75E+00	9.12E+00	8.21E+00	7.90E+00	8.84E+00	8.08E+00
4.00E+00	1.17E+01	1.12E+01	1.02E+01	9.86E+00	1.08E+01	1.00E+01
5.00E+00	1.34E+01	1.31E+01	1.20E+01	1.17E+01	1.27E+01	1.18E+01
6.00E+00	1.50E+01	1.50E+01	1.37E+01	1.34E+01	1.44E+01	1.35E+01
6.13E+00	1.51E+01	1.52E+01	1.39E+01	1.36E+01	1.46E+01	1.37E+01
8.00E+00	1.78E+01	1.86E+01	1.70E+01	1.66E+01	1.76E+01	1.66E+01
1.00E+01	2.05E+01	2.20E+01	2.01E+01	1.97E+01	2.06E+01	1.96E+01
1.50E+01	2.61E+01	3.03E+01	2.74E+01	2.71E+01	2.77E+01	2.68E+01
2.00E+01	3.08E+01	3.82E+01	3.44E+01	3.44E+01	3.44E+01	3.38E+01
3.00E+01	3.79E+01	5.14E+01	4.74E+01	4.81E+01	4.61E+01	4.61E+01
4.00E+01	4.31E+01	6.20E+01	5.92E+01	6.09E+01	5.60E+01	5.69E+01
5.00E+01	4.71E+01	7.04E+01	6.95E+01	7.22E+01	6.44E+01	6.62E+01
6.00E+01	5.01E+01	7.69E+01	7.83E+01	8.20E+01	7.12E+01	7.41E+01
8.00E+01	5.45E+01	8.66E+01	9.24E+01	9.79E+01	8.20E+01	8.72E+01
1.00E+02	5.78E+01	9.32E+01	1.03E+02	1.10E+02	8.97E+01	9.75E+01
1.50E+02	6.33E+01	1.04E+02	1.21E+02	1.30E+02	1.02E+02	1.16E+02
2.00E+02	6.73E+01	1.11E+02	1.33E+02	1.43E+02	1.11E+02	1.30E+02
3.00E+02	7.23E+01	1.19E+02	1.48E+02	1.61E+02	1.21E+02	1.47E+02
4.00E+02	7.55E+01	1.24E+02	1.58E+02	1.72E+02	1.28E+02	1.59E+02
5.00E+02	7.75E+01	1.28E+02	1.65E+02	1.80E+02	1.33E+02	1.68E+02
6.00E+02	7.89E+01	1.31E+02	1.70E+02	1.86E+02	1.36E+02	1.74E+02
8.00E+02	8.05E+01	1.35E+02	1.78E+02	1.95E+02	1.42E+02	1.85E+02
1.00E+03	8.17E+01	1.38E+02	1.83E+02	2.01E+02	1.45E+02	1.93E+02
1.50E+03	8.38E+01	1.42E+02	1.93E+02	2.12E+02	1.52E+02	2.08E+02
2.00E+03	8.52E+01	1.45E+02	1.98E+02	2.20E+02	1.56E+02	2.18E+02
3.00E+03	8.69E+01	1.48E+02	2.06E+02	2.29E+02	1.61E+02	2.32E+02
4.00E+03	8.81E+01	1.50E+02	2.12E+02	2.35E+02	1.65E+02	2.43E+02
5.00E+03	8.89E+01	1.52E+02	2.16E+02	2.40E+02	1.68E+02	2.51E+02
6.00E+03	8.95E+01	1.53E+02	2.19E+02	2.44E+02	1.70E+02	2.58E+02
8.00E+03	9.02E+01	1.55E+02	2.24E+02	2.51E+02	1.72E+02	2.68E+02
1.00E+04	9.07E+01	1.55E+02	2.28E+02	2.55E+02	1.75E+02	2.76E+02

注：数据来源于 ICRU 95 号报告。

【例题】1Ci 的 ^{60}Co 点源在距人体正面 4m 处直射人体，求人体暴露 10 分钟有效剂量。

根据 ICRP 第 107 号报告可知，^{60}Co 的核素能谱每衰变一次，放出 1.17MeV 和 1.33MeV 光子各一个。按照下式计算距离 4m 处的光子注量率：

$$\phi_{1.17\text{MeV}} = \phi_{1.33\text{MeV}} = \frac{A \cdot \eta}{4\pi r^2} = \frac{3.7 \times 10^{10}}{4\pi \times 4^2} \left[\frac{1}{\text{s} \cdot \text{m}^2} \right] = 1.841 \times 10^4 \text{cm}^{-2} \cdot \text{s}^{-1}$$

根据上表查找剂量转换系数：

$$1.17\text{MeV} \rightarrow 4.90\text{pSv} \cdot \text{cm}^2$$

$$1.33\text{MeV} \rightarrow 5.59\text{pSv} \cdot \text{cm}^2$$

1.17MeV 的光子所致有效剂量为：

$$1.841 \times 10^4 \text{cm}^{-2} \cdot \text{s}^{-1} \times 4.90\text{pSv} \cdot \text{cm}^2 = 0.902 \times 10^5 \text{pSv/s}$$

1.33MeV 的光子所致有效剂量为：

$$1.841 \times 10^4 \text{cm}^{-2} \cdot \text{s}^{-1} \times 5.59\text{pSv} \cdot \text{cm}^2 = 1.029 \times 10^5 \text{pSv/s}$$

10 分钟内，总有效剂量为：

$$（0.902+1.029）\times 10^5 \times 600\text{pSv} = 11.586 \times 10^{-5}\text{Sv} = 115.86\mu\text{Sv}$$

（三）空气比释动能与有效剂量的转换系数 E/K_a

不同照射条件下宽束单能光子入射到成人体模时与单位空气比释动能对应的有效剂量 E/K_a，见表 4-10。

表 4-10　不同照射条件下宽束单能光子入射到成人体模时与单位空气比释动能对应的有效剂量 E/K_a

单位：Sv/Gy

Energy(MeV)	AP	PA	LLAT	RLAT	ROT	ISO
1.00E-02	9.00E-03	2.40E-03	2.50E-03	2.40E-03	4.40E-03	3.80E-03
1.50E-02	4.85E-02	4.80E-03	1.30E-02	1.22E-02	2.07E-02	1.75E-02
2.00E-02	1.30E-01	1.51E-02	3.79E-02	3.32E-02	5.71E-02	4.70E-02
3.00E-02	4.23E-01	1.27E-01	1.49E-01	1.21E-01	2.14E-01	1.71E-01
4.00E-02	8.01E-01	3.69E-01	3.19E-01	2.61E-01	4.55E-01	3.61E-01
5.00E-02	1.13E+00	6.33E-01	4.87E-01	4.06E-01	6.88E-01	5.48E-01
6.00E-02	1.33E+00	8.27E-01	6.04E-01	5.13E-01	8.50E-01	6.80E-01
7.00E-02	1.42E+00	9.35E-01	6.68E-01	5.74E-01	9.39E-01	7.51E-01
8.00E-02	1.44E+00	9.74E-01	6.93E-01	5.99E-01	9.63E-01	7.73E-01
1.00E-01	1.39E+00	9.70E-01	6.94E-01	6.05E-01	9.53E-01	7.69E-01
1.50E-01	1.25E+00	9.01E-01	6.58E-01	5.81E-01	8.80E-01	7.15E-01
2.00E-01	1.17E+00	8.65E-01	6.44E-01	5.74E-01	8.42E-01	6.87E-01
3.00E-01	1.09E+00	8.36E-01	6.43E-01	5.80E-01	8.12E-01	6.75E-01
4.00E-01	1.06E+00	8.31E-01	6.53E-01	5.95E-01	8.06E-01	6.78E-01
5.00E-01	1.04E+00	8.33E-01	6.65E-01	6.11E-01	8.07E-01	6.84E-01
5.11E-01	1.03E+00	8.33E-01	6.67E-01	6.13E-01	8.07E-01	6.85E-01

续表

Energy(MeV)	AP	PA	LLAT	RLAT	ROT	ISO
6.00E−01	1.02E+00	8.37E−01	6.78E−01	6.26E−01	8.10E−01	6.92E−01
6.62E−01	1.02E+00	8.39E−01	6.85E−01	6.35E−01	8.13E−01	6.97E−01
8.00E−01	1.01E+00	8.46E−01	6.99E−01	6.52E−01	8.21E−01	7.08E−01
1.00E+00	1.00E+00	8.55E−01	7.20E−01	6.76E−01	8.30E−01	7.25E−01
1.12E+00	9.99E−01	8.61E−01	7.30E−01	6.88E−01	8.36E−01	7.34E−01
1.33E+00	9.96E−01	8.70E−01	7.48E−01	7.09E−01	8.46E−01	7.48E−01
1.50E+00	9.96E−01	8.78E−01	7.61E−01	7.24E−01	8.53E−01	7.59E−01
2.00E+00	9.90E−01	8.94E−01	7.88E−01	7.54E−01	8.67E−01	7.81E−01
3.00E+00	9.77E−01	9.14E−01	8.23E−01	7.92E−01	8.86E−01	8.10E−01
4.00E+00	9.60E−01	9.23E−01	8.39E−01	8.12E−01	8.93E−01	8.24E−01
5.00E+00	9.43E−01	9.27E−01	8.46E−01	8.22E−01	8.93E−01	8.31E−01
6.00E+00	9.24E−01	9.27E−01	8.48E−01	8.25E−01	8.89E−01	8.32E−01
6.13E+00	9.21E−01	9.26E−01	8.48E−01	8.25E−01	8.88E−01	8.32E−01
8.00E+00	8.86E−01	9.22E−01	8.42E−01	8.24E−01	8.74E−01	8.25E−01
1.00E+01	8.48E−01	9.13E−01	8.31E−01	8.16E−01	8.56E−01	8.14E−01
1.50E+01	7.56E−01	8.80E−01	7.94E−01	7.86E−01	8.04E−01	7.78E−01
2.00E+01	6.79E−01	8.43E−01	7.59E−01	7.58E−01	7.59E−01	7.44E−01

注：数据来源于 ICRU 95 号报告。

【例题】100kVp 的 X 射线机（2mmAl 滤过、电流 230mA）在距人体正面 3.5m 处直射人体，求人体暴露 3s 的有效剂量。

查图 4-6 可得 2.0mmAl 过滤情况下 X 射线发射率常数约为 $9.0\text{mGy}\cdot\text{m}^2\cdot\text{mA}^{-1}\cdot\text{min}^{-1}$。

用公式 4-24 估算距离靶 3.5m 处的空比释动能率为：

$$9.0\text{mGy}\cdot\text{m}^2\cdot\text{mA}^{-1}\cdot\text{min}^{-1}\times 230\text{mA}/3.5^2\text{m}^2=2.816\text{mGy}\cdot\text{s}^{-1}$$

对于管电压为 100kVp 的 X 射线机，其平均光子能量取 40keV，查表 4-10 得 $E/K_a=0.801\text{Sv}\cdot\text{Gy}^{-1}$，则：

$$E=2.816\text{mGy}\cdot\text{s}^{-1}\times 0.801\text{Sv}\cdot\text{Gy}^{-1}\times 3\text{s}=6.77\text{mSv}$$

（四）注量与各器官吸收剂量的剂量转换系数 D/ϕ

不同照射条件下宽束单能光子入射到成人体模时与每光子注量对应的脑吸收剂量 D/ϕ，见表 4-11。

表 4-11 不同照射条件下宽束单能光子入射到成人体模时与每光子注量对应的脑吸收剂量 D/ϕ

单位：$\text{pGy}\cdot\text{cm}^2$

Energy(MeV)	AP	PA	LLAT	RLAT	ROT	ISO
1.00E−02	—	—	—	2.80E−08	—	9.80E−07
1.50E−02	4.80E−05	8.00E−05	9.00E−05	9.00E−05	1.20E−04	2.50E−04
2.00E−02	2.20E−03	4.30E−03	0.0 06	6.10E−03	5.90E−03	6.30E−03
3.00E−02	4.53E−02	7.10E−02	9.01E−02	9.19E−02	8.06E−02	7.14E−02
4.00E−02	1.08E−01	1.48E−01	1.80E−01	1.83E−01	1.62E−01	1.43E−01

续表

Energy(MeV)	AP	PA	LLAT	RLAT	ROT	ISO
5.00E−02	1.52E−01	1.91E−01	2.26E−01	2.31E−01	2.07E−01	1.83E−01
6.00E−02	1.85E−01	2.19E−01	2.57E−01	2.61E−01	2.35E−01	2.09E−01
7.00E−02	1.99E−01	2.43E−01	2.88E−01	2.91E−01	2.62E−01	2.36E−01
8.00E−02	2.29E−01	2.68E−01	3.11E−01	3.15E−01	2.87E−01	2.57E−01
1.00E−01	2.84E−01	3.29E−01	3.76E−01	3.81E−01	3.47E−01	3.11E−01
1.50E−01	4.44E−01	5.06E−01	5.74E−01	5.80E−01	5.38E−01	4.81E−01
2.00E−01	6.28E−01	7.02E−01	7.96E−01	8.03E−01	7.45E−01	6.71E−01
3.00E−01	1.01E+00	1.12E+00	1.25E+00	1.26E+00	1.18E+00	1.07E+00
4.00E−01	1.41E+00	1.54E+00	1.71E+00	1.72E+00	1.62E+00	1.48E+00
5.00E−01	1.81E+00	1.95E+00	2.16E+00	2.16E+00	2.06E+00	1.88E+00
5.11E−01	1.85E+00	2.00E+00	2.20E+00	2.21E+00	2.10E+00	1.93E+00
6.00E−01	2.19E+00	2.36E+00	2.58E+00	2.59E+00	2.47E+00	2.28E+00
6.62E−01	2.42E+00	2.60E+00	2.84E+00	2.85E+00	2.72E+00	2.51E+00
8.00E−01	2.92E+00	3.12E+00	3.38E+00	3.39E+00	3.25E+00	3.01E+00
1.00E+00	3.62E+00	3.84E+00	4.13E+00	4.13E+00	3.98E+00	3.71E+00
1.12E+00	4.01E+00	4.23E+00	4.54E+00	4.55E+00	4.38E+00	4.10E+00
1.33E+00	4.69E+00	4.92E+00	5.24E+00	5.25E+00	5.07E+00	4.78E+00
1.50E+00	5.21E+00	5.44E+00	5.79E+00	5.81E+00	5.61E+00	5.29E+00
2.00E+00	6.58E+00	6.82E+00	7.21E+00	7.23E+00	7.01E+00	6.64E+00
3.00E+00	8.98E+00	9.26E+00	9.66E+00	9.68E+00	9.43E+00	8.99E+00
4.00E+00	1.11E+01	1.15E+01	1.19E+01	1.19E+01	1.16E+01	1.11E+01
5.00E+00	1.31E+01	1.35E+01	1.39E+01	1.39E+01	1.36E+01	1.31E+01
6.00E+00	1.50E+01	1.55E+01	1.58E+01	1.58E+01	1.56E+01	1.50E+01
6.10E+00	1.53E+01	1.57E+01	1.61E+01	1.61E+01	1.58E+01	1.53E+01
8.00E+00	1.87E+01	1.90E+01	1.95E+01	1.94E+01	1.92E+01	1.86E+01
1.00E+01	2.22E+01	2.24E+01	2.29E+01	2.28E+01	2.26E+01	2.19E+01
1.50E+01	3.04E+01	3.01E+01	3.04E+01	3.01E+01	3.00E+01	2.96E+01
2.00E+01	3.78E+01	3.67E+01	3.66E+01	3.64E+01	3.65E+01	3.65E+01
3.00E+01	5.02E+01	4.74E+01	4.59E+01	4.57E+01	4.64E+01	4.76E+01
4.00E+01	5.97E+01	5.56E+01	5.26E+01	5.21E+01	5.39E+01	5.56E+01
5.00E+01	6.72E+01	6.18E+01	5.77E+01	5.70E+01	5.96E+01	6.21E+01
6.00E+01	7.31E+01	6.68E+01	6.16E+01	6.07E+01	6.40E+01	6.74E+01
8.00E+01	8.22E+01	7.45E+01	6.75E+01	6.64E+01	7.08E+01	7.56E+01
1.00E+02	8.86E+01	7.97E+01	7.18E+01	7.06E+01	7.55E+01	8.21E+01
1.50E+02	9.98E+01	8.83E+01	7.89E+01	7.76E+01	8.30E+01	9.40E+01

Energy(MeV)	AP	PA	LLAT	RLAT	ROT	ISO
2.00E+02	1.07E+02	9.37E+01	8.37E+01	8.23E+01	8.80E+01	1.02E+02
3.00E+02	1.16E+02	1.01E+02	8.96E+01	8.81E+01	9.43E+01	1.13E+02
4.00E+02	1.20E+02	1.05E+02	9.30E+01	9.14E+01	9.83E+01	1.20E+02
5.00E+02	1.24E+02	1.08E+02	9.52E+01	9.35E+01	1.01E+02	1.26E+02
6.00E+02	1.27E+02	1.11E+02	9.69E+01	9.52E+01	1.03E+02	1.30E+02
8.00E+02	1.31E+02	1.15E+02	9.94E+01	9.76E+01	1.06E+02	1.36E+02
1.00E+03	1.34E+02	1.17E+02	1.01E+02	9.95E+01	1.08E+02	1.41E+02
1.50E+03	1.40E+02	1.21E+02	1.04E+02	1.03E+02	1.10E+02	1.50E+02
2.00E+03	1.42E+02	1.22E+02	1.06E+02	1.04E+02	1.12E+02	1.56E+02
3.00E+03	1.45E+02	1.25E+02	1.07E+02	1.06E+02	1.14E+02	1.66E+02
4.00E+03	1.47E+02	1.27E+02	1.08E+02	1.07E+02	1.17E+02	1.74E+02
5.00E+03	1.48E+02	1.28E+02	1.09E+02	1.07E+02	1.18E+02	1.80E+02
6.00E+03	1.49E+02	1.29E+02	1.10E+02	1.07E+02	1.19E+02	1.85E+02
8.00E+03	1.51E+02	1.31E+02	1.11E+02	1.08E+02	1.21E+02	1.92E+02
1.00E+04	1.52E+02	1.32E+02	1.12E+02	1.09E+02	1.22E+02	1.98E+02

注：数据来源于 ICRU 95 号报告。

【例题】2Ci 的 ^{60}Co 点源在距脑后 3.5m 处照射，求脑部暴露 5 分钟的有效剂量。

根据 ICRP 第 107 号报告可知，^{60}Co 的核素能谱每衰变一次放出 1.17MeV 和 1.33MeV 光子各一个。按照下式计算距离 3.5m 处的光子注量率：

$$\phi_{1.17MeV} = \phi_{1.33MeV} = \frac{A \cdot \eta}{4\pi r^2} = \frac{2 \times 3.7 \times 10^{10}}{4\pi \times 3.5^2} \left[\frac{1}{s \cdot m^2}\right] = 4.808 \times 10^4 \, cm^{-2} \cdot s^{-1}$$

根据表 4-11，得剂量转换系数：

$$1.17MeV \rightarrow 4.23pSv \cdot cm^2$$
$$1.33MeV \rightarrow 4.92pSv \cdot cm^2$$

1.17MeV 的光子所致有效剂量为：

$$4.808 \times 10^4 cm^{-2} \cdot s^{-1} \times 4.23pSv \cdot cm^2 = 2.034 \times 10^5 pSv \cdot s^{-1}$$

1.33MeV 的光子所致有效剂量为：

$$4.808 \times 10^4 cm^{-2} \cdot s^{-1} \times 4.92pSv \cdot cm^2 = 2.366 \times 10^5 pSv \cdot s^{-1}$$

则 5 分钟内脑部的总吸收剂量为：

$$D = (2.034 + 2.366) \times 10^5 pSv \cdot s^{-1} \times 300s = 13.20 \times 10^{-5} Sv = 132.00 \mu Sv$$

（五）空气比释动能与各器官吸收剂量的剂量转换系数 D/K_a（Gy/Gy）

AP 位照射时成年女性的乳腺吸收剂量与空气比释动能的转换系数见图 4-8。

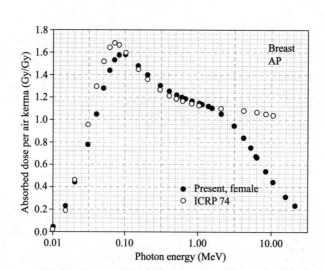

图4-8　AP位照射时成年女性的乳腺吸收剂量与空气比释动能的转换系数

【例题】光子的能量为30keV，直射乳腺正面距离为3.5m，测得3.5m处的空气比释动能率为2.816mGy/s。求乳腺暴露3s的吸收剂量。

由图4-7可知，D/K_a=0.798Gy·Gy^{-1}。

则乳腺吸收剂量D为：

$$D=2.816mGy·s^{-1}×0.798Gy·Gy^{-1}×3s=6.7742mSv$$

第五节　内照射剂量估算

电离辐射根据其作用于人体的方式，分为内照射和外照射。内照射（internal exposure）即进入人体内或沉积于人体内的放射性核素作为辐射源对人体的照射。外照射（external exposure）即体外辐射源对人体的照射。引起内照射的放射源可以是来自人体自身和摄入的各种天然放射性核素和人工放射性核素，也可以是来自受到中子照射后在体内生成的各种感生放射性核素。职业性内照射主要来自操作开放源。

源（source）又称辐射源，是所有电离辐射物质与射线装置的总称。密封源（sealed source）是密封在包壳里的或紧密地固结在覆盖层里并呈固体形态的放射性物质。密封源的包壳或覆盖层应具有足够的强度，使源在设计使用条件和磨损条件下，以及在预计的事件条件下，均能保持密封性能，不会有放射性物质泄漏出来，因此密封源只对其附近人员产生外照射危害。非密封源（unsealed source），或非密封放射性物质（unsealed radioactive material），在使用过程中放射性物质是会与环境介质相接触的，因此其特点是易于扩散，在使用时可能会污染工作场所表面或污染环境介质，因此非密封源不仅对附近人员产生外照射危害，而且还可能导致内照射危险。

放射性物质可经多种途径进入人的体内，如口、鼻摄入，静脉注入，完好皮肤或伤口吸收。内照射剂量估算中，凡进入口、鼻的放射性核素量，称为摄入量（intake）。食入情况下，放射性核素从胃肠道吸收入血的份额，以f_1记之；如果放射性核素从胃直接入血，则认为f_1=1。放射性核素进入体液的过程，称为吸收；进入体液的放射性核素量，称为吸收量（uptake）；进入体液的放射性核素分布到某一特定器官、组织（S）中的份额，以 F_S 记之。器官、组织中含有的放射性核素量，称为滞留量（retention or residence）。

一、基本概念

（一）隔室和代谢参数

1. 隔室和代谢参数

内照射剂量估算中，隔室（compartment）是根据物质代谢的动力学数据，能加以区分且以特定速率 λ_b 廓清滞留物质的代谢池。这里，λ_b 为隔室对滞留物质的生物廓清速率常数（biological clearance rate constant），它表示通过代谢过程隔室中物质滞留量在单位时间内的减少份额，即：

$$\lambda_b = \left[\Delta A / A(t)\right] / \Delta t \qquad \text{式（4-25）}$$

式中，$\Delta A / A(t)$ 是在 t 至 $t+\Delta t$ 时间内物质滞留量减少的份额。以下，廓清速率常数都简称为廓清速率，如生物廓清速率、有效廓清速率。

如果单次吸收后，物质在隔室中的初始滞留量为 $A(0)$，则到 t 时刻，隔室中的物质滞留量 $A(t)$ 为：

$$A(t) = A(0) \cdot \exp\left(-0.693t / T_b\right) \qquad \text{式（4-26）}$$

式中，$T_b = 0.693 / \lambda_b$，称为隔室中滞留物质的半廓清时间（half clearance time）或生物半排期，即通过代谢过程隔室中物质滞留量减半所需的时间。另外，$\tau_b = 1 / \lambda_b$，称为隔室中物质的平均滞留时间（mean retention time）。

2. 隔室的滞留分数和有效滞留分数

单次吸收后，隔室中物质的初始滞留量 $A(0)$ 到 t 时刻留下的份额，称为隔室中滞留物质的滞留分数（retention fraction）$R(t)$，即：

$$R(t) = A(t) / A(0) = e^{-\lambda_b \cdot t} = \exp\left(-\lambda_b \cdot t\right) \qquad \text{式（4-27）}$$

如果摄入物质是放射性的，相应的衰变常数为 λ_r，半衰期为 T_r（以下，凡出现符号 λ_r 或 T_r 的，含义均与此同），则单次吸收 t 时刻，隔室中的物质滞留量还需作放射性物理衰变修正，即：

$$\begin{aligned} A(t) &= \left[A(0) \cdot e^{-\lambda_b \cdot t}\right] \cdot e^{-\lambda_r \cdot t} \\ &= A(0) \cdot e^{-(\lambda_b + \lambda_r) \cdot t} \\ &= A(0) \cdot e^{-\lambda_{eff} \cdot t} \end{aligned} \qquad \text{式（4-28）}$$

式中，

$$\lambda_{eff} = \lambda_b + \lambda_r \qquad \text{式（4-29）}$$

隔室中滞留物质的有效廓清速率（effective clearance rate），指因代谢过程和物理衰变隔室中物质滞留量在单位时间内减少的份额。与之对应：

$$T_{eff} = 0.693 / \lambda_{eff} = T_b \cdot T_r / \left(T_b + T_r\right) \qquad \text{式（4-30）}$$

隔室中滞留物质的有效半减期（effective half clearance time），指通过代谢过程、物理衰变，隔室中物质滞留量减半所经历的时间。

单次吸收后，隔室中放射性物质的初始放射性活度 $A(0)$ 到 t 时刻留下的份额，称为隔室中滞留物质的有效滞留分数（effective retention fraction）$r(t)$，即：

$$r(t) = R(t) \cdot e^{-\lambda_r \cdot t} = e^{-\lambda_b \cdot t} \cdot e^{-\lambda_r \cdot t} \qquad 式（4-31）$$

（二）隔室模型和隔室链

1. 隔室模型（compartment model）

隔室模型假定：人体内摄入物质的滞留会涉及众多隔室；任一器官或组织可能包含若干（例如 n 个）隔室；任一隔室中，摄入物质的滞留量，是以特定廓清速率按简单指数规律减少的。

2. 器官（或组织）的滞留函数和有效滞留函数

若器官、组织（S）中，物质的初始滞留量为 $A_s(0)$，其中通过代谢过程以廓清速率 $\lambda_{i,b}$ 廓清的份额为 k_i，则按隔室模型，到 t 时刻所论器官、组织中，摄入物质的滞留量 $A_s(0)$ 为：

$$A_S(t) = A_S(0) \cdot \sum_{i=1}^{n} k_i \cdot \exp(-\lambda_{i,b} \cdot t) \qquad 式（4-32）$$

式中，n 是器官或组织（S）中存在的隔室数。

单次吸收后，器官或组织（S）中物质的初始滞留量 $A_s(0)$，通过代谢过程到 t 时刻残留的份额称为器官、组织（S）中物质的滞留函数（retention function）$R_S(t)$，即：

$$R_S(t) = A_S(t)/A_S(0) = \sum_{i=1}^{n} k_i \cdot \exp(-\lambda_{i,b} \cdot t) \qquad 式（4-33）$$

如果器官或组织（S）中滞留的物质是放射性的，则通过生理代谢、物理衰变，其中初始滞留量到 t 时刻残留的份额称为该器官、组织（S）中物质的有效滞留函数（effective retention function）$r_S(t)$，即：

$$\begin{aligned} r_S(t) &= R_S(t) \cdot \exp(-\lambda_r \cdot t) = \left[\sum_{i=1}^{n} k_i \cdot \exp(-\lambda_{i,b} \cdot t)\right] \cdot \exp(-\lambda_r \cdot t) \\ &= \sum_{i=1}^{n} k_i \cdot \exp\left[-(\lambda_{i,b} + \lambda_r) \cdot t\right] = \sum_{i=1}^{n} k_i \cdot \exp(-\lambda_{i,\text{eff}} \cdot t) \end{aligned} \qquad 式（4-34）$$

式中，$\lambda_{i,\text{eff}} = \lambda_{i,b} + \lambda_r$，是器官、组织（S）中第 i 个隔室的有效廓清速率。

【例题】单次服用钠盐后，进入体液的份额 $f_1=1$，体液中有30%的钠入骨，即 $F_骨=0.3$。在骨中，钠的生物半衰期：99.7%为10天，0.3%为1100天。要求列出时间单位以 d（天）计的稳定钠和放射性 ^{24}Na（半衰期 $T_r=15h$）在骨中的滞留函数和有效滞留函数。

^{24}Na 的半衰期 $T_r=15h/[24(h/d)]=0.625d$。

根据式4-27，与生物半衰期10天、1100天相应的有效半减期 $T_{10d,\text{eff}}$ 和 $T_{1100d,\text{eff}}$ 分别为：

$$T_{10d,\text{eff}}=10 \times 0.625/(10+0.625)=0.588d$$

$$T_{1100d,\text{eff}}=1100 \times 0.625/(1100+0.625)=0.625d$$

根据式4-33，稳定钠在骨中的滞留函数 $R_骨(t)$：

$$R_{骨}(t) = \sum_{i=1}^{n} k_i \cdot \exp(-\lambda_{i,b} \cdot t) = \sum_{i=1}^{n} k_i \cdot \exp(-0.693t / T_{i,b})$$
$$= k_{10,d} \cdot \exp(-0.693t / T_{10d}) + k_{1100,d} \cdot \exp(-0.693t / T_{1100d})$$
$$= 0.997 \cdot \exp(-0.693t / 10) + 0.003 \cdot \exp(-0.693t / 1100)$$

根据式 4-34，^{24}Na 在骨中的有效滞留函数 $r_{骨}$（t）：

$$r_{骨}(t) = \sum_{i=1}^{n} k_i \cdot \exp(-\lambda_{i,\text{eff}} \cdot t) = \sum_{i=1}^{n} k_i \cdot \exp(-0.693t / T_{i,\text{eff}})$$
$$= k_{10,d} \cdot \exp(-0.693t / T_{10d,\text{eff}}) + k_{1100,d} \cdot \exp(-0.693t / T_{1100d,\text{eff}})$$
$$= 0.997 \cdot \exp(-0.693t / 0.588) + 0.003 \cdot \exp(-0.693t / 0.625)$$

3. 隔室链

所谓隔室链（compartment chain），就是与摄入物质转移过程相关、前后依次衔接的若干隔室组成的一条隔室串。隔室链（compartment chain）假定：从人体一个部位任一隔室清除出来的物质将转移到另一部位，且以一定的份额 a 分配到该部位的某个隔室。可以设想，放射性物质从其进入的那个部位开始，直到所关心的人体某个部位为止，物质的转移过程可视为由若干条隔室链构成。

例如，口服钠离子后，直接经胃吸收入血。假定血液中有 30% 的钠入骨，有 70% 的钠均匀分布到身体的其他器官和组织；在骨中，99.7% 的钠的生物半排期为 10 天、0.3% 的钠的生物半排期为 1100 天；在其他器官和组织，钠的生物半排期均为 1 天；从骨和其他器官、组织廓清出来的钠，全部经肾随尿排出。

与上述口服钠在体内吸收、转移关联的隔室链，如图 4-9 所示。F_i 表示放射性核素衰变链因子（该衰变占总衰变的百分数）。

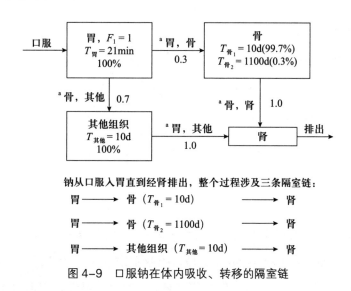

图 4-9　口服钠在体内吸收、转移的隔室链

4. 隔室链的动力学方程和方程的解

摄入物质在体内转移常可分解为若干条（例如 m 条）隔室链，其中任一条隔室链又将包含若干个（例如 n 个）隔室。展示了与摄入物质转移关联的一条隔室链，如图 4-10 所示。在图中，A_0 表示放射

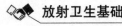
性核素分布到第 1 个隔室所在部位的数量，其中分配到第 1 个隔室的份额为 a_1。在第 1 个隔室，物质的生物廓清速率为 λ_1。设 t 时刻，第 1 个隔室中放射性核素量为 $A_1(t)$，则单位时间内，从其中廓清出来的核素量为 $\lambda_1 \cdot A_1(t)$。从第 1 个隔室廓清出来的核素，向第 2 个隔室转移的份额为 a_2，第 2 个隔室的生物廓清速率记为 λ_2，依次类推。

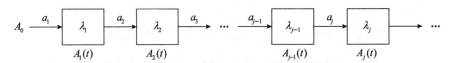

图 4-10　与摄入物质转移关联的一条隔室链

现在考察 t 时刻单位时间内，其中第 j 个隔室中放射性核素量的变化。

第 j 个隔室中放射性核素，来自其上游的第 j–1 个隔室。t 时刻单位时间内，通过第 j–1 个隔室的生物廓清，进入第 j 个隔室的核素量为：$a_j \cdot \lambda_{j-1} \cdot A_{j-1}(t)$。这里，$A_{j-1}(t)$ 是 t 时刻第 j–1 个隔室内核素的滞留量，λ_{j-1} 是该隔室的生物廓清速率。因此，$\lambda_{j-1} \cdot A_{j-1}(t)$ 代表单位时间内，从第 j–1 个隔室中廓清出来的核素量；这些核素未必会全部向第 j 个隔室转移，分配到第 j 个隔室的份额，也许只有 a_j。

另一方面，在 t 时刻第 j 个隔室中，放射性核素原来的数量是 $A_j(t)$，由于其自身的生物廓清以及放射性核素的衰变，t 时刻单位时间内，第 j 个隔室中放射性核素量将减少 $\lambda_j \cdot A_j(t)$。

综上所述，在 t 时刻单位时间内第 j 个隔室中，放射性核素的净增量 $dA_j(t)/dt$ 为：

$$dA_j(t)/dt = a_j \cdot \lambda_{j-1} \cdot A_{j-1}(t) - \lambda_j \cdot A_j(t) \qquad 式（4-35）$$

这是一个微分方程，它的解是：

$$A_j(t) = A_0 \cdot \prod_{p=1}^{j} a_p \cdot \prod_{p=1}^{j-1} \lambda_p \cdot \sum_{p=1}^{j} \exp(-\lambda_{p,eff} \cdot t) / \prod_{\substack{q=1 \\ q \neq p}}^{j} (\lambda_q - \lambda_p) \qquad 式（4-36）$$

根据公式 4-32，可得 t 时刻上述隔室链中：

第 1 个隔室中放射性核素滞留量 $A_1(t)$：

$$A_1(t) = A_0 \cdot a_1 \cdot \exp(-\lambda_{1,eff} \cdot t) \qquad 式（4-37）$$

第 2 个隔室中放射性核素滞留量 $A_2(t)$：

$$A_2(t) = A_0 \cdot a_1 \cdot a_2 \cdot \lambda_1 \cdot \lambda_2 \cdot \left[\exp(-\lambda_{1,eff} \cdot t)/(\lambda_2 - \lambda_1) + \exp(-\lambda_{2,eff} \cdot t)/(\lambda_1 - \lambda_2) \right] \qquad 式（4-38）$$

……

（三）源器官和靶器官

内照射剂量估算中把人体器官或组织分为两个范畴：源器官（source organ）是指含有放射性核素的器官或组织，记作 S；靶器官（target organ）是指吸收辐射能量且预期发生随机性效应的器官、组织或这些器官、组织内辐射敏感细胞所在的特定区域，记作 T。显然，源器官本身就是一个靶器官。内照射剂量估算中需要关注的靶器官，如表 4-12 所示。

表 4–12　内照射剂量估算中需要关注的靶器官

任何情况下都需要计算剂量的靶器官				明显受照时才需计算剂量的靶器官		
红骨髓	骨表面	乳腺	肺	脑	脊髓	心壁
肝	肾	脾	肾上腺			
唾液腺	胰腺	胸腺	甲状腺			
子宫	卵巢	睾丸	膀胱壁			
胆囊壁	胃壁	小肠壁	上部大肠壁			
下部大肠壁	其他组织（肌肉等）					

二、内照射剂量估算方法

内照射剂量值取决于以下因素：放射性核素的物理化学性质、放射性核素的衰变速率、辐射类型和能量，进入人体的途径和数量（单位为 Bq）；积存器官及状态、个人代谢特点、所采用的估算模型等。由于与人相关的诸多因素存在很大的个体差异，导致很难进行精确的内照射剂量计算。

（一）流程和要素

人体内任一含有放射性核素的源器官 S 对特定靶器官 T 产生的待积当量剂量 $H(\text{T} \leftarrow \text{S})$，可按下式计算：

$$H(\text{T} \leftarrow \text{S}) = 1.6 \times 10^{-10} \times \tilde{A}_S(\tau) \times \text{SEE}(\text{T} \leftarrow \text{S}) \qquad 式（4-39）$$

式中，1.6×10^{-10} 是单位换算系数。因此，内照射剂量估算有两个要素，即：① $\tilde{A}_S(\tau)$ ——源器官 S 中放射性核素的累积活度（accumulative activity）；② SEE（T ← S）——源器官 S 中放射性核素一次衰变对靶器官 T 产生的当量剂量，单位为（Mev/g）/ 衰变，称为源器官 S 对靶器官 T 的比有效能量（specific effective energy）。

$$\text{SEE}(\text{T} \leftarrow \text{S}) = \sum y_i E_i AF_i(\text{T} \leftarrow \text{S}) w_{R,i} / M_T \qquad 式（4-40）$$

式中，M_T 是靶器官 T 的质量，g；y_i 是辐射产额，即：放射性核素一次衰变时发出第 i 种辐射的概率；E_i 是第 i 种辐射的平均能量，MeV；$F_i(\text{T} \leftarrow \text{S})$ 是源器官 S 发出的第 i 种辐射的能量被靶器官 T 吸收的份额，简称吸收分数（absorption fraction），其值与辐射的类型、能量以及相关人体的解剖学特征有关。不过，对于大多数器官和贯穿能力较弱的 α、β 射线，其数值为：

$$F_i(\text{T} \leftarrow \text{S}) = \begin{cases} 1 & 当\text{T} = \text{S}时 \\ 0 & 当\text{T} \neq \text{S}时 \end{cases}$$

$w_{R,i}$ 是粒子能量为 E_i 的第 i 种辐射的辐射权重因子（见本章第二节表 4-2）。

（二）举例

【例题】计算单次吸入 A_0=1Bq ^{99m}Tc 标记的 DTPA 后，其在肺和其他器官、组织中的累积活度。吸入 DTPA 的代谢、分布方式，计算中用到的各种参数值如表 4-13 所示。

首先，肺只有一个隔室，且属隔室链之首，按公式 4-37 对时间取无穷积分计算肺的累积活度 $\tilde{A}_{\text{肺}}(\tau)$：

$$\tilde{A}_{\text{肺}}(\tau) = A_0 / \lambda_{\text{肺,eff}} = 1\text{Bq} / [19.4 / \text{d}] = 0.05155\text{Bq} \cdot \text{d} = 1.237\text{Bq} \cdot \text{h} = 74.23\text{min} = 4454\text{Bq} \cdot \text{s}$$

累积活度，若以摄入量 A_0（Bq）归一，即 $\tilde{A}_{\text{肺}}(\tau)/A_0$，它表示与单摄入量对应的累积活度。此时，相应的计算结果就只有时间单位，上面的计算结果将变成：

$$\tilde{A}_{\text{肺}}(\tau) / A_0 = 1 / \lambda_{\text{肺,eff}} = 0.0515\text{d} = 1.24\text{h} = 74.2\text{min} = 4454\text{s}$$

计算其他 1 隔室中的累积活度 $\tilde{A}_{\text{其他}1}(\tau)$。此时，其他 1 是其所在隔室链的第 2 个隔室。相应地，$\tilde{A}_{j-1}(\tau) = \tilde{A}_{\text{肺}}(\tau)$；$\lambda_{j-1} = \lambda_{\text{肺}}$；$a_k = F_{\text{肺}} \cdot k_{\text{其他}1}$；$\lambda_{j,\text{eff}} = \lambda_{\text{其他}1,\text{eff}}$，则：

$$\begin{aligned}
\tilde{A}_{\text{其他}1}(\tau) &= \tilde{A}_{\text{肺}}(\tau) \cdot \lambda_{\text{肺}} \cdot \left(F_{\text{肺}} \cdot k_{\text{其他}1}\right) / \lambda_{\text{其他}1,\text{eff}} \\
&= 0.0515\text{B} \cdot \text{qd} \times 16.6(1/\text{d}) \times (1 \times 0.99) / [12.7 / \text{d}] \\
&= 0.0666\text{Bq} \cdot \text{d} = 1.6\text{Bq} \cdot \text{h} = 96\text{Bq} \cdot \text{min} = 5760\text{Bq} \cdot \text{s}
\end{aligned}$$

计算其他 2 隔室中的累积活度 $\tilde{A}_{\text{其他}2}(\tau)$。此时，$\tilde{A}_{j-1}(\tau) = \tilde{A}_{\text{肺}}(\tau)$；$\lambda_{j-1} = \lambda_{\text{肺}}$；$a_k = F_{\text{肺}} \cdot k_{\text{其他}2}$；$\lambda_{j,\text{eff}} = \lambda_{\text{其他}2,\text{eff}}$，则：

$$\begin{aligned}
\tilde{A}_{\text{其他}2}(\tau) &= \tilde{A}_{\text{肺}}(\tau) \cdot \lambda_{\text{肺}} \cdot \left(F_{\text{肺}} \cdot k_{\text{其他}2}\right) / \lambda_{\text{其他}2,\text{eff}} \\
&= 0.0515\text{Bq} \cdot \text{d} \times 16.6(1/\text{d}) \times (1 \times 0.01) / [2.86 / \text{d}] \\
&= 0.00299\text{Bq} \cdot \text{d} = 0.0718\text{Bq} \cdot \text{h} = 4.31\text{Bq} \cdot \text{min} = 258\text{Bq} \cdot \text{s}
\end{aligned}$$

所以，其他器官、组织中，^{99m}Tc 总的累积活度 $\tilde{A}_{\text{其他}}(\tau)$ 为：

$$\tilde{A}_{\text{其他}}(\tau) = \tilde{A}_{\text{其他}1}(\tau) + \tilde{A}_{\text{其他}2}(\tau) = (0.0666 + 0.00299)\text{Bq} \cdot \text{d} = 0.0696\text{Bq} \cdot \text{d} = 1.67\text{Bq} \cdot \text{h}$$

上式中计算结果若以 $\tilde{A}_S(\tau)/A_0$ 表示，则各器官的单位累积活度以及计算所需的参数如表 4-13 所示。

表 4-13 各器官的单位累积活度以及计算所需的参数

源器官 S 或核素	F_S	隔室	k	T	λ 1/d	λ_{eff} 1/d	$\tilde{A}_S(\tau)/A_0$
^{99m}Tc				6.02h	2.76		
肺	1			1h	16.6	19.4	1.24h
其他	1	其他 1	0.99	0.07d	9.90	12.7	1.60h
		其他 2	0.01	7d	0.099	2.86	4.30min

第六节　蒙特卡罗方法及应用

一、原理

蒙特卡罗方法（Monte Carlo Method）也称为蒙特卡罗模拟（Monte Carlo Simulation），是一种利用随机数来解决计算问题的统计方法。其核心思想是利用随机数来模拟现实世界中的各种情况。例如，有一个不规则物体在一体积已知的立方体内，要计算此不规则物体的体积，可以在立方体内随机取点，统计取的点在不规则物体内的概率，通过此概率与立方体的体积，即可求得不规则物体的体积。蒙特卡罗程序模拟粒子束的原理与计算体积相似，模拟一个粒子的运动过程即一次"取点"，通过大量粒子的模拟得到电离辐射在受照物体中的能量沉积。

20世纪40年代美国在研制原子弹的过程中，波兰数学家乌拉姆提出蒙特卡罗方法，随后与冯·诺伊曼利用当时刚刚起步的计算机技术，探究中子扩散的问题，这种方法后来也被应用到了氢弹的开发中。蒙特卡罗方法可以十分逼真地描述物理过程，因此在一定程度上可以代替物理实验，是解决核物理实验问题的常用有效工具。

蒙特卡罗方法也存在一些缺点。首先，它需要大量的计算资源和时间，特别是在处理高维问题时，计算量会呈指数级增长。其次，随机数的分布和数量对计算结果的影响非常大，如果随机数的分布不合理或数量不足，计算结果会出现偏差。因此，在使用蒙特卡罗方法时，需要仔细选择随机数的分布和数量，并进行充分的测试和验证。

二、基本步骤

蒙特卡罗方法由三个步骤组成，首先构造或者描述抽样概率的过程，其次从已知的概率分布里抽样，最后对模拟实验的结果进行考察和登记，从中得到问题的解。

蒙特卡罗方法模拟过程，如图4-11所示。首先，要确定粒子的特性（包括其种类、能量初始位置与运动方向等）；其次，通过随机数确定其飞行的距离，得到下一状态，判断此时的粒子是否还在我们所感兴趣的区域内（如果是，就记录粒子相关状态信息）；最后，取随机数，通过随机数判断粒子发生的作用类型。对于光子来说，发生碰撞后需要先确定其能量，然后确定散射角和运动方向得到相关粒子信息后再次投入输运中，直至粒子被吸收或逃逸出系统，再通过源抽样取一新粒子循环上述过程，这便是蒙特卡罗方法解决问题的基本步骤。

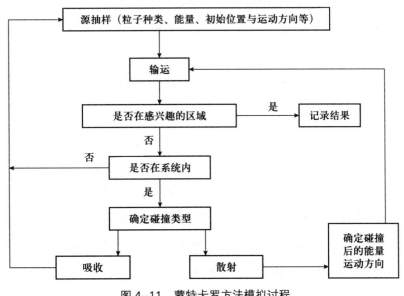

图4-11　蒙特卡罗方法模拟过程

三、主要软件

蒙特卡罗方法计算的结果更加精准，可以节约大量人力物力，减少不必要的损耗，实现防护成本和防护效果的最优化；并且，随着计算机技术与硬件水平的提高，蒙特卡罗方法起到越来越重要的作用。目前，常用的蒙特卡罗模拟计算软件有 MCNP、PHITS、FLUKA、Geant4、Gate、EGS 等，可以实现剂量估算、屏蔽能力分析、能谱模拟、径迹分析等功能。

（一）MCNP

MCNP（Monte Carlo N-Particle Transport）是美国 Los Alamos 国家实验室 Monte Carlo 小组研制的用于粒子输运的大型多功能蒙特卡罗程序，可以处理光子、中子与电子的粒子耦合输运问题，并配有可视化软件 Vised。MCNP 可以计算的能量范围广，能构建复杂的几何模型，拥有详细的各种粒子的截面数据库，同时提供了各种各样的减方差技术，可以使用较少的粒子数取得准确的结果。MCNP 的应用范围非常广，包括医学放疗物理剂量计算、医学影像检查安全评估、加速器屏蔽设计与优化、探测器设计、工业辐射防护优化设计等。MCNP 的输入信息包括描述模拟计算问题的模型结构、粒子种类与能量大小等信息。它主要由栅元卡、曲面卡以及数据卡三部分提供：由栅元卡提供需要定义模型结构的材料和组成；曲面卡提供定义几何所用到的曲面；数据卡提供计算的输运粒子类型、源信息、物质组成以及物理过程等信息。MCNP 可以详尽地构建模型的几何结构和模拟基本的核反应过程，精准地得到结果。

（二）PHITS

PHITS（Particle and Heavy Ion Transport code System）是由日本原子能机构联合其他单位共同开发的蒙特卡罗粒子输运程序，主要应用于加速器设计、转换靶的设计、放射医学以及天文学等领域，可以在较广的能量范围内模拟包括中子、质子、光子、电子、介子和重带电粒子在内的几乎所有粒子的输运问题。该软件可以通过使用多个核反应模型和数据库来传输运算能量高达 1TeV 的粒子，基于对50 多个辐照场景的研究对程序进行了全面验证。目前，PHITS 已经广泛应用于质子治疗的模拟计算，具有较高的准确度。在模拟几何中，PHITS 可以定义各种类型的辐射源，例如具有任何能量和角度分布的点、圆、矩形、高斯分布、球体和球壳源。从源发射的粒子通过模拟空间传输，并根据总截面数据对输运中的粒子和组件材料的宏观碰撞进行采样。PHITS 提供了丰富的 TALLY 计数卡，可以从运输模拟中获得通量、注量、能量沉积等各种结果。

（三）FLUKA

FLUKA 最初是 20 世纪 60 年代欧洲核子研究组织（CERN）编写的一套高能蒙特卡罗输运程序，后经过长时间的发展，今天成了广泛适用于高能加速器辐射计算、辐射屏蔽防护、同位素计算、辐射剂量学、医学物理剂量计算等领域的通用蒙特卡罗程序，可以在 Linux 和 UNIX 系统下运行。FLUKA 对中子与质子输运有着丰富的截面数据库，可以准确计算各个能量段的粒子数据，是对非商业和军事用途不收取授权费用的开源程序，目前已经广泛应用于质子治疗以及辐射防护评估。

（四）Geant4

Geant4 是由 CERN（欧洲核子研究组织）基于 C++ 面向对象技术开发的蒙特卡罗应用软件包，用于模拟粒子在物质中输运的物理过程。相较于 MCNP、EGS 等商业软件，它的主要优点是源代码完全开放，用户可以根据实际需要更改、扩充 Geant4 程序。Geant4 分为许多个模块，包括几何跟踪、探测器响应、运行管理、可视化和用户界面等。对于许多物理模拟来说，这意味着可以在实现细节上花费较少时间，使得研究者可以立刻着手从事模拟工作中重要的方面。由于具有良好的通用性和扩展能力，Geant4 在涉及微观粒子与物质相互作用的诸多领域获得了广泛应用，包括核物理、核技术、空间物理。

第五章

电离辐射来源

第一节 概　述

地球上一切生物的进化繁衍过程均受到天然环境的辐射场影响。自 1895 年伦琴发现 X 射线以后的 100 多年，人类开始在各个领域应用人工辐射。目前公众受到的总辐射中的 80% 来自天然辐射，20% 来自人工辐射，其中包括医疗照射、核电站、核武器等。本章具体讨论天然辐射源和人工辐射源。

人类每时每刻都在接受来自天然辐射源的辐射照射。来自天然辐射源的照射不仅是持续的、不可避免的，而且是人类所受辐射照射的主要来源。天然辐射源包括宇宙射线及天然存在的放射性核素。宇宙射线指来自外层空间射向地球表面的射线，又分为初始宇宙射线和次级宇宙射线。直接来自外层空间的高能带电粒子（主要是质子和 α 粒子，以及某些更重的原子核），即初始宇宙射线；初始宇宙射线与大气中的原子核相互作用产生的次级粒子和电磁辐射（主要是 μ 介子、光子、电子以及中子），称为次级宇宙射线。天然放射性核素指地球上原生的、环境（水、大气、土壤等）中到处存在的放射性核素，包括人体内的放射性核素和宇宙射线与大气中原子核产生的宇生放射性核素（对人的辐射剂量有较明显贡献的是 ^{14}C，^{3}H，^{22}Na 和 ^{7}Be）。天然辐射源对人类既产生外照射，又产生内照射。其中，氡的吸入内照射剂量约为人类所接受的天然辐射源照射总剂量的一半。

人类除受到天然辐射源的照射外，还经常受到各种人工辐射源的照射。现今世界上的人工辐射源主要包括来自医疗照射、核武器的试验和生产、核能生产、核技术应用和核事故产生的辐射。人工辐射是指与核相关的人为活动引起的对公众的照射，尽管这部分照射远小于天然辐射源的照射，但它却是广大公众长期以来一直关注的问题。

第二节　天然辐射

天然辐射源包括来自大气层外的宇宙辐射和来自地壳物质中存在的天然放射性核素产生的地球辐射。前者指来自外层空间射向地球表面的射线，它又可分为两类：一类是直接来自外层空间的高能带电粒子（主要是质子和 α 粒子，以及某些更重的原子核），称为初始宇宙射线；另一类是初始宇宙射线与大气中的原子核相互作用产生的次级粒子和电磁辐射（主要是 μ 介子、光子、电子以及中子），称为次级宇宙射线。后者指地球上原生的、环境（水、大气、土壤等）中到处存在的放射性核素，包括人体内的放射性核素和宇宙射线与大气中原子核产生的宇生放射性核素（对人的辐射剂量有较明显贡献的是 ^{14}C，^{3}H，^{22}Na 和 ^{7}Be）。

天然辐射源对地球上人类的辐射照射，称为天然本底照射。在天然放射性核素中有些核素的半衰期之长可以与地球的年龄相当，如 ^{238}U，加上宇宙辐射连续不断地投向地球表面，所以人类一直在接受着天然辐射源的照射。受照水平的高低受地磁纬度、海拔高度、居室条件、膳食习惯、年龄和生理代谢等诸多因素的影响。

一、宇宙辐射

所谓宇宙射线（cosmic ray），指的是来自宇宙中的一种具有相当大能量的带电粒子流。1912 年，德国科学家韦克多·汉斯带着电离室在乘气球升空测定空气电离度的实验中，发现电离室内的电流随海拔升高而变大，从而认定电流是来自地球以外的一种穿透性极强的射线所产生的，即"宇宙射线"。地磁场对进入地球外围的宇宙射线有抑制作用，于是高能带电粒子运动方向趋向于地球南北磁极，即宇宙射线的地磁纬度效应——在同一海拔高度，地磁赤道处的宇宙射线强度和剂量率最小，而接近地磁两极处的宇宙射线强度和剂量率最大。因此，影响宇宙射线强度和剂量率的主要因素有海拔高度、地磁纬度和建筑物的屏蔽。

（一）初级宇宙射线

能够到达地球的初级宇宙射线基本上来自地球所在的银河系。今天，人类仍然不能准确说出宇宙射线是由什么地方产生的，但普遍认为它们可能来自超新星爆发和来自遥远的活动星系。宇宙射线主要是由质子、氦核、铁核等裸原子核组成的高能粒子流，也含有中性的 γ 射线和能穿过地球的中微子流。它们在星系际银河和太阳磁场中得到加速和调制，其中一些最终穿过大气层到达地球。

在初级宇宙射线中，太阳粒子辐射占一定比例。太阳粒子辐射大部分是能量不足 $10^{8}eV$ 的质子辐射，极少数质子的能量大于 $10^{9}eV$。在极高的海拔高度处，太阳粒子辐射产生的剂量率很高，但在地平面处只有少数高能质子辐射对剂量有贡献。

虽然当宇宙射线到达地球的时候，会有大气层阻挡住部分的辐射，但射线流的强度依然很大。

（二）次级宇宙射线

对地球而言，初级宇宙射线进入大气层后，与大气层中的原子核相互作用发生级联效应或次级反应，产生大量新的辐射粒子，即次级宇宙射线，包括质子、中子、π 介子和一些低原子序数的原子核。这些次级粒子在大气层中再与某些原子或分子发生核子级联反应，生成更多的核子，称为宇宙射线簇射（图 5-1）。

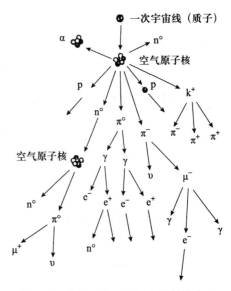

图 5-1 大气层中宇宙射线簇射模式图

银河宇宙射线在进入地球大气层顶部时，这些高能粒子的能量在10^8~10^{20}eV，能达到地面的主要是次级宇宙射线。除中微子外在穿过大气层时都要与大气中的氧、氮等原子核发生碰撞，并转化出次级宇宙射线粒子外，几乎所有外来的高能宇宙射线的次级粒子又将有足够能量产生下一代粒子，如此下去将会产生一个庞大的粒子群。这一现象是在1938年由法国人奥吉尔在阿尔卑斯山观测发现的，并取名为"广延大气簇射"。次级宇宙射线成分中有2/3以上是介子，它的穿透本领很大，甚至可穿过1000米的深水；其他的主要是电子和光子，穿透能力较小。在海平面上所观察到的次级宇宙射线由介子（约70%）、核子和电子（约30%）组成。其强度在不同纬度和海拔高度有所不同。

（三）宇生放射性核素

宇生放射性核素主要有两种：一是由宇宙射线与大气层中的原子核相互作用发生核反应而产生的核素；二是由宇宙射线与地表中核素相互作用而产生的核素，大约有20多种，这些核素中对公众健康有明显剂量贡献的有四种核素，分别为^{3}H、^{7}Be、^{14}C和^{22}Na，其中^{3}H、^{14}C和^{22}Na是人体组织中所含核素的同位素。这三种核素，可以通过摄入途径进入人体，并参与生理代谢过程，最终对人体造成辐射效应。研究表明，这四种核素的半衰期和对人体造成的年有效剂量分别为：^{3}H的半衰期为12.33a，年有效剂量为0.01μSv/a；^{7}Be的半衰期为53.29d，年有效剂量为0.03μSv/a；^{14}C的半衰期为5730a，年有效剂量为12μSv/a；^{22}Na的半衰期为0.44a，年有效剂量为0.15μSv/a。

（四）宇宙射线的影响因素

地磁场对进入地球外围的宇宙射线有抑制作用，于是高能带电粒子运动的方向趋向于地球南北磁极，即宇宙射线的地磁纬度效应。在同一海拔高度，地磁赤道处的宇宙射线强度和剂量率最小，而接近地磁两极处的宇宙射线强度和剂量率最大。因此，影响宇宙射线强度和剂量率的主要因素有海拔高度和地磁纬度。

宇宙射线对人产生的剂量率主要受海拔和地磁纬度的影响，分别称为宇宙射线的海拔高度效应、纬度效应。宇宙射线中的电离成分（主要是μ介子）、光子和中子均存在明显的高度效应，高度增加，剂量率增加。在2km范围内，剂量率随高度的上升缓慢增加；2km后，剂量率随高度的上升迅速增加；约10km后，剂量率随高度上升又呈缓慢增加的趋势；20km后，剂量率基本保持不变。宇宙射线的纬度效应反映的是地球磁场对宇宙射线强度的影响。在地磁赤道区（低纬度），宇宙射线强度最小，剂量率最低，而在地磁两极，宇宙射线强度最大，剂量率最高。地磁效应在纬度15°~50°最显著，大纬度（60°~90°）的强度变化很小。地磁纬度效应的大小还与海拔有关，影响随高度增加而增大。UNSCEAR 2000年报告中宇宙射线的剂量率与海拔高度之前的关系，即：

$$\dot{E}_1(z) = \dot{E}_1(0)\left[0.21e^{-1.649z} + 0.79e^{0.4528z}\right]$$

地球上不同地方宇宙辐射的年剂量水平见图5-2。

在大气层中不同高度，次级宇宙射线对剂量率的贡献也不相同。在地面上，对剂量的主要贡献来自μ介子；在飞机飞行高度上，中子、电子、正电子、光子和质子是最重要成分；在更高的高度上，还需要考虑重原子核的贡献。UNSCEAR 2000年报告在考虑不同高度和纬度的影响，并对人口分布进

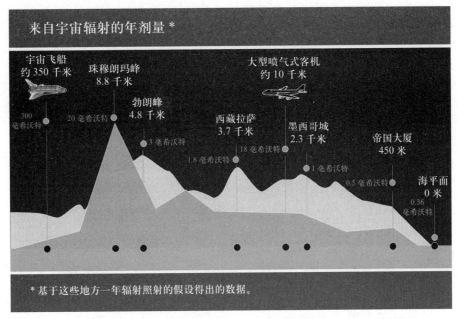

图 5-2 地球上不同地方宇宙辐射的年剂量水平

行加权后，给出了宇宙射线中直接电离成分及光子成分产生的世界平均有效剂量率为 340μSv/a；对中子成分，平均有效剂量率为 120μSv/a。以上结果适用于室外照射。在假定建筑物屏蔽因子为 0.8，室内居留时间占 80% 后，UNSCEAR 2000 年报告给出了宇宙射线直接电离成分和光子成分产生的世界平均有效剂量率为 280μSv/a，中子成分产生的世界平均有效剂量率为 100μSv/a。宇宙射线产生的总的世界平均有效剂量率为 380μSv/a。我国曾对宇宙射线的辐射照射做过系统调查。在对 31 个省市人口，进行加权平均后，得到宇宙射线电离成分产生的平均有效剂量率为 260μSv/a，中子成分产生的平均有效剂量率为 80μSv/a。宇宙射线对我国居民产生的总的平均有效剂量率为 340μSv/a，略低于 UNSCEAR 给出的世界范围平均值。

二、陆地辐射

陆地辐射也称为原生辐射，是由原始存在于地球上的放射性核素产生的辐射。将这些放射性核素统称为原生放射性核素，包括陆地上各种物质和生物体内存在的天然放射性核素。原生放射性核素主要是以 ^{238}U、^{232}Th 和 ^{235}U 为起始核素的三个天然放射系（图 5-3）的各级子代放射性核素以及 ^{40}K。其对应的半衰期分别为 ^{238}U 为 $4.47 \times 10^{10}a$，^{232}Th 为 $1.41 \times 10^{10}a$，^{40}K 为 $1.28 \times 10^{9}a$。

陆地辐射对人既有外照射也有内照射。其中，外照射主要由铀系和钍系两个天然放射系中的核素及 ^{40}K 放出的 γ 射线产生；其他一些天然放射性核素，包括锕系的各核素虽然也存在于地球环境，但是其辐射水平低，对人体的外照射剂量贡献很小。内照射主要是由氡及其子体的吸入以及通过食入途径从食物和水摄入其他天然放射性核素产生的。

（一）陆地辐射的外照射

人在室内外接受的来自天然放射性核素的外照射剂量是不同的。在室外，外照射主要由土壤、岩石和道路中放射性核素产生；在室内，外照射主要来自建筑物的建筑材料，照射源的几何条件也由室

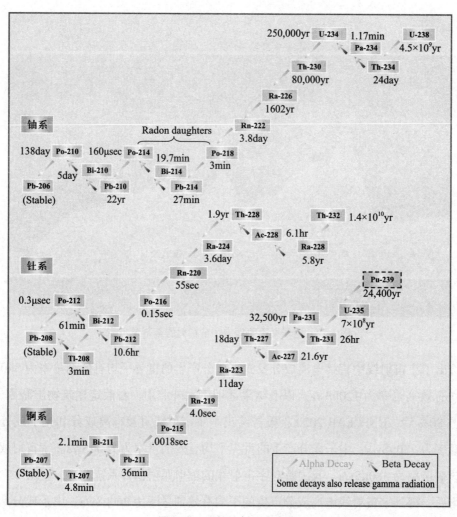

图 5-3　天然放射系衰变图

外的半无限大变成环绕的室内结构，而且在室内的居留时间一般都远大于室外。因此，室内年外照射剂量通常要高于室外。UNSCEAR 报告给出的全世界范围对人口加权平均的室内外空气吸收剂量率分别为 84nGy/h 和 59nGy/h，再取空气吸收剂量转换为成人有效剂量的转换系数（因年龄不同会有所差别）为 0.7Sv/Gy，室内外居留因子分别为 0.8 和 0.2 时，可以得到由天然放射性核素产生的世界平均年有效剂量的室内外分量分别是：

室内：$84 \times 10^{-9}Gy/h \times 8760h \times 0.8 \times 0.7Sv/Gy = 4.1 \times 10^{-4}Sv = 0.41mSv$；

室外：$59 \times 10^{-9}Gy/h \times 8760h \times 0.2 \times 0.7Sv/Gy = 7.2 \times 10^{-4}Sv = 0.07mSv$。

由此得到，由陆地辐射造成的全世界平均的外照射年有效剂量为 0.48mSv，对于单个国家，结果变化范围在 0.3~0.6mSv。

我国卫生、环保及核工业等有关部门和单位对全国范围的陆地 γ 辐射作了广泛的调查。调查结果表明，各省市的陆地 γ 辐射剂量率差别很大，福建的最高，北京的最低。全国平均室外原野和道路的空气中 γ 吸收剂量率分别为 65nGy/h、60nGy/h；室内空气中 γ 吸收剂量率为 95nGy/h。同样取空气吸收剂量转换为有效剂量的转换系数为 0.7Sv/Gy，室内外居留因子分别为 0.8、0.2，计算得到我国居民接受的来自陆地 γ 辐射的外照射年平均有效剂量为 0.54mSv。

各个国家、地区的空气中 γ 辐射剂量率水平是不一样的。UNSCEAR 报告显示，塞浦路斯、冰岛、埃及、荷兰、文莱和美国的室外空气吸收剂量率较低，且平均值小于 40nGy/h；而澳大利亚、马来西亚和葡萄牙的较高，平均值为 80nGy/h；我国的室外空气吸收剂量率介于这两类国家之间，比世界平均值 59nGy/h 高一些。土壤中的原生放射性核素活度浓度及计算的外照射剂量率见表 5-1。

表 5-1 由土壤中原生放射性核素不同活度浓度计算的外照射剂量率

原生核素	土壤中活度浓度（Bq/kg）		剂量转换系数（nGy/h）/（Bq/kg）	空气吸收剂量率（nGy/h）	
	中值	人口加权平均值		中值	人口加权平均值
钾 -40	400	420	0.0417	17	18
铀 -238 系核素	35	33	0.462	16	15
钍 -232 系核素	30	35	0.604	18	27
总计	—			51	60

世界上有少数地方（包括我国）的陆地 γ 辐射空气吸收剂量率明显偏高（可高达几百 nGy/h，甚至更高），这些地方就是所谓的高本底地区。一般认为，当地的陆地 γ 辐射水平、空气中氡浓度和水中氡浓度高于正常本底水平的 3~5 倍以上时，这些地区称为高本底地区。例如巴西的 Guarapari、印度的 Kerala 和 Madras、埃及的尼罗河三角洲、伊朗的腊姆萨尔和马拉哈都是高本底地区。在我国的广东阳江、福建鬼头山、广西花山 - 姑婆山以及四川降札温泉等地区原野的 γ 吸收剂量率也显著地高于全国的平均值（65nGy/h），这些地区属高本底地区。其中，福建鬼头山的原野 γ 吸收剂量率为 409.4nGy/h（土壤中 ^{238}U，^{232}Th，^{226}Ra 和 ^{40}K 的放射性含量偏高），而四川降札温泉的原野外剂量率高达 3940nGy/h（土壤中 ^{238}U，^{226}Ra 含量极高）。

（二）氡及其子体的内照射

在自然界中，天然辐射源的最主要来源是氡及其衰变子体产生的辐射。氡的主要同位素有三种：^{222}Rn、^{220}Rn 和 ^{219}Rn，分别是由 ^{238}U 系的 ^{226}Ra、^{232}Th 系的 ^{224}Ra 和 ^{235}U 系中的 ^{223}Ra 衰变产生的。天然铀是由 99.28% 的 ^{238}U、0.714% 的 ^{235}U 和 0.0056% 的 ^{234}U 组成的。由于 ^{235}U 的天然丰度很低，^{219}Rn 的半衰期（3.05 秒）很短，所以 ^{219}Rn 的浓度很低，意义不大。陆地物质中广泛地存在着 ^{238}U 和 ^{232}Th，^{226}Ra 和 ^{224}Ra。^{222}Rn 是放射性同位素 ^{226}Ra 的衰变子体，故也称镭射气，其半衰期为 3.82d。^{220}Rn 是钍系中放射性核素 ^{224}Ra 的衰变子体，因此 ^{220}Rn 被称为钍射气，其半衰期为 55.6s。由于 ^{220}Rn 的半衰期短，很难从母体材料中逸散到环境中，因此环境中 ^{222}Rn 及其子体的浓度通常要比 ^{220}Rn 及其子体的浓度高。氡是惰性放射性气体核素，无色、无味，在摄氏零度的质量密度为 9.73g/L，比空气重。在通常情况下，室内氡的浓度很低，空气中每 10^{18} 个原子中大约只有 1 个氡的原子。氡通过扩散和空气对流输运。氡极易溶于水，溶解度随水温的升高而降低。

联合国原子辐射效应科学委员会（UNSCEAR）估计，来自天然的辐射对公众的年有效剂量为 2.4mSv，其中吸入单位浓度氡产生的有效剂量为 9nSv/（Bq·h·m^{-3}），因此 ^{222}Rn 和 ^{220}Rn 对人体产生的有效剂量共计为 1.25mSv/a，即氡及其子体对年有效剂量的贡献占 52%。氡衰变过程产生的 α 粒子会对人的呼吸系统造成辐射损伤，诱发肺癌。流行病学研究表明：氡及其衰变子体的吸入是矿工肺癌发病的重要诱因。氡是 ICRP 推荐的慢性照射行动水平具体数据的放射性核素，被 WHO 公布为 19 种主要的环境致癌物质之一。1987 年氡被国际癌症研究机构列入室内重要致癌物质。不过目前对由居室内氡引起的照射的潜在健康影响的认识仍然有限。

（三）除氡以外的原生核素内照射

除氡以外的其他内照射包括吸入除氡及其子体之外的其他天然放射性核素产生的内照射以及通过食入途径从食物和水摄入 ^{40}K 和其他放射性核素产生的内照射。

相较于吸入氡及其子体产生的内照射剂量，其他天然放射性核素的吸入产生的内照射剂量是很小的，UNSCEAR 报告给出了吸入空气中的铀钍系放射性核素产生的按年龄加权的年有效剂量约为 6μSv。食入放射性核素的量取决于人对食物和水的消费率和放射性核素的浓度。UNSCEAR 报告给出了世界范围按年龄加权平均的 ^{40}K 食入剂量为 170μSv；摄入（主要是食入）铀钍系放射性核素产生的年有效剂量（基于摄入组织中的铀钍系放射性核素）为 120μSv（主要来自 ^{210}Po 的照射）。因此，除氡外的其他内照射（不包含宇生放射性核素）产生的年有效剂量为 290μSv（0.29mSv）。

因摄入宇生放射性核素（^{3}H，^{7}Be，^{14}C，^{22}Na 等）产生的年有效剂量约是：^{14}C，12μSv；^{22}Na，0.15μSv；^{3}H，0.01μSv；^{7}Be，0.03μSv。按文献提供的数据，我国居民由 ^{40}K 食入产生的年食入剂量为 180μSv，而摄入其他放射性核素产生的年有效剂量为 240μSv。由此得到我国居民所受的除氡外的其他内照射产生的年有效剂量为 420μSv（0.42mSv）。

三、人为活动增加的天然辐射照射

人为活动可能引起天然辐射源照射的增加，例如化石燃料及其他放射性伴生矿的开发、利用，乘坐飞机等；另外一些活动则可能引起天然辐射源照射的减少，例如利用天然放射性核素含量低的材料铺路，乘火车、汽车、轮船旅行等。

（一）煤、石油及其他放射性伴生矿的开采和利用

1. 煤

煤含有铀、钍、镭、钾等天然放射性核素，不同地方不同煤种的天然放射性核素的含量差别很大。个别煤矿中铀的丰度高到可以用煤作为原料提取生产核燃料所用的铀。表 5-2 列出了全国煤矿的煤中天然放射性核素含量。表中数据是根据对全国各省市 525 个煤矿的煤中的天然放射性核素含量测量结果的统计分析得到的。可以看出，天然放射性核素含量的取值范围很广，反映了不同省市不同煤矿的煤中放射性核素含量差别很大。由给出的各省煤矿中煤的放射性核素含量分布看出：新疆、浙江、广西的煤矿中煤的天然放射性核素含量明显高于全国平均值；而甘肃、福建则明显低于全国平均值。特别需要指出的是，我国石煤中的天然放射性核素比活度较高，表 5-3 列出了石煤储量占全国 90% 以上的湖北、浙江、江西、安徽和湖南五省石煤中的天然放射性核素含量。可以看出，石煤中 ^{238}U 和 ^{226}Ra 等天然放射性核素的含量还是比较高的。五省石煤中 ^{238}U 和 ^{226}Ra 的平均值分别是 1278Bq/kg、1302Bq/kg，分别是五省天然放射性水平调查时土壤中的 ^{238}U 和 ^{226}Ra 含量的 27 倍、28 倍。其中，浙江石煤中的 ^{238}U 和 ^{226}Ra 含量分别是土壤中相应含量的 42 倍、48 倍。

表5-2 全国煤矿的煤中放射性核素

单位：（Bq/kg）

238U			226Ra			232Th			40K		
范围	加权平均值		范围	加权平均值		范围	加权平均值		范围	加权平均值	
	样品	产量		样品	产量		样品	产量		样品	产量
3.4~9020	82.9	55.9	2.3~11200	72.2	38.9	2.2~4600	40.2	32.1	7~1200	149.8	101.8

表5-3 五省石煤中天然放射性核素比活度

单位：[Bq/kg（干重）]

省份	矿名	238U	232Th	226Ra
湖北	崇阳	933（142~1571）	30.3（4.8~75.6）	833（344~2030）
	竹山	2978（660~6147）	37.0（9.9~78.6）	2877（815~6444）
	通城	780（394~984）	36.9（12.5~113）	1311（1008~1692）
	平均	1564	34.7	1674
浙江	安仁	1056（720~1947）	22.0（11.0~28.2	959（740~1317）
	诸葛	2967（1678~4983）	57.6（51.5~64.0）	3087（2149~5100）
	双牌	1482（1415~2073）	37.6（27.2~44.6）	2177（1640~2551）
	平均	1955	39.1	2074
江西	玉山	2047（1400~3100）	26.7（20.6~34.0）	2037（1230~2680）
	上饶	1513（1380~1620）	22.7（13.1~35.2）	1483（1300~1650）
	修水	1066（605~1730）	21.6（13.0~27.3）	832（425~1620）
	平均	1542	23.7	1451
安徽	绩溪	782（380~1072）	7.22（4.23~8.63）	700（332~897）
	黟县	1076（891~1327）	10.6（4.76~15.6）	930（757~1127）
	平均	929	8.91	815
湖南	泥江口	—	19.2	396
	925厂	—	—	351
	益阳电厂	402	17.3	376
	麦田乡	—	—	865
	平均			497
五省平均		1278	24.9	1302

煤矿的开采将引起氡向环境的释放，煤中所含的铀、钍、镭等放射性核素也会通过大气或水途径释向环境，引起附近的大气、水、土壤等环境介质中天然放射性核素含量的增加。对湖北、浙江等五省石煤矿矿区及附近地区气溶胶、土壤、水体等的测量表明，气、水、土中的 238U 和 226Ra 的浓度均明显高于对照点。

我国开采的煤，主要用于燃烧和发电。煤燃烧产生的灰和渣，主要用于生产建筑材料（水泥、混凝土、煤渣砖等），从而用于修路、房屋建筑等。由于灰、渣中含有较高的天然放射性核素，可能引起建筑物室内氡浓度增加和 γ 外照射增加。表 5-4 列出了我国普通砖与煤渣砖中天然放射性核素含量的推荐典型值。可以看出，煤渣砖中 ^{226}Ra 和 ^{232}Th 的含量明显高于普通砖，但 ^{40}K 含量较低，由于 ^{40}K 产生的 γ 剂量率相对较小，煤渣砖建造的房子中 γ 剂量率要比普通砖建造的房子高。1993 年的 UNSCEAR 报告估计，由含煤灰的混凝土建筑的外照射产生的世界人均年剂量为 1μSv，但没有考虑吸入氡子体产生的附加剂量。

表 5-4　我国普通砖与煤渣砖中天然放射性核素含量的推荐典型值

单位：Bq/kg

	^{226}Ra	^{232}Th	^{40}K
普通砖	55	65	600
煤渣砖	110	80	300

2. 石油和天然气

石油和天然气开采、加工过程有可能使天然放射性核素积累而超出正常水平，主要放射性核素是 ^{226}Ra 和 ^{228}Ra，它们分别是 ^{238}U 和 ^{232}Th 的衰变产物。由于 ^{226}Ra 和 ^{228}Ra 要比其母体 ^{238}U 和 ^{232}Th 更容易溶解，因此可在地层的液相中流动。^{210}Pb 和 ^{222}Rn 也是人们关注的放射性核素，^{222}Rn 常常存在于天然气中。

石油提取中，镭可能沉积于管壁的结垢中，具体沉积情况取决于地层水岩性、pH 值、温度和压力等。一般而言，油井使用的时间越长，天然放射性核素的沉积越严重。按照美国环保局提供的资料，石油生产设备产生的平均照射水平比本底值高 0.02~0.42μSv/h，天然气处理设备的照射水平比本底值高 0.02~0.76μSv/h。

在我国，航测曾发现某油田天然放射性水平增高。在石油和天然气开采过程中天然放射性增高的现象需要予以关注。

3. 磷酸盐

磷酸盐岩是生产所有磷酸盐产品的原材料，也是生产磷肥的主要原材料，由于磷酸盐岩含有较高水平的天然放射性核素 ^{238}U，其开采以及磷肥生产、使用和其他副产品的使用都可能增加对公众的辐射照射。

1993 年的 UNSCEAR 报告估算了磷酸盐开发利用可能产生的辐射剂量，主要的辐射照射来自磷肥的使用和磷酸盐工业副产品的使用。估计来自磷使用的全世界人均剂量约为 2μSv/a，主要副产品磷石膏用于建筑业。在假定建筑材料含磷石膏的住房住有 1% 的世界人口时，得到由于磷石膏应用产生的全世界人均有效剂量为 10μSv。

在我国，磷酸盐正广泛开采和利用。由于产地不同，所含天然放射性核素 ^{226}Ra 和 ^{238}U 的放射性水平差异很大。其中，^{226}Ra 比活度超过 400Bq/kg 的磷酸盐占 35%。

4. 其他伴生矿

在我国，伴生天然放射性的其他矿包括：铁矿（如内蒙白云鄂博铁矿，矿石除富含铁外，伴生钒、稀土等多种金属、非金属矿，天然放射性钍含量较高）、稀土矿（我国是稀土资源大国，矿物除含稀土元素外，还含有较多的 ^{138}La、^{176}Lu、^{238}U 或 ^{232}Th 等天然放射性核素）、有色金属矿（我国有色金属中伴生较多天然放射性核素的有铝、铜、铅、锌、金等）。对伴生矿开采、利用所致公众照射的文献还不多，但也已开展相应的某些调查，取得了一些监测与调查资料。

（二）煤电及其他能源生产

煤电厂排入大气的天然放射性核素的数量取决于煤中的比重、煤的含灰量、燃烧温度、炉底灰与飞灰之间的分隔以及除尘装置的效率等因素。1993 年的 UNSCEAR 报告给出了典型老电厂与新电厂的归一化集体剂量分别为 6 人和 0.5 人·Sv/（GWa）。同时给出了中国燃煤电厂归一化集体剂量是 50 人·Sv/（GWa）。在指定燃煤电厂生产的电能的 1/3 来自老电厂，1/3 来自新电厂，1/3 来自与中国电厂相似的电厂的情况下，平均归一化集体剂量为 20 人·Sv/（GWa）。根据上述推论得到全世界燃煤电厂产生的年集体剂量为 8000 人·Sv，除以当时的世界人口 5.3×10^9 人，得到燃煤发电产生的世界年人均剂量为 2μSv。

我国燃煤电厂归一化集体剂量约为 50 人·Sv/（GWa）（假定烟囱过滤效率为 90%），根据 1988 年我国煤电总发电量约为 50GW，推算出当年产生的总集体剂量约为 5×10^3 人·Sv，按全国人口平均的剂量约为 5μSv。

煤的另一主要用途是供家庭烹饪和取暖。由于家庭使用煤烹饪或取暖一般不安装烟尘过滤装置，可能产生较大集体剂量，UNSCEAR 报告估计此项产生的全世界年人均剂量为 0.4~8μSv。

UNSCEAR 报告同时估算了石油、泥炭、天然气、地热能发电产生的年集体剂量。相对于煤电而言，它们对全世界年人均剂量的贡献要小得多。

（三）民航旅行

乘飞机可使公众的辐射剂量增加，随着海拔高度的增加，宇宙射线的强度增强，因此乘飞机旅行所受到的辐射照射增加。按 UNSCEAR 报告，在 8km 高度飞行，宇宙射线产生的有效剂量率为 2.8μSv/h；而在 15km 高度飞行，宇宙射线产生的有效剂量率为 10~40μSv/h。UNSCEAR 报告同时给出了在温带海拔 9~12km 处的有效剂量率为 5~8μSv/h，从欧洲到北美的穿越大西洋的一次飞行，航线剂量为 30~45μSv；而在赤道纬度上剂量率变低，范围为 2~4μSv/h。表 5-5 列举了不同航线机舱内宇宙射线所导致的公众有效剂量水平。

表 5-5　不同航线机舱内宇宙辐射有效剂量（软件计算结果）

航线（单程）		飞行时间（min）	有效剂量（mSv）	
			单程飞行	飞行 1000h
国内航线	北京－广州	180	6.8×10^{-3}	2.3
	北京－上海	115	4.1×10^{-3}	2.2
	广州－上海	120	3.8×10^{-3}	1.9
	上海－广州	120	3.7×10^{-3}	1.8
	上海－成都	140	4.8×10^{-3}	2.1
	上海－昆明	185	6.5×10^{-3}	2.1

续表

航线（单程）		飞行时间（min）	有效剂量（mSv）	
			单程飞行	飞行 1000h
国际航线	北京 – 旧金山	460	4.3×10^{-2}	5.6
	北京 – 东京	205	8.9×10^{-3}	2.6
	北京 – 哥本哈根	535	4.0×10^{-2}	6.0
	北京 – 布鲁塞尔	665	6.8×10^{-2}	6.2
	北京 – 巴黎	650	6.6×10^{-2}	6.2
	上海 – 温哥华	650	6.6×10^{-2}	6.2
	上海 – 布鲁塞尔	845	8.2×10^{-2}	5.8
	广州 – 墨尔本	550	2.7×10^{-2}	3.0
	广州 – 阿姆斯特丹	860	7.6×10^{-2}	5.3

（四）其他人为活动

人类的不少生活或生产活动同样可能引起对公众的辐射照射的变化。例如，已发现不少温泉中含有较高的氡及其子体，人们利用温泉洗浴、娱乐，无疑应考虑可能增加的对公众的照射。还发现地下溶洞（除少数外）中，已测量到氡浓度普遍偏高。室内开空调，一般希望房间有较好的密闭性，而这将可能使室内氡浓度因累积而增高，增加了辐射照射。

四、天然辐射照射剂量

来自宇宙空间和地球本身的电离辐射通过各种渠道对全世界成年人产生辐射照射的平均年有效剂量见表5-6。

表 5-6　人类受天然辐射源照射的全世界年平均有效剂量

辐射源	年有效剂量（mSv）	
	平均值	典型范围
宇宙射线		
直接电离成分和光子成分	0.28（0.30）[1]	
中子成分	0.10（0.08）	
宇生放射性核素	0.01（0.01）	
总计	0.39	0.3~1.0[2]
陆地辐射外照射		
室外	0.07（0.07）	
室内	0.41（0.39）	
总计	0.48	0.3~0.6[3]
吸入照射		
铀、钍系放射性核素	0.006（0.01）	
氡（$^{222}R_n$）	1.15（1.2）	

续表

辐射源	年有效剂量（mSv）	
	平均值	典型范围
氡/钍射气（^{220}Rn）	0.10（0.07）	
总计	1.26	0.2~10[4)]
食入照射		
40K	0.17（0.17）	
铀、钍系放射性核素	0.12（0.06）	
总计	0.29	0.2~0.8[5)]
总计	2.4	1~10

注：1. 括号内的是以前的结果；2. 由海平面到高海拔地区的整个范围；3. 与土壤和建筑材料中放射性核素含量有关；4. 与氡在室内的累积有关；5. 与食品和水中放射性核素含量有关。

可以看出，世界范围平均来自天然辐射源的年有效剂量为 2.4mSv。其中，氡（^{222}Rn）、钍射气（^{220}Rn）及其子体吸入内照射的年有效剂量达 1.25mSv，约占总天然辐射源照射的 52%；外照射剂量 0.87mSv，约占总天然辐射源照射的 36%；除氡以外的其他天然放射性核素的内照射剂量为 0.30mSv，约占天然辐射源照射的 12%。

UNSCEAR 2000 年报告明确指出，所给的平均剂量不适合于任何单个个体，其最主要的原因是每个辐射源的照射都呈现出很广的分布，即使在相当小的区域内也存在不同或变化。表 5-6 同时给出了各种天然辐射源引起照射的正常的剂量范围，但排除了处于该分布两个极端的那些个体。对于各种辐射源的照射总剂量，世界年平均范围预期在 1~10mSv，2.4mSv 是其中值。已经估算出全世界约有 65% 的公众每年受到 1~3mSv 的照射，约 25% 的公众受到小于 1mSv 的照射，约 10% 的公众受到大于 3mSv 的照射。

表 5-7 列出了天然辐射源所致的我国居民的年平均有效剂量。在天然辐射源引起的总计 3.1mSv/a 的有效剂量中，氡（^{222}Rn）、钍射气（^{220}Rn）及其子体吸入内照射的贡献约为 1.745mSv，约占 56%；而宇宙射线和陆地原生 γ 辐射外照射的贡献为 0.9mSv，占 29%；摄入其他天然放射性核素的内照射的贡献 0.485mSv，约占 15%。

表 5-7 我国居民所受天然辐射的年平均有效剂量

辐射源			年有效剂量 /μSv	
			现在	20 世纪 90 年代初
外照射	宇宙射线	电离成分	260	260
		中子	100	57
	陆地 γ 辐射		540	540
内照射	氡及其短寿命子体		1560	916
	钍射气及其短寿命子体		185	185
	^{40}K		170	170

续表

辐射源		年有效剂量 /μSv	
		现在	20 世纪 90 年代初
	其他核素	315	170
总计		约 3100	约 2300

第三节　人工辐射

根据联合国辐射效应科学委员会（UNSCEAR）2000 年报告，在人工辐射源所致的世界人口年平均剂量中，X 射线诊断为 0.4mSv；大气层核试验为 0.005mSv；切尔诺贝利核事故为 0.002mSv；核能生产为 0.0002mSv，总计为 0.41mSv。由此可见，医疗辐射照射是最大的人工辐射源，其剂量贡献约占人工辐射的 98%，约占人类总受照剂量的 14%。

一、电离辐射的各个领域应用产生的辐射

人类的辐射实践活动已经涉及医药卫生、工农业生产、国防、能源等方面。在这些辐射实践过程中，都会有不同量的放射性物质向环境排放或在时间中增加环境的辐射水平，并按照规模的不同对居民产生不同的影响。

（一）医疗照射的公众剂量贡献

所谓医疗照射，就是患者进行疾病诊断或治疗时受到的辐射照射、扶持患者接受诊断或治疗的自愿者（包括亲属）受到的照射，或接受医学诊断的志愿者受到的照射，或接受医学健康检查的人员受到的照射。人工辐射源对全球人口因接受 X 射线诊断产生的年人有效剂量在 0.04~1.0mSv，平均值为 0.4mSv。目前医学辐射实践主要有诊断放射学、介入放射学、核医学和放射治疗。由于 CT 的广泛使用和每次检查的剂量较大，诊断放射学程序所致的全球平均有效剂量从 1988 年的 0.35mSv 上升至 2007 年的 0.62mSv，几乎翻了一番。根据 UNSCEAR 的最新调查，CT 扫描剂量现在占到放射学检查所致总集体剂量的 43%。这些数据在世界各地是不一样的。生活在工业化国家的人口占世界人口的 25%，接受了所有放射学程序的 2/3 左右。而其余 75% 的世界人口所接受的放射学程序的年频度基本保持不变，即使是简单的牙科 X 射线检查也是如此。

放射性同位素被广泛地应用于工业、医学和科学研究中，在放射性同位素生产过程、应用过程或含放射性核素产品的处置等过程都可能引起照射。在医学检查和核医学程序中应用最为广泛的核素是 ^{131}I 和 ^{99m}Tc。全球在核医学诊断疾病中，^{131}I 的用量约为 600TBq。在核医学诊断中，^{131}I 活度剂量转换系数为 0.3 人·Sv/TBq，^{131}I 生产过程的释放比例为 0.01%。应用中 ^{131}I 的释放比例为 5×10^{-4}，^{131}I 随液体流出物排放时活度剂量转换系数为 0.03 人·Sv/TBq。据此估计，^{131}I 在医学诊断应用阶段对公众产生的年集体剂量只有 0.009 人·Sv。由于其他放射性同位素有些是借助贮存容器而被应用的，所以像 ^{99m}Tc 等同位素的释放量很少，因而对公众产生的剂量减少到可忽略的水平。

（二）核武器试验的公众剂量贡献

人类第一个成功的核武器试验是 1945 年 7 月 16 日在美国新墨西哥州阿拉莫戈多市的沙漠里进行的，此后核武器试验一直延续到 2006 年 10 月。核武器的爆炸方式分为大气层核爆、地面核爆、地下核爆、水下核爆。大气层核试验产生的辐射是人工辐射源之一，是环境中人工辐射源对全球公众照射剂量的主要贡献者。

从 1945 年起至 1980 年止，世界范围共进行 543 次大气层核试验，造成裂变产物在大气的弥散和沉降。从 1961 年开始，美、苏、英、法、中、印度、巴基斯坦等相继进行了地下核试验，地下核试验次数已大大超过大气层核试验的次数。但大多数地下核试验是低当量。仅有裂变气体在核试验后偶尔发生排气和扩散，使局部公众受到照射，与大气层核试验相比，可以忽略地下核试验对全球公众照射的贡献。大气层核试验产生的放射性裂变产物和其他放射性核素，一部分在试验场附近区域沉积，大部分进入大气对流层和平流层，广泛地在大气中迁移、弥散，造成全球性落下灰沉降。目前，大气层核试验落下灰沉降产生的对公众的照射中，主要照射途径是外照射和食入（吸入在 20 世纪 80 年代大气核试验停止后基本不产生什么影响），主要放射性核素是 ^{137}Cs、^{90}Sr、^{14}C 和 ^{3}H。随着时间的推移，大气层核试验落下灰的影响将继续不断地减弱。1984—1999 年的年有效剂量的下降趋势为每年下降 2%~4%。核武器大气层试验产生的全球落下灰所致的年平均有效剂量的最高估算值是 0.11mSv（出现在 1963 年），后来降低到现在的水平，约为 0.005mSv（图 5-4）。未来这种照射将非常缓慢地下降，因为其中大部分照射来源于寿命较长的 ^{14}C。

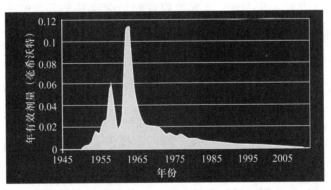

图 5-4　核试验落下灰所致全球人均剂量

（三）核能生产的公众剂量贡献

自 1956 年核能发电产业形成以来，核能发电量一直稳定增长。1970—1985 年，核能发电量快速增长，年增长率超过 20%，之后发展速度放缓，1990—1996 年的年平均增长率只有百分之一点多。至 2023 年 8 月，全球共有 410 座核电机组在运行，在建核电机组 57 座，分布在 31 个国家，总装机容量达 368610MWe，核发电量约占世界发电总量的 14.52%。

核电站的电力输出在增长，反应堆正常排放的总照射水平却在下降。部分原因归功于技术进步，部分原因是由于实施了更加严格的辐射防护措施。总的来说，核设施的排放引起的辐射剂量非常低。核电站周围居民的年集体剂量估算为 75 人·Sv。正常运行核电站有放射性流出物，主要包括惰性气体、^{3}H（气态、液态）、^{14}C，以及 ^{131}I 和一些活化产物，估计核电站周围 50 公里内居民的人均年有效剂量约 0.1μSv。

核能生产辐射照射主要来自矿山开采。铀矿开采和水冶产生了大量的尾矿形式的残留物，其中含有高水平的天然放射性核素。到 2003 年，全世界铀总产量大约 200 万吨，随之而来的铀尾矿总量达到 20 亿吨。当前的尾矿堆维护得很好，但是存在着许多废弃的旧场址，其中只有少数经过了补救。据估算，当前矿山和水冶场及尾矿堆周围居民组的年集体剂量为 50~60 人·Sv。

反应堆卸出的乏燃料（反应堆内"燃烧"过的核燃料）可以进行后处理，从中回收铀和钚以便再利用。目前乏燃料大多暂存中间贮存设施，迄今为止所产生的 1/3 的乏燃料已经得到后处理。导致的年集体剂量在 20~30 人·Sv。

目前，低放废物和有些中放废物处置在近地表设施，但是过去有些时候曾向海洋倾倒。后处理产生的高放废物和未经后处理的乏燃料都被暂贮起来，但最终还需要进行处置。废物处置适当的情况下，即使在遥远的未来也不会构成对人们的照射。

民用核工业设施正常运行期间的照射水平非常低。但是，也发生了一些严重的事故，受到了公众的广泛关注。迄今为止核能发电史上最严重的核事故有 1986 年切尔诺贝利核电站事故和 2011 年福岛第一核电站事故。

1986 年 4 月 26 日发生的切尔诺贝利核电站事故，不仅是民用核电史上最严重的事故，而且是导致公众辐射照射的最严重事故。事故导致的集体剂量比其他所有事故集体剂量的总和都高许多倍。事故产生的放射性烟云扩散到整个北半球，大量放射性物质沉降在前苏联的大片土地和欧洲的其他地方，尤其是污染了如今的白俄罗斯、俄罗斯联邦和乌克兰的土地和水体，给广大居民带来了严重的社会和经济混乱。新鲜牛奶受到短寿命放射性核素碘 -131（放射性半衰期 8 天）的污染，加之没有紧急对策，致使苏联地区甲状腺剂量，尤其是儿童甲状腺剂量非常高。在白俄罗斯、乌克兰以及俄罗斯联邦受影响较严重的 4 个地区，在 1986 年正处于儿童或少儿时期受到照射的人员中，甲状腺的发病率从 20 世纪 90 年代初已经开始增加。在 1991—2005 年报告了 6000 多例，其中 15 例已经证明死亡。从长期看，公众还受到主要是来自铯 -137（半衰期 30 年）的辐射照射，包括放射性沉积外照射和来自食品的内照射。但所引起的长期辐射剂量比较低，在 1986—2005 年，白俄罗斯、俄罗斯联邦和乌克兰污染地区的人均有效剂量是 9mSv，这种剂量不可能对公众导致明显的健康效应。

2011 年 3 月 11 日，日本东部 9.0 级大地震及继发的日本北部东海岸海啸，使福岛第一核电站受到严重损害，导致放射性物质向环境释放。在事故后的 1 年半里，大约有 25000 名工作人员参与了福岛第一核电站现场的缓解和其他行动。工作人员当时受到的平均有效剂量约为 12mSv，但是有 6 名工作人员的累积剂量达到 250mSv。报告的最高总剂量为 680mSv，这是一名工作人员主要通过内照射（约 90%）受到的剂量。12 名工作人员受到的甲状腺剂量在 2~12Gy。在受到事故辐射照射的人员中没有观察到与辐射相关的死亡和急性疾病。在事故后的第一年里，福岛县撤离区内成人的平均有效剂量分布在 1~10mSv，1 岁婴儿的有效剂量大约为成人的两倍。在福岛县未撤离区和相邻县，剂量是较低的。在受照最严重人员中，主要是因甲状腺摄入了碘 -131，甲状腺剂量的估算值成人可达 35mGy，

1岁婴儿可达80mGy。天然辐射源导致的甲状腺年剂量，典型值通常为1mGy，因此受辐射照射最严重的儿童人群组的甲状腺危险可能增加。然而，甲状腺癌在幼童中是一种罕见的疾病，所以在统计学上这个人群组中预期观察不到这种效应。与切尔诺贝利核电站事故相比，福岛第一核电站事故在许多方面是截然不同的，如反应堆类型、事故发生方式、放射性核素释放及弥散的特点，以及采用的防护措施。两个核电站都向环境释放了大量的碘-131和铯-137，这两个核素是事故后照射的最重要放射性核素。福岛第一核电站事故释放的碘-131和铯-137分别是切尔诺贝利核电站事故释放的10%和20%。

（四）人工辐射源对职业人员产生的照射剂量

在核燃料循环、辐射工业应用、辐射医学应用、国防活动、教育和兽医学活动中的职业人员受到了不同程度的辐射照射，这种照射称为职业照射（表5-8）。在20世纪90年代以前，对工作人员辐射照射的关注集中在人工辐射源。如今人们认识到很大一批工作人员受到的天然辐射源的照射，主要是来源于采矿工业的照射。对于采矿行业的某些职业来说，氡气的吸入是工作场所的主要辐射照射源。虽然井下铀矿中氡的释放对核工业职业辐射照射贡献很大，但整个核工业工作人员个人的年平均有效剂量从20世纪70年代的4.4mSv下降到了今天的1mSv。然而，煤矿工人的年平均有效剂量仍然是2.4mSv，其他类型非铀矿山工人的剂量约为3mSv。在受到人工辐射源照射的工作人员中，每4人中有3人工作在医疗行业，每位工作人员的年平均有效剂量约为0.5mSv。

表5-8　人工辐射源照射所致的职业人员的年有效剂量水平照射剂量（mSv）

	20世纪70年代	20世纪80年代	20世纪90年代	2000—2009年
医学应用	0.8	0.6	0.3	0.5
核工业	4.4	3.7	1.8	1.0
其他行业	1.6	1.4	0.5	0.3
其他	1.1	0.6	0.2	0.1
共计	1.7	1.4	0.6	0.5

第六章

辐射生物效应

第一节 概 述

电离辐射作用于机体后，其传递的能量对机体的分子、细胞、组织和器官所造成的形态和（或）功能方面的后果，称为辐射生物效应（biological effects of radiation）。辐射生物效应的表现因辐射剂量、剂量率、作用方式以及机体状态等的不同而不同。电离辐射产生多种类型的生物效应，就辐射防护而言，主要包括确定性效应（组织反应）和随机性效应。确定性效应主要指因细胞丢失导致的组织或器官功能丧失，这些效应由大剂量照射引起，并且对它们来说存在阈剂量。随机性效应被认为无剂量阈值，其有害效应的严重程度与受照剂量的大小无关，发生概率与照射剂量的大小和 DNA 损伤有关。随机性效应分为致癌效应（体细胞）和遗传效应（生殖细胞）。现行的辐射防护法规和标准均以辐射危害的线性无阈（linear no-threshold，LNT）假说为依据，也就是以高、中剂量辐射生物效应的研究资料线性外推，估算低剂量或低水平辐射生物效应和危害。然而，大量的实验证实，在很多方面低剂量或低水平辐射与高、中剂量辐射对机体产生迥然不同的生物效应，对这种看法的争议仍需要不断地研究和探索。

射线引起的生物效应是非常复杂的。按照放射生物学观点，DNA（或者基因组）是受照细胞的主要靶分子。辐射可以通过直接作用和间接作用导致 DNA 损伤，包括碱基损伤、DNA 链断裂和交联，继而启动不同机制的损伤修复，一旦修复不能完成则导致细胞生长停滞、细胞衰老或死亡以及肿瘤的发生等，决定细胞命运的不只是损伤的程度，修复能力和修复机制也十分重要。表观遗传学是由染色体改变所引起的稳定的可遗传的表现型，而非 DNA 序列的改变。其中 DNA 甲基化、组蛋白修饰、染色质重塑、基因组印记、非编码 RNA 调控、基因沉默及 RNA 编辑等表观遗传机制涉及辐射生物效应的各环节，具有重要的生物学意义。本章将阐述辐射效应的基本规律、电离辐射的分子生物学效应、电离辐射的细胞学效应、免疫系统的辐射效应和低水平辐射生物效应。

第二节 辐射生物效应及其影响因素

一、生物效应基础

（一）直接作用和间接作用

无论是 X 射线还是 γ 射线，是带电粒子还是不带电粒子，都可以引起物质原子或分子的电离和激发。电离和激发是辐射生物效应的基础。组成生物体或细胞的主要分子是生物大分子（如核酸、蛋白质、酶等）以及生物大分子环境中的大量水分子（占生物体重的 70% 左右）。任何处在电离粒子径迹上的原子和分子（生物大分子和水分子）都可发生电离。水分子电离产生的活性物质可影响生物大分子，因此水分子的电离和激发过程对辐射生物效应的发生具有重要意义。

电离辐射的能量直接沉积在生物大分子上而引起的生物大分子的电离与激发，破坏核酸、蛋白质、酶类等具有重要生命意义的物质，这种由射线直接造成的生物大分子的损伤效应称为直接作用（direct effect）。这时，生物效应和能量沉积发生在同一生物大分子上，如 DNA 被辐射直接击中而发生碱基损伤和链断裂；生物膜被射线能量直接沉积引起细胞器功能的异常。高 LET 辐射如中子或 α 粒子，直接作用是其主要作用方式。

电离辐射首先直接作用于水分子，水分子产生一系列原初辐解产物（如羟自由基、水合电子等），这些原初辐解产物再作用于生物大分子引起损伤效应，称为间接作用（indirect effect）。这时能量沉积在水分子上，生物效应发生在生物大分子上。生物大分子存在于含大量水分子的环境中，因此间接作用对生物大分子辐射损伤的发生具有重要意义。据估计，X 射线和 γ 射线生物学效应的三分之二都是间接作用贡献的。

（二）相对生物效能（relative biological effectiveness，RBE）

相对生物效能，是指产生相同生物效应的低 LET 参考辐射剂量与所考虑的辐射剂量的比值。RBE 值随所考虑的剂量、剂量率和生物学终点的变化而变化。在放射防护中，在低剂量情况下的随机效应 RBE（RBE_M）有特别意义。

（三）确定性效应和随机性效应

有害的组织反应，也称确定性效应（deterministic effect），是指高剂量照射后由于大部分细胞被杀死（或功能丧失）而产生的确定效应。诱发组织反应的特点是存在阈剂量，高于此阈剂量后，损害的严重程度随剂量的增加而增加。

随机性效应（stochastic effects）即癌症和遗传效应，包括由于体细胞突变而在受照个体内形成的癌症和由于生殖细胞突变而在其后代身上发生的遗传疾病。对于癌症，尽管在大约 100mSv 或更低剂量情况下带有不确定性，但流行病学和实验研究结果均提供了证据。关于遗传效应，即使没有直接证据证明人类的辐射危险，但实验数据表明对后代的这种危险应该考虑。随机效应假定，在剂量低于大约 100mSv 的情况下，给定的剂量增量与归因于辐射的癌症或遗传效应发生概率的增量成正比，这个剂量－响应模型一般称作"线性无阈（linear non-threshold model，LNT）模型"。LNT 模型是放射卫生的重要基础性假设。

二、辐射生物效应的影响因素

（一）与辐射有关的因素

1. 辐射的类型

不同种类的辐射产生的生物效应不同，从辐射的物理特性上看，电离密度和穿透能力是影响其生物学效应的重要因素，两者成反比关系。例如，α粒子电离密度大，但穿透能力很弱，外照射时对机体损伤小；而高能 X 射线和 γ 射线电离密度较 α 粒子小，但穿透能力很强，因此外照射可引起严重损伤。

2. 照射剂量

照射剂量与生物效应之间存在一定的依赖关系。在一定剂量范围内剂量越大，效应越显著。用剂量效应曲线观测生物效应，S 形曲线适合观测多细胞动物（特别是高等动物）生物效应的规律。

3. 剂量率

剂量率是指单位时间内机体所接受的照射剂量，常用 Gy/d，Gy/h，Gy/min 或 Gy/s 表示。对于低 LET 辐射而言，剂量率越高，效应越显著，当剂量率达到一定范围时，生物效应与剂量率之间失去比例关系。剂量率对生物效应的影响也随着所观察指标的不同而不同。对于高 LET 辐射，损伤后不可修复的可能性较大，剂量率的影响较小。

4. 分次照射

总剂量相同，在分次照射的情况下可使效应减轻，分次越多，间隔时间越长，损伤效应越小。

5. 照射面积和照射方式

当照射的其他条件相同时，受照射的面积越大，损伤越严重。照射方式同样影响生物效应的大小。一般而言，在其他条件相同的情况下，外照射方式多向照射的生物效应大于单向照射。内照射则受放射性核素的物理化学特性、摄入途径、分布和排出特点、物理半衰期和生物半排期等因素影响。

（二）与机体有关的因素

1. 种系的放射敏感性

不同种系的生物对电离辐射敏感性的差别很大，总趋势是随着种系演化程度越高，组织结构越复杂，则放射敏感性就越高。在哺乳动物中，各种动物的放射敏感性有一定的差别，如人类、犬、豚鼠等的放射敏感性高于兔和大、小鼠的放射敏感性。实验研究表明，同类动物不同品系之间，放射敏感性也有一定差异。

2. 个体发育不同阶段的放射敏感性

放射敏感性随着个体发育过程逐渐降低。妊娠的最初阶段最敏感，胎儿期放射敏感性减低。出生后幼年比成年放射敏感性高，老年相对不敏感。

3. 不同器官、组织和细胞的放射敏感性

与分裂活动成正比，与分化程度成反比。高度辐射敏感组织包括：淋巴、胸腺、骨髓、胃肠上

皮、性腺、胚胎组织；中度辐射敏感组织包括：感觉器官、内皮细胞、皮肤上皮、唾液腺、肝、肾、肺；轻度辐射敏感组织包括：中枢神经系统、内分泌腺、心脏；辐射不敏感组织包括：肌肉、骨组织、结缔组织。

4. 亚细胞和分子水平的放射敏感性

同一细胞的不同结构的放射敏感性有很大差异，细胞核的放射敏感性显著高于胞浆。DNA 分子的损伤被认为是细胞致死的主要因素。采用 DNA、RNA 和蛋白质的前体物质胸腺嘧啶核苷、尿嘧啶核苷和氨基酸的 ^{3}H- 标记物进行实验，发现细胞内各不同大分子的相对放射敏感性从高到低的顺序依次为 DNA、RNA、蛋白质。

5. 不同细胞周期的放射敏感性

对于大多数细胞而言，在 G_1/S 期边界时的敏感性上升到一个最高点，此时细胞接受照射后克隆形成能力最低；随着 S 期的进程变化，细胞辐射敏感性渐渐降低，到晚 S 期抗性最高，相应克隆形成能力最高；进入 G_2/M 期，细胞再度向敏感性表型转变，M 期为细胞的又一个辐射最敏感期。

第三节　电离辐射的分子生物学效应

一、DNA 的辐射效应

细胞的死亡取决于核的吸收剂量，与胞浆或膜的吸收剂量无关。DNA 是电离辐射的重要靶分子。

（一）DNA 损伤类型

电离辐射导致的 DNA 损伤的类型有碱基损伤、DNA 链断裂、DNA 交联（见图 6-1）。DNA 链断裂包括单链断裂（single strand breakage，SSB）和双链断裂（double strand break，DSB）。1mGy 照射时，每个细胞产生约 0.04 个简单 DSB 和 0.001~0.002 个复杂 DSB，即 25 个细胞中的 1 个细胞产生 1 个 DSB，500~1000 个细胞中的 1 个细胞产生 1 个复杂 DSB。简单 DSB 在 1mGy~100Gy 的剂量范围呈线性相关。

1. 碱基损伤

主要是由·OH 自由基引起，包括 DNA 链上的碱基氧化修饰、过氧化物的形成、碱基环的破坏和脱落等。这些损伤可引起 DNA 双螺旋的局部变性，特异的核酸内切酶能识别和切割这种损伤，经过酶的作用产生链断裂。DNA 链上损伤的碱基被特异的 DNA 糖基化酶除去或由于 N- 糖苷键的化学水解而丢失，形成无嘌呤或无嘧啶位点（apurinic/apyrimidinic sites，APS）。这些 APS 在内切酶等的作用下形成链断裂。一般嘧啶比嘌呤更敏感。

鸟嘌呤 C-8 位易受到羟自由基及单线态氧的攻击而发生羟化，生成加合物 8- 羟基脱氧鸟苷（8-hydroxy-2-deoxyguanosine，8-OHdG）。8-OHdG 是 DNA 氧化损伤的特异产物，是公认的内源性及外源性因素对 DNA 氧化损伤的生物标志物。

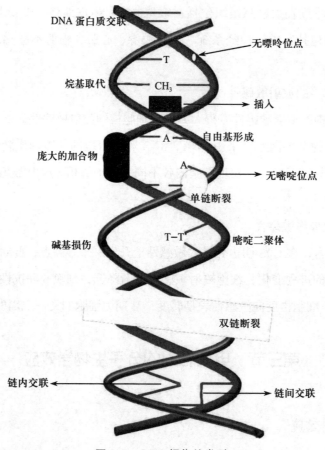

图 6-1 DNA 损伤的类型

2. DNA 链断裂

射线的直接和间接作用都可能使脱氧核糖破坏或磷酸二酯键断开而致 DNA 链断裂。脱氧核糖上的每个碳原子和羟基上的氢都能与·OH 反应,导致脱氧核糖分解,最后会引起 DNA 链断裂。糖基上 C($1'$)、C($2'$)和 C($4'$)在受到羟自由基攻击后均可形成碱不稳定性位点(alkali labile sites,ALS),这些位点在碱处理后都能导致 DNA 链断裂。

DNA 双链中一条链断裂称单链断裂(SSB),DNA 双链在同一处或相近处断裂称为双链断裂(DSB)。细胞死亡的发生与射线所致的 SSB 数量、碱基损伤数量、DNA- 蛋白质交联数量没有相关性,但与所产生的 DSB 数量有较好的相关性。可认为 DSB 是辐射致死细胞的关键损伤。

3. DNA 交联

包括 DNA-DNA 链交联和 DNA- 蛋白质交联。

DNA-DNA 链交联包括链间交联和链内交联。链间交联是指 DNA 双螺旋结构中,一条链上的碱基与其互补链上的碱基通过共价键结合。DNA 链间交联多见于化学损伤,如氮芥、硫芥等;发生放射损伤时较少见到。链内交联是 DNA 分子同一条链上的两个碱基相互通过共价键结合。紫外线照射能引起较多的 DNA 链内交联,而电离辐射的效应较小。

DNA- 蛋白质交联(DNA protein crosslinking,DPC)是指 DNA 与蛋白质之间通过共价键相连,组蛋白、染色质中的非组蛋白、调控蛋白、与复制和转录有关的酶都会与 DNA 共价键连接。

综上，各种类型 DNA 损伤与细胞死亡相关性如表 6-1 所示。

表 6-1　各种类型 DNA 损伤与细胞死亡相关性分析

处理	细胞死亡	双链断裂	单链断裂	碱基损伤	DNA- 蛋白质交联
↑ LET	↑	↑	↓	↓	—
↑低氧	↓	↓	↓	0	↑
↑硫醇	↓	↓	↓	0	↓
↑热	↑	↑	0	0	0

引自 Frankenberg-Schwager（1989）

（二）DNA 损伤的修复

针对不同类型的 DNA 损伤，需要大量、多样、特定的 DNA 修复机制。一些损伤是直接由蛋白质介导修复，而大多数修复过程则是由多种蛋白质介导的一系列催化反应。在人类细胞中的 DNA 损伤修复途径包括：回复修复，双链断裂 DNA 修复［同源重组修复（homologous recombination repair，HRR），非同源末端连接（nonhomologous end joining，NHEJ）］，单链断裂 DNA 修复［核苷酸切除修复（nucleotide excision repair，NER），碱基切除修复（base excision repair，BER），错误配对修复（mismatch repair，MMR）］和范科尼贫血途径。

1. 回复修复

甲基鸟嘌呤甲基转移酶（methylguanine methyltransferase，MGMT）具有甲基转移酶的活性，可以将鸟嘌呤 6 号位置的甲基（CH_3）（O_6-methylguanine）直接移除。而在细菌内也有一个修复蛋白光分解酶（photolyase），可以修复紫外线所造成的双嘧啶二聚体（purimidine dimer）。由于这一类蛋白可以直接将遭受破坏的 DNA 或核苷酸还原，因此不需要另一条 DNA 链当作修复的模板。

2. 单链断裂 DNA 修复

单链 DNA 损伤修复机制的特点是，只要 DNA 两股中的一股发生损伤，另一股就可以当作修正的模板。细胞为了对抗各种形式的 DNA 损伤，发展了数种 DNA 单链损伤的修复机制。

（1）碱基切除修复（base excision repair，BER）

BER 用来清除并修复异常的、不该出现的碱基。这些非 A、T、G、C 碱基的出现若未适时修复，则 DNA 聚合酶在复制的过程中就很容易在碰到这些碱基时置入错误的配对，即点突变发生。研究发现，所有细胞中都带有不同类型、能识别受损核酸位点的糖苷水解酶，它能够特异性切除受损核苷酸上的 N-β- 糖苷键，在 DNA 链上形成去嘌呤或去嘧啶位点，统称为无嘌呤无嘧啶（AP）位点。一类 DNA 糖苷水解酶一般只对应某一特定类型的损伤，如尿嘧啶糖苷水解酶就特异性识别 DNA 中胞嘧啶自发脱氨形成的尿嘧啶，而不会水解 RNA 分子中尿嘧啶上的 N-β- 糖苷键。DNA 分子中一旦产生了 AP 位点，AP 核酸内切酶就会把受损核苷酸的糖苷 - 磷酸键切开，并移去包括 AP 位点核苷酸在内的小片段 DNA，由 DNA 聚合酶Ⅰ合成新的片段，最终由 DNA 连接酶把两者连成新的被修复的 DNA 链，这一过程即为碱基切除修复。

（2）核苷酸切除修复（nucleotide excision repair，NER）

NER 主要修复那些影响区域性的染色体结构的 DNA 损害，包括由紫外线导致的双嘧啶键结（purimidine dimer），化学分子或蛋白质与 DNA 间的键结——DNA 附加物（DNA adduct），或者 DNA 交互连接（DNA cross-link）等。这些损害的形式若没有适时地排除，DNA 聚合酶将无法辨识而滞留在损害的位置，这时细胞就会活化细胞周期检查点（cell cycle checkpoint）以全面停止细胞周期的进行。NER 分为两种途径，一是全基因组修复，能将损伤从整个基因组除去；二是转录偶联修复，能优先从表达基因的转录链将损伤除去。

①全基因组的核苷酸切除修复（global-Genome nucleotide excision repair，GG-NER）

为典型的 NER 修复机制，透过对于 DNA 损害具有特殊亲和辨识能力的 XPC（着色性干皮病 xeroderma pigmentosum group C）-HR23B（human homolog of yeast Rad23 protein）蛋白质双合体（dimer）来启动 NER 的修复路径。

②转录偶联修复（transcription-coupled repair，TCR）

为针对 RNA 转录过程而伴随启动的 NER 修复机制，所以又称转录合并核苷酸切除修复（transcription-coupled NER，TC-NER）。TC-NER 是由 RNA 聚合酶在转录过程遇到核苷酸损害无法辨识而停滞时所活化的修复机制，由 RNA 聚合酶停滞的动作可以立即招来 NER 相关的修复蛋白，这样就能加速 DNA 损害的复原，而无须漫长地等待 GG-NER 的反应。但也如此，TC-NER 所负责修复的范围只局限于能够转录 RNA 的 DNA 序列。

（3）错误配对修复（mismatch match repair，MMR）

Dam 甲基化酶，能使位于 5′GATC3′ 序列中腺苷酸的 N6 位甲基化。一旦复制叉通过复制起始位点，母链就会在开始 DNA 合成前的几秒内被甲基化。此后，只要两条 DNA 链上碱基配对出现错误，错误配对修复系统就会根据"保存母链，修正子链"的原则，找出错误碱基所在的 DNA 链，并在对应于母链甲基化腺苷酸上游鸟苷酸的 5′ 位置切开子链，然后重新合成新的子链。

3. 双链断裂 DNA 修复

DNA 双链断裂对细胞来说，是最严重也是最致命的 DNA 损害类型。若 DNA 单股的损害在组蛋白的保护下，或许可以逃过更进一步的损害与化学物质的攻击，而 DNA 双股断裂的结果使得 DNA 的末端直接裸露，这种情况的发生若没有及时处理，细胞内 DNA 损害反应机制就会活化，其后果之一是停止细胞的生长与分裂，或是启动细胞凋亡，无论如何都是驱使细胞死亡。在真核生物细胞中，修复双链断裂 DNA 的主要是同源重组和非同源末端连接。

（1）同源性重组（homologous recombination，HR）

同源性重组修复是利用细胞内的染色体两两对应的特性，若其中一条染色体上的 DNA 发生双股断裂，则另一条染色体上对应的 DNA 序列即可当作修复的模板来回复断裂前的序列，因此在某些条件下，同源性重组又称为基因转换。HR 是典型的无错修复，偶尔也能在序列中通过交换引入错误，但是交换产物在哺乳动物细胞的有丝分裂中被迅速地抑制了。尽管存在着几条同源重组通路，但同源重组均是由包括 MRE11-RAD50-NBS1（MRN）在内的多种蛋白修饰的单链 DNA 引导的。在 RAD51

和乳腺癌敏感蛋白 BRCA1 和 BRCA2 的催化下，单链 DNA 侵入未损伤的模板，聚合酶、核酸酶、解链酶以及其他组分修饰 DNA 连接以及底物分解。

同源性重组修复路径对细胞周期的进行有很高的依赖性。在 G_1 期，染色体套数为 2n 的情况下，同源染色体是 HR 唯一可使用的模板。在 S 期 /G_2 期有了姊妹染色分体（sister chromatid）的加入，染色体套数倍增为 4n，这时 HR 机制就有更多的修复模板可供选择，因此一般认为 HR 修复的运作在 S 期 /G_2 期比较活跃。

（2）非同源性末端连接（non-homologous end joining，NHEJ）

NHEJ 修复机制与前面的 HR 最大的差异，就在于完全不需要任何模板的帮助，此机制的修复蛋白可以直接将双股断裂的末端彼此拉近，再凭借 DNA 黏合酶（ligase）的帮助，将断裂的两股重新接合。相较于 HR 的方式，NHEJ 的机制既简单又不依靠模板，在基因组越复杂、包含越多无用 DNA（junk DNA）的生物体的情况下，NHEJ 的活性比 HR 活跃；可是在基因组越简单，尤其是包含单细胞形态的生物体的情况下，NHEJ 很有可能破坏原本序列的完整性，反而不受青睐。

在非同源末端连接过程中，Ku 蛋白识别双链 DNA 断裂部位并激活 DNA 蛋白激酶催化亚单位（DNA-PKcs），激活并募集终止程序酶、聚合酶以及 DNA 连接酶Ⅳ。同时，也存在着一条不依赖 Ku 蛋白的非同源末端连接通路，称为微同源介导的末端连接（MMEJ）或选择性末端连接，这一通路通常会导致序列的缺失。尽管 NHEJ 和 MMEJ 是针对不同的错误进行修复，但是两者在细胞周期中任何一个时相都能发挥作用。

4. 范科尼贫血途径

DNA 交联损伤的检测和修复主要由一组 FA（fanconi anemia）蛋白来完成。FA 蛋白得名于一种罕有的常染色体遗传病——范科尼贫血症。在范科尼贫血症患者中，FA 蛋白以各种突变体形式存在，因而导致 DNA 交联损伤无法得到修复。患有范科尼贫血症的病人会在年幼时发病，出现严重的再生障碍性贫血症状、癌症以及多发性先天畸形。FA 蛋白包括分别由 FANC-A，B，C，E，F，G，L 和 M 组成的 FA 核心复合体以及由 FANCI 和 FANCD2 组成的 ID 复合体。在 DNA 交联损伤产生后，FA 核心复合体被上游的蛋白激酶 ATR 激活，从而单泛素化底物 FANCI 和 FANCD2。

二、基因转录和翻译的辐射效应

DNA 的遗传信息通过 RNA 和蛋白质的生物合成表达。辐射引起的 DNA 靶分子的结构变化导致转录及翻译等过程的抑制或改变，引起基因表达障碍或紊乱。

（一）辐射对 RNA 生物合成的影响

基于目前对转录过程的了解，尚不足以精确预测射线引起的 DNA 特异变化对其遗传功能的影响。因此，在探讨辐射对转录过程或 RNA 合成的影响时，常常先研究体外照射的 DNA 作为 RNA 合成模板的影响。实验证明，电离辐射可抑制总 RNA 合成。例如以 DNA 为模板，在 4 种核苷三磷酸、镁离子和 RNA 聚合酶的混合液中进行 RNA 的生物合成，可以观察到随着照射剂量的增加，RNA 合成逐渐减少。此外，已证明 RNA 聚合酶与 DNA 模板的结合能力随着照射剂量的增加而增强。在 γ 射线引起模板 DNA 的碱基损伤、链断裂、碱不稳定性位点和无嘌呤位点的形成过程中，后三种损伤是阻止 RNA 合成时链延伸的主要原因。用 γ 射线照射 RNA 聚合酶本身，除了造成酶的失活外，也能引起碱基的错误配对。

细胞受照射后，RNA 合成的变化要比上述体外实验复杂得多。多数报告认为，细胞受 γ 射线照射后 RNA 合成受抑制，但也有少数报告认为，在中等以下剂量照射后 RNA 合成增强。这种差异可能是细胞代谢状况、细胞周期和实验条件不同所致。一般来说，RNA 合成抑制程度比 DNA 合成抑制程度轻。不同种类 RNA 合成的辐射敏感性不同，核内 RNA 的辐射敏感性比细胞浆中 RNA 的辐射敏感性高。

细胞内 RNA 生物合成的辐射敏感性与细胞的辐射敏感性有关。大鼠经 10Gy γ 射线整体照射后，脾脏、胸腺和肝脏细胞核 RNA 的合成能力不同，在照射后 2h，脾脏细胞核 RNA 合成明显受到抑制，胸腺细胞核 RNA 合成的抑制也十分明显，但肝脏细胞相反，照射后细胞核 RNA 合成率升高。

（二）辐射对 RNA 的影响

关于射线对 mRNA 半寿期的影响看法不一。有人认为，mRNA 一旦形成，射线并不影响 mRNA 的衰变和以后的翻译。但也有人认为辐射能使 mRNA 的半寿期缩短。

tRNA 的前体在细胞核内转录形成过程对射线比较敏感，射线对 RNA 聚合酶Ⅲ的影响直接关系到 tRNA 的生成。但 tRNA 一旦形成，引起它们改变所需的照射剂量就要大得多。电离辐射对不同 tRNA 接受氨基酸的能力影响不同。

按照靶学说的观点，相对分子质量大或沉降系数大的 rRNA 最易受到射线的攻击。在 rRNA 与有关蛋白质形成核糖体的过程中，射线的影响也是如此。

可见，射线通过改变染色质 DNA 的模板活性和 3 种 RNA 聚合酶的催化活力，而影响 mRNA 前体、tRNA 和 rRNA 的形成。同时，射线也影响 mRNA 的代谢、tRNA 对氨基酸的接受和转运活性以及核糖的结合能力，干扰 rRNA 基因转录产物的加工和核糖体的组装。这些效应无疑会严重地影响蛋白质的生物合成。

三、辐射表观遗传学效应

（一）概述

表观遗传学（Epigenetics）由染色体改变所引起的稳定的可遗传的表现型，而非 DNA 序列的改变。此定义为 2008 年冷泉港会议达成的共识。研究不涉及 DNA 序列改变的基因表达和调控的可遗传变化的，或者说是研究从基因演绎为表型的过程和机制的一门新型遗传学分支。主要包括 DNA 甲基化（DNA methylation）、组蛋白修饰（histone modification）、染色质重塑（chromosome remodeling）、基因组印记（genomic imprinting）、非编码 RNA 调控、基因沉默（gene silencing）及 RNA 编辑（RNA editing）等。

（二）DNA 甲基化与辐射

生物体在 DNA 甲基转移酶（DNA methyltransferase，DNMT）的催化下，以 S- 腺苷 -L- 甲硫氨

酸（S-adenosyl-L-methionine，SAM）为甲基供体，将甲基转移到特定的碱基上的过程，是 DNA 化学修饰的一种，在不改变 DNA 序列的前提下改变遗传表现。DNA 甲基化修饰有多种方式，被修饰位点的碱基可以是腺嘌呤的 N-6 位、胞嘧啶的 N-4 位、鸟嘌呤的 N-7 位或胞嘧啶的 C-5 位，它们分别由不同的 DNA 甲基化酶催化，但大多数发生在基因启动子 CpG 岛上。DNA 去甲基化是将已甲基化碱基转化为不含甲基化修饰碱基的过程，是 DNA 甲基化的逆过程。DNA 甲基化和去甲基化在生物体内一般处于动态平衡，共同调控着基因的时空表达。去甲基化，大致可以分为被动去甲基化（passive DNA demethylation）和主动去甲基化（active DNA demethylation）两种途径。

1. 辐射所致 DNA 低甲基化

电离辐射与 DNA 甲基化的研究可以追溯到 20 世纪 70 年代。研究人员发现，0.5~10.0Gy 的 ^{60}Co γ 射线辐射中国仓鼠卵巢细胞（CHO）、中国仓鼠肺成纤维细胞、人类宫颈癌细胞、小鼠神经母细胞瘤细胞，结果显示，5-mC 水平呈现剂量依赖性下降。辐射对生殖器官的 DNA 甲基化也有影响，新生小鼠接受高剂量和慢性低剂量辐射后，高剂量组甲基化呈现先高后低的状态；而低剂量组甲基化则显示低的状态。动物研究（特别是对啮齿动物模型的研究）表明，电离辐射可诱导不同组织和细胞中普遍存在的 DNA 低甲基化，这种低甲基化以剂量依赖性、性别和组织特异性的方式发生。总的来说，体外及体内研究表明，电离辐射暴露可以导致基因组整体低甲基化。

2. 辐射所致 DNA 高甲基化

特定的基因组位点比其他基因位点对 DNA 甲基化的变化更敏感。辐射可诱导肿瘤抑制基因启动子区 CpG 岛的 DNA 高甲基化，具有性别和组织特异性。C57/BL 小鼠接受 X 射线全身照射后，p16 基因启动子区 CpG 岛 DNA 高甲基化。BALB/c 小鼠接受 0.5Gy X 射线照射后，Rad23b、Tdg、Ccnd1、Ddit3、Llgl1、Rasl11a、Tbx2 和 Scl6a15 基因启动子区高甲基化。

3. DNA 甲基化在辐射防护中的作用

电离辐射致 DNA 甲基化可增加基因突变频率对基因表达调控产生影响，将特定基因甲基化水平变化作为辐射损伤的生物标志物具有重要意义。研究发现，切尔诺贝利核电厂清理工人外周血白细胞中 p16 和 GSTP1 基因的甲基化与辐射暴露相关。马亚克核工厂（MAYAK nuclear enterprise）工人的甲基化水平研究显示，在患腺癌工人中，GATA5 启动子甲基化程度高，推测 GATA5 启动子甲基化使基因失活的频率增加可能是导致与放射线暴露相关的肺癌风险增加的因素。由此可见，将 DNA 甲基化特异性进一步研究，有可能作为癌症早期诊断的生物标志物。

（三）组蛋白修饰与辐射

组蛋白修饰包括甲基化、乙酰化、磷酸化、泛素化、SUMO 化（small ubiquitin-related modifier）和 ADP- 核糖化等。其中，最常见的是甲基化和乙酰化。组蛋白甲基化修饰主要是精氨酸、赖氨酸或组氨酸残基上发生的甲基化修饰，其中以赖氨酸残基的修饰最广泛。组蛋白甲基化可以分为单、双和三甲基修饰。组蛋白乙酰化主要是指组蛋白赖氨酸的 N 端发生乙酰化修饰。甲基化和乙酰化都是动态的过程，受到相应酶类的调控，进而影响生命活动。

1. 辐射与组蛋白甲基化

电离辐射作用后，组蛋白 H2AX 在丝氨酸 139 位（γH2AX）发生磷酸化，这种组蛋白修饰可能是细胞对 DSB 最早反应的事件之一。γH2AX 的形成对于 DSB 的修复和维持基因组稳定性至关重要。研究发现，X 射线可以引起小鼠胸腺中组蛋白 H4 的 20 位赖氨酸发生三甲基化（H4K20me3），导致染色质结构的松弛。另外，研究发现，辐射后 DNA 双链区域染色质松弛，但随后 H3K9 甲基化水平升高，染色质又处于浓缩状态。可见，辐射可诱导组蛋白甲基化的改变，从而影响细胞的生物学功能。

2. 辐射与组蛋白乙酰化

电离辐射还可以诱导组蛋白的乙酰化，研究发现，紫外线辐射可以增加环氧合酶 -2（COX2）、白介素 -18（IL-18）和超氧化物歧化酶（SOD）启动子区域组蛋白 H3 的乙酰化水平。另外，当辐射诱导 DNA 发生 DSBs 时，组蛋白乙酰化酶 CBP 和 p300 被招募到 DNA 损伤处的组蛋白 H3 的 18 位赖氨酸和 H4 的 5、8、12、16 位赖氨酸，进而招募修复基因完成 DNA 损伤修复。组蛋白乙酰化也是调控细胞辐射生物效应的重要表观遗传学修饰。

第四节　电离辐射的细胞学效应

一、细胞周期的辐射效应

（一）细胞周期

细胞周期（cell cycle）是指细胞从上一次分裂结束开始，到下一次分裂终末所经历的过程，分为间期与分裂期两个阶段。间期分为 DNA 合成前期（G_1 期）、DNA 合成期（S 期）与 DNA 合成后期（G_2 期）。分裂期（M 期）即细胞的有丝分裂（mitosis）经过的时间，需经前期（prophase）、中期（metaphase）、后期（anaphase）和末期（telophase），是一个连续变化的过程，由一个母细胞分裂成为两个子细胞一般需 1~2h。

（二）电离辐射对细胞周期进程的影响

电离辐射对细胞周期进程产生重要的影响，细胞受照射后第一个有丝分裂周期的进程发生变化，最终表现为有丝分裂延迟（division delay）。电离辐射通过诱导细胞周期 G_1 期阻滞、G_2 期阻滞、G_2 期滑脱、S 相延迟和 S/M 期解偶联，从而影响细胞周期进程。电离辐射所致细胞有丝分裂延迟的特点是具有可逆性和明显的剂量依赖性。

1. G_1 期阻滞

电离辐射照射后使处于周期中的细胞暂时停留在 G_1 期，称为辐射诱导的 G_1 期阻滞（G_1 arrest）。其阻滞的程度与时间取决于细胞所受照射的剂量。并非所有的细胞系在照射后都出现 G_1 期阻滞，主要取决于细胞系中 p53 的状态，只有表达野生型 p53 的细胞系表现出辐射诱导的 G_1 期阻滞。

2. G_2 期阻滞

电离辐射后，使处于周期中的细胞暂时停留在 G_2 期，称为辐射诱导的 G_2 期阻滞（G_2 arrest）。细

胞在 G_2 期对 DNA 损伤或不完全复制的染色体做出的反应，通过延迟 G_2/M 过渡，以防止分离受损染色体。细胞进入有丝分裂是由活性细胞周期蛋白 Cyclin B1/CDK1 复合物的阈值水平决定的，也被称为 Cyclin B1/Cdc2，辐射后，Cyclin B1/Cdc2 复合物失活导致 G_2 期阻滞。全身或者体外照射，剂量达到 2.0Gy 就可以诱导 G_2 期阻滞，一般发生在照射后 2~4h，8~12h 时达到高峰，24h 时恢复正常，剂量越大效应越明显，恢复得越晚，甚至不恢复而直至细胞死亡。

3. G_2 期滑脱

电离辐射诱导细胞长期阻滞在 G_2 期，不能正常进入 M 期进行分裂，形成的四倍体细胞直接进入 G_1 期，称为 G_2 期滑脱（G_2 slippage）。G_2 期滑脱不像内循环（endocycle）和内有丝分裂（endomitosis），而是一种新的核内复制（endoreplication）。内循环作为内复制的一种，基因组只进行复制，但是不分离，从而导致多线染色体（polytene chromosomes）。G_2 期滑脱调控机制仍不清楚，但可能受到 Cdc14B-Cdh1-Plk1 通路的调控。

4. S 相延迟

电离辐射使细胞通过 S 期的进程减慢，成为 S 相延迟（S phase delay），与 DNA 合成的速率下降有关。电离辐射对 DNA 合成的抑制呈现双向的剂量－效应关系，即在较低剂量范围内，曲线斜率较大，在较高剂量范围内斜率变小。S 相延迟主要与复制叉有关，其激活能够抑制运行中的复制叉继续复制基因组，抑制处于稳定状态的复制叉进一步激活，同时抑制后期起始复制叉的激活。S 期 DNA 合成受到细胞周期蛋白 Cyclin A 和 CDK1/2 的调控，辐射抑制其表达可能是导致 DNA 合成效率降低的因素之一。

5. S/M 期解偶联

电离辐射诱导细胞周期解偶联（uncoupling），即照射后处于细胞周期中的 G_2 期细胞既不能进入有丝分裂 M 期，也不发生 G_2 期阻滞，而是返回到 S 期，继续进行 DNA 复制，使细胞形成内含数倍 DNA 而不进行分裂的巨细胞（giant cell），最终导致细胞死亡。这是辐射诱导细胞死亡的重要机制之一，此效应也称为电离辐射诱导的 S/M 解偶联，其表现形式为多倍体（polyploid），这种异形细胞存活数小时后死亡。电离辐射诱导细胞周期解偶联的机制尚未有定论，可能受到 p53/p21 通路的调控。

（三）电离辐射影响细胞周期进程的意义

电离辐射达到一定剂量时细胞发生细胞周期阻滞，这可能是通过细胞周期检查点的监视作用实现的防卫效应。因为这种监视机制可在 G_1 期及 G_2 期阻滞的多阶段中保证受损的 DNA 得到修复的机会，然后进入下一细胞周期，未修复的细胞则失去活力而被清除。DNA 损伤有修复的机会，从而防止基因组的不稳定，减少后续的致癌效应。另外，对于不同的细胞可引起 G_1 期阻滞、G_2 期阻滞和 S 相延迟等的不同变化，可以对放疗后实施有目的的化疗具有重要的意义。对电离辐射和其他 DNA 损伤因子影响细胞周期进程的规律和机制的研究，也有利于设计合理的肿瘤治疗方案。

二、细胞死亡和衰老的辐射效应

（一）细胞死亡的分类

2018 年，细胞死亡命名委员会（Nomenclature Committee on Cell Death，NCCD）更新了细胞死亡

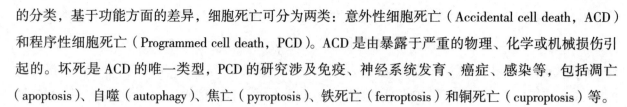

的分类，基于功能方面的差异，细胞死亡可分为两类：意外性细胞死亡（Accidental cell death，ACD）和程序性细胞死亡（Programmed cell death，PCD）。ACD 是由暴露于严重的物理、化学或机械损伤引起的。坏死是 ACD 的唯一类型，PCD 的研究涉及免疫、神经系统发育、癌症、感染等，包括凋亡（apoptosis）、自噬（autophagy）、焦亡（pyroptosis）、铁死亡（ferroptosis）和铜死亡（cuproptosis）等。

（二）辐射诱导的细胞凋亡

1. 细胞凋亡

细胞凋亡的概念是 Kerr 于 1972 年首先提出的，以区别于细胞坏死。凋亡的形态特征是胞体缩小，染色质浓缩成块状，并沿核膜聚积，形成许多固缩的核碎片，而细胞器与膜系保持完整，质膜出芽（或发疱），形成膜包被染色质碎片凋亡小体。其生化特征是染色质 DNA 裂解，发生于核小体连接区，形成小的片段（一般为 180bp 的整数倍）。琼脂糖凝胶电泳，裂解的 DNA 分子片段根据其大小而电泳迁移率发生变化，出现典型的"梯形图像（ladder pattern）"。

2. 细胞凋亡的分子调控

细胞凋亡是一个高度调控的过程，主要有 3 种途径参与，即死亡受体途径、线粒体途径和内质网途径。死亡受体途径（也称外源性途径），由死亡受体（如 TNF、Fas 等）与 FADD 结合而激活 Caspase-8 和 -10，进一步激活凋亡执行者 Caspase-3、-6 和 7，促进凋亡发生。线粒体途径（也称内源性途径）分为两类，一类需要通过激活 Caspase 通路促进凋亡，线粒体内细胞色素 c（cytochrome c，Cyt c）释放到细胞质后，与 Apaf-1 结合成多聚体，再进一步与 Caspase-9 结合，激活下游凋亡执行分子 Caspase-3、-6 和 -7；另一类不依赖 Caspase 途径，线粒体释放 AIF 直接诱导凋亡。细胞内蛋白质错误折叠或未折叠，内质网胁迫等内质网应激现象发生时会导致细胞内钙离子超载或稳态失衡，激活 Caspase-12，进一步激活 Caspase-9，进而诱发凋亡，即凋亡调控的内质网途径。

3. 辐射诱导凋亡规律

电离辐射可以诱导细胞凋亡，也是肿瘤放疗中细胞死亡的机制之一。大剂量照射时，可以诱导细胞凋亡。小鼠经大剂量（0Gy、6.0Gy、9.0Gy、12.0Gy、15.0Gy、20.0Gy）^{60}Co 全身照射后，在不同时间（3h~28d）均可见脾脏淋巴细胞凋亡增加。中等剂量的辐射可以诱导胸腺细胞凋亡率显著增加，无论全身照射或体外照射均是如此，但两者的发展过程不同（见图 6-2）。对于电离辐射引起胸腺细胞凋亡的剂量 - 效应关系，0.5~6.0Gy 的全身照射引起细胞凋亡呈剂量依赖性上升；当剂量降至 0.5Gy 以下时，胸腺细胞未见增高，甚至降低到正常水平之下，出现 J 型剂量 - 效应曲线（见图 6-3）。可能是在低剂量范围内，辐射诱导的某些凋亡相关基因的表达与高剂量不同所致。

（三）辐射诱导的细胞自噬

1. 细胞自噬

自噬（autophagy）是一个吞噬自身细胞质蛋白或细胞器并使其包被进入囊泡，并与溶酶体融合形成自噬溶酶体，降解其所包裹的内容物的过程，借此实现细胞本身的代谢需要和某些细胞器的更新。根据细胞物质通向溶酶体途径的不同，自噬一般分为三类：巨自噬（macroautophagy）、微自噬（microautophagy）和分子伴侣介导的自噬（chaperone-mediated autophagy，CMA）（见图 6-4）。

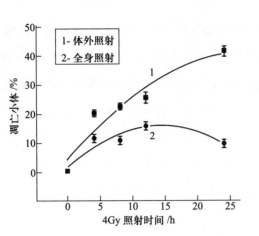

图 6-2　4Gy X 射线照射后胸腺细胞凋亡的发展过程（FCM）

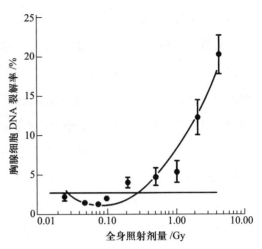

图 6-3　细胞凋亡的 J 型剂量 – 效应曲线

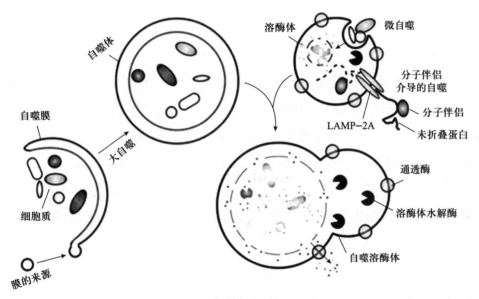

图 6-4　自噬的 3 种主要方式

2. 自噬发生过程

自噬的形成过程是在一系列自噬相关基因的精细、严密调控下完成的。主要包括 5 个关键过程：
①自噬泡（phagophore）的形成；② Atg5-Atg12-Atg16L 复合物形成并与自噬泡融合；③微管相关蛋白轻链 3（microtubule-associated protein light chain3，LC3）由可溶解形式（LC3- Ⅰ）转变为脂溶形式（LC3- Ⅱ），与自噬泡结合形成自噬体；④自噬体捕获需降解或清除的蛋白质、细胞器等物质；⑤自噬体与溶酶体结合形成自噬溶酶体（autolysosomes），在自噬溶酶体内自噬体内层膜，内容物在溶酶体内降解。

3. 自噬的分子调控

自噬相关基因（autophagy-related gene，Atg）编码自噬蛋白，迄今为止已经有约 40 种关键自噬蛋白被鉴定出来。根据其参与自噬发生的不同阶段，这些核心的自噬蛋白被分为 Atg1/ULK1 蛋白激酶复合体、Vps34/PI3K-beclin1 复合体、Atg9/mAtg9、Atg12-Atg16 和 Atg8/LC3 连接系统。

4. 自噬的辐射效应

自噬是维持生存的一种重要机制，一方面自噬是营养匮乏等应急状态下维持细胞稳定和细胞存活的因素；另一方面，自噬在细胞死亡过程中也起着重要的作用。电离辐射可以诱导正常细胞和肿瘤细胞发生自噬，经过放射治疗的肿瘤细胞胞浆中有大量的自噬体或自噬溶酶体，并不具备细胞皱缩、核固缩、核碎片和凋亡小体等细胞凋亡特征。电离辐射诱导细胞发生自噬性死亡中的作用，尤其体现在上皮性细胞，这些细胞的细胞质破坏（自噬的特点之一）先于细胞核破裂，或不伴随细胞核的改变（细胞凋亡的特点），并且凋亡在上皮性肿瘤放射治疗时起到很小或几乎不起杀伤细胞作用。在网状内皮源性细胞中，电离辐射对细胞的杀伤根本不涉及凋亡性反应，仅表现为酸性囊泡的形成和自噬发生。电离辐射诱导自噬与凋亡之间存在相互转换关系，包括自噬的发生促进凋亡、自噬的发生抑制凋亡，从而使细胞存活，以及自噬和凋亡作为细胞内两种独立的机制，分别引起 I 型或 II 型程序性细胞死亡。

（四）辐射诱导的细胞衰老

1. 细胞衰老的特征

1961 年 Hayflick 和 Moorhead 发现，体外培养的细胞经历有限次的细胞分裂后（Hayflick 极限），细胞就不再进行增殖，而是进入一种细胞周期停顿的状态，最终走向死亡，称为细胞衰老（cell senescence，cell aging）。近年来，研究者认为细胞周期停滞是细胞衰老的主要特征，表现为细胞复制能力丧失，同时伴随细胞代谢、表观遗传调控和基因表达的变化。2019 年，国际细胞衰老学会就衰老的特征和生物标志物达成共识。目前来说，细胞衰老具有 9 个基本特征，包括永久的细胞周期停滞、衰老相关分泌表型产生、线粒体功能和形态改变、细胞代谢改变、DNA 损伤、表观遗传学改变、细胞形态学改变、蛋白质稳态改变和癌基因激活。

2. 细胞衰老的分类

随着对细胞衰老现象研究的不断深入，发现各种对细胞的应激反应以及 DNA 损伤等刺激，都可能引起细胞的衰老。按照细胞衰老的诱发因素进行分类，衰老可以分为以下几种：①端粒诱导的细胞衰老（Telomere-induced senescence）：端粒的长度及端粒酶活性的表达与细胞衰老和某些疾病的发生、发展相关。②癌基因诱导的衰老（Oncogene-induced senescence，OIS）：将癌基因 Ras 分别转入人类和小鼠的成纤维细胞，这些转入了癌基因的大部分细胞变得扁平，并且发生了永久性的 G_1 期细胞周期阻滞现象。除此之外，细胞内还发生了 p53、p16 等蛋白过度积累的情况，后来被命名为癌基因诱导的衰老。③氧化应激诱导的细胞衰老（Oxidative stess-induced senescence）：20 世纪 50 年代中期，英国学者 Harman 提出衰老的自由基学说，认为自由基损伤细胞成分，尤其对生物大分子的不断破坏，才使细胞最终走向衰亡。④治疗诱导的细胞衰老（Treatment-induced senescence，TIS）：研究发现，肿瘤的放化疗都可以诱导细胞发生衰老现象。⑤重编程诱导的细胞衰老（Reprogramming-induced senescence，RIS）：研究者发现，胚胎成纤维细胞中重新导入诸如 c-Myc 等基因后，细胞发生重编程现象，形成诱导多能干细胞，而且产生效率降低，与细胞衰老相关。

3. 细胞衰老的分子调控

辐射诱导细胞衰老伴随着一系列特征，其中包括 β- 半乳糖苷酶（β-Galactosidase）表达、活性氧、细胞周期相关蛋白（Rb、p53 和 p21 等）和一些分泌因子（IL-8 和 -12）增加。细胞衰老机制复杂，关联很多信号通路，但最终均由 p53-p21 和 p16-Rb 通路执行。p16 和 p21 基因与细胞衰老密切相关，其产物是细胞周期依赖性激酶抑制因子（CKI）家族成员，可通过抑制 Cdk 的活性而致细胞周期停滞，阻断细胞增殖，并分别在衰老的 p53-p21 和 p16-Rb 通路起到重要的作用。另外，抗衰老基因也能调控细胞衰老，包括蛋白质生物合成延长因子 1 α（EF-1α）、sgs、WRN、Klotho 和 SIRT 1 等基因。

4. 细胞衰老的辐射效应

电离辐射后，细胞可以发生上述各种类型细胞衰老。电离辐射可引发 DNA 损伤，诱导人肺成纤维细胞 WI-38 过早衰老。电离辐射作用于培养的关节软骨细胞，导致其衰老。在这一过程中，辐射激活细胞外信号调节激酶（ERK），随之细胞内产生 ROS，诱导衰老相关的半乳糖苷酶的活性。抑癌基因的缺失或突变失活也能诱导细胞衰老，缺失 PTEN 的 MEF 细胞，激活 PI3K/AKT 通路，产生细胞增殖压力，从而诱导 p53 表达，导致细胞衰老；如果在这种细胞中同时缺失 p53，则抑制细胞衰老。另外，miRNA 在辐射诱导的细胞衰老中也发挥作用，电离辐射诱发人肺成纤维细胞 WI-38 过早衰老，或通过连续传代复制细胞衰老，有 8 种衰老关联 miRNA 差异表达，其中 4 种下调是细胞衰老的特征，但由于 miRNA 调控复杂性，其具体机制仍需探讨。

三、辐射旁效应

辐射旁效应（radiation bystander effect）是指受到电离辐射时，未被射线粒子直接贯穿的临近细胞表现出的损伤效应。引起旁效应的机制复杂，不同于传统的辐射细胞效应，主要通过细胞间隙连接通信（gap junctional intercellular communication，GJIC）、细胞间介质途径（DNA 损伤、基因突变、基因组不稳定和细胞死亡）和可溶性损伤信号或应急信号（一氧化氮、活性氧、细胞因子和胞外 DNA 等）通过被动扩散与旁效应细胞或质膜上受体相互作用。

辐射旁效应在不同领域都有体现，在航空航天领域，宇航员接受 γ 射线、质子和重离子等作用，虽然接受剂量较低，但也不可忽视。在肿瘤的精准放疗中，肿瘤附近器官仍可受到低剂量的照射，肿瘤周围未受到照射组织和细胞处于辐射旁效应的危险中。而且，放射旁效应对放疗的疗效可能也产生影响，对放疗的远后效应也具有重要作用，降低正常组织的辐射旁效应能有效降低正常细胞的损伤。另外，受到辐射细胞或组织，可以将辐射信号因子通过体循环系统传递给远处的细胞（即组织），引起新的辐射旁效应，称为远位效应。这种辐射旁效应可能是有益的，也可能是有害的，在放射卫生角度值得对其进行研究。

目前，辐射旁效应损伤的防护和治疗主要集中在细胞间隙连接通信抑制剂（间隙连接蛋白 43 等）、可溶性信号分子阻断剂（组织蛋白酶抑制剂 CA-030、CA-074 和 E64d，TGF-β 抑制剂、白介素类等）、细胞内氧化应激反应（ROS 清除剂 WR2721、WR1065，iNOS 抑制剂等）、辐射旁效应通路抑制剂（MEK/MAPK 通路抑制剂 U0126 和 PD184352 等、JNK/MAPK 通路抑制剂 SP600125 和 CEP-1347
等）和中药类（枸杞多糖、人参提取物和黄芪甲苷等）。

第五节　免疫系统的辐射效应

免疫学与其他生命科学学科以及放射医学交叉融合，极大地促进了辐射免疫学的发展，因此免疫
系统的辐射效应研究随着免疫学的进展而不断深入。机体的免疫系统是由免疫器官、免疫细胞和免疫分
子组成的。大剂量辐射的免疫效应研究，对理解急性放射综合征的临床表现、发病机制和治疗原则具有
重要意义；低水平辐射的免疫效应研究，对评价环境天然辐射和职业照射对健康的影响提供了重要的科
学依据；局部照射的免疫效应研究是理解临床肿瘤放射治疗中机体内在调节因素的重要基础。

一、免疫系统的组成及其辐射敏感性

（一）免疫系统的组成

免疫系统是由免疫器官和组织、免疫细胞（如淋巴细胞、树突状细胞、NK 细胞、单核 - 巨噬细
胞、粒细胞和肥大细胞等）以及免疫分子（如免疫球蛋白、补体、膜分子及细胞因子等）组成，其
作用是引起免疫反应，即机体识别和清除外来入侵抗原及体内突变或衰老细胞并维持机体内环境的功
能，具体体现在免疫防御、免疫监视、免疫稳态。

免疫器官按其功能的不同，可分为中枢免疫器官和外周免疫器官，二者通过血液循环及淋巴循环
互相联系并构成免疫细胞的完整网络。人体中枢免疫器官有骨髓和胸腺，是免疫细胞发生、分化、发
育和成熟的场所；外周免疫器官有脾脏、淋巴结、扁桃体和与消化道、呼吸道、泌尿生殖道黏膜有关
的淋巴组织，是成熟 T 细胞和 B 细胞定居的场所及产生免疫应答的部位。

免疫细胞包括固有免疫系统的免疫细胞和适应性免疫系统的免疫细胞。体液性免疫因子为免疫细
胞的产物，除抗体和补体等以外，还有各种调节性因子，包括细胞因子、生长因子和其他体液因子。
这些免疫器官、免疫细胞和体液因子在机体内相互联系，彼此影响，共同发挥防御功能。免疫系统的
组成，见表 6-2。

表 6-2　免疫系统的组成

免疫器官		免疫细胞	免疫分子	
中枢	外周		膜型分子	分泌型分子
胸腺	脾脏	T 细胞	TCR	免疫球蛋白
骨髓	淋巴结 黏膜相关淋巴组织 皮肤相关淋巴组织	B 细胞 吞噬细胞（单核 / 巨噬 / 中性粒） 树突状细胞	BCR CD 分子 黏附分子	补体 细胞因子
		NK 细胞	MHC 分子	
		NKT 细胞 嗜酸性和嗜碱性粒细胞	细胞因子受体	

（二）免疫器官的辐射敏感性

1. 胸腺的辐射敏感性

胸腺是机体的中枢免疫器官之一，淋巴细胞在此发育、分化和成熟，对辐射十分敏感。因此，胸腺细胞的辐射反应是辐射免疫学研究的重点之一。

（1）胸腺细胞各亚组的辐射敏感性

胸腺细胞总体上对电离辐射十分敏感，0.5Gy 以上的 X 射线全身照射后小鼠胸腺细胞计数呈剂量依赖性降低（见图 6-5），胸腺细胞及其亚群的计数呈剂量依赖性下降，4 个亚群的辐射敏感性从高到低的顺序为：$CD4^+CD8^+ > CD4^-CD8^- > CD4^-CD8^+ > CD4^+CD8^-$。

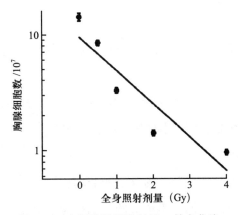

图 6-5　小鼠胸腺细胞剂量 – 效应曲线

（2）胸腺细胞周期各时相的辐射敏感性

小鼠全身照射 1.0~4.0Gy，引起胸腺细胞 S 期细胞的比例下降，G_2/M 期细胞的比例升高，表明胸腺细胞的 DNA 合成受抑，出现 G_2 期阻滞（见图 6-6）。

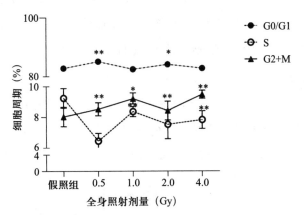

图 6-6　不同剂量 X 射线全身照射后小鼠胸腺细胞周期进程的变化

（3）胸腺细胞凋亡的辐射敏感性

全身照射迅速诱导胸腺细胞凋亡是其对放射损伤敏感的表现之一。小鼠胸腺细胞受 0.5Gy 以上的剂量照射即可诱导剂量依赖性的细胞凋亡增多，1.0Gy 照射约增高 50%。而在 0.1Gy 以下的低剂量照射时，则凋亡发生率反而低于对照（见图 6-7），这可能是低剂量辐射激活了防御机制，表现出超代偿作用，也能增强凋亡细胞的清除能力，从而使凋亡细胞的检出率在对照以下。

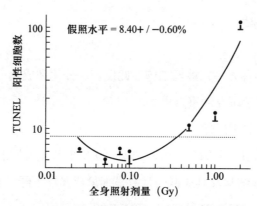

假照水平 = 8.40+ / −0.60%

图 6-7　不同剂量全身照射后 12 小时小鼠胸腺细胞凋亡率

2. 脾脏的辐射敏感性

脾脏是重要的外周免疫器官，受照后脾脏萎缩的程度轻于胸腺，可能与脾脏有核细胞中只有 70% 左右为淋巴细胞有关。

总之，机体免疫器官具有较高的辐射敏感性，0.5Gy 以上的剂量可引起明显的结构破坏和功能障碍，但不同免疫器官中不同细胞成分的辐射敏感性又存在差别。

（三）免疫细胞的辐射敏感性

免疫细胞是实现免疫应答的基本成分，为复杂的非均质群体，包括 B 细胞、T 细胞、吞噬细胞、抗原递呈细胞和自然杀伤细胞等。不同细胞成分的辐射敏感性高低顺序为：淋巴细胞 > 树突状细胞和巨噬细胞 > 结缔组织细胞。淋巴细胞中 B 细胞的辐射敏感性高于 T 细胞。淋巴细胞在中枢免疫器官内分化、成熟，其过程可由其表面抗原（标志）的表达进行检测。淋巴细胞的成熟、分化过程伴有相应的表型，目前对各种表面标志抗原均以分化簇（clusters of differentiation，CD）表示。T 细胞表面具有许多重要的膜分子，如 TCR-CD3 复合物、CD4、CD8 以及共刺激分子——CD28 家族、CTLA-4、ICAM、CD40L、FasL 和 LFA-1 等，它们参与 T 细胞识别抗原，活化、增殖、分化以及功能的发挥。在淋巴细胞中，辅助性 T（Th）细胞、细胞毒性 T（CTL）细胞和 B 细胞对辐射更敏感，而调节性 T（Treg）细胞对辐射具有抗性。

单核 / 巨噬细胞（macrophage，MΦ）表达多种受体，可通过胞饮作用、吞噬作用、受体介导的内吞作用等摄取抗原物质。巨噬细胞和分化成熟的树突状细胞（dendritic cell，DC）均属于抗原递呈细胞（antigen presenting cell，APC），具有较高的辐射抗性。APC 的抗原递呈效应见表 6-3。

表 6-3　APC 的抗原递呈效应

抗原摄取	抗原递呈	免疫应答
DC	初始 T 细胞	初始 T 细胞活化、增殖、分化为效应 T 细胞（增强适应性免疫）
MΦ	辅助 T 细胞	效应 T 细胞活化，巨噬细胞活化（增强细胞免疫）
B 细胞	辅助 T 细胞	效应 T 细胞活化，B 细胞活化，产生抗体（增强体液免疫）

自然杀伤（natural killer cell，NK）细胞和细胞毒 T 淋巴细胞（cytotoxic T lymphocyte，CTL）杀伤靶细胞（如肿瘤细胞）主要是通过与后者接触，并向其分泌含有穿孔素和粒酶 B 的颗粒（CD107a）

而发挥效应。NK 细胞的辐射敏感性低于淋巴细胞。

二、急性照射的免疫效应

急性照射可分为急性全身照射和急性局部照射，前者可见于核战争、核试验、核突发事故或放射源丢失的严重事故等，而后者可见于恶性肿瘤的放射治疗。

（一）急性全身照射的免疫效应

固有免疫系统是机体抗感染和抗肿瘤的第一道防线，主要由组织屏障（皮肤黏膜屏障和体内屏障）、固有免疫细胞和固有免疫分子组成。固有免疫细胞与适应性免疫细胞相比具有不同的特点，如不表达特异性抗原识别受体，可通过模式识别受体识别病原体而产生应答、参与适应性免疫应答全过程，并产生各种细胞因子影响适应性免疫应答的类型等。图 6-8 表示固有免疫（innate immunity）和适应性免疫（adaptive immunity）的组成及其相互关系。图的左侧显示固有免疫的主要成分，构成机体抗感染、抗肿瘤的第一道防线，其反应迅速，由诸多细胞和体液因子组成，包括巨噬细胞、DC、NK细胞及嗜中性、嗜碱性和嗜酸性粒细胞、肥大细胞，以及补体等体液因子；图的右侧显示适应性免疫，发展较慢，但具有较强的抗原特异性和免疫记忆，包括 B 细胞（产生特异抗体）及 CD4$^+$ 和 CD8$^+$ T 细胞。此外，NKT 细胞和 γδ T 细胞均为 CTL，均属于固有免疫和适应性免疫。

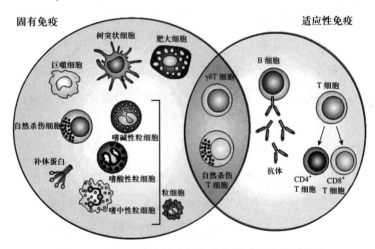

图 6-8 固有免疫和适应性免疫的组成及其相互关系

急性全身照射后固有免疫系统的许多成分严重受抑制。皮肤黏膜的屏障破坏、肠道上皮细胞大量凋亡、绒毛裸露，使肠壁通透性增高，成为引致菌血症和毒血症的重要因素。在适应性免疫反应中，剂量率效应在低 LET 辐射作用时比较明显。当总剂量相同时，剂量率越大，免疫抑制的幅度越大。

（二）急性局部照射的免疫效应

局部照射的免疫效应是理解临床肿瘤放射治疗中机体内在调节因素的重要基础。放射治疗是恶性肿瘤临床治疗的重要手段之一，目前约 70% 的肿瘤患者在病程不同时期需要接受放射治疗。经常与外科手术治疗、化学药物治疗和靶向治疗等其他治疗合用，也可单用。近年来，由于放射设备的改进和对放射物理特性的了解，加之放射生物学、肿瘤学以及免疫学等其他学科的发展，使放射治疗在肿瘤治疗中的地位逐渐得到了提高。

在肿瘤放疗导致的损伤中，最重要的一个方面即免疫功能的抑制。临床上经常以外周血白细胞计数及分类计数作为监测放疗过程中全身反应的一项重要指标，白细胞的极度减少往往成为放疗的限制因素之一。肿瘤放射治疗的最终效果与机体免疫功能有密切的关系。电离辐射的局部照射即使杀死大多数肿瘤细胞，残存的少量癌细胞还需要机体的免疫系统去"扑灭"。因此，放疗、免疫治疗、靶向治疗、化疗以及增温等适宜结合有可能在癌症治疗中开辟新途径。

三、慢性照射的免疫效应

慢性照射基本上不涉及大剂量照射。慢性低剂量全身照射对免疫功能的影响，取决于每次照射剂量、剂量率和累积剂量以及动物种类和所观察的免疫学参数。慢性照射的人体观察资料较少，对受低水平辐射和放射性核素长期作用的不同人群的免疫功能进行了一些初步研究，发现在某些条件下免疫功能可能出现轻微的变化。对于长期接触低剂量难溶性天然铀（UO_2）的人群，与对照人群相比，IL-1 和 IL-3 水平升高，体现出对机体防御机制和刺激骨髓造血干细胞的增殖。

（一）辐射高本底地区人群免疫功能调查

我国阳江辐射高本底地区是世界上几处天然低剂量辐射地区之一，平均受照剂量约为 6.4mSv/a。调查发现，高本底地区健康居民血清 IL-2 的浓度略高于对照地区，提示天然放射性高本底地区居民的免疫功能略强于对照地区。伊朗高本底地区居民的 CD4[+] T 淋巴细胞和 CD8[+] T 淋巴细胞百分比含量比对照地区居民的高，且随着居住时间的增加而显著增加。天然放射性高本底地区居民的免疫功能略强于对照地区，但有待进一步探索。但近年来的研究发现，高本底地区居民出现了炎症标志物的上调。

（二）医学放射工作人员的流行病学调查

随着核辐射技术的不断进步，辐射设备日益先进，辐射场所的防护水平日益完善，放射工作人员个人剂量处于较低水平。对医学放射工作人员的免疫功能检测显示，与相同医院环境下年龄和工龄相当的医务人员相比，血清 IL-10 表达水平低于对照组；同时免疫球蛋白 A 和免疫球蛋白 B 含量随着工龄的延长而增加，此组受检的医学放射工作人员所受辐射剂量平均为 0.41mSv/a。另有报道，与正常人群相比，放射工作人员的血清 IFN-γ 水平升高，IL-4 水平降低。总之，医学放射工作人员在现有防护条件下所受平均累积剂量未超过剂量限制，免疫功能未出现显著的异常。

四、电离辐射对免疫系统的作用机制

免疫反应的分子基础十分复杂，涉及免疫细胞间反应、细胞因子的分泌以及免疫细胞内的信号转导等。不同剂量电离辐射引起免疫细胞表面分子、细胞因子和信号分子的明显变化，这些变化是辐射免疫效应发生的重要基础。

（一）免疫细胞间作用

免疫细胞间的相互作用在辐射诱导免疫功能的上调或下调中起着不可忽视的作用，特别是不同剂

量辐射诱导免疫细胞表面分子的变化，对产生不同辐射免疫效应起至关重要的作用。免疫细胞间通过表面分子的相互作用而引起效应细胞的功能激活或抑制，特别是共刺激分子（co-stimulatory molecule）参与 APC 和 T 细胞、B 细胞免疫反应中的相互协调作用（见图 6-9）。

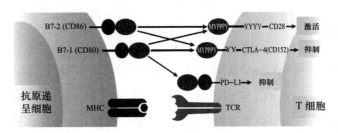

图 6-9　在免疫效应中 APC 与 T 细胞相互协调示意

（二）细胞因子

细胞因子（cytokine）是细胞应对各种刺激而分泌的小分子蛋白，介导并调控细胞的生长和分化、组织的发育和修复等多种生命过程，在固有免疫和适应性免疫应答中起着重要的作用。

电离辐射作用后分泌增多的细胞因子有 IL-1、IL-12、IL-18、TNF-α。此 4 种细胞因子主要由 APC 分泌，对电离辐射全身作用的反应是以分泌增强为主。

对高、低剂量电离辐射反应不同的细胞因子有 IL-2、IL-4、IL-10 和 IFN-γ 等。在大于 0.5Gy 的辐射照射后 IL-2 和 IFN-γ 的分泌量降低，而 IL-4、IL-10 和 TGF-β1 的分泌量显著升高；低于 0.5Gy 的辐射使其趋势相反，说明以上细胞因子在高、低剂量辐射诱导的不同免疫效应中起到重要的生物学功能。

（三）信号分子

细胞信号转导（signal transduction）又称细胞信号传递，免疫细胞激活过程中的信号转导起重要的作用。辐射诱导 T 细胞抗原激活时，其信号转导主要通过磷脂酰肌醇途径（phosphatidylinositol pathway，PI）、PDE7/cAMP/PKA 途径、MAPK 相关信号途径等。

（四）表观遗传修饰相关分子

电离辐射可导致全基因组低甲基化和 CpG 岛启动子区部分基因的高甲基化，是肿瘤、衰老及免疫功能下降的诱因之一。电离辐射诱导小鼠胸腺组织全基因组持续性低甲基化，可以诱导胸腺淋巴瘤的产生，可能通过诱导肿瘤抑制基因启动子区 CpG 岛的 DNA 高甲基化，使肿瘤抑制基因失活，从而促进肿瘤的发生与演进。受 X 射线全身照射的小鼠脾细胞中，EZH2（组蛋白赖氨酸 N- 甲基转移酶）基因在 0.075Gy 照射后表达升高，而 2.0Gy 照射后表达下降。说明在高、低剂量辐射诱导的免疫反应中，除了免疫细胞间反应、细胞因子及信号分子外，还与表观遗传修饰相关分子有关。目前虽有一些文献支持组蛋白甲基化修饰等过程会影响细胞的 DNA 损伤修复过程，但对组蛋白修饰（甲基化、糖基化、磷酸化、泛素化等一系列过程）在辐射免疫效应中的作用机制报道甚少。

第六节　低水平辐射生物效应

一、低水平辐射概述

低水平电离辐射（low level radiation）是指低剂量、低剂量率电离辐射。就人群照射而言，0.2Gy 以下的低 LET 辐射或 0.05Gy 以下的高 LET 辐射被视为低剂量辐射（low dose radiation，LDR），当其剂量率在 0.05mGy/min 以内时，则称为低水平电离辐射。低水平电离辐射在人类生活环境中无处不在，无时不有。在正常情况下，人体内也含有一定量的放射性核素。近地球表面的宇宙射线因海拔高度而成比例地增加。

环境中低水平辐射来自天然辐射和人工辐射两个方面。天然辐射包括宇宙辐射、陆地辐射等；人工辐射包括放射诊疗导致的医疗照射、能源生产过程中或核反应堆产生的核废料、核试验产生的放射尘埃物、放射性同位素生产和使用产生的"三废"物质等。

人类生存环境中长久以来就存在电离辐射。ICRP 第 60 号出版物中虽已注意到低水平辐射可以刺激多种细胞功能，但认为"由于低剂量下的统计等困难，这种通常称为兴奋效应（hormesis）的实验数据未成定论"。近年来多数学者认为，环境本底辐射可引起分子水平的变化，但不足以造成损伤、损害或危害，0.1Gy 以下的低 LET 辐射在多数情况下也不致引起急性损害或明显的临床症状，人们更多关注的是癌症的风险，而且低水平辐射在适应和防卫反应及其他方面可能引起兴奋效应。低剂量辐射与高剂量辐射对比，其明显的特点是不一定必然引起损害或危害。在 UNSCEAR 2012 年报告的低剂量辐射效应的生物学机制指导科学委员会今后工作方案的白皮书中，关于低剂量辐射对免疫系统的影响存在不确定性，以及刺激、炎症反应甚至抑制作用，均有报道。

低剂量辐射可以刺激分子水平的修复，其中特别是 DNA 损伤修复，这是当前放射生物学研究的热点之一。低剂量辐射和其他环境因子可增强细胞内抗氧化功能，如过氧化物歧化酶（SOD）和金属硫蛋白（metallothionein）等，从而使辐解产物的损伤作用减弱。低剂量辐射可诱导某些蛋白分子的表达，包括应激蛋白、酶蛋白或保护性蛋白的表达，这些变化均可增强细胞的适应功能。

辐射生物效应研究的核心问题之一是辐射剂量与生物效应的关系，即剂量－效应关系。长期以来，辐射防护大多沿用大剂量辐射致癌效应的量效模型外推，以估计低水平电离辐射的危险，但现实中有一些事实未能完全由此得到解释，因此提出了新的问题。对日本广岛和长崎两个城市 1945 年原爆后幸存者的长期随访观察，积累了大量的人群资料（见图 6-10），使人们对辐射致癌的剂量－效应关系有了进一步的了解。

低水平辐射对人群的潜在危害主要是随机效应，特别是致癌，这是人们最关注的问题。ICRP 第 60 号出版物（46）段中提到，"在有些情况下，辐射还可增强免疫反应及改变体内激素平衡。特别是辐射也许能刺激早先的辐射损伤的修复，从而减轻其后果；或者能改善免疫保护，从而加强身体的防卫机制"。因此，低剂量辐射诱导的免疫效应理论在临床肿瘤放疗中的应用具有重要的指导作用和很好的临床意义（见图 6-11）。

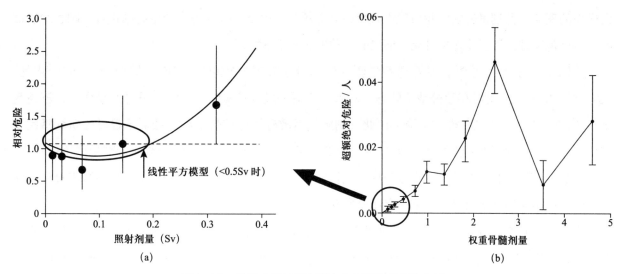

图 6-10 对日本原爆幸存者白血病资料的两种分析

注：（a）资料来源于 UNSCEAR 1994 年报告，在 200mSv 以下可见明显的兴奋效应。

（b）资料来源于 NCRP 136 号报告对同一资料的分析，X 轴高度压缩，以致阈值和兴奋效应被掩盖。

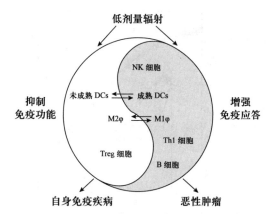

图 6-11 LDR 诱导的免疫系统兴奋效应模型及其临床意义

注：资料来源于 Int. J. Mol. Sci. 2017，18，280。

二、低剂量辐射诱导适应性反应

适应性反应（adaptive response，AR）是生物界普遍存在的现象。适应性反应的表现形式多种多样，在整体水平、细胞水平、亚细胞水平和分子水平方面均有其表现，而且不同层次的适应又互相关联。由于最初观察的终点指标为染色体畸变，因此称之为细胞遗传学适应性反应。以后观察指标逐渐扩展到微核、姐妹染色单体交换、程序外 DNA 合成、DNA 断裂、突变、免疫功能和致癌频率等。

低剂量辐射诱导的适应性反应包括细胞遗传学适应性反应、基因突变的适应性反应、细胞存活的适应性反应、不同因子交叉诱导适应性反应。其机制涉及 DNA 修复酶类的激活、诱导某些蛋白分子的表达、激活细胞的信号分子、增强的抗氧化功能等。

三、低剂量辐射的超敏感性

低剂量辐射的超敏感性（hyper-radiosensitivity，HRS）是照射剂量低于 1Gy 时，单位剂量细胞杀伤增强的现象。低剂量辐射的超敏感性现象在高等植物、动物和人类等多种生物的正常细胞和肿瘤细胞中均可观察到，说明该现象可能是细胞的一种内在的基本特征。

从图 6-12 拟合结果看，具有低剂量辐射的超敏感性现象的单次效应存活曲线典型的变化是：0.2~0.5Gy 低剂量照射时存活分数下降速度较快，之后一段区域（0.5~1.0Gy）下降明显变缓，较高剂量后（1.0Gy 以上）按 LQ 模式下降。因此，细胞放射敏感性应该包括细胞低剂量辐射的超敏感性及高剂量辐射下的耐受性两个方面，可以用一个低剂量点（0.25Gy）的存活分数或低剂量区（1.0Gy 以下）的最低存活分数（SF_1）和中、高剂量照射时的某一点的存活分数（如 SF_2）两个参数来描述，而不能简单地用较高剂量照射时的单一存活分数来代替。

目前，已知有超过 40 种细胞系存在着 HRS。对 HRS 机制的研究，主要是从细胞凋亡、细胞周期调控以及 DNA 双链断裂修复 3 个方面来进行；一些基因和蛋白，如 p53、Bcl-2、c-Myc、ATM 激酶和 DNA 依赖的蛋白激酶（DNA-dependent protein kinase，DNA-PK）等，被认为可能与 HRS 的发生有关。

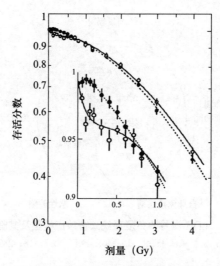

图 6-12　人结直肠癌细胞系 HT29 细胞受照后的存活曲线

近年来，HRS 引起了越来越多人的关注，是对传统的放射生物学的一个有益的补充和发展，对临床放射治疗有着重要的指导意义。有些对辐射常规分割剂量 2.0Gy 表现出抵抗的细胞，在低剂量辐射时却表现出极度敏感，因而就有可能利用低剂量辐射的超敏感性现象来设计新的分割方式，从而提高治疗增益比。

第七章

辐射的健康效应与损伤

第一节 概 述

人受到电离辐射照射时，辐射与构成生命机体的物质相互作用，辐射主径迹、产生的次级电子、活性自由基等多种因素将导致细胞因子释放和细胞损伤，损伤主要表现为染色体 DNA 复杂性集簇损伤（照射后 1~2 个细胞周期内发生），基因组的大片段、多位点缺失突变，DNA 修复、细胞凋亡和周期控制异常，以及基因组不稳定性和照射后细胞之间的旁效应信号。以上这些变化会导致组织和器官出现功能或结构的变化、损伤甚至损害。这些从变化到损害的种种变化统称为辐射效应。

辐射效应根据是否存在阈值分为有害组织反应和随机性效应。有害组织反应存在阈剂量水平，超过该阈剂量水平，效应的严重程度随辐射剂量的增加而增加，以前称确定性效应。随机性效应的发生概率随辐射剂量的增加而增加，而效应（如果发生）的严重程度与辐射剂量大小无关。随机性效应可能是躯体效应或遗传效应，其发生一般无阈剂量。

人类受到高剂量的电离辐射照射短时间内（几分钟、几小时或几天，长至 3 个月内）发生的辐射效应，称为早期效应（Early effect）。早期效应主要是有害组织反应。在受到照射后 6 个月或以年计更长时间出现的健康效应称为远期效应（Late effect），这些远期效应是辐射暴露的长期结果。远期效应包括白内障、白血病，以及各种实体癌等。其中白内障被认为是一种非随机的晚期组织反应，而白血病和实体癌则被视为随机性效应。人体接受电离辐射照射后不同时间所致健康效应见表 7-1。本章的重点是介绍电离辐射所致辐射效应与损伤相关内容。

表 7-1 辐射效应的时间概念

阶段	时间	事件
物理阶段	~ 小于 10^{-15}s	在局部径迹区域（~<0.1μm）形成 H_2O^+，H_2O^*，e^-
前化学阶段	~10^{-15}s~10^{-12}s	上述 3 种产物由 H_3O+，OH，e^-_{aq}，H 和 H_2 代替
化学阶段	~10^{-12}s~10^{-6}s	四种产物扩散，或相互反应，或分散开来。径迹内反应到 10^{-6}s 时基本完成
生物学阶段	~ 10^{-3}s~	基团与生物分子反应完成
	~<1s	生物化学阶段
	数分钟	细胞分裂受影响

阶段	时间	事件
生物学阶段	数天	胃肠道及中枢神经系统改变
	数周	发生肺纤维化
	数年	可能出现白内障和癌症；子代遗传效应

辐射引起的损伤可能表现在受照者本人身上，称为躯体效应（somatic effect）；在受照射后代身上出现的损伤，称为遗传效应（inheritable effect）。

辐射效应是个宽泛的概念，含有下述各术语带来的不同层面的含义：

变化（change）指辐射照射引起的轻微的效应，其可能有害，也可能无害。

损伤（damage）指辐射照射引起的某种程度的有害变化。

损害（harm）指辐射照射引起的临床上可观察到的有害变化。

危害（detriment）是对辐射照射引起的受照人群及其后代各种健康结果的综合量度，包括在受照人群及其后代中产生的各种健康损害，如可归因的致死性癌症概率、可归因的非致死性癌症加权概率、后代严重遗传效应加权概率以及寿命损失。

第二节　组织反应

一、组织反应的剂量阈值

组织或器官受到超过一定剂量的照射会导致细胞因子的释放和细胞丢失，关键细胞群的辐射损伤超过一定量并持续一定时间，就会表现为一定的临床症状。这样的效应在 2011 年 5 月前曾称为确定性效应（deterministic effect），现在 ICRP 称为有害组织反应（harmful tissue reaction）。通常存在阈剂量，超过该阈剂量，效应的严重程度随辐射剂量的增加而增加。阈剂量水平是某种健康效应的特征，但在有限程度上也依赖于受照射个体。有害组织反应包括红斑和急性放射病。若该效应是致命的、有生命威胁的，或可降低生活质量的永久性损害，则被描述为严重组织反应。

根据目前的研究，ICRP 第 103 号出版物（2007 年）和第 118 号出版物（2012 年）中给出了各种组织和器官组织反应的剂量阈值（相当于导致约 1% 发生率的剂量）。

在人体受到较大剂量的急性或慢性外照射时会出现不同的临床症状，如头晕、乏力、呕吐、皮肤会出现红斑等（见表 7-2、表 7-3），其中放射性核素也会导致一定的组织反应，其剂量阈值见表 7-4。

表 7-2　人体受到小于 1Gy 剂量射线照射后早期临床表现

受照剂量（Gy）	早期临床症状
<0.1	无症状
0.1~0.25	基本无症状

受照剂量（Gy）	早期临床症状
0.25~0.50	约 2% 的人出现轻微症状：头晕、乏力、食欲不振、睡眠障碍等
0.50~1.00	约 5% 的人出现轻度症状：头晕、乏力、不思饮食、失眠、口渴等

数据来源：《核与放射事故干预及医学处理原则》（GBZ 113—2006）。

表 7-3 急性和慢性照射导致成人出现组织反应（致畸效应除外）的剂量阈值

组织	辐射效应	急性照射（Gy）	慢性照射（Gy·a^{-1}）
全身	过早死亡	1.5	
	早期临床症状（如恶心呕吐）	0.5	
骨髓	过早死亡	1.5	
	造血机能低下	0.5	>0.4
肺脏	过早死亡	6	
	肺炎（非致死性损伤）	3~5	
皮肤	红斑	3	
	色素沉着		≥15
	干性脱屑	5	
	角化过度、指甲增厚变形		≥30
	湿性脱屑	15	
	坏死	50	≥45
甲状腺	甲状腺功能减退症	5~10	
眼晶状体	可检出的混浊	0.5~2.0	>0.1
	视力障碍（白内障）	5（2~10）（低 LET 辐射）	>0.15（低 LET 辐射）
		1~2（高 LET 辐射）	
睾丸	暂时不育	0.15	0.4
	永久不育	3.5~6.0	2
卵巢	不育	2.5~6.0	>0.2
胎儿	畸形	0.1（胎儿吸收剂量）	

注：红骨髓、增殖细胞核、眼晶状体辐射敏感性最高。ICRP 第 103 号出版物认为，眼晶状体的辐射敏感性比原先认识的可能更高，其组织反应的剂量阈值在未来可能会降低。ICRP 2011 年 4 月 21 日发表《关于组织反应的声明》，认为眼晶状体出现迟发型组织反应（白内障）的剂量阈值为 0.5Gy。

数据来源：根据 ICRP 第 103 号出版物表 A.3.1 等资料整理。

表 7-4 放射性核素摄入导致严重组织反应的剂量阈值

症状	靶器官	照射类型	RBE	$AD_{T,05}$（Δ=30 天），Gy-Eq
造血综合征	红骨髓	α 辐射体吸入或食入	2	0.5~8
		β/γ 辐射体吸入或食入	1	
肺炎	肺（肺泡区）	α 辐射体（S 或 M 型）吸入	7	30~100
		β/γ 辐射体（S 或 M 型）吸入	1	

续表

症状	靶器官	照射类型	RBE	$AD_{T,05}$（Δ=30 天），Gy-Eq
消化综合征	结肠	α 辐射体吸入或食入	—	—
		β/γ 辐射体吸入或食入	1	20~24
急性甲状腺炎、甲状腺功能衰退	甲状腺※	吸入或食入放射性核素	0.2~1*	60
				2

注：* 甲状腺产生组织反应，外照射的效能比 ^{131}I 内照射高出 5 倍，所以 ^{131}I 的 RBE 为 0.2，而其他放射性核素的 RBE 为 1。[以 30 天待积 RBE- 加权吸收剂量 $AD_{T,05}$（Δ=30 天）表示]

数据来源：IAEA-TECDOC-1432. Development of an Extended Framework for Emergency Response Criteria：Interim Report for Comments. vienna，2005。

　　小于 100mGy 的照射，无论是单次急性照射还是慢性小剂量照射，均不可能导致组织反应。成人或儿童接受低于 100mGy 每年连续多年的照射，不会出现严重的组织反应。表征组织反应的量应使用吸收剂量，单位是 Gy。如果涉及高 LET 辐射，应采用相对生物效能（RBE）加权的吸收剂量，如 RBE·D（Gy）。

　　根据 Adams TG 等（2017），阈剂量针对的是参考人（70kg，180cm，20~30 岁，男性）。就组织反应而言，儿童更为敏感，其造血系统比成人的造血系统更为敏感，LD_{50} 为成人的 56%~91%，具体与儿童的年龄有关。$LD_{50/30}$ 指的是在 30 天内对 50% 的受照人群致死的全身辐射剂量。在无医疗支持的情况下，成人的 $LD_{50/30}$ 估计为 3.0~4.0Gy。对于 X 射线和 γ 射线，这相当于 3.0~4.0Sv 的等效剂量。全身剂量大于 6Gy，在无医疗支持的情况下，将导致全部受照者在 30 天内死亡。在医疗支持下，一些人在高达 8.5Gy 的剂量照射后仍可存活。

二、辐射损伤的早期临床症状与受照剂量

　　辐射照射后早期临床症状和快速剂量估计是进行受照人员早期分类（triage）和实施个体救治的重要依据之一。

　　急性放射损伤重要的早期临床症状有恶心、呕吐、腹泻、颜面充血及腮腺肿大等。一般认为，全身剂量在 1Gy 以下的照射不会引起呕吐；出现呕吐者，可推测全身受照剂量在 1Gy 以上。但是，要除外受精神紧张、恐惧等因素的影响而引起的呕吐。若发现淋巴细胞计数降低（小于 1.0×10^9/L），则可能预示受照剂量大于 1Gy（见表 7-5）。如果白细胞计数显著降低，则可能预示受照剂量大于 4Gy。

表 7-5　辐射损伤早期临床症状及估计的剂量

方法	指标	发生时间	最小照射剂量（Gy）
临床观察	恶心、呕吐	48 小时内	约 1
	红斑	数小时到数天	约 3
	脱毛	2~3 周	约 3
实验室检查血细胞计数	淋巴细胞绝对数小于（1×10^9/L）	24~72 小时	约 0.5
外周血染色体畸变分析	双着丝粒、环、断片	数小时内取血样	约 0.2

数据来源：Diagnosis and Treatment of Radiation Injury，IAEA Safety Report Series No.2 Vienna，1998。

按照受照射部位和受照剂量的不同人体受到电离辐射照射致放射损伤健康效应，如图7-1所示。这是基于大量的实验动物研究，以及一些由各种原因受到大剂量辐射照射人员的观察数据总结而得。

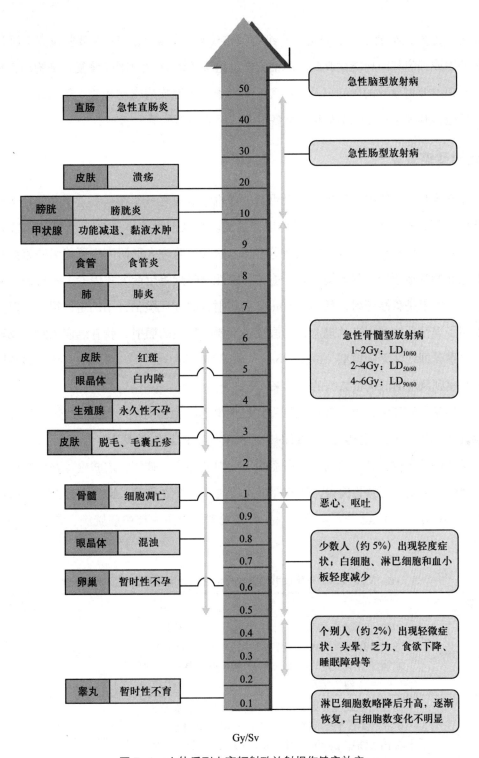

图 7-1　人体受到电离辐射致放射损伤健康效应

注：图的左侧、右侧分别为局部急性照射与全身急性照射剂量与组织反应。

数据来源：日本原子能机构网站资料、ICRP 第 103 号出版物。

第三节　随机性效应

研究发现，即使很小剂量的照射也能在细胞关键位点（如染色体 DNA 某些位点）沉积足够的能量，造成癌基因或抑癌基因功能性改变。干细胞样细胞染色体 DNA 损伤 / 修复、细胞凋亡和细胞周期控制异常，与辐射照射导致的肿瘤以及受照者后代发生遗传性疾病密切相关。随机性效应可能是躯体效应或遗传效应，其发生一般无阈剂量包括各种实体癌和白血病等。

一、辐射致癌效应

辐射诱发肿瘤是电离辐射照射导致的最重要的随机性效应之一。在高剂量下，如日本原子弹爆炸幸存者这样的群体，这种风险在人群中是可以测量的。在低剂量（小于 0.1Sv）下，包括职业照射的个体和几乎所有接受诊断放射学检查的患者等群体，这种风险在人群研究中可能无法直接测量。要么风险被人类癌症的其他原因（如环境暴露、遗传易感性、吸烟等生活方式因素）所掩盖，要么风险很低，难以发现。如果是急性照射，且小于 50mSv 的照射，癌症风险估计不确定性很大。但为了保护人类健康，采用了谨慎预防和保守的理念，其假设是只要有附加的照射，就有癌症风险，风险与剂量呈线性增加的关系，即线性无阈模型（linear non-threshold model，LNT），可以从直接观察到风险的高剂量数据到未观察到风险的低剂量数据的外推来确定。

人类流行病学研究证实，电离辐射能诱发除慢性淋巴细胞白血病（CLL）外的人类所有类型白血病和实体癌症（见表 7-6）。电离辐射导致的癌症没有明显的组织学特点。经流行病学研究证明，剂量－效应关系明确的主要包括外照射可致白血病、女性乳腺癌、肺癌、皮肤癌（恶性黑色素瘤除外），氡暴露可致肺癌，镭摄入可致骨肉瘤，钍和钚摄入的内照射可致肝癌，放射性碘（^{131}I）的摄入可致儿童甲状腺癌发病率增加（见表 7-7）。还有一些研究发现，受照人群中膀胱癌、食管癌和结肠癌发病率也有升高。

表 7-6　ICRP 2007 年建议书辐射致癌危险估计所依据的主要人群观察

人群	特征	主要贡献
日本原爆幸存者	1950 年尚健在的两所城市中受原子弹爆炸核辐射照射的人员有 28.4 万人。癌症死亡率（1950—1997 年）、白血病发病率（1950—1987 年）、实体癌发病率（1958—1998 年）随访研究	是辐射致癌效应估计主要的数据来源。从 ICRP 103 号出版物开始，主要基于其发病率数据
铀矿山及高氡矿山矿工	捷克斯洛伐克（铀矿 1）、美国（铀矿 2）、加拿大（铀矿 3，萤石 1）、瑞典（铁矿 1）、澳大利亚（铀矿 1）、法国（铀矿 1）和中国（锡矿 1）等 11 个高氡矿山队列。暴露组 91 万人年，对照组 24 万人年，男性	高氡与肺癌危险估计
接受钍造影剂的病人	1931 年投入使用以来，在世界各国普遍应用。据估计，全球有 200 万 ~1000 万患者使用过这一造影剂	ICRP 60 号报告用其提供了内照射肝癌危险估计

续表

人群	特征	主要贡献
医疗照射群体	美国产后急性乳腺炎患者、瑞典良性乳腺疾病患者、美国胸腺肥大婴儿、美国结核病患者、瑞典皮肤血管瘤患者队列，77527 人	乳腺癌危险估计
	4 个医疗照射队列研究（治疗头皮癣的儿童、扁桃腺增大治疗的 2 个儿童队列、因胸腺增大接受照射治疗的婴儿）、原爆幸存者队列和 2 个病例对照研究（子宫颈癌患者与儿童癌患者），约 12 万人	甲状腺癌危险估计
公众（低水平氡）	欧洲 13 个、北美 7 个、中国 2 个室内氡与肺癌病例对照研究的综合分析	公众氡暴露与肺癌危险估计

表 7-7　接受不同辐射类型的人群所患癌症类型

辐射类型	主要研究的人群	有充分证据支持的肿瘤部位及其类型
α 粒子和 β 粒子 氡 -222 及其衰变产物	一般人群（与居住有关的暴露），地下矿工	肺
镭 -224 及其衰变产物	患者	骨
镭 -226、镭 -228 及其衰变产物	镭表盘描涂工	骨，副鼻窦和乳突（限 ^{226}Ra）
钍 -232 及其衰变产物	患者	肝脏、肝外胆管、胆囊和白血病（含慢性淋巴细胞白血病）
钚	生产钚的工人	肺、肝脏、骨
磷 -32	患者	急性白血病
裂变产物，包括锶 -90	核反应堆事故后的一般人群	实体癌、白血病
放射性碘，包括碘 -131	核反应堆事故后的儿童和青少年	甲状腺
X 射线或 γ 射线	原爆幸存者，患者；宫内暴露（怀孕的患者和原爆幸存者的后代）	唾液腺，食道，胃，结肠，肺，骨，皮肤（基底细胞癌），女性乳腺，膀胱，脑和中枢神经系统，白血病（不包括慢性淋巴细胞白血病），甲状腺，肾脏（原子弹爆炸幸存者，患者），多发癌（宫内暴露）

数据来源：*IARC Monographs on the Evaluation of Carcinogenic Risks to Humans：A Review of Human Carcinogens-Part D：Radiation*，2012。

我国开展了职业照射群体的辐射致癌研究，包括核工业系统铀矿工（1971—1986 年）和其他工作人员队列研究（1970—1985 年）、医用 X 射线工作者队列研究（1950—1995 年），积累了大量有价值的资料。在公众照射方面，我国开展了广东阳江高本底地区居民健康调查，1979—2002 年随访 229 万人，每年发现 1441 例癌症死亡病例，未见实体癌和白血病危险增加，除肝癌外，全部实体癌的 ERR/Gy 为 0.19（95% CI：-1.87，3.04），这非常接近于剂量 - 剂量率效能因数（DDREF，dose and dose-rate effectiveness factor）为 2 时的日本原爆幸存者的 ERR 估计值。

辐射照射引起的癌症可在经过潜伏期以后的很长时间内表现。白血病潜伏期为 2~5 年，实体癌则在 10 年以上，经过潜伏期后，辐射致癌终生都可能表现。有研究提示，受照剂量大，辐射致癌的潜伏期可能会短一些。

需要注意的是，有一些研究发现，即使是慢性淋巴细胞白血病（CLL）也可能不是与电离辐射照射没有任何联系。有研究提示，黑色素瘤可能与电离辐射照射无关。

接受电离辐射照射将增加受照者罹患癌症的风险。增加的程度与受照剂量、开始接受照射时的年龄、到达年龄等因素密切相关。

在剂量 - 响应关系方面，线性无阈模型可以较好地拟合观察数据。白血病用线性 - 平方模型可能更好一些。LNT 是辐射致癌广泛接受的剂量 - 响应模型。

对辐射致癌影响潜力的评价可采用下列指标：

①相对危险（RR）：指受照人群癌症发病率与对照组或参照人群发病率之比。超额相对危险（ERR）：ERR=RR-1。②绝对危险（EAR）：指受照人群癌症发病率与对照组或参照人群癌症发病率之差。③人群归因危险（PAR）：是 EAR 与人群中暴露比例 [P（E+）] 的乘积。④暴露组归因分数（AFE）：AFE=（RR-1）/RR。⑤全人群归因分数（AFT）：AFT=P（E+）（RR-1）/1+P（E+）（RR-1）。

特别需要注意的是，因为辐射致癌可以终生表现，用终生归因危险（lifetime attributable risk，LAR）描述辐射致癌危险估计，其含义是接受照射人员经历的超过未受照人员（对照人群）癌症基线发病或死亡率的超额发病或死亡数。

辐射防护中用代表性人群（上海、大阪、广岛、长崎、瑞典、美国 SEER 和英国等 7 个人群）的男女平均和不同受照时年龄平均的终生危险估计来表征辐射致癌危险，称为标称危险系数（nominal risk coefficient）。ICRP 2007 年建议书给出的全部人群男女平均的癌症的调整标称危险系数为 5.5%/Sv，成年人为 4.1%/Sv。它的含义是，如果人群受到 1Sv 的照射，那么其终生癌症风险（目前我国居民的终生癌症风险约为 25%）将会在原有终生风险的基础上增加 5.5%，达到 30.5%。因为是线性关系，可以很方便地估算出受照剂量为 0.1Sv 时，风险增加量为 0.55%。

辐射致癌的影响因素主要包括：①辐射致癌的潜伏期从接受电离辐射照射开始到癌症出现的时间。辐射诱发肿瘤的潜伏期与发生肿瘤的组织器官有关，也与受照剂量有一定的关系。辐射所致白血病潜伏期最短。②不同组织和器官对辐射致癌作用的敏感性明显不同，敏感性最高的组织是甲状腺和骨髓，以白血病最多见（特别是骨髓性白血病），而前列腺、睾丸和子宫颈几乎不被辐射诱发。③受照年龄是影响辐射致癌危险大小的重要因素之一。受照年龄越早，危险越高。儿童（包括胎儿）对电离辐射致癌的敏感性较成人高。UNSCEAR 2008 年报告附件 A（第 316 段和第 593 段）认为，儿童受到照射的实体癌终生危险是一般人群的 2~3 倍。一般认为，胎儿受照的辐射致癌危险与儿童接近。

二、氡与肺癌

氡是第 86 号元素的同位素的任意组合，主要是指氡 -222（镭射气）、氡 -220（钍射气）。当与钍射气相提并论时，可特指氡 -222。另外，还有氡 -219（锕射气）。氡是在 1900 年由德国化学家弗里德里希 - 恩斯特 - 多恩（Friedrich Ernst Dorn）研究镭的衰变链时发现的。

高氡暴露可以导致健康损害，很早就被研究人员认识到。1567 年 Paracelsus 撰写的书中报告，在捷克斯尼伯格矿工中观察到年轻矿工肺疾病死亡率罕见的高。1933 年，认识到可能是井下高氡导致了矿工患肺癌。随后一些国家开展了铀矿等矿山矿工氡暴露与肺癌的关系研究，Lubin 等人（1994）对 11 个国家的矿工肺癌研究进行了合并分析，暴露组共 907459 人，对照组 242332 人，暴露组肺癌病例数 2597 人，平均 WLM 为 158.0，平均累计暴露时间为 5.7 年，合并后的超额相对危险 ERR/WLM 为 0.49%（95% CI：0.2%~1.0%）。20 世纪 80 年代以来，北欧和北美等国开始测量室内氡，发现一些居室的氡浓度较高，进而一些国家开展了室内氡与肺癌病例对照研究。国内与美国 NCI 合作开展了两项居室氡与肺癌病例对照研究，一项在沈阳，一项在陇东（甘肃平凉和庆阳地区），经合并分析，共包括 1050 个肺癌病例和 1996 名对照者。根据线性模型，在 95% 置信区间情况下，每 100Bq/m³ 的比值比（OR，odds ratio）为 1.33（95% CI：1.01~1.36）。

1999 年，美国电离辐射生物效应委员会（BEIR）报告 VI 通过对 11 项氡暴露矿工队列研究的联合分析，开发了两种首选的风险模型，分别为照射－年龄－时段模型和照射－年龄－浓度模型。历经十几年的改进和完善，2003 年美国环境保护署（EPA）评估了居室内氡的风险，并得出了两个 BEIR-VI 模型（后来称为 EPA/BEIR-VI 风险模型）的合理平均值。

2009 年，WHO 汇总分析了欧洲 13 个病例对照研究（7148 个病例）、北美 7 个病例对照研究（3662 个病例）和中国 2 个病例对照研究（沈阳市和陇东地区，1050 个病例）共计 11860 个肺癌病例，提供了室内氡致肺癌的最重要流行病学证据。肺癌危险随着室内氡浓度的升高而成比例地增加，室内氡浓度每升高 100Bq/m³，肺癌相对危险增加 10%，UNSCEAR 2006 年报告（附件 E，表 24）估计增加 11%（95% CI：5%~19%）。

据 WHO 估计，在所有肺癌中，氡导致的肺癌比例为 3%~14%，具体取决于该国的平均氡浓度和估算方法。在许多国家，氡是继吸烟引起肺癌之后的第二重要原因。与不吸烟的人相比，氡更容易导致吸烟者或以前吸烟的人患肺癌。然而，在不吸烟的人群中，氡是导致肺癌的主要原因。目前认为不存在氡暴露不导致风险的阈值浓度，即低浓度的氡也会引起肺癌风险的小幅度增加。大多数氡引起的肺癌是由低浓度和中等浓度的氡引起，而不是由高浓度氡引起的，因为总体上暴露于室内高氡浓度的人较少。WHO 建议国家氡参考水平为 100Bq/m³，最大不得超过 300Bq/m³。与之相关的，现存照射（工作场所）氡水平超过 1000Bq/m³，则应视为计划照射情况，需要采取职业照射防护措施。

我国的室内氡水平在 20 世纪 80 年代约为 27Bq/m³，现在据文献报道约为 68Bq/m³。基于我国 2015 年肺癌死亡率、全死因死亡率以及有代表性的吸烟率和居室内氡平均浓度，有学者利用 EPA/BEIR-VI 风险模型，预测了我国居室内氡浓度水平致肺癌死亡风险。假定我国居室内氡浓度水平为 30Bq/m³，2015 年由居室内氡致肺癌死亡人数约为 55512 人，据此估算约有 6.62% 的肺癌死亡人数是由居室内氡暴露造成的。假设我国居室内氡浓度水平为 40Bq/m³ 和 70Bq/m³，则分别约有 8.82% 和 15.38% 的肺癌死亡人数可归因于居室内氡暴露。氡致肺癌的疾病负担也很沉重，亟待加强国内居室氡控制顶层设计。

需要注意的是，氡与其他癌症（包括白血病）的关系尚未达成共识。

三、遗传效应

电离辐射对后代的生物效应称为遗传效应。辐射引起的精子或卵子中的 DNA 分子受损，导致生殖细胞突变。这会导致错误的基因信息被传递至后代。这种改变的遗传信息可能表现为各种疾病或畸形。

电离辐射引起遗传效应的主要证据来自对高剂量辐射的果蝇和小鼠进行的大量实验。小鼠实验数据被推测为低剂量辐射，然后应用于人类。从果蝇实验中获得的信息表明，遗传效应没有阈值剂量。因为这意味着即使是最小的辐射剂量也会导致一些遗传性损伤，根据这些数据，没有"100% 安全"的性腺辐射剂量。然而，关于辐射对人类造成遗传影响的现有数据既互相矛盾又不确定。所积累的一些数据来自对父母一方或双方都受到广岛或长崎原子弹爆炸辐射照射后所孕育孩子的试验组的观察。至于第三代，没有已知的辐射引起的遗传效应。然而，这并不意味着它们不会在后代中出现。遗传学家 J. F. 克罗（J. F. Crow）花了多年时间对果蝇进行实验，他说："人类最常见的突变不是导致畸形或明显的遗传疾病的突变，而是那些导致胚胎死亡率更高、预期寿命更短、疾病增加或生育能力下降的轻微损伤。"迄今为止，科学界仍未有定论。

2001 年，UNSCEAR 对辐射的遗传影响进行了一项研究，得出的结论是，到目前为止在受电离辐射照射的人群中没有发现辐射诱发遗传疾病的系统性、一致性的科学证据。然而，在浩瀚的科学文献中不难找到个别反例。

尽可能减少辐射诱发的遗传效应，是在放射诊疗（包括影像学检查）中对下腹部进行屏蔽的重要科学原因之一。

依据大量动物实验研究，ICRP 在辐射防护体系中考虑了辐射引起遗传效应，并提出了相应的标称危险系数。关于与性腺剂量相关的全人群遗传效应危险，ICRP 103 号报告估计，为 20 例 / 万人 /Sv，ICRP 60 号报告为 100 例 / 万人 /Sv。工作人群（18~64 岁）为全部人群的 60%（ICRP 103 号报告 A124）。

第四节　放射事故与主要的放射性疾病

一、概述

根据 UNSCEAR 2008 年报告，1945—2007 年核设施发生 38 起严重事故，其中 7 次导致场外放射性物质释放和明显的公众照射。其中 26 起事故发生在核武器研制生产及后处理设施。现在这种事故已很少见，在过去 20 年间，只有 2 次严重事故导致 3 人死亡。

1986 年 4 月 26 日，苏联切尔诺贝利核电站事故导致 134 人受到大剂量（0.7~13.4Gy）照射并出现放射损伤，28 人在 3 个月内死亡，19 人在 1987—2004 年死亡，其中 4 人死于外伤。

辐射工业应用领域发生了 85 起事故，导致 25 人死亡和 166 人放射损伤（手部常见）及截肢。1960 年以来，失控源共造成 29 起事故，造成 33 名儿童及成人死亡，数百人受到辐射相关的损伤。此类事故在过去 20 年间呈增加趋势。相关科学研究领域发生了 20 起事故，在过去 20 年间有 4 起（主要是手部辐射损伤）。随着核与辐射技术医学应用的迅速发展，这方面的辐射损伤事故时有发生，但报告不充分。1967 年以来，报告 29 起事故导致 45 人罹患急性放射性疾病死亡和 613 人罹患辐射导致的组织反应。放射性物质在民用和军用运输上发生过事故。核动力航天器坠毁也释放了放射性物质，但尚未见此类事故造成人员伤亡的资料。

据不完全统计，1949—2005 年，我国核设施发生的核事故所致集体剂量为 108.5 人 /Sv。各类辐射及核事故共造成 90 人患急性放射病，其中 25 人死亡，8 人截肢；87 人诊断为放射性皮肤损伤。

放射事故主要导致的健康效应包括急性放射病和放射性皮肤损伤等。

二、急性放射病

急性放射病（acute radiation sickness）是指人体一次或短时间（数日）内受到大剂量外照射引起的全身性疾病。急性放射病的发病特点主要取决于照射剂量、主要受损器官的改变，病程有明显的阶段性；在一定的剂量范围内，机体的损害有自行恢复的可能性。对暴露于足以引起这种综合征的电离辐射剂量的人群进行流行病学研究的数据来自：①广岛和长崎原子弹爆炸幸存者；② 1954 年原子弹试验期间无意中受到高水平沉降物影响的马绍尔群岛居民；③核辐射事故受害者，例如 1986 年切尔诺贝利灾难中的伤者；④接受放射治疗的患者。

急性放射病根据其临床特点和基本病理改变，分为骨髓型、肠型和脑型三种类型（见表 7-8）。

表 7-8　急性放射病的初期反应和剂量阈值

分型		初期表现	受照后 1~2 天淋巴细胞绝对数量最低值（×10⁹/L）*	受照剂量阈值（Gy）
骨髓型	轻度	乏力，不适，食欲减退	1.2	1.0
	中度	头昏，乏力，食欲减退，恶心，1~2h 后呕吐，白细胞数短暂上升后下降	0.9	2.0
	重度	1h 后多次呕吐，可有腹泻，腮腺肿大，白细胞数明显下降	0.6	4.0
	极重度	1h 内多次呕吐和腹泻，休克，腮腺肿大，白细胞数急剧下降	0.3	6.0
肠型		频繁呕吐和腹泻，腹痛，休克，血红蛋白升高	小于 0.3	10.0
脑型		频繁呕吐和腹泻，休克，共济失调，肌张力增加，震颤，抽搐，昏睡，定向和判断力减退	小于 0.3	50.0

注：* 淋巴细胞计数的正常范围：（0.8~4.0）× 10⁹/L。

数据来源：《职业性外照射急性放射病诊断》（GBZ 104-2017）。

（1）骨髓型急性放射病以骨髓造血系统损伤为基本病变，以白细胞数甚至全血细胞减少、感染、出血等为主要临床表现，具有典型阶段性病程的急性放射病。按其病情的严重程度，又分为轻、中、重和极重 4 种程度。各种程度的下限剂量分别为 1Gy、2Gy、4Gy、6Gy。

电离辐射对造血系统的辐射损伤包括：①周围血象的变化，主要是全血细胞减少，白细胞变化的时象和幅度不仅与剂量平行，而且与临床分期及病情吻合。②骨髓象的变化，骨髓内有多种幼稚造血细胞，其多数对射线十分敏感，受照后可出现损伤改变，剂量小者仅见历时短暂的幼稚造血细胞分裂指数轻度降低，剂量大者可见初期破坏、暂时回升（假愈期）、严重抑制和恢复 4 个阶段的变化。③造血微环境与细胞因子及受体的变化。

（2）肠型急性放射病的剂量范围比较大，一般为 10~50Gy。在阈值剂量约为 6Gy 时出现，在剂量为 10Gy 时达到峰值。如果没有维持生命的医疗支持，接受 6~10Gy 剂量的受照者可能在受照后 3~10 天死亡。即使提供医疗支持，受照的人也只能多存活数日。这种综合征的生存时间不随剂量变化。在接受引起胃肠道综合征所需剂量的几个小时后，出现前驱期或开始期：严重的恶心、呕吐和腹泻会持续 24 小时。接下来是潜伏期，持续时间长达 5 天。在此期间，外部症状消失。在这段虚假的平静之后，就会出现明显的疾病阶段。受照者经历严重的恶心、呕吐、腹泻，可能出现的其他体征和症状包括发烧、疲劳、食欲不振、嗜睡、贫血、白细胞减少、出血（由于机体失去血凝可能导致胃肠道出血）等。

死亡的发生主要是因为胃肠道上皮细胞的灾难性损伤。这导致接触者在 3~5 天内因感染、体液流失和电解质失衡而死亡。虽然胃肠道综合征的死亡主要是由于肠道的损伤，但它也可以由骨髓的破坏引起。小肠是胃肠道中受影响最严重的部分。由于上皮细胞的功能是必不可少的生物屏障，它们的破坏使身体容易发生感染（主要来自其自身的肠道细菌）、脱水、严重腹泻。一些上皮细胞在死亡发生前的一段时间再生。然而，由于大量上皮细胞被辐射损伤，可能在细胞再生完成之前就已经死亡。切尔诺贝利核电站的工作人员和消防员就是因胃肠道综合征而死亡的例子。

（3）脑型急性放射病发生于中枢神经系统和心血管系统接受 50Gy 或更多的电离剂量辐射。这种剂量可以在暴露后几小时到 2 或 3 天致死。照射后，前期的体征和症状包括过度紧张、严重恶心、呕吐、腹泻、视力丧失、皮肤灼烧感、失去意识。随后是长达 12 小时的潜伏期，在此期间，症状减轻或消失。潜伏期过后，病症显现阶段，前期综合征反复出现严重程度增加，并出现其他症状，包括迷失方向和震惊、激动与麻木交替、共济失调（混乱和缺乏肌肉协调）、颅顶水肿、失去平衡、疲劳、嗜睡、抽搐发作、电解质失衡、脑膜炎、虚脱、呼吸窘迫、血管炎、昏迷。

受伤的血管和毛细血管允许液体渗漏到大脑中，造成颅内压升高，导致组织损害。这种损害的最终结果是中枢神经和心血管系统的衰竭，在几分钟内致死。因为胃肠道和造血系统对辐射比中枢神经系统敏感，受这么大剂量照射后，它们很难发挥作用。然而，由于死亡发生得很快，这两个系统失效的后果没有得到证明。

需要注意的是，在英文文献中更多的是称为急性放射性综合征（acute radiation syndrome），分型为脑型（脑部大于 50Sv），胃肠型（小肠 10~20Sv），造血型（骨髓 2~10Sv）和肺型（肺大于 6Sv）。

三、放射性皮肤病

从早期先驱者、辐射事故受害者、原子弹爆炸幸存者以及在某些区域长时间透视期间接受放射治疗或异常高剂量放射治疗的患者的经历，就可以获得关于辐射引起的皮肤损伤的大量信息。许多早期的放射科医生和牙医患上了放射性皮炎，这是由于过度暴露在相对低能量的电离辐射下导致皮肤明显变红，最终导致手部和手指发生癌变。1898年，波士顿牙医威廉·赫伯特·罗林斯遭受了严重的烧伤，他最终将其归因于积累辐射照射，开始调查辐射照射的潜在危害。这导致了他成为已知的第一个坚决倡导辐射防护的人。他在豚鼠身上做了实验，得出了"放射技师的三个重要安全措施：佩戴防辐射眼镜；将X线管包装在保护壳内；只照射病人感兴趣的区域，用不透射线的材料覆盖邻近区域"。电离辐射对皮肤直接作用引起的疾病称为放射性皮肤疾病，或称为放射性皮肤损伤，或称为放射性皮肤烧伤。

根据《职业性放射性皮肤疾病诊断》（GBZ 106-2020），急性放射性皮肤损伤分为4种程度。Ⅰ度损伤，受照剂量≥3Gy，表现为暂时性脱毛、毛囊丘疹；Ⅱ度损伤，受照剂量≥5Gy，表现红斑、脱毛。更大剂量的照射，会导致皮肤出现Ⅲ度和Ⅳ损伤，表现为烧灼感、二次红斑、水泡，甚至麻木、刺痛、坏死、溃疡等。急性皮肤损伤在事故和个别介入患者中可见。

慢性放射性皮肤损伤：局部皮肤长期受到超过当量剂量限值的照射，累积剂量大于15Gy时，受照后数年可出现慢性放射性皮肤损伤，分为Ⅰ、Ⅱ和Ⅲ度。Ⅰ度主要表现为慢性放射性皮炎，Ⅱ度主要为皮肤角化过度、皲裂、指甲增厚变形，Ⅲ度损伤主要坏死溃疡、角质突起等。慢性放射性皮肤损伤主要见于在从事X射线操作的放射科医护人员、正骨医师等。

四、放射性白内障

由放射线引起的晶状体混浊称为放射性白内障（radiogenic cataract），其特点是起源于晶状体后极部后囊下白内障（Posterior subcapsular cataract），与年龄相关的老年白内障明显不同。从轻到重，我国《职业性放射性白内障的诊断》（GBZ 95-2014）将放射性白内障分Ⅰ、Ⅱ、Ⅲ和Ⅳ 4个时期。

放射性白内障的成因：一般是眼部有明确的一次或短时间（数日）内受到大剂量外照射，或长期反复超过剂量当量限值的外照射历史，累积剂量在2.0Gy以上，晶状体从小的混浊点到全部混浊，逐渐影响到视力，以至发展成视力完全丧失的临床过程。影响放射性白内障的发生和发展的因素是：①射线的性质；②受照剂量和分次照射；③年龄因素。ICRP 2011年发表《关于组织反应的声明》，认为眼晶状体出现迟发型组织反应（白内障）的剂量阈值为0.5Gy。

电离辐射诱发白内障需要一段潜伏期，潜伏期长短与受照剂量和受照时年龄等因素有关。电离辐射诱发白内障的潜伏期最短为6个月，最长可达35年，平均是2~4年。

最新研究提示，电离辐射导致白内障不一定仅仅限于晶状体后极部后囊下，也与皮质性白内障的风险增加有关。更重要的是，一些研究认为，电离辐射导致眼晶状体混浊，可能不存在剂量阈值，这挑战了晶体混浊（影响视力后称为白内障）是典型的有害组织反应的认识。

五、其他

胚胎发育过程中受到电离辐射作用，称为胎儿照射或宫内照射。其具体表现和程度取决于受照剂量、剂量率、照射方式、射线种类和能量以及照射处胚胎所处的发育阶段。器官形成期（29~56天）和胚胎早期非常敏感，第4~6个月次之。胎内照射效应可分为致死性效应、畸形、发育障碍三类。发育中的胎儿对电离辐射的致癌作用比成年或幼儿更敏感。目前认为，医疗照射产生的几十个mGy的照射，不会产生胚胎致死效应、畸形和智力障碍。

越来越多的流行病学研究证据表明，中、大剂量辐射照射后非癌症疾病的危险增加。对日本原爆幸存者的随访研究和对其他受大剂量照射人群的研究发现，心脏剂量低于1~2Gy时，循环系统疾病死亡风险显著升高。但是，人群中非癌疾病基线发病率高，此类疾病受到吸烟、胆固醇水平和遗传易感性等非辐射因素的显著影响。总的看法是，目前的研究尚不能证明远低于1Gy剂量照射能显著增加非癌症疾病（如心脏病、中风等）的危险，也不能用于100mSv剂量照射的非癌症疾病风险估计。ICRP 118号报告（2012）认为，心血管疾病的阈值剂量为0.5Gy。

近年来，多数研究认为低剂量电离辐射可能与机体炎症和免疫功能的扰动有关联，这可能是低剂量电离辐射与很多非癌症疾病（包括心血管疾病、甲状腺疾病）存在关联的重要生物学基础之一。

第八章

辐射探测与辐射监测

第一节 概 述

测量电离辐射，是指利用电离辐射在气体、液体或固体中引起的电离效应、发光现象、物理或化学变化或生物学的改变进行辐射探测。在这一探测过程中利用的探测器件称为辐射探测器。它探测辐射引起的现象或效应的量要与辐射水平或强弱呈一定的比例关系。

一、辐射探测概述

1895年11月8日，德国科学家伦琴借助照相底片发现了X射线。1896年，贝克勒尔用照相底片发现了放射性。事实上照相底片（乳胶）为放射性的发现提供了早期的探测技术。1911年，卢瑟福在α粒子散射实验中，借助硫化锌闪烁屏观察α粒子在屏上产生的闪光点，发现了α粒子散射中存有少量大角度散射现象，说明原子有核理论的正确性或合理性，此实验就是用闪烁探测技术实现的。当时用放大镜或低倍显微镜或适应了黑暗环境的人眼可以观察到硫化锌闪烁（荧光）屏上的闪光点，打到荧光屏上的每个α粒子产生一个闪光点，记录下闪光次数可得到α粒子不同方位的分布。少量散射的α粒子人眼可以区分，但如果α粒子过多，形成连片的闪光，人眼就无法记录和区分散射的α粒子（粒子数及能量）分布情况，于是后来发明了光电倍增管代替人眼，并辅以电子学技术记录粒子分布，使闪烁探测技术逐步完善。1908年，气体电离探测器问世，但直到1931年脉冲计数器出现后才解决了快速计数问题。1947年，由闪烁体、光电倍增管和电子仪器组成的闪烁计数探测器出现，大大提高了对粒子的探测效率。最显著的是碘化钠（铊）闪烁体，对γ射线具有较高的计数能力和能量分辨能力。20世纪60年代初，半导体探测器的研制成功，使能谱测量技术有了新的发展。之后人们相继开发出热释光探测器、固体径迹探测器、切伦科夫探测器、中子活化法探测器、化学剂量计和生物剂量计等。

二、常见核辐射种类

社会生产生活中常见的电离辐射按带电性质可分成三类：带电粒子辐射、电磁辐射和中性粒子辐射。带电粒子辐射主要包括α粒子（氦原子核）、$e^{\pm}$或$\beta^{\pm}$、质子及裂变碎片等（其中只有$e^{\pm}$或$\beta^{\pm}$为轻带电粒子）；电磁辐射指X射线和γ射线；中性粒子辐射主要是各种能量的中子。这些粒子或射线就是电离辐射或核辐射常用的探测对象。

利用电离辐射与物质相互作用产生的改变或效应进行核辐射探测的元器件称为核辐射探测器。核辐射探测器的主要作用是把进入探测器灵敏区域的核辐射转变成信号处理设备能够觉察出来的信号，如电信号、光信号、声信号、热信号、化学特征量和生物学特征量等。用于各种目的的核辐射探测器种类很多，工作原理也不尽相同。按探测核辐射的工作物质（灵敏区域）的不同，探测器给出的信息能够直接或间接地显示或确定核辐射的种类、能量、强弱或核素的其他性质等。

三、核辐射探测

核辐射探测广泛用于核物理、核技术应用、辐射防护和科学研究等领域。核辐射探测的种类通常可分为以下五类。①强度测量：指对单位时间内粒子计数的测量。如源活度测量、环境放射性水平、中子注量测量等。②能谱测量：指对核辐射强度随能量的分布测量，如 α、β、γ 能谱。③剂量（率）测量：主要指贯穿辐射与物质发生作用，测量辐射场的强弱、辐射的能量损失与被作用物质吸收的能量情况。④符合测量：指对一种辐射的两个以上变量或对两种以上相互关联的辐射进行测量，以及对上述参量和核辐射之间的时间关系进行测量，如 γ 能谱符合测量、激发态寿命测量、正电子湮没寿命测量、飞行时间测量。⑤位置测量：指对核辐射的出射方向和辐射源位以及粒子的运动径迹进行测量。例如，多丝正比室对粒子出射方向进行测量，核乳胶和固体径迹对宇宙射线进行测量，以及各种成像测量。

辐射探测器在实际测量中常常采用绝对测量法和相对测量法。绝对测量法，是指待测的未知量对一个或数个基本量进行直接测量，或利用物理常数进行测量的方法，不依赖于与其他样品或标准仪器的比较而直接得到测量结果。辐射量的计量基准的建立往往以绝对测量法为基础，绝对测量法不需要与标准样品或标准仪器作比较，但需要对影响测量结果的许多因素进行修正，才能得到正确的量值。相对测量法，是指将待测未知量与一个标准量相比较而获得未知量量值的方法。相对测量法仅与标准量相比较，许多修正因子可以消去，实际操作简单方便，适于大量同类测量。但辐射探测器需要刻度或校准（需尽量与检测条件一致），才能得到正确的量值。

第二节　核辐射探测技术

一、气体探测技术

电离辐射使中性的气体原子电离而形成负电子和正离子对的现象，称为气体的电离。电离出来的电子称为次级电子，其中一些能量较大的电子还可以使气体分子电离。我们把由电离辐射直接产生的电离叫作原电离，而把由次级电子所产生的电离叫作次电离。原电离和次电离之和称为总电离。总电离产生的电子和正离子与气体分子一样，处于一种杂乱无章的热运动状态，其结果是这些电子、正离子复合，最终恢复到气体分子的热平衡状态。但如果在气体两侧加上外电场，电子和正离子从电场中获得了定向的加速度，它们分别向两电极运动。尽管它们仍然将不断地与气体分子碰撞而减速，但同时又在电场作用下获得能量而加速运动，分别到达两极板，如两极板外实现闭合回路，这样离子定向漂移就形成了电流，实现了辐射转变为可测量的电信号（图8-1）。

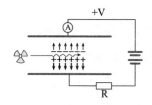

图 8-1　气体探测原理示意图

实验表明，在相当大的能量范围内，入射粒子在气体中产生的总电离离子对数目 N_0 与它在气体中损失的能量 E 成正比，即

$$N_0 = \frac{E}{W}$$
式（8-1）

式中，W 称为平均电离能，它表示入射粒子在气体中产生一对离子对所平均消耗的能量。其对 α、β 和 γ 的范围为 26~48eV，平均约为 30eV。也就是说，气体（电离室）探测器大多可探测到 30eV 以上能量的射线。

二、闪烁探测技术

1895—1903 年，就有多人观察到由电离辐射引起的闪光（荧光）现象。闪烁探测器问世已有 120 多年了。经过不断的发展，它已成为目前应用最广的核辐射探测器之一。在致电离辐射作用下能够以闪烁方式发出光辐射的物质，称为闪烁体物质。目前发现或使用的闪烁体种类繁多。按化学结构的不同，可分为有机闪烁体和无机闪烁体；按物理形态的不同，可分为固体闪烁体、液体闪烁体、气体闪烁体和固溶体闪烁体；按其核性能特点的不同，可分为无机晶体闪烁体、有机晶体闪烁体、塑料闪烁体、玻璃闪烁体、液体闪烁体和气体闪烁体。不同类型的闪烁体发光过程差异很大，实验发现，添加少量的激活剂对卤素无机闪烁晶体的闪烁强度起主要作用；而有机晶体内产生荧光的过程中，分子间碰撞、受激粒子迁移或偶极子共振相互发生作用，对辐射能量传递起主要作用。

闪烁探测器通过电离辐射粒子打在闪烁体上，使原子（分子）电离、激发，在退激过程中发光，经过光电器件（如光电倍增管）将光信号变成可测的电信号来测量核辐射。闪烁探测器分辨时间短、效率高，还可根据电信号的大小测定粒子的能量。

闪烁探测器探测带电粒子、γ 射线、中子等的特性主要取决于闪烁体。低能电子的探测用塑料和液体闪烁体。对极低能量的弱 β 放射性的测量，使用液体闪烁体，可以把放射性物质均匀地溶于液体闪烁体内，形成 4π 立体角，无窗，也无源自吸收，使探测效率提高。

三、半导体探测技术

半导体辐射检测是 20 世纪 60 年代以后迅速发展成熟起来的一种核辐射探测技术，其探测介质是半导体材料。随着半导体材料和低噪声电子学的发展，先后研制出了 P-N 结型探测器、锂漂移型探测器、高纯锗探测器、化合物半导体探测器以及位置灵敏探测器、内放大半导体探测器等特殊类型的半导体探测器。

半导体探测技术基本原理是：由于半导体 PN 结区载流子很少，电阻率很高，当探测器加上反向电压（相对于 N 边，P 边为负电压）后，电压几乎完全加在 PN 结区，在结区形成一个足够强的电场，但几乎没有电流（图 8-2）。入射电离粒子射入结区后，损失能量产生电子 - 空穴对，载流子数增加，在外加电场作用下，电子和空穴分别向两极漂移，在输出回路中形成信号。当电场足够强时，电子和空穴在结区的复合和俘获可以忽略，输出信号的幅度与带电粒子在结区消耗的能量成正比。如果入射粒子的能量全部消耗在结区，则输出脉冲幅度与入射粒子能量成正比，这样半导体探测器既可测量辐射粒子的多少，也可测量辐射粒子损失的能量。

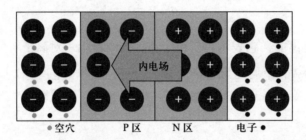

图 8-2　PN 结区电场形成

半导体探测器的工作原理与气体探测器类似，但工作介质是半导体而不是气体。半导体探测器也称为固体电离室。半导体探测器工作原理如图 8-3 所示，电极 A 和 K 上加工作电压，在（半导体）D 内部形成电场区。由于绝缘电阻很大，粒子射入 D 之前漏电流很小，回路无电信号。带电粒子射入 D 后，由于电离而产生电子 - 空穴对，在外电场作用下电子和空穴分别向两极移动，从而在两极板上收集到电荷，负载电阻 R_L 上形成脉冲信号。

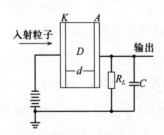

图 8-3　半导体探测器工作原理

半导体探测器测量电离辐射粒子的原理与气体电离室相似。但由于半导体的密度比气体的大得多，对射线的阻止本领也就比气体探测器大得多。在半导体中产生一个电子 - 空穴对所需的平均电离能为 W（约为 3eV），比在气体中的平均电离能（约 30eV）小一个数量级，这使半导体可探测更低能量的辐射粒子，且能量分辨率也远优于气体探测器。

四、其他探测技术

（一）热释光探测技术

热释光剂量计（thermoluminescence dosemeter，TLD）是 20 世纪 60 年代发展起来的一种新型探测器。电离辐射照射到某种晶体上后，能长时间地储存其接收的电离辐射能量，但将这种晶体加热升温时，能把存储的辐射能量以发光的形式放出，发光强度与受照辐射剂量成正比，这种特性称为热释光。氟化锂掺杂镁、钛形成的晶体，化学式为 $LiF(Mg,Ti)$，是一种辐射探测晶体，其热释光强度温度分布的发光曲线称为热释光发光曲线（图 8-4）。图中，$LiF(Mg,Ti)$ 的发光曲线显示出多个光峰。对一种具体的热释光材料来说，光峰的位置是恒定的。加热放出的总光子数与探测器受辐照时所吸收的能量成正比，因此可以通过测量总光子数来确定辐射的照射剂量。

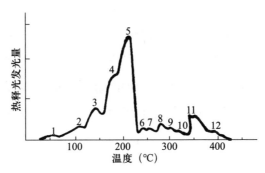

图 8-4 LiF（Mg，Ti）发光曲线

（二）径迹探测技术

径迹探测技术通过记录、分析辐射产生的径迹图像测量核辐射。径迹探测器主要有核乳胶、云室、气泡室和固体径迹探测器等。

1. 固体径迹探测器

核辐射中重电离粒子穿过绝缘体时，造成一定密度的辐射损伤，经适当化学处理（蚀刻），形成可观测的径迹，这种方法可用于测量重电离粒子辐射。这种固体称为固体核径迹探测器。可用作固体径迹探测器材料的有三类：①塑料（如硝酸纤维、醋酸纤维、聚酯和聚碳酸酯等）；②非结晶固体（如各种玻璃）；③结晶固体（如云母、石英等）。

当前比较常用的 CR-39 固体径迹探测器，称为碳本酸丙烯乙酸，或称烯丙基二甘醇二碳酸酯，其材料是应用最广泛的生产普通树脂镜片的材料。CR-39 固体径迹探测器具有对辐射损伤灵敏、高透明度、结构均匀、各向同性、热固性稳定和低本底等特性。CR-39 核辐射测量系统由 CR-39 探测器、蚀刻系统、测量硬件和软件等组成。

2. 核乳胶

核乳胶是能记录带电粒子单个径迹的照相乳胶。入射粒子在乳胶中形成潜影中心，经过显影和定影处理后记录下粒子径迹，可在显微镜下观察。它有极佳的位置分辨本领（1μm），阻止本领大，功用连续而灵敏。

3. 云室、气泡室

使入射粒子产生的离子集团在过饱和蒸汽中形成冷凝中心而结成液滴（云室），在过热液体中形成气化中心而变成气泡（气泡室），用照相方法记录，使带电粒子的径迹可见。气泡室有较好的位置分辨率（好的可达 $10\mu m$），本身又是靶，目前常以气泡室为顶点探测器配合计数器一起使用。

（三）中子探测技术

中子不带电，不会受到粒子间电场作用，不产生直接的可观察效果，因此中子的探测是通过中子同原子核相互作用，发生核反应后对反应的产物进行探测。常用的方法有以下三种。

1. 反冲质子法

利用中子与质子的弹性散射产生反冲质子，在计数器中充以含氢的气体，或以含氢的固体做成计数器的入射窗口，通过测量反冲质子的数目和能量分布可定出中子的数目和能量。

2. 核反应法

利用（n，α）反应或（n，p）反应产生带电的 α 粒子或质子来探测中子。常用的核反应类型有 ^3He（n，p）^3T、^6Li（n，α）^3T 和 ^{10}B（n，α）^7Li。但硼材料容易获得，天然硼中 ^{10}B 含量高、易浓缩、状态多，因此 ^{10}B（n，α）^7Li 反应在实际工作中的应用最广。一种方式是将 BF_3 气体封入正比计数器，中子反应产生的 α 粒子引起计数。另一种方式是利用中子的重核裂变反应，由裂变碎片产生的强电离作用探测中子。在电离室内壁涂铀化合物或室内封入 UF_6 气体。如果用的是 ^{235}U，则对慢中子灵敏；如果用的是 ^{238}U，则对快中子灵敏。

3. 活化法

很多元素在中子照射下都能变成放射性核素，因此可以用一片适当材料的薄膜置于中子流中，再用通常的计数器测量它的放射性强度。

（四）氡浓度的测量

氡是一种广泛存在的天然辐射源，氡及其子体对人产生的辐射剂量占天然辐射源的 50% 左右，氡的测量是评价氡辐射危害的基础。氡的测量技术是在上述辐射探测技术的基础上，依据氡及其子体辐射特征或深入改进或直接引用，如静电计或脉冲电离室测氡法、闪烁室测氡法、双滤膜测氡法、径迹蚀刻法和活性炭盒伽玛谱法等。按测量时间长短，可分为瞬时测量法、连续测量方法和累积测量方法。按采样方法，还可以分为主动测量、被动测量和联合测量等。

（五）电离辐射的化学剂量法

电离辐射会导致某些物质发生化学变化，通过定量测量辐射化学变化的产物或变化过程得到这些物质中的吸收剂量，称为电离辐射的化学剂量法。该方法常用的化学剂量计有硫酸亚铁化学剂量计和硫酸铈化学剂量计等。

（六）电离辐射的生物剂量计

机体受到电离辐射照射后，会产生某些生物学变化，用生物学指标来测定接收辐射剂量的体系称为生物剂量计。现在常用的生物剂量计是以细胞遗传学为基础的，通过电离辐射引起染色体畸变和淋巴细胞微核变化来实现辐射生物剂量估算（具体见第十章）。

五、常用辐射探测器

（一）气体探测器

1. 气体探测器类型

外加的直流电压在气体探测器内部产生电场，电场强度的数值随着直流电压的增大而增强。一定条件下的电离辐射粒子在气体探测器内部工作气体中产生的正、负离子对数（N_0）（简称离子对），其数目是确定的，其在外电场作用下沿着相反方向移动，最后分别被收集到气体探测器内的正极和负电极上。实践证明，正极和负电极上收集到的离子对数并不等于 N_0，而是随外加直流电压 V 的数值变化而变化（图 8-5）。图中，纵坐标代表电极收集到的离子对数目，横坐标代表外加直流电压 V 的数值，收集到的离子对数目与外加直流电压关系明显有 5 个不同的工作区。

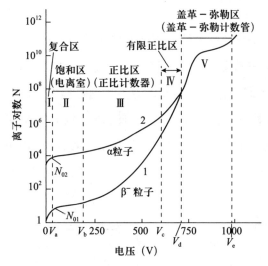

图 8-5　收集电荷与外加电压关系

（1）Ⅰ区，称为复合区

此区域的特点是两极板间电压低（小于 V_a），电场强度弱，电极收集到的离子对数目 N 低于由带电粒子产生的离子对数目 N_0，N_0 中有一部分因为复合而消失，此区域不能做探测工作。

（2）Ⅱ区，称为饱和区

外加直流电压 V 在 $V_a \sim V_b$，这一区域的特点是 N 等于 N_0，也就是电极收集到的离子对数目达到饱和。收集到的离子对数代表电离辐射强度，这是电离室探测器的工作区域。

（3）Ⅲ区，称为正比区

这一区域外加直流电压在 $V_b \sim V_c$，其特点是 N 与 N_0 的比值是个定值（以 M 表示），$M=N/N_0$ 完全由探测器的结构与外加直流电压的数值所决定，称为气体放大倍数。气体放大倍数不随 N_0 的变化而变化，但随外加电场的电压变化，使 N 总是与 N_0 成正比。这就是正比计数器的工作区。

（4）Ⅳ区，称为有限正比区

这一区域的特点是 M 的数值与 N_0 的大小有关系，N_0 比较大时，M 就比较小。也就是说，N 与 N_0 的正比关系受到限制。

（5）Ⅴ区，盖革－弥勒区

两条曲线相交，外加电压在$V_d \sim V_e$简称为G-M区，是G-M计数器的工作区域。它的特点是N保持定值，仅由计数器的结构与外加电压的数值决定，与N_0无关，图中显示2条和1条曲线重合，此时气体探测器不能区分粒子种类。

2. 气体探测器的结构

首先，对于一只气体探测器来说，在原理上可以改变外加电压的数值使其工作在不同区域。但实际上由于结构已定，它只能最适于工作在某个区域，不是工作在饱和区作为电离室使用，就是工作在正比区作为正比计数器使用，或者工作在G-M区作为G-M计数器使用。其次，用两只气体探测器比较，尽管一只是工作在正比区的正比计数器，而另一只是工作在G-M区的G-M计数器，这并不能断定加到G-M计数器上的工作电压一定比另一个高，因为两只气体探测器的结构是不同的。

（1）电离室

电离室就是工作在饱和区的气体探测器。原则上它既不存在复合，也没有气体放大，入射粒子电离产生的全部电子和正离子都被收集到正负电极上。电离室上加的工作电压必须在Ⅱ区的$V_a \sim V_b$。对于不同大小、不同结构和充不同气体的电离室，为了达到收集电荷的饱和状态，外加电压是不相同的，可以从几十伏特到上千伏特不等。不同类型的电离室在结构上基本相同，典型结构有平板型和圆柱型（图8-6）。不管何种电离室，其结构均包括：高压极板、收集极、保护极和用于测量电信号的负载电阻。自由空气电离室常用于标准电离室或放射治疗设备输出的剂量监测，其结构如图8-7所示。

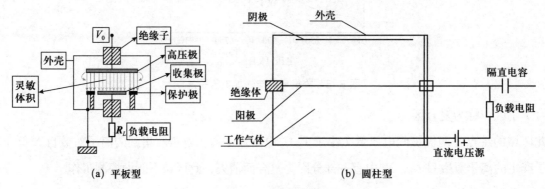

(a) 平板型　　　　　　　　　　(b) 圆柱型

图8-6　电离室结构简图

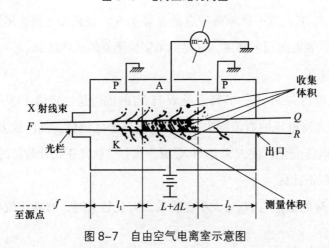

图8-7　自由空气电离室示意图

（2）正比计数器

正比计数器是气体探测器工作在特性曲线的正比区。此区域初始电离产生的电子从电场加速获得能量足以产生次级电离，次级电离电子再使气体电离，离子对数目逐步增殖，但最后形成的总离子数保持与初始电离成正比关系。于是在收集极上收集电荷数将是原初始电离电荷的 M 倍，实现了增殖放大。正比计数器的结构，如图 8-8 所示。

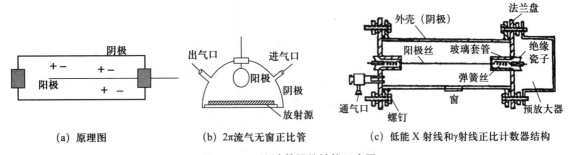

（a）原理图　　　（b）2π流气无窗正比管　　　（c）低能 X 射线和γ射线正比计数器结构

图 8-8　正比计数器的结构示意图

正比计数器比电离室脉冲大 $10^2 \sim 10^4$ 倍、灵敏度高，不需要高增益的放大器，输出脉冲幅度正比于原电离，可用于能谱测量，但易受外界电磁干扰，需要稳定的高压电源。适用于低能、低比电离辐射。

多丝正比计数器和漂移室是正比计数器的变型。既有计数功能，又可以分辨带电粒子经过的区域。多丝室有许多平行的电极丝，处于正比计数器的工作状态。每一根丝及其邻近空间相当于一个探测器，后面与一个记录仪器连接。因此只有当被探测的粒子进入该丝邻近的空间，与此相关的记录仪器才记录一次事件。为了减少电极丝的数目，可通过测量离子漂移到丝的时间确定离子产生的部位，这就要有另一探测器给出一起始信号并大致规定事件发生的部位，根据这种原理制成的计数装置称为漂移室，它具有更好的位置分辨率（可达 50μm）。

（3）盖革－弥勒计数管

盖革－弥勒计数管是由盖革（Geiger）和弥勒（Muller）发明的一种计数管，简称 G-M 计数管。G-M 计数管是使用最早（1928 年）、最广泛的一种探测器。它的工作电压更高，出现多次次级电离过程，因此输出脉冲的幅度很高（达伏特级），已不再正比于原始电离的离子对数，不经放大可直接被记录。突出特点是灵敏度高，价格便宜，易于操作，对电子学线路要求不高，只能测量粒子数目而不能区分粒子和测量能量，完成一次计数的时间较长（死时间长，可修正），不适用于高计数率场合，对γ射线探测效率低。γ和β盖革计数管的结构，如图 8-9 和图 8-10 所示。

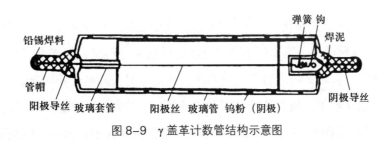

图 8-9　γ盖革计数管结构示意图

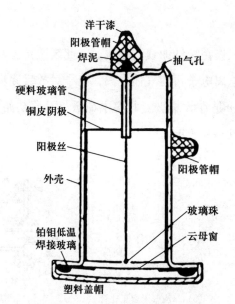

图 8-10　β 盖革计数管结构示意图

（二）闪烁探测器

1. 闪烁探测器

闪烁探测器是利用某些物质在电离辐射的作用下会发光的特性探测核辐射的，这些物质称为荧光物质或闪烁体。通过光电器件（如光电倍增管）将光信号变成可测的电信号测量核辐射，这种装置叫作闪烁探测器。

闪烁探测器的主要组成部分有闪烁体、光学收集系统、光电倍增管（或其他光电器件）以及给其供电的分压器，把它们封闭在一个不透光的外壳里，统称为探头（图 8-11）。

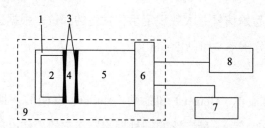

1- 反射层；2- 闪烁体；3- 硅油；4- 光导；5- 光电倍增管；6- 分压器；
7- 高压电源；8- 信号记录仪器；9- 暗盒

图 8-11　闪烁探测器组成示意图

2. 常用闪烁体的种类和性能

（1）无机闪烁体

常见的有用铊（Tl）激活的碘化钠 NaI（Tl）和碘化铯 CsI（Tl）晶体，它们的优点是密度大，原子序数高，对电子、γ辐射灵敏，发光效率高，有较好的能量分辨率，但光衰减时间较长。ZnS（Ag）闪烁体是一种多晶粉末，它对 α 粒子的发光效率高，而对 γ 射线和电子不灵敏，很适于在强 β、γ 本底下探测重带电粒子如 α 粒子、核裂片等，探测效率可达 100%。锗酸铋晶体密度大，发光效率高，因而对高能电子、γ 辐射探测十分有效。玻璃闪烁体可以测量 α 粒子、低能 X 辐射，加入载体后可测量中子。氟化钡（BaF$_2$）闪烁体密度大，有荧光成分，既适于能量测量，又适于时间测量。

（2）有机闪烁体

包括塑料、液体和晶体（如蒽、芘等），前两种使用普遍。由于它们的光衰减时间短（2ns~3ns，快塑料闪烁体可小于1ns），常用在时间测量中。它们对带电粒子的探测效率将近百分之百。

（3）气体闪烁体

包括氙、氦等惰性气体，在带电粒子作用下能够发出紫外光，发光强度与电离损失呈线性关系，光衰减时间较短（小于10ns）。

3. 常用闪烁探测器用途

（1）NaI（T1）、Bi$_4$Ge$_3$O$_{12}$（锗酸铋 BGO）、塑料闪烁体和液体闪烁体都可以用来探测γ射线。

（2）CsI（Na）和 CsI（Ti）常用来探测质子和α粒子。ZnS（Ag）荧光屏常用来探测α粒子和其他重离子。

（3）最常用的慢中子探测器是由 ZnS（Ag）加入硼做成的闪烁体。用有机闪烁体、液体闪烁体、ZnS（Ag）加含氢物质做成的闪烁体大量用来探测快中子。

利用有机闪烁体的发光衰减时间的快慢成分与入射粒子的电离损失的关系可以鉴别粒子的种类。闪烁探测器在辐射剂量监测、高能物理实验中也得到广泛的应用。

（三）半导体探测器

半导体探测器是 20 世纪 60 年代以后迅速发展起来的一种核辐射探测器，其探测介质是半导体材料。半导体探测器探测电离粒子是在灵敏体积内产生电子－空穴对，由于半导体的密度比气体的大得多，对射线的阻止本领也就比气体大得多。在半导体中产生一个电子－空穴对所需的平均电离能 W 约为 3eV，比在气体中的平均电离能（约 30eV）小一个数量级。这就决定了半导体探测器的能量探测限最低，能量分辨率最佳。常用半导体探测器的主要类型包括：①在 N 型单晶上喷涂一层金膜的面垒型；②在电阻率较高的 P 型硅片上扩散进一层能提供电子的杂质的扩散结型；③在 P 型锗（或硅）的表面喷涂一薄层金属锂后并进行漂移的锂漂移型；④高纯锗探测器有较高的能量分辨率，对 γ 辐射探测效率高，可在室温下保存，低温下（液氮温度）测量，应用广泛。砷化镓、碲锌镉、碘化汞等材料也有应用。

常用半导体探测器简介如下：

1. 面垒型半导体探测器：它是利用 N 型硅单晶作为基片，表面经过酸处理后，暴露在空气中表面会形成一层氧化层，然后在真空中灵敏面上镀一薄层金膜（约 10μm），靠近金膜的氧化层具有 P 型硅的特性，并在与基片交界面附近形成 PN 结。在基片的背面镀有镍或铝作为欧姆接触引线接电源的正极，金膜与铜外壳接触接电源的负极。镀金面作为待测核辐射的入射面，称为入射窗（图 8-12）。

2. 扩散型半导体探测器：它是把一种类型的杂质扩散

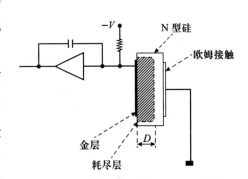

图 8-12　面垒型半导体探测器示意图

到另一种相反类型的半导体内而形成 PN 结的探测器。通常是将五价磷（磷可以是气态，也可以是固态），在高温（800~1000℃）下扩散到 P 型硅中，即扩散进一层施主杂质而形成 N 型薄层，它是粒子入射窗。扩散深度通过调节扩散过程的温度和时间来控制，通常扩散深度为 1~2μm。N 型表面层杂质浓度比原来的 P 型材料的杂质浓度高，耗尽层主要在结的 P 边，因此很大部分 N 型表面层未被耗尽，但是扩散型探测器的"死层"比较厚，为 0.1~1μm。灵敏区的最大厚度限制在约 600μm 范围内，制造时需经 1000℃ 左右的高温，这导致半导体载流子寿命减小，影响其能量分辨率，使这种探测器的应用受到限制。随着半导体器件工艺的改进，20 世纪 70 年代研制出了低噪声氧化物钝化 PN 结探测器，克服了老式扩散型探测器的缺点，并能制作成大面积的浅扩散结。它的灵敏区比面垒型的厚，可用来制作室温下使用的 β 射线和 X 射线探测器。

3. 离子注入型（PIPS）探测器：它属于结探测器，利用加速器产生的具有一定能量的正离子束流直接穿透半导体表面而形成离子注入型 PN 结半导体探测器。通常用硼离子轰击 N 型硅，用磷离子轰击 P 型硅，离子束能量在 5~100keV。由于用磁分析器排除杂质，入射粒子束便具有高纯度。这种探测器受环境影响小，工作更稳定，是面垒型半导体探测器所不及的。通过调节离子束的能量和强度很容易得到所需的深度和掺杂浓度。离子注入型探测器的另一优点是可以在高阻硅上得到薄窗（可薄到 34nm）且耐磨损。其缺点是入射离子产生强的辐射损伤，形成大量俘获和复合中心，能量分辨率不如面垒型探测器的好。但 PIPS 探测器可用于光刻技术加工制备，探测窗很薄，稳定性强，典型分辨率高，耐用漏电流小，应用前景好。

4. 高纯锗探测器（HPGe）：高纯锗探测器（HPGe）是在 20 世纪 70 年代研制出的新型半导体探测器。近年来，它普遍用在 γ 射线谱仪上，取代了 Ge（Li）探测器。半导体锗的纯度越高电阻率就越高，探测器的灵敏厚度可以做得越厚，可制出耗尽层足够厚的 P-N 结探测器。常用平面型和同轴型，又可制造成不同的几何形状（图 8-13）。平面型灵敏体积与耗尽层厚度和直径有关。入射窗很薄，主要用于能量范围在 3kev~1MeV 的 γ 射线和 X 射线的探测；P 型同轴 HPGe 和 N 型同轴 HPGe 探

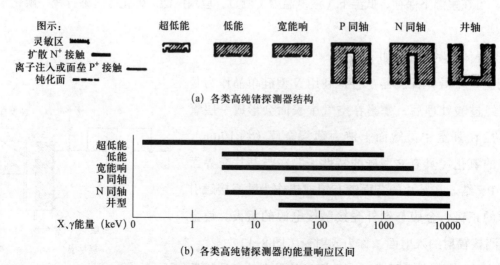

(a) 各类高纯锗探测器结构

(b) 各类高纯锗探测器的能量响应区间

图 8-13 各类高纯锗探测器结构和能量响应区间示意图

测器。它们都是 N⁺-P-P⁺ 结构。但 P 型的 N⁺ 接触在圆柱体外表面，P⁺ 接触在圆柱体轴芯孔的内表面，这使得探测器具有最低的耗尽电压。它适于对较高能量的 X 射线和 γ 射线进行探测。N 型的 N⁺ 接触和 P⁺ 接触与 P 型的相反，故又称倒置电极型同轴 HPGe 探测器。离子注入法或蒸发法制成的 P⁺ 层厚度小于 0.3μm。锂扩散形成的轴芯孔径 N⁺ 层较厚。只有这种结构制成的探测器才有的一些突出优点包括：①由于不存在厚的外死层（锂扩散层），入射窗薄，可做成低能探测器，可适应的 γ 射线能量范围为（3~l0）keV，而 P 型同轴探测器只适于能量范围为 500keV~10MeV 的 γ 射线；②薄的外死层将使对康普顿相互作用继发的次级 γ 射线的吸收减到最小，这在反康普顿装置中是十分有用的；③具有较强的抗中子辐射损伤的能力，这是因为快中子在锗中产生空穴陷阱。

（四）热释光探测与读出器

20 世纪 60 年代以来，热释光探测器和热释光测量技术得到迅速发展，各国先后研制出各种用途的热释光（Thermoluminescence）探测器或剂量计。个人剂量监测用的 TLD 元件以 LiF（Mg，Ti）为最多，（Mg，Ti）为掺杂剂，除（Mg，Ti）外，掺杂剂还有（Mg，Cu，P）、（Mg，Al，Ti）等。而环境剂量监测则以 $CaSO_4$（Tm/Dy）、CaF_2（Mn）等为主。由于 $CaSO_4$（Tm/Dy）灵敏度高，特别适合低剂量环境下使用，但是它们能量响应不好，CaF_2（Mn/Dy）灵敏度高，对中子响应比较低，可以用于中子和 γ 射线场中测量 γ 射线的照射剂量。而在 20 世纪 70 年代后出现了高灵敏度的 LiF（Mg，Cu，P）热释光材料，其灵敏度、重复性和抗衰退都非常优异，得到了广泛应用。LiF 材料还可以利用 ⁶Li 和 ⁷Li 两同位素热中子截面相差很大的差别，分别用 ⁶Li 和 ⁷Li 制成热释光材料用于测量中子、γ 混合场中中子辐射和 γ 辐射各自贡献的辐射剂量。

热释光剂量计以其灵敏度高、量程范围宽、长期稳定性好、可靠性高、重量轻、体积小、受环境影响小，特别是在很多点位同时进行监测而无须成倍地增加费用的特点，被广泛应用于外照射个人剂量监测、环境本底调查、运行时的常规监测和事故剂量监测中。但在实际测量中，由于热释光剂量计受气候、湿度、温度、元件衰退、刻度及环境本底涨落的影响，测量结果的分散性较大。另外，热释光探测器在考古、地质方面也有很重要的应用，在放射医学、生物学中也是一种有效的研究工具。典型热释光测量读出装置，如图 8-14 所示。

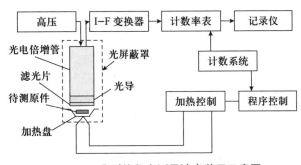

图 8-14 典型热释光测量读出装置示意图

（五）常用探测器参数

常用探测器参数特征汇总见表 8-1。

表8-1 常用探测器参数

类型	气体探测器		盖革-弥勒计数器		半导体探测器		闪烁探测器	
	电离室	正比计数器	有机	无机	Si	Si、Ge	有机晶体 无机晶体	液体、塑料、玻璃
机理	气体电离	气体电离，按比例倍增	雪崩引起全面电离和放电		半导体电离		闪烁体发光，光电倍增管测光，放大	
典型材料	空气、Ar、CH$_4$	CH$_4$、Ar、He	Ar+C$_2$H$_5$OH	Ne+Ar+Br$_2$/Cl$_2$	Si-PN N型、P型	本证 Si、Ge	蒽、芪 NaI、CsI、ZnS、BGO	对联三苯、联二苯等
工作电压	100~500V	2~5kV	0.8~1.6kV	0.2~1kV	典型值 200~500 V/mm		0.7~2.5kV	
工作电流	<10μA	<10μA	~10μA	~50μA	6kV漏电流 1μA~10nA		0.2~2mA	
能量分辨率（FWHM）	1%（α：5MeV）	2%（α：5MeV）	无		Si：20keV（5MeVα） Ge：2keV（1MeVγ）		NaI（Ti）70keV ≈ 7%（1MeVγ） ZnS（Ag）：8%（5MeVγ） BGO：15%（0.7MeV） 塑料：15%（0.6MeV）	
时间分辨（s）	$10^{-2}\sim10^{-5}$	10^{-6}	$10^{-4}\sim10^{-5}$		$10^{-7}\sim10^{-8}$		$10^{-8}\sim10^{-10}$	
典型应用 α	剂量监测	无窗、钛窗	云母窗	云母窗：高能α	面垒、离子注入、扩散		ZnS（Ag）、液体、塑料	
典型应用 β	电流监测	流气计数管	云母窗、薄壁		（0.1~5）mm		塑料、液体、有机晶体	
典型应用 γ	袖珍电离室	剂量测定、脉冲计数率	监测：50keV~10MeV		γ：Ge，最大300cm^3 X：Si，耗尽层（5~10）mm		NaI（Ti）、CsI（Na）、BGO、塑料	
典型应用 n	裂变室	BF$_3$、^{3}He、裂变、反冲	/		/		塑料、液体、LiI（Eu）、锂玻璃	

第三节 辐射监测

辐射监测是为了定量或定性地确定职业工作人员和公众群体所受的剂量，包括检查辐射屏蔽体和防护设备的效能，及时提出防护的建议和措施，发现放射性操作中的问题以及事故隐患的处理。包括个人监测、工作场所与防护设施监测、环境监测等。

一、辐射监测概述

辐射监测一般是指估算和控制放射工作人员和公众所受辐射剂量而进行的测量，即为支持放射防护最优化，保持可接受的尽可能低的辐射照射水平，实现满意的工作条件和良好的环境质量而进行的辐射测量以及对测量结果做出解释和评价的活动。

（一）监测类型

1. 按照监测对象的不同分类

（1）个人监测

个人监测是利用个人所佩戴的器件或者其他的测量设备，对人员受到外照射、内照射和皮肤污染所进行的监测。对职业照射人员个人受到的内照射、外照射累积剂量、放射性核素体内污染和皮肤污染的监测，称为个人剂量监测。

（2）工作场所与防护设施监测

工作场所与防护设施监测是利用固定的或可移动的测量设备，对工作场所中的外照射水平、空气污染、设备污染和地面污染所进行的监测。工作场所与防护设施监测主要是为了确认工作环境的安全程度，及时发现辐射安全上的问题和隐患。

（3）环境监测

环境监测是利用直接测量、取样后实验室测量等各种方法，对设施周围环境中的辐射和放射性污染水平所进行的测量。狭义的辐射环境监测专指电离辐射环境监测，也称为环境放射性监测；广义的辐射环境监测还包含电磁辐射环境监测。环境监测是为了获取区域内辐射背景水平，积累辐射环境质量历史监测数据；掌握区域辐射环境质量状况和变化趋势；判断环境中放射性污染及其来源；报告辐射环境质量状况。

核设施对环境影响的监测也称为流出物监测。流出物监测是利用直接测量、取样后实验室测量等各种方法，对设施向环境的（气、液态）释放情况所进行的测量。流出物是放射性流出物的简称，是指经过废物处理系统和（或）控制设备（包括就地贮存和衰变）之后，从核设施内按预定的途径向外环境排放的气载和液态放射性废物。

2. 按照管理性质和监测目的的不同分类

（1）常规监测

常规监测是为确定工作条件是否适合继续进行操作，在规定场所按预先规定的时间间隔所进行的监测。

（2）任务相关监测

即操作监测，任务相关监测是为特定操作提供有关操作和管理方面的即时决策而进行的个人监测。

（3）特殊监测

特殊监测是为了说明某一特定问题而在一个有限期内进行的监测。

（二）监测用途

不同类型的监测侧重于不同的目的，主要用途包括：

1. 对工作实践的良好管理程度（监督和培训的充分程度），以及对标准的符合情况进行确认；

2. 提供有关工作场所和环境的安全状况、有关操作工艺的改变所引起的辐射工作条件的改善或恶化的识别方面和有关事故性照射等的信息；

3. 估计人员受到的照射，以证明符合监管要求；

4. 通过对收集到的个人和群体的监测数据的审查、评价来制定或改进操作规程；

5. 提供有利于工作人员了解他们是如何、何时、何地受到照射的信息，以促进他们自己设法降低所受的照射。

二、个人监测

个人监测是指工作人员佩戴个人剂量计外照射和内照射进行测量，或对其体内或身体表面或排泄物中放射性核素的种类和活度进行测量，以及对测量结果进行解释。

（一）常用类型

1. 外照射个人监测

外照射个人剂量监测是指利用剂量计监测职业人员在一个给定周期内或在一次操作过程中受到的外照射累积剂量，以评价个人受照剂量上限，或借以反映和评价工作场所现有防护措施的有效性。外照射个人监测可分为常规监测、任务相关监测和特殊监测。常规监测周期一般为1个月，可视具体情况延长或缩短，最长不应超过3个月。任务相关监测和特殊监测的周期应根据辐射监测实践的需要进行。外照射个人监测可分为以下几种情况。

（1）光子辐射

光子辐射对于单一成分已知能量的 γ 或 X 射线，可用无能量鉴别功能的普通个人剂量计测定个人剂量当量。当遇到以下情况时，应使用能量鉴别式个人剂量计测定个人剂量：单一成分未知能量的 γ 或 X 射线；多种成分已知能量的 γ 或 X 射线；多种成分未知能量的 γ 或 X 射线。

（2）强贯穿辐射和弱贯穿辐射混合辐射场

对于弱贯穿辐射（如 β 射线和低能 X 射线）不明显的强、弱贯穿辐射混合辐射场，一般可只监测 $H_p(10)$；对于弱贯穿辐射很明显的强、弱贯穿辐射混合辐射场，应使用能识别两者的鉴别式个人剂量计，或用躯体剂量计和四肢剂量计分别测量 $H_p(10)$、$H_p(3)$ 和 $H_p(0.07)$。

（3）中子和 γ 射线混合辐射场

无论中子剂量与 γ 剂量的比值是多少，或此比值是否已知，原则上都应使用能分别测量中子剂量和光子剂量的鉴别式个人剂量计，测定中子和光子的个人剂量，然后计算总剂量。中子剂量与 γ 剂量的比值在不超过 10% 且该比值已知时，也可只用光子剂量计测定光子剂量，然后根据光子剂量监测结果和两者比值计算总剂量。

（4）不均匀照射

在进行可能受到复杂和非均匀照射的操作时，工作人员除应佩戴常规个人剂量计外，还应在身体可能受到较大照射的部位，或与主要器官相对应的体表部位佩戴局部剂量计（如眼晶状体剂量计、腕部剂量计、指环剂量计或足踝剂量计等）。例如，在进行密封源操作时，工作人员需要在手指上另外佩戴指环剂量计。

（5）异常照射

在预期外照射剂量大大超过剂量限值的情况下（如从事有可能发生临界事故的操作或应急操作时），工作人员除应佩戴常规个人剂量计外，还应佩戴报警式个人剂量计或事故剂量计。当工作人员受到事故照射或应急照射时估算事故剂量，除了根据其佩戴的剂量计所提供的结果外，还应参考其他方法测得的剂量资料，例如受到中子照射后工作人员体内感生的 ^{24}Na 和 ^{38}Cl，头发和羊毛衫中的 ^{32}P，或其他感生放射性核素的测量资料。此外，基于外周血淋巴细胞染色体畸变分析的生物剂量计对其也是有价值的。

2. 内照射个人监测

内照射个人监测是指利用个人空气采样器对体内或排泄物中放射性核素的种类和活度，以及对吸入放射性核素的种类和活度进行测量并对结果进行解释。内照射个人监测也分为常规监测、任务相关监测和特殊监测。其中，引起内照射特有的伤口监测、验证性监测和医学应急监测均属特殊监测。内照射常规监测的频率与放射性核素的滞留及排出、测量技术的灵敏度、辐射类型以及在摄入量和待积当量剂量估算中所能接受的误差等有关。内照射个人剂量监测可分为以下几种情况。

（1）全身或器官中放射性核素的体外直接测量

全身或器官中放射性物质含量的体外直接测量技术，可用于发射特征 X 射线、γ 射线、正电子和高能 β 粒子的放射性核素，也可用于一些发射特征 X 射线的 α 辐射体。用于全身或器官放射性核素含量的体外直接测量设备由一个或多个安装在低本底环境下的高效率探测器组成。探测器的几何位置应符合测量目的。伤口中能发射高能量 γ 射线的放射性物质，通常可用 β-γ 探测器加以探测。在污染物为某些能发射特征 X 射线的 α 辐射体的情况下，可用 X 射线探测器探测。当伤口受到多种放射性核素污染时，应采用具有能量甄别本领的探测器。伤口探测器应配有良好的准直器，以便对放射性污染物进行定位。在进行直接测量前应进行人体表面去污。

（2）排泄物或其他生物样品中放射性核素的分析

对于不发射 γ 射线或只发射低能光子的放射性核素，排泄物监测可能是唯一合适的监测技术。对于发射高能 β、γ 射线的辐射体，排泄物监测也是常用的监测技术。尽管在某些情况下，如当元素主要通过粪排泄或要评价吸入 S 类物质自肺部的廓清时，可能要求分析粪样，但排泄物监测计划一般只包括尿分析。在极毒放射性核素（如超铀元素）污染伤口的情况下，应对已切除的组织样进行制样和

（或）原样测量。

（3）空气样品中放射性核素的分析

根据空气样品的测量结果估算摄入量带有很大的不确定性，对于不发射强贯穿辐射且在排泄物中浓度很低的放射性核素（如锕系元素），空气样品测量结果可用来估算摄入量。个人空气采样器（PAS）的采样头应处于呼吸带内，采样速率最好能代表职业人员的典型吸气速率（约 1.2m³/h）。可在取样周期终了时对滤膜上的放射性用非破坏技术进行测量，以及时发现不正常的高水平照射。然后将滤膜保留下来，把较长时间积累的滤膜合并在一起，用放射化学分离提取方法和高灵敏度的测量技术进行测量。

3. 氡及其子体个人监测

氡及其子体可以发射出不同能量和不同半衰期的 α、β 或 γ 射线，这些信号可通过多种途径探测到，天然放射系中氡（Rn）同位素的主要辐射特性，如表 8-2 所示。

表 8-2　天然放射系中氡（Rn）同位素的主要辐射特性

质量数	放射系	习用名称	衰变方式	半衰期	粒子能量（MeV）
219	4n+3	锕射气（An）	α	3.96s	6.819
220	4n	钍射气（Tn）	α	55.6s	6.288
222	4n+2	镭射气（Rn）	α	3.824d	5.489

目前，主要采用固体核径迹探测技术开展氡及其子体致个人内照射的监测。氡及其子体个人剂量监测可分为以下几种情况。

（1）被动式氡个人剂量计

氡个人剂量计通常采用被动累积探测器，应用最为广泛的是固体核径迹探测器（CR-39），主要与该探测器测量周期长、不受湿度影响等特性有关。空气中的氡气通过滤膜或螺纹扩散到测量杯中，氡及其子体衰变产生的 α 粒子碰撞到径迹片上并沿着它们的轨迹造成原子尺度的辐射损伤，称为潜径迹。经化学或电化学蚀刻处理，这些潜径迹能够扩大为可用光学显微镜观察到的永久性径迹。根据径迹密度和在标准氡浓度暴露下的刻度系数，可计算出被测工作人员年有效剂量。

（2）被动式氡子体个人剂量计

被动式氡子体个人剂量计的结构非常简单，由金属或导电塑料支架、铝箔吸收体和 CR-39 径迹片三部分组成。此方法使用固体核径迹技术，依靠自然沉积将空气中吸附在微粒上的 ^{222}Rn 和 ^{220}Rn 子体收集到径迹片上，再根据 ^{222}Rn 子体、^{220}Rn 子体衰变产生的 α 粒子能量的不同，通过适当选择铝箔吸收体的厚度，可分别测量 ^{222}Rn 子体和 ^{220}Rn 子体。

当由职业缘由带来的氡照射个人剂量有可能超过 2mSv/a 时，应开展氡个人剂量的常规监测。通常情况下，可结合现场主动式的测量结果和工作条件来判断是否可能超过 2mSv/a。我国目前只有铀矿冶开展氡个人剂量监测。

4. 皮肤污染的个人监测

皮肤污染个人监测是为了测量皮肤放射性污染程度，判断其与表面污染控制水平或剂量限值的符合情况。探测可能转移到控制区以外的污染，以便及时决定是否采取去污或其他合适的防护措施，防止污染继续扩散，控制和减少人体对放射性物质的吸收。

皮肤污染往往是不均匀的，而且容易发生在身体的暴露部位（手是最容易受污染的部位）。常规监测是测量100cm²面积上单位面积的平均值；手部污染测量30cm²面积上单位面积的平均值，都以Bq/cm²表示测量结果。在大多数情况下，皮肤污染测量结果与GB 18871中规定的表面污染控制水平相比较，当污染超过规定的控制水平时，首先要去除皮肤污染物，并调查污染原因。如果污染水平没有超过规定的污染控制水平，不需要估计当量剂量。人员皮肤、个人防护用品及工作场所的放射性表面污染控制水平如表8-3所示。

表8-3　人员皮肤、个人防护用品及工作场所的放射性表面污染控制水平

单位：Bq/cm²

表面类型		α 放射性物质		β 放射性物质
		极毒性	一般性	
工作台、设备、墙壁、地面	控制区*	4	4×10	4×10
	监督区	4×10^{-1}	4	4
工作服、手套、工作鞋	控制区	4×10^{-1}	4×10^{-1}	4
	监督区			
手、皮肤、内衣、工作袜		4×10^{-2}	4×10^{-2}	4×10^{-1}

注：* 该区内的高污染子区除外。

当持续污染或初始污染水平较高时，剂量的估算可能是需要的。在这种情况下要求选用的探测器能估计出1cm²面积上的平均剂量，以便与剂量限值相比较。但是，这种剂量的估计值往往是极不精确的，在污染物嵌入皮肤或被皮肤吸收的情况下更是如此。在估计α辐射体的局部剂量时，出现两个数量级的不确定度并不罕见。

（二）个人监测结果评价

1. 外照射个人监测结果评价

在常规监测中，能给出皮下0.07mm和皮下10mm深部剂量的个人剂量计，可提供评价所需的剂量数据。眼晶状体的深度介于上述深度之间，而且在多数情况下眼晶状体能够得到适当防护。

在某个复杂而不均匀的辐射场中，可以采用简化方法评价皮肤剂量和皮下深部组织或器官剂量。同时佩戴以下两种个人剂量计：一种记录强贯穿辐射（如γ射线和中子），另一种记录弱贯穿辐射（如β射线）。前者所记录的剂量代表皮下深部组织或器官的有效剂量，而后者所记录的剂量代表皮肤的当量剂量。

当全身（有效剂量）监测结果低于年剂量限值时，个人剂量监测结果可直接用作年剂量来评价；当个人监测值等于或大于年剂量限值时，按评价需要对监测结果进行处理。当个人剂量计丢失或因故无法获得读数时，可以采用"名义"剂量弥补，即用该工作人员前12个月受照剂量的平均值弥补，或用在同一个监测周期内相同工种同事的年受照剂量的平均值弥补等。但是，在这些方法也许会使记录的名义剂量明显失真。

2. 内照射个人监测结果评价

体内污染个人测量结果评价的主要目标是：获得待积有效剂量，在合适的情况下也可以获得有意义

照射的组织的待积当量剂量，以说明是否遵守了管理要求和法规的要求；为操作控制和防护设施的可靠性设计做出贡献；在事故过量照射的情况下，为启动和支持适当的健康监护和治疗提供有价值的剂量信息。

然而，应当指出，体内放射性核素污染活度的直接测定结果或生物样品的分析测定结果并不能充分地给出摄入量、有效剂量或当量剂量的估计结果，还需要关于核素摄入时间、在体内分布滞留的补充资料。标准的生物学代谢模型和剂量估算方法已被用在估算从摄入量到有效剂量的转换系数中，详见 ICRP 第 68 号出版物或 ICRP 第 137 号出版物及 GB 18871—2002 附表 B3。

3. 皮肤污染个人监测结果评价

工作人员因职业照射所致皮肤年当量剂量应不超过 500mSv，皮肤污染与场所污染密切相关。在很少发生污染的区域，一旦发现污染就应足够重视，并应及时调查和控制污染源。在污染较为普遍的区域，污染变化的趋势可反映工作场所污染的控制程度，可在达到控制水平之前采取相应的防护行动。当发现明显的皮肤污染时，除了应采取消除皮肤污染的措施外，还应监测场所的表面污染水平，并采取消除场所污染的措施。

在皮肤受到 γ、β 核素严重污染的情况下，一般应以个人剂量当量 H_p（10）评估皮肤受污染处下 10mm 深处器官或组织的生物效应；以 H_p（0.07）评估皮肤浅层（污染处下 0.07mm）的受照程度，特别是对于低于 15keV γ 辐射的污染以及 α、β 污染。

三、工作场所与防护设施监测

工作场所与防护设施监测是利用固定的或可移动的测量设备，对工作场所中的外照射水平、空气污染、设备污染和地面污染所进行的监测。

（一）监测类型

1. 外照射周围剂量当量率监测

外照射周围剂量当量率的测量，是指使用便携式剂量率仪定期重复巡测，或使用固定的剂量率仪对异常或突发事件报警测量。外照射周围剂量当量率监测，可为立刻作出运行管理决定提供剂量率数据支持，为放射防护最优化提供数据支持，并说明工作条件是否满意、是否符合法规要求。

便携式 X、γ 辐射周围剂量当量（率）仪或简称监测仪，指用于测定由外照射 X、γ 辐射产生的周围剂量当量（率）的手持式辐射防护测量仪器。这类仪器能不依赖外部电源、支架以及数据网络等外部固定设施而独立使用。其结构至少包括一个探测部件和一个测量部件，两个部件可以装成一个整体，也可以直接连接或通过电缆、无线信号连接。探测部件中含有辐射探测器，如电离室、计数管、闪烁探测器、半导体探测器等。其在光子的作用下产生某种形式的电信号，由测量部件测量并显示出来。

周围剂量当量（率）监测仪除具有上述功能外，还包括一个报警（声响或声光报警）部件，因此在测量过程中仪器能给出与周围剂量当量（率）水平相关联的声响（和闪光）信号，使用者可根据其关联性（阈值设置或报警频率）粗略判断周围剂量当量（率）水平。

2. α、β 表面污染监测

在辐射防护领域，通常使用 α、β 表面污染仪对放射性工作场所及工作人员的手、衣服、鞋等表面的α或β放射性污染活度进行监测。这是现今评价工作场所及工作人员在辐射场所中所受α、β表面污染程度的主要技术手段。监测设备各项参数指标的检定结果是否准确可靠，将直接关系到广大工作人员的辐射防护安全。由于放射性具有随机特性，故由剂量仪所检测到的计数值经常会有变化，取得的时间间隔越长，平均数越准。α、β表面污染监测可分为以下几种情况：

（1）直接监测

直接监测，是指用表面污染测量仪表对表面放射性污染水平进行测量。由于α粒子在空气中的辐射只有几厘米，一层薄的液体或薄层固体将会影响测量结果，所有探头与表面的距离不应大于0.5cm。扫描测量时，探测器对α辐射的响应时间和计数显示时间都比把探头放在表面上测量时的响应时间和计数的显示时间要长，所以探头在表面上方移动速度不能超过$15cm \cdot s^{-1}$。

对β辐射体表面污染直接测量时，也采用扫描式测量。β粒子在空气中的射程远比α粒子的大，因此探头与表面应保持在1.0~2.5cm的距离处。扫描速度为$15cm \cdot s^{-1}$时，以获得满意的测量结果。在探头上附加一个屏蔽β粒子的屏蔽罩，可以鉴别是β辐射体污染物还是β、γ混合辐射体污染物。

（2）间接监测

间接监测，是指通过采样方法对放射性表面污染水平进行测量。在因为表面特性或几何形状的限制而无法用直接测量法测量其表面污染物时，可以采用间接测量方法，包括干擦拭法、退擦拭法或胶带纸粘贴法。干擦拭法，是指用一块面积约$100cm^2$的清洁布料，在表面上多次反复擦拭，然后测量拭料上的放射性活度。这种方法仅适用于对偶尔与污染表面相接触的或怀疑有污染的表面进行测量。湿擦拭法类似于干擦拭法，不同之处是将拭料蘸上合适的去污液后反复多次地擦拭污染表面，然后测量拭料上的放射性活度。^3H的表面污染湿擦拭法测量比较特殊，需要将拭料蘸上甘油液后多次反复擦拭，然后测量拭料上的放射性活度。但要注意，拭料上的^3H经过20min，由于蒸发可能损失50%。胶带纸粘贴法，是指将1~2cm宽的胶带纸贴到污染表面上，然后仔细地揭下胶带纸测量其黏度的放射性活度。

3. 空气污染监测

吸入气载放射性物质是工作人员接受内照射的主要途径，因此对场所空气污染进行监测是防止工作人员体内污染的重要措施。空气污染监测可以发现意外的气载污染，从而对工作人员进行防护并采取措施改进场所的污染控制。空气污染监测不能代替个人内照射监测，但可为估算工作人员群体摄入量提供资料，并为个人内照射监测计划提供依据。

一般低水平开放型辐射工作场所，在正常操作与管理的情况下，只进行表面污染监测作为污染控制的常规验证手段是可行的。当辐射水平较高时，就需要常规的空气污染监测，如下列几种情况：

（1）操作放射性气体或挥发物质，其等效日操作量为该核素年摄入量限值的数千倍，如大规模生产氚及其化合物；

（2）经验表明经常在污染工作场所的空间中操作，其污染浓度超过导出空气浓度的十分之一。例如，反应堆燃料的制造和后处理，天然铀和浓缩铀的加工，等等；

（3）操作钚、超铀核素、钍、镭或其他高比活度的α放射性核素；

（4）铀的开采、冶炼和精炼；

（5）热室、反应堆和临界装置的运行；

（6）医院中治疗量级开放型放射性物质的操作。

4. 工作场所的其他监测

辐射工作场所在使用之前，必须进行辐射本底调查。辐射工作场所在竣工验收时，必须对场所防护设施的效能进行检查和监测；在其后的使用过程中，这些检查和监测也须定期或根据需要随时进行。

检查和监测的内容一般包括：

（1）辐射屏蔽的效能；

（2）某些特殊使用的场所防护设备（报警系统、安全连锁装置等）和个人防护用具的效能；

（3）放射性废气、废水处理系统的净化效率；

（4）密封设备的密封性及负压要求；

（5）场所通风换气的一般指标及特殊指标。

对辐射工作场所中非密封源的放射性核素年用量、最大日等效操作量及密封源的放射性活度，应进行调查和测量，并将结果记入场所监测档案。

（二）工作场所监测结果评价

根据国家标准技术要求，对周围剂量当量率，表面 α、β 污染，空气中核素含量等监测结果进行汇总；依据评价标准或规范对工作场空气中核素含量等监测结果进行汇总，对工作场所的防护情况，结合辐射安全设施的核查、工作人员个人剂量监测报告及防辐射防护规章制度的执行情况，估计出辐射工作场所工作人员工作位置辐射剂量水平，空气中放射性气溶胶浓度、工作人员年受照情况，可能接近控制区（或进入监督区）的公众受照情况等，是否满足本项目的管理目标值（或剂量约束值），并对存在的问题给出结合实际的可行性建议。

（三）工作场所辐射监测记录的要求和管理

工作场所辐射监测的记录可为评价辐射防护大纲的效能和质量提供依据，同时可作为个人剂量监测数据的重要补充。获取监测数据的全过程必须有详细的、准确的记录。记录内容一般包括：监测项目与目的；监测日期、时间；工作场所和监测位置；监测时密封源的类型、活度及所处状况，非密封放射性物质使用、使用量、操作流程及处置等信息；监测设备及仪器的型号、性能及编号；监测过程中的有关参数；监测结果；结论和建议；监测人员、监测结果审核人签名及签名日期。场所监测原始记录至少应该保存 5 年。

对于偏离正常值的异常结果，应及时向技术负责人报告，并在规定的职责范围内进行核查。监测数据的使用及上报必须经单位技术负责人签发。场所监测档案应该由其所在单位的辐射防护部门统一保存。当场所隶属关系变化时，场所监测档案应跟随转移。

四、环境监测

环境监测是指采用直接测量、取样后实验室测量等各种方法，对设施周围环境中的辐射或放射性污染水平进行测量。

（一）类型

1. 陆地辐射水平监测

（1）陆地 γ 辐射

陆地 γ 辐射监测有 γ 辐射剂量率连续监测和 γ 辐射累积剂量监测。γ 辐射剂量率连续监测通常在某一重点区域具有代表性的环境点位，布点侧重人口集聚地。例如在城市环境，可设置自动监测站实施 γ 辐射剂量率连续监测，重点关注剂量率的变化，特别是异常升高的情况。

（2）空气

空气监测主要包括对空气中的天然或人工核素，如 ^{10}Be、^{3}H、^{14}C、^{222}Rn 等，以及放射性气溶胶和沉降物中放射性核素等进行测量。采样点要选择在周围没有高大树木、没有建筑物影响的开阔地，或者没有高大建筑物影响的建筑物无遮盖平台上。

（3）土壤

监测辖区内典型类别的土壤，常选择无水土流失的原野或田间。若采集农田土，应采样至耕种深度或根系深度。土壤监测点应相对固定。

（4）陆地水

陆地水监测包括对江、河、湖泊、水库地表水以及地下水等，以及饮用水水源地水开展监测。监测点位应远离污染源，避免受到人为干扰。

（5）生物

生物监测包括对陆生生物和陆地水生物开展监测。通常根据区域内农、林、渔、牧业的具体情况，设定一个相对固定的原产生物监测点。应调查监测点所在地的规划情况，以保证样品采集的持续性。采集的谷物和蔬菜样品均应选择当地居民摄入量较多且种植面积大的种类。应在成熟期采样，监测频次可根据生长周期长短确定，一般每年一次。对于生长周期较短的，如蔬菜等，可适当增加监测频次。陆地水生物采样点应尽量和陆地水的监测采样区域一致，不可采集饵料喂养为主的水产品。应另外确定若干个条件与设定的监测点类似的地点，作为备选监测点。

2. 海洋辐射环境质量监测

（1）基本要求

海洋辐射环境质量监测范围为我国管辖海域，必要时也应监测我国临近的国际公共海域。监测对象包括海水、沉积物、生物。可通过浮标（漂流或固定）监测、船舶定点监测与船舶走航监测相结合的方式实施。监测点位应远离核设施等大型辐射源。

（2）海水

海水定点监测采样层次可根据实际情况，监测点可选择在 0.1~1m、100m、200m、300m、500m、1000m 等深度。视实际需要，部分点位可加采 1500m 和 2000m，海水船舶走航监测采样层次为表层。

（3）海洋沉积物

沉积物样品在海水取样区域采集，一般采集表层沉积物，可参照 GB 17378.3 的相关规定进行。

（4）海洋生物

海洋生物采样区域应尽量和海水取样区域一致，采集方法可参照 GB 17378.3 的相关规定进行。不可采集以饵料喂养为主的海产品。辐射环境质量监测方案如表 8-4 所示。

表 8-4　辐射环境质量监测方案

监测对象		监测项目	监测频次
陆地环境	陆地 γ 辐射	γ 辐射空气吸收剂量率	连续监测
		γ 辐射累积剂量	1 次 / 季
		宇宙射线响应（剂量率、累积剂量）	1 次 / 年
	（室外）环境氡	^{222}Rn 浓度	累积测量，1 次 / 季
	空气中碘	^{131}I	1 次 / 季
	气溶胶	总 β、γ 能谱 [a]	连续监测，每天测一次总 β，当总 β 活度、浓度大于该站点周平均值的 10 倍时，应进行 γ 能谱分析
		γ 能谱 [a]、^{210}Po、^{210}Pb	1 次 / 月或 1 次 / 季
		^{90}Sr、^{137}Cs [b]	1 次 / 年（1 季采集 1 次，每次采样体积应不低于 10000m³，累积全年测量）
	沉降物	γ 能谱 [a]	累积样 / 季
		^{90}Sr、^{137}Cs [b]	1 次 / 年（1 季采集 1 次，累积全年测量）
	降水（雨、雪、雹）	^{3}H	累积样 / 季
	空气中氚、碳 -14	氚化水蒸气（HTO）、^{14}C	1 次 / 年
	地表水	总 α、总 β [c]、U、Th、^{226}Ra、^{210}Po、^{210}Pb、^{90}Sr、^{137}Cs [b]	2 次 / 年（枯水期、平水期各 1 次）
	饮用水源地水	省会城市：总 α、总 β [c]、^{210}Po、^{210}Pb、^{90}Sr、^{137}Cs [b]	1 次 / 半年
		其他地市级城市：总 α、总 β [c]，有核设施的地市级城市加测 ^{90}Sr、^{137}Cs [b]	
	地下水	总 α、总 β [c]、U、Th、^{226}Ra、^{210}Po、^{210}Pb	1 次 / 年
	生物	^{90}Sr、^{210}Po、^{210}Pb、γ 能谱 [a]	1 次 / 年
	土壤	γ 能谱 [a]、^{90}Sr	1 次 / 年
海洋环境	海水	U、Th、^{90}Sr、^{3}H、γ 能谱 [a]	1 次 / 年
	沉积物	^{90}Sr、γ 能谱 [a]	
	生物（藻类、软体类、甲壳类、鱼类）	^{90}Sr、^{210}Po、^{210}Pb、^{14}C、^{3}H（TFWT，OBT）[d]、γ 能谱 [a]	

注：1. [a] 气溶胶、沉降物 γ 能谱分析项目一般包括 ^{7}Be、^{238}U（^{234}Th）、^{232}Th（^{228}Ac）、^{226}Ra、^{137}Cs、^{134}Cs、^{131}I 等放射性核素；陆地环境生物和土壤 γ 能谱分析项目一般包括 ^{238}U（^{234}Th）、^{232}Th（^{228}Ac）、^{226}Ra、^{40}K、^{137}Cs 等放射性核素；海水 γ 能谱分析项目一般包括 ^{226}Ra、^{40}K、^{54}Mn、^{58}Co、^{60}Co、^{65}Zn、^{95}Zr、^{110m}Ag、^{124}Sb、^{137}Cs、^{134}Cs、^{144}Ce 等放射性核素；海洋沉积物和海洋生物 γ 能谱分析项目一般包括 ^{238}U、^{232}Th、^{226}Ra、^{40}K、^{54}Mn、^{58}Co、^{60}Co、^{95}Zr、^{110m}Ag、^{137}Cs、^{134}Cs、^{144}Ce 等放射性核素；人工核素不限于上述所列。

2. [b] ^{137}Cs 应采用放化分析方法进行测量分析。

3. [c] 若总 α、总 β 超过 GB 5749 规定的饮用水指导值，则加测 γ 能谱，地表水、饮用水源地水再加测 ^{228}Ra。

4. [d] TFWT 表示为组织自由水氚，OBT 表示为有机结合氚。

3. 核设施流出物环境监测

（1）气载流出物监测

应在分析通风系统或排气系统的流程图的基础上制订监测计划，并在流程图中标明有关流量、压差、温度、湿度和流速等资料，并据此选择合适的监测点。最佳取样和测量频率及所需的附加资料，由流出物的排放方式、排放率以及所排放的放射性物质的特性及其随时间变化而决定。当出现计划外释放的可能性较大时，监测计划中应有安装报警装置的要求，还应包括有关气象参数的测量，如风速和风向、温度梯度等。

各类核设施的气载流出物监测：

①核电站和其他动力堆的典型监测系统应包括惰性气体的连续测量，^{131}I 和放射性气溶胶的连续取样及其实验室定期测量。②核电站除了要对其运行许可证上规定的放射性核素的混合物和特定核素进行常规监测外，每季度还应进行一次所有放射性核素成分的详细分析。③对于核燃料后处理厂，在正常运行情况下，只需连续测量烟囱内的 ^{85}Kr 和 ^{131}I。对连续取样获得的样品，还应在实验室室内定期测量 ^{3}H、^{14}C、^{129}I、^{131}I、锕系元素和其他发射 β 或 γ 射线的微粒。④对于铀加工厂和钍加工厂，主要是监测流出物中的 α 放射性核素，监测的重点应放在气溶胶的连续取样系统上。⑤对于研究性反应堆，在正常运行条件下，对监测系统的要求与一般动力堆相同。但由于反应堆的特定类型和所进行的实验种类不同，可能发生的事故释放范围较宽，则要相应地对取样和测量设备给予特殊的考虑。⑥对于放射化学实验室，监测计划根据实验室内所操作的放射性核素的不同而不同。对于处理辐照核燃料的大热室，要监测流出物中的惰性气体；对于某些专门实验室，要监测流出物中的 ^{14}C、氚化水蒸气，要对气载流出物连续取样，监测放射性卤素元素和放射性气溶胶。对于生产放射性同位素的实验室和冶金检验的热室，要对其烟囱进行连续取样和定期测量，或进行连续测量。⑦对于有可能产生放射性气溶胶的粒子加速器，应对气溶胶进行定期取样和测量；若使用氚靶，应增加氚的取样和测量。

（2）液态流出物监测

应在分析液态流出物的工艺流程图的基础上制订监测计划，合理地设置监测点或采样点。流程图中应标出与此有关的资料，包括废水罐或废水池的容积，拟排废液的物化特性，设计的产生率和排放率等。分别收集不同放射性水平和化学特性废液的中间贮存设备，在排放前要执行预定的监测程序，包括符合要求的采样和测量放射性活度。需要进行的测量类型和内容，取决于排放限值（运行限值或管理限值）的规定和拟要排放的核素种类和活度。

各类核设施的液态流出物监测：

①对于核电站和其他动力堆，必须连续地或定期地分析和测量流出物中的 ^{3}H、^{58}Co、^{89}Sr、^{90}Sr、^{106}Ru、^{134}Cs、^{137}Cs 等核素的浓度和总量，每个季度应做一次所有放射性核素成分的全分析。②对于核燃料后处理厂，必须连续或定期地分析和测量液态流出物中 ^{137}Cs、^{90}Sr、^{106}Ru-^{106}Rh、^{95}Zr-^{95}Nb、^{238}U、^{239}Pu 等核素的浓度和总量。每个季度应做一次所有放射性核素的全分析。③对于铀、钍加工厂和铀、钍冶炼厂，主要是监测流出物中的 α 放射性核素以及根据所操作的物料确定应监测的其他核素，如 ^{210}Pb 等。④对于研究性反应堆，由于反应堆的特定类型和所进行的实验种类不同，要监测的核素也应有所不同，监

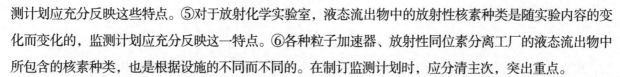

测计划应充分反映这些特点。⑤对于放射化学实验室，液态流出物中的放射性核素种类是随实验内容的变化而变化的，监测计划应充分反映这一特点。⑥各种粒子加速器、放射性同位素分离工厂的液态流出物中所包含的核素种类，也是根据设施的不同而不同的。在制订监测计划时，应分清主次，突出重点。

（二）样品采集与处理

采样往往与样品的预处理联系在一起。严格地讲，采样也包括了样品的预处理。合理的采样方法可以避免核素的损失，并且需要对样品进行预处理。在辐射环境分析测量工作中采样、制样是一个十分重要的环节。监测数据的准确、可靠，制样的权重是最大的，是关系到分析测量结果和由此得出的结论是否正确的一个先决条件。实践表明，采样误差对结果的影响往往大于分析误差，在产生数据的各个环节中，它产生的误差是决定性的。

样品的采集应遵从如下原则：①从采样点的布设到样品分析的全过程都必须在严格的质控措施下进行。②采集代表性样品与选用分析方法同等重要，必须给予足够的重视。③根据监测目的和现场具体情况，确定采样项目、采样容器、设备、方法、方案、采样点的布置和采样量。采样量除保证分析测定用量外，应留有足够的余量，以备复查。④采样器使用前必须符合国家技术标准规定，使用前须经检验，保证采样器和样品容器的清洁，防止交叉污染。

（三）样品的管理

所有采样过程中记录的信息应原始、全面、翔实，必要时可采用卫星定位、摄像和数码拍照等方式记录现场，以保证现场监测或采样过程客观、真实和可追溯。电子介质存储的记录应采取适当措施备份保存，保证可追溯和可读取，以防止记录丢失、失效或篡改。当输出数据打印在热敏纸或光敏纸等保存时间较短的介质上时，应同时保存记录的复印件或扫描件。

采样人员要及时、真实地填写采样记录表和样品卡（或样品标签），并签名。记录表和样品卡由他人复核，并签名。保持样品卡字迹清楚，不能涂改。所有对记录的更改（包括电子记录）要全程留痕，包括更改人签字。样品卡不得与样品分开。记录表的内容要尽量详尽，其格式与内容可以随采样类别的不同而不同。

（四）样品的运输

样品采集完毕后应尽快运输至实验室分析，应注意保证避免样品被污染和性状改变。妥善包装，防止样品受到污染，也防止样品破损洒落污染其他样品，特别是水样瓶颈部和瓶盖在运输过程中不应破损或丢失，注意包装材料本身不能污染样品。为避免样品容器在运输过程中因震动碰撞而破碎，应使用合适的包装箱和采取必要的减震措施。需要冷藏的样品（如生物样品）必须达到冷藏的要求，运输车辆需经特别改装。水样存放点要尽量远离热源，不要放在可能导致水温升高的地方（如汽车发动机、制冷机旁），避免阳光直射。冬季采集的水样可能结冰，如容器是玻璃瓶，则应采取保温措施防止破裂。对于半衰期特别短的样品，要保证运输时间不影响测量。严禁环境样品与放射性水平高的样品（如流出物样品）一起运输。

（五）样品的保存

经过现场预处理的水样，应尽快分析测定，保存期一般不超过 2 个月。密封后的土壤样品必须在

7天内测定其含水率，晾干保存。生物样品在采集和现场预处理后要注意保鲜。牛（羊）奶样品采集后，立即加适量甲醛，防止变质。采集后的样品要分类分区保存，并有明显标识，以免混淆和交叉污染。测量后的样品，仍应按要求保存相当长一段时间，以备以后复查。对于设施运行前本底调查样品以及部分重要样品，需要保存至设施退役后若干年（如10年）。

（六）监测分析方法

辐射环境监测可以在野外环境中或在实验室中进行，所采用的监测方法应当满足以下条件：①仪器设备适于特定辐射类型和能量的测量；②满足最低和最高辐射水平或放射性活度、浓度的规定要求；③满足测量的介质、点位和频度；④适应监测时的环境条件。

选择用于测量的仪器设备不仅必须考虑使用这些仪器设备所要达到的目的，还必须考虑辐射源在正常运行和应急期间可能释出放射性核素的量级（如核动力厂可能释放的放射性核素的种类很广，而核燃料生产厂可能释放的放射性核素的种类要少得多，而且不存在短寿命的放射性核素）。监测方法的选择和技术要求取决于监测目的。

用于低水平测量的设备和方法，其探测下限（MDC）必须比用于管理或控制的相应放射性核素的活度、浓度限值（如评价限值、指导水平、导出浓度、参考水平、行动水平、干预水平，具体可参见GB 18871—2002或其他特定辐射源的辐射防护环境保护标准）低1~2个数量级。如果规定的限值等于或低于本底水平，那么MDC能保证测到的结果低于本底水平即可。

采样或监测的频度取决于环境辐射水平或介质中放射性活度、浓度随时间变化的情况。浓度的变化相对不大，如辐射源的源项固定，监测的频次可以低一些。浓度的变化涨落较大或不确定，如核动力厂的气态排放，监测的频次要相对提高，直至连续采样或监测。测量的时间间隔必须与被监测的放射性核素的半衰期相适应。如果气体采样的时间比放射性核素的半衰期还长，则可能探测不到这种放射性核素。辐射环境监测常用仪器、样品量和典型探测下限如表8-5所示。

表8-5　辐射环境监测常用仪器、样品量和典型探测下限

测量项目/介质		测量仪器	样品量	典型探测下限[a]	单位
³H	水	液闪谱仪	1~2.5L	2.0	Bq/L
	水汽氚			25	mBq/m³
	生物组织自由水氚		叶菜：2kg	1.0[b]	Bq/kg（鲜）
	生物有机结合氚		叶菜：8kg	0.5[b]	Bq/kg（鲜）
¹⁴C	空气	液闪谱仪	（3m³）2g	0.1	Bq/g（碳）
	生物		2g（灰）	0.1	Bq/g（碳）
总α、总β	气溶胶	低本底α/β测量仪	10000m³	α：15；β：10	μBq/m³
	沉降物		20m²·d	α：30；β：20	mBq/（m²·d）
	土壤		100mg	α：230；β：50	Bq/kg
	陆地水		2~5L	α：50；β：30	mBq/L
	生物		100mg（灰）	α：230；β：50	Bq/kg（灰）
	海水		2L	α：2；β：0.8	Bq/L

续表

测量项目/介质		测量仪器	样品量	典型探测下限 [a]	单位
γ能谱	土壤、沉积物、底泥、潮间带土	γ能谱仪	300g（干）	1.0（^{137}Cs）	Bq/kg（干）
	气溶胶		10000m³	10（^{137}Cs）	μBq/m³
	沉降物		20m²·d	3.0（^{137}Cs）	mBq/（m²·d）
	生物		20kg（鲜）	100（^{137}Cs）	mBq/kg（鲜）
	淡水		30L	3.0（^{137}Cs）	mBq/L
	海水				
^{90}Sr	气溶胶	低本底α/β测量仪	10000m³	2.0	μBq/m³
	沉降物		20m²·d	1.0	mBq/（m²·d）
	水		10L	1.0	mBq/L
	生物		10g（灰）	2	mBq/g（灰）
	土壤、沉积物、潮间带土		50g	0.5	Bq/kg
^{137}Cs	水	低本底α/β测量仪	40L	0.5	mBq/L
	牛奶	γ能谱仪	1L	100	mBq/L
^{131}I	空气	γ能谱仪	100m³	炭盒：2.0	mBq/m³
			10000m³	滤纸：0.5	
	牛奶	低本底α/β测量仪	4L	5.0	mBq/L
	水		10L	4.0	mBq/L
	生物		250g	2.0	mBq/g（灰）
	气溶胶	γ能谱仪	10000m³	50	μBq/m³
U	气溶胶	激光、荧光铀分析仪	10000m³	1×10^{-4}	μg/m³
	沉降物		10m²·d	0.3	μg/（m²·d）
	土壤		1g	0.5	μg/g
	生物		0.5g（灰）	0.03	μg/g（灰）
	地表水		5ml	0.05	μg/L
	海水		5ml	0.2	μg/L
Th	水	分光光度计	2L	0.05	μg/L
	海水		5L	0.05	μg/L
Pu	水	α谱仪	50L	$^{239+240}$Pu：1.0×10^{-2}	mBq/L
		质谱仪	20L	^{239}Pu：0.6；^{240}Pu：1.0	μBq/L
	土壤、沉积物	α谱仪	30g	$^{239+240}$Pu：1.5×10^{-2}	mBq/g
		质谱仪	2g	^{239}Pu：2.5；^{240}Pu：8.5	mBq/kg
	生物	α谱仪	2g（灰）	$^{239+240}$Pu：1.0×10^{-3}	Bq/g（灰）
^{226}Ra	淡水	氡钍分析仪低本底α/β测量仪	2L	4.0	mBq/L
	海水		4L		

测量项目/介质		测量仪器	样品量	典型探测下限 [a]	单位
^{210}Po	水	α谱仪	5L	1.0	mBq/L
	气溶胶		10000m³	10.0	μBq/m³
	生物		10g（干）	0.1	mBq/g（干）
^{210}Pb	水	低本底α/β测量仪	5L	2.0	mBq/L
	生物		10g（灰）	1	mBq/g（灰）
	气溶胶	γ能谱仪	10000m3	20	μBq/m³
^{40}K	水	原子吸收分光光度计	500ml	1.0	mBq/L
环境γ辐射空气吸收剂量率	实时连续监测	γ剂量率仪	—	10	nGy/h
	瞬时测量		—	10	nGy/h
	累积剂量	热释光剂量仪	—	10	μGy
氡及其子体	空气	测氡仪（主动式）	—	^{222}Rn：5	Bq/m³
				^{222}Rn子体：10	nJ/m³
氡析出率	空气	氡析出率仪	—	5	mBq/（m²·s）

注：1. [a] 探测下限与测量仪器的效率、仪器的本底计数率、样品取样量和测量时间等参数相关，针对不同的测量目的和测量要求，实际测量中的探测下限会跟本表所示典型探测下限有所不同，通常本底调查中的探测下限应优于本表的给定值。

2. [b] 根据水氚的探测下限和典型的生物样品成分计算得到。

五、辐射监测质量保证

（一）质量管理体系

辐射监测机构为实施质量管理，实现和达到质量方针和质量目标，需建立由组织机构、程序、过程和资源构成的，且具有一定活动规律的质量管理体系。建立质量管理体系时应参照 GB/T 19001，并遵循相关法规，结合机构自身特点和质量管理七项原则。质量管理七项原则详见 GB/T 19001。质量管理体系应覆盖辐射监测活动所涉及的全部场所，包括固定场所、离开固定设施的现场、临时场所、可移动场所。质量管理体系主要包含组织、文件控制、监测的人员、设施和环境条件、设备、计量溯源性、监测方法及方法的验证和确认、抽样、监测样品的处置、记录控制、监测结果的有效性、结果报告、数据控制和信息管理等要素。应建立质量管理体系文件，主要包括质量手册、程序文件、作业指导书、记录表格等文件。辐射监测机构应当定期进行内部审核、管理评审，加强质量监督，不断完善质量管理体系，保证其基本条件和技术能力能够持续符合 RB/T 214 的相关规定和本单位质量保证要求，并确保质量管理体系有效运行。

（二）质量保证计划

针对某项监测项目编制质量保证计划时应满足本单位质量管理体系的要求，应将质量保证贯穿于从监测方案制订到监测结果评价的全过程。

根据监测类型和监测对象制订质量保证计划。质量保证计划应当对与质量保证有关的各种因素明确规定控制方法。在制订质量保证计划时，一般包括以下方面：

1. 建立健全的辐射监测和质量保证机构，明确其职责；

2. 对监测（包括采样）依据的技术性文件和有关资料进行控制，以确保所使用的文件资料均为现行有效；

3. 人员的选择、培训、监督、能力持续监控；

4. 监测仪器、试剂、标准物质和消耗性材料等的采购、验收、贮存和管理，以及对监测工作质量有影响的支持服务的控制；

5. 仪器和装备的质量及其维护和校准的频率；

6. 标准方法、标准器具和标准物质的应用与保持；

7. 监测过程中的质量保证措施；

8. 对监测过程中出现的不符合情况进行识别、评价、控制和改进的程序；

9. 必须证明监测结果与客观实际符合的程度已经达到和保持所要求的质量。

第四节　常用的辐射监测仪器

近年来，核辐射测量仪器得到了迅速的发展。采用中大规模集成电路制成的仪器取代了晶体管型仪器，硬软件并重的微机化仪器已经是主流，仪器的整机性能和功能都有了很大提高。性能优良的辐射监测仪器应该具有探测灵敏度高、测量精度好、工作稳定可靠、仪器轻便，结构坚固、维修容易等优点。本节将着重介绍一些常用的核辐射监测仪器及使用过程中需要关注的事项。

一、常用的辐射监测仪器

常用的辐射监测仪器按照测量对象和目的可以分为测氡仪、个人剂量报警仪、中子剂量仪、X-γ辐射仪、便携式 γ 能谱仪、表面污染测量仪、活度计等。下面介绍几种常见的辐射监测仪器。

（一）451P 型加压电离室巡测仪

451P 型加压电离室巡测仪是一种手持式电池供电的仪器，是为测量 X 射线诊断设备及放射治疗设备周围的辐射泄漏和散射而设计的。451P 拥有一个容积为 300cc（cm^3）加压（到 6 个大气压）气体电离室，它为测量 γ 射线和 X 射线提高了灵敏度，改善了能量响应。451P 型测量仪采用了微型处理器和液晶显示技术。握持舒适的手柄（有一个大直径的软垫握套），手柄是为减少长时间使用时造成的疲劳而设计的。测量仪外壳由重量轻、强度高的材料构成，且密封防潮。测量仪的显示特点是模拟条形图表。用户控制部分由一个开关按钮和一个状态按钮组成。此仪器可自动调零和自动量程转换。当周围光线昏暗时，显示器的电路系统能自动点亮背景灯。451P 型高压电离室检测仪用来检测诊断 X 射线和放射治疗室周围的辐射水平，也是区域监测的理想仪器。

1. 技术指标

探测器：300cc 高压空气电离室。

能量范围：大于 1MeV 的 β 射线，大于 25keV 的 γ 和 X 射线。

测量范围：0~5μSv/h，0~50μSv/h，0~500μSv/h，0~5mSv/h，0~50mSv/h。

准确度：在任何量程满刻度指示的范围 10%~100%，精度在 10% 以内，不包括能量响应；校准源是 ^{137}Cs。

整体工作模式：开机后连续工作 30 秒，即使以 nSv/h~mSv/h 为单位显示，也执行综合模式。

冻结工作模式：仪器有标记，保持所显数字的峰值，能连续读取和显示当前的辐射值。

自动特性：自动回零、自动切换量程、自动背景光。

2. 环境要求

温度范围 -20~50℃，相对湿度 0%~100%。

3. 电源

两节 9V 碱性电池，工作 200 小时。

4. 显示

液晶显示模拟 / 数字信号，带背景光。

（二）BH3103B 型 X-γ 剂量率仪

BH3103B 型 X-γ 剂量率仪是便携式仪器。主要用于环境辐射 X-γ 空气吸收剂量率的测量。包括各种建筑材料的放射性监测，X-γ 辐射源工作场所的剂量监测，X 射线机周围的剂量监测，核电站、地质矿山、医疗卫生等部门的辐射监测等。

BH3103B 型 X-γ 剂量率仪采用 LCD 液晶大屏幕显示，采用充电电池供电，具有中文菜单提示操作，通过设置测量参数可实现自动化测量，系统具有实时时钟、断电数据保存、电池电量不足报警、剂量率超阈报警、数据查询、打印等功能。

1. 主要技术性能

能量响应：25keV~3MeV。

量程范围：（1~10000）×10^{-8}Gy/h。

剂量率指示的固有误差：不大于 10%。

角响应：用 ^{137}Cs 源 0°~150° 变化的限值相对于最大响应数值不超过 15%。

使用环境温度：-10~40℃ 变化限值为 30%。

2. 尺寸和重量

外型尺寸：探头 φ90mm × 300mm。

操作台：200mm × 155mm × 60mm。

重量：探头和操作台总共重约 2.2kg。

（三）AT1123 巡测仪

AT1123 巡测仪是一款多功能的便携式 X-γ 辐射剂量率仪，它的测量范围极广，其光子辐射的能量范围达到 15keV~10MeV。对于持续的、短期的以及脉冲的 X-γ 射线的测量，该款仪器都能够准确地给出读数，同时该款仪器还可以搜寻能量 500keV 以上的 β 放射源。

1. 主要技术指标

（1）剂量仪可以测量：①剂量率范围在 50nSv/h~10Sv/h 的周围连续 X 射线和 γ 射线；②在 5μSv/h~

10Sv/h 范围内的脉冲辐射剂量率（单个或多个持续时间不低于 0.03 秒的脉冲）；③最高为 1.3Sv/h 的平均脉冲辐射剂量速率，其中脉冲和脉冲持续范围为 0.1μSv/h~1.3Sv/h、持续时间最低 10ns。

（2）剂量和剂量率的可容忍相对固有误差的极限是：①在持续和短期辐射影响测量模式下 ±15%；②在脉冲辐射测量模式下 ±30%。

（3）被探测的 X 射线和 γ 射线的能量范围是：①连续和脉冲辐射测量模式的测量范围为 15~3MeV；②脉冲辐射测量模式的测量范围为 15~10MeV。

（4）对于能量为 0.662MeV 的 ^{137}Cs 的 γ 辐射，剂量仪敏感能量响应在以下范围内：①在 15~60keV 的能量范围内 ±30%；②在 60keV~3MeV 的能量范围内 ±25%；③在 3~10MeV 的能量范围内 ±50%。

（5）剂量值输出和剂量率值输出显示在显示器上，并且在剂量和剂量率超过测量范围的上限时，剂量仪会给出声光报警。

2. 使用环境

环境温度：–30~50℃。

相对湿度：小于或等于 95%（35℃，且未结露）。

3. 仪器特点

（1）在进行用诊断 X 射线摄影机防护检测时无须进行时间响应修正。

（2）仪器具备中文操作软件，可将仪器内部的信息通过软件传至电脑。

（3）添加重金属的塑料闪烁体探测器，使仪器的探测效率更高，且探测范围更广。

（4）可支持远程控制测量，远程测量最远距离达 25 米。

（四）BH3105 型中子剂量当量仪

BH3105 型中子剂量当量仪主要用于核反应堆、核电站、核潜艇等核设施，中子辐射、中子测井、核废料处理、中子实验、核爆以及其他存在中子的场合下的中子辐射剂量监测。该仪器是数字显示测定中子剂量当量率的便携式仪器，灵敏度高、抗 γ 干扰性能好；能量响应特性好、量程宽（七个量级）；数字显示且有声，有光定性指示功能。该仪器采用中子慢化探测、镉棒三维空间能响调节的新原理，选用 ^{6}Li 玻璃闪烁探头作为探测器，从而使仪器灵敏度极高、中子能量响应特性好。

1. 主要技术性能

测量范围：$0.1\mu Sv \cdot h^{-1}$~$100.0mSv \cdot h^{-1}$。

能量响应：热中子 ~14MeV。

耐 γ 性能：在 $10mGy \cdot h^{-1}$ 的 ^{137}Cs 的 γ 场中，γ 压低优于 100 : 1；附加误差在 ±10%（对 $1mSv \cdot h^{-1}$）以内。

探测器：^{6}Li 玻璃闪烁体。

响应时间：20s。

2. 使用环境

温度：0~45℃。

相对湿度：小于 90%（30℃）。

电源：DC 9V（6 节 2# 干电池）。

3. 尺寸和重量

外型尺寸：382mm×200mm×233mm。

重量：8.5kg。

（五）PCM100 表面污染测量仪

PCM100 α、β、γ 表面污染测量仪主要用于放射性表面污染测量，可以同时对 α、β、γ 射线进行测量，灵敏总面积 45cm²。可用于核电站污染测量、核设施退役、放射性实验室测量以及其他放射性场所的表面污染测量。该仪器的探测器和主机为一体化设计，配有仪器箱，便于携带，操作方便，性能优良可靠。

1. 技术指标

（1）探测器：三个 GM 计数管端窗。

（2）灵敏面积：$45cm^2$。

（3）测量类型：总计数、cps、Bq、Bq/cm^2。

（4）测量范围：$0.1\sim10^5$cps、$0.1\sim10^4$Bq、$0.1\sim10^3$$Bq/cm^2$。

（5）能量下限：α 辐射 2.5MeV；β 辐射 30keV；γ 辐射 5keV。

（6）效率（带保护格栅，2π）：^{90}Sr–^{90}Y ≥ 35%；^{14}C ≥ 8%；^{204}Tl ≥ 15%；^{239}Pu ≥ 15%。

2. 环境特性

（1）工作温度：0~45℃。

（2）相对湿度：小于 90%。

3. 尺寸和重量

（1）外型尺寸：226mm×140mm×88mm。

（2）重量：1.5kg。

（六）RAD–60 个人剂量报警仪

RAD–60 个人剂量报警仪是为从事 γ 射线和 X 射线辐射工作人员设计的个人防护仪器。它能够测量辐射剂量，将剂量率或累计剂量值显示在液晶显示屏上。当剂量或剂量率超过预置值时就会响起声音报警。即使取出电池，测量结果仍能存储在芯片中不会丢失。

1. 技术指标

（1）可探辐射种类：γ 射线和 X 射线。

（2）能量响应范围：60keV~3.0MeV。

（3）测量范围：剂量 1μSv~9.99Sv（0.1mrem~999rem）；剂量率 5μSv/h~3Sv/h（0.5mrem/h~300rem/h）。

（4）测量准确度：±5%（^{137}Cs，662keV 剂量率为 2mSv/h）。

（5）剂量率线性：±15%。

（6）探测器类型：硅（晶体）二极管。

2. 仪器特点

（1）可任意选择报警范围。

（2）可累计射线剂量。

（3）可测量实时射线剂量率。

（4）采用数字显示，体积小、重量轻、灵敏度高。

3．环境特性

（1）工作温度范围：-20~50℃；

（2）工作湿度：10%~90%（相对湿度）。

4．尺寸和重量

尺寸：78mm×67mm×22mm（不包括口袋夹）。

（七）NT6103-N 型固定式多通道辐射监测仪

NT6103-N 型固定式多通道辐射监测仪是一款实用型的多路辐射探测仪器。仪器可固定在放射场所，也可以根据需要移动到临时监测的区域。例如在环境实验室、辐照室、核医学、分子生物学、放射化学、核原料储存等场所，进行 γ 及 X 射线辐射剂量率检测。

1．功能特点

（1）可连接达 64 路探测器，探测器自带显示。

（2）具有剂量率超阈值报警功能。

（3）报警阈值可以手动设置。

（4）探测器具有故障指示功能。

（5）可采用壁挂式或台式安装。

（6）主机与探测器通信距离最远可达 1000 米。

2．技术指标

（1）测量范围：0.01~5000μSv/h。

（2）探测器：薄壁型 GM 计数器。

（3）能量范围：40keV~3MeV。

（4）灵敏度：≥ 3000CPM/（mR/h）。

（5）温度范围：-10~50℃。

（6）湿度范围：相对湿度≤ 95%（40℃）。

（八）Detective X 便携式高纯锗 γ 能谱仪

Detective X 便携式高纯锗 γ 能谱仪是由 P 型高纯锗（HPGe）晶体，搭配制冷器组成的一款仪器。由于其具有便携性，甚至在野外等恶劣环境下也可使用，可实现对 γ 放射性核素的定性和定量分析。

1．主要技术指标

（1）能量响应范围：40keV~3.0MeV。

（2）能量分辨率：针对 Cs-137（661keV）能量分辨率≤ 1.5keV，针对 Co-60（1332keV）能量分辨率≤ 2.3keV。

（3）探测器类型：高纯锗（HPGe）晶体。

（4）相对探测效率：45%~50%。

（5）测量范围：1.0μSv/h~2.0mSv/h（精确度在 ±10% 范围内）。

2. 仪器特点

（1）配备"超高真空"低温恒温器和高度可靠的低功耗斯特林制冷器。

（2）在阳光下可读数，且屏幕触摸灵敏，可用手指或手写笔操作。

（3）该仪器配有一个容量为 16GB 的闪存驱动器，可存储 100000 多个谱。

（4）配备 2 块可充电锂离子电池，当 HPGe 探测器处于冷态时，25℃ 下电池续航时间超过 8 小时。

（5）采用极其坚硬的聚碳酸酯外壳，更轻巧、坚固，且具有 GPS 定位功能。

3. 环境特性

（1）温度范围：-20~50℃；

（2）湿度范围：相对湿度 ≤ 95%。

4. 尺寸和重量

（1）尺寸：39.5cm × 14.3cm × 21cm。

（2）重量：6.8kg。

（九）CRC-25R 活度计

CRC-25R 活度计是测量核医学常用核素活度的仪器，其设计新颖，操作简便，能够快速、准确地测量样品的放射性活度及显示校正剂量。

1. 主要技术指标

（1）测量范围：活度小于 250GBq（6Ci）。

（2）重复性：±2% 以内。

（3）分辨率：0.001MBq（0.01μCi）。

（4）响应时间：（低活度样品）4~16s、（高活度样品）2s 内。

（5）系统线性：±2% 以内。

（6）静电计精度：优于 ±2%。

2. 仪器特点

（1）设有 USB 和 RS232 端口，可连接 USB 打印机、SD 闪存卡和远程显示。

（2）可进行时间校正，高清晰液晶大字符显示核素名、测量值、单位、活度和标定数。

（3）内存可储存 5 个自动衰变校正的参考源数据和 4 个标准源数据。

（4）具有内置质量控制和系统测试程序。

（5）可自动本底扣除和自动调零。

3. 尺寸和重量

（1）尺寸：12.1cm × 25.4cm × 26.7cm。

（2）重量：2kg。

二、辐射监测仪器选择

（一）选择辐射监测仪器应考虑满足下列要求

1. 仪器设备适合于特定辐射类型和能量的测量；监测仪器的能量响应应当覆盖所监测的射线能量；

2. 监测仪器的时间响应能满足所监测射线装置的出束时间要求，当射线的出束时间短于仪器的响应时间，应对仪器读数进行时间响应修正；

3. 满足最低和最高辐射水平或放射性活度、浓度的规定要求；

4. 监测仪器相对固有误差应小于 15%，使用温度上下限为 -10~40℃、相对湿度小于 95%。

（二）各种辐射探测器应用性能与选择

具体如表 8-6 所示。

表 8-6　常用辐射探测器主要性能汇总

探测器类型		探测种类	能量范围	总探测效率	说明
电离室		α	计数和谱测量的所有能量	高	优点：稳定，寿命长，量程宽，能响特性好 缺点：要求极弱电流测量，电子线路和环境条件要求高
		β	所有能量	中	
		γ	所有能量	<0.1%	
		n	BF₃气体或硼衬里侧热中子，裂变材料，含氢材料的快反冲质子	中	
		X 射线	辐射安全常见能量	测量低能射线依赖于窗的厚度	
正比计数器		α	所有能量，能谱测量	依赖于窗的厚度，高	优点：脉冲幅度大，灵敏度高，可做能谱测量 缺点：易受外界因素干扰，对电源稳定性要求高
		β	所有能量，能谱测量，低能区 <200keV	中	
		γ	所有能量	<1%	
		n	³He 气体，BF₃ 气体或硼衬里侧热中子	中	
		X 射线	能量鉴别，谱，辐射安全，衍射研究		
盖革 - 弥勒计数管（G-M）		α	与能量无关	中	优点：结构简单，对线路和使用要求不高 缺点：阻塞效应，不能鉴别粒子和能量
		β	与能量无关，<3MeV	中	
		γ	所有能量	<1%	
		n	反冲质子或（n，α）反应	不常用	
		X 射线	常用巡测仪器	依赖于窗的厚度	
闪烁探测器	无机	α	所有能量，ZnS；无能量鉴别	高	所有闪烁探测器可用于能谱测量，分辨率适中 优点：能量分辨率适中，经济 缺点：受使用环境（温、湿度）影响大
		β	低能，CsI（Tl）	中	
		γ	所有能量，NaI（Tl），CsI（Tl）	中	
		n	热中子，LiI（Eu）	中	
		X 射线	超薄铍窗，薄（1~3mm）NaI（Tl）	高	
	有机	α	所有能量，蒽	中	
		β	所有能量，蒽，芘，塑料	中	
		γ	所有能量，塑料	差	
		n	塑料，闪烁液	低	

续表

探测器类型	探测种类	能量范围	总探测效率	说明
半导体探测器	α	所有能量，能量分辨率好，面垒型，扩散结型	低	能谱测量的分辨率较闪烁探测器好十倍以上 优点：能量分辨率突出 缺点：价格高，辐射损伤严重、液氮（或电）制冷
	β	2MeV 以下所有能量，能量分辨率好，面垒型，扩散结型，锂漂移硅	低	
	γ、X 射线	所有能量，能量分辨率好，面垒型，扩散结型，锂漂移锗	中（γ） 高（X 射线）	

三、辐射仪器检定、校准与使用

（一）辐射仪器检定

监测仪器必须按规定进行检定，检定周期一般不超过一年，维修后的仪器应重新送检。检定即是检查仪器仪表的示值与相应的被测量的已知值之间的偏移是否小于标准、规程或技术规范规定的最大允许误差。根据检定的结果，可对仪器仪表作出继续使用、调整、修理、降级使用或声明报废的决定。

仪器首次送检的项目包括外观、相对固有误差、能量响应和角响应、校准因子、过载特性、重复性等。后续检定（常规检定）的项目应包括外观、相对固有误差、校准因子、重复性。使用中的检查项目包括外观、相对固有误差、重复性。在仪器送检时，应明确提出检定要求（否则检定机构均按常规检定项目进行检定）。

防护用剂量率仪器检定一般使用不同能量的 X 射线参考辐射源和 ^{137}Cs 源。如果准备用于测量 4~9MeV 高能 γ 辐射，应使用该能量范围内的参考辐射对其进行刻度，同时注意其能量响应和角响应的适用性。

（二）辐射仪器校准

核辐射仪器仪表的校准是对辐射剂量（率）仪器仪表用相应的测量单位或辐射剂量单位来表示全部工作。

校准分为仪器校准和计量校准：

1. 仪器校准：指在仪器检验中测定仪器的机械误差、存储修正值并对结果进行改正。

2. 计量校准：指在规定条件下，为确定计量仪器或测量系统的示值或实物量具或标准物质所代表的值，与相对应的被测量的已知值之间关系的一组操作。

通常意义说的校准度，既包括仪器校准的内容，又包括计量校准的内容。

（三）辐射仪器使用

应严格按照操作规程使用、操作仪器，发现问题及时查找原因，必要时送修。仪器使用前后，应检查仪器工作状态是否正常，如用检验源检查仪器的工作状态。防护用 X、γ 辐射剂量当量（率）仪和监测仪相对固有误差不超过 ±20%；环境监测用 X、γ 辐射空气比释动能（吸收剂量）率仪相对固

有误差不超过 ±15%。某些具有报警功能的仪器，应正确设置合理的报警阈值；具有自动存储测量结果的仪器，应注意其测量结果存储的安全；应正确佩戴个人剂量监测仪器；个人剂量计不使用时应妥善保管，防止在未佩戴期间受到辐射照射影响测量结果的准确性；仪器的标识应清楚、正确，防止被误用，并做好使用记录。

第九章

放射化学分析

第一节 概　述

一、卫生系统开展放射化学分析的历程

随着核能与核技术的发展，放射化学分析已成为一项应用广泛的技术。在我国历次核试验及国外重大核事故中开展的环境放射性污染监测、核电站运行前后对其周边地区开展的食品和饮用水放射性监测以及针对我国食品和饮用水安全开展的放射性风险监测等方面，放射化学分析发挥了重要作用，并对卫生行政部门的重大决策和放射性相关疾病的预防控制具有重要意义。

20 世纪 60 年代开始，为了调查环境放射性本底和大气核试验产生的放射性落下灰污染情况，我国卫生系统在全国范围内建立了 45 个放射性监测站。主要采用放射化学分析的方法，分析大气沉降物和气溶胶中的 ^{90}Sr、^{131}I 和 ^{137}Cs；各类食品（粮食、蔬菜、海产品、牛奶）中的总 β、^{90}Sr、^{131}I 和 ^{137}Cs；水源地水（自来水、井水、江河水）中的总 α、总 β、^{226}Ra、^{3}H、^{90}Sr 和 ^{137}Cs 水平等。

1986 年切尔诺贝利核事故发生后，全国放射卫生监测系统立即行动，开展了环境放射性监测。监测内容主要包括沉降物和气溶胶中的总 β、^{131}I 和 ^{137}Cs，以及各种食品和露天水源水中放射性核素的放射化学分析和健康评价。部分实验室对 ^{131}I 和 ^{137}Cs 的活度浓度分析采用了 Ge（Li）γ 能谱仪直接测量法，大多实验室采用放射化学分析流程（即 CCl_4 萃取法）测定 β 计数获得沉降物及食品中的 ^{131}I 活度浓度，用亚铁氰化钴钾法、磷钼酸铵吸附—碘铋酸铯沉淀法等测定沉降物、食品以及水源水中的 ^{137}Cs 活度浓度。

20 世纪 80 年代初至 90 年代，放射卫生系统组织开展了全国 80 余种食品中天然放射性核素的调查分析，主要包括放射化学分析 ^{210}Po、^{226}Ra 以及 γ 谱分析铀、钍、镭、钾等。20 世纪 90 年代后，我国核电站开始运行发电，为了加强对核电站周边地区的放射性水平监测，在核电站运行前后加大了对饮用水中的总 α、总 β 放射性和氚的分析以及各类食品中的 ^{3}H、^{90}Sr、^{137}Cs 等核素的放射化学分析，随着高纯锗 γ 谱仪设备的应用和普及，放射卫生系统对典型的 γ 放射性核素 ^{131}I、^{137}Cs 等采用了灰样 / 干样直接测量，虽灵敏度有所下降但免去了冗长的放射化学分离步骤。

2011 年福岛第一核电站核事故后，放射卫生系统及时组织开展了沿海部分内陆地区食品和饮用水

放射性应急监测；2012 年启动了全国食品和饮用水放射性风险监测工作，与 γ 谱非破坏性分析方法互补，重点开展了对总 α、总 β 以及 α 核素和 β 核素的放射化学分析；并逐渐开展了头发、尿样等生物样品中放射性核素的检测，为公众和职业内照射监测评估以及应对核事故卫生应急提供了技术支撑。

二、放射化学分析的特点

放射化学分析除了与普通化学分析有许多相似外，还有其自身的特点，必须考虑到以下几个特性。

1. 低浓度性

大多数放射性物质以微量或低浓度状态存在。特别是在环境和生物样品的放射性监测中，放射性核素的浓度更低、量更少。例如，饮用水中镭 226 的活度浓度通常低于 0.01Bq/L，质量浓度低至 10^{-13}g/L。

活度和质量的相关性可以从放射性衰变定律中得出，在恒定活度（A）下，放射性核素的质量（m）与该核素的半衰期（$T_{1/2}$）成正比。

$$A = \lambda \times N = (\ln 2 / T_{1/2}) \times N \rightarrow A = (\ln 2 / T_{1/2}) \times (m / M) \times N_{av} \qquad 式（9-1）$$

式中，M 是放射性核素的相对分子质量数，N_{av} 是阿伏伽德罗常数。

放射性活度为 1Bq 时的集中放射性核素的质量，如表 9-1 所示。从表中可知，除极长半衰期的铀、钍、钾-40 外，其他 1Bq 放射性核素的质量都在 10^{-9}g 以下。可见，放射化学分析的对象往往属于超微量的范围。

表 9-1 放射性活度为 1Bq 时的几种核素的质量

核素	半衰期	质量，g
^{3}H	12.33a	2.796×10^{-15}
^{14}C	5730a	6.065×10^{-12}
^{210}Po	138.4d	6.015×10^{-15}
^{210}Pb	22.26a	3.540×10^{-13}
^{90}Sr	28.79a	1.959×10^{-13}
^{90}Y	64.1h	4.968×10^{-17}
^{226}Ra	1.6×10^{3}a	2.734×10^{-11}
^{228}Ra	5.75a	9.911×10^{-14}
^{137}Cs	30.07a	3.114×10^{-13}
^{239}Pu	24110a	4.356×10^{-10}
^{232}Th	1.405×10^{10}a	2.464×10^{-4}
^{238}U	4.468×10^{9}a	8.039×10^{-5}
^{40}K	1.277×10^{9}a	3.862×10^{-6}

另外，基于放射性核素的低浓度，采用放射性测量方法的灵敏度远远超过普通化学方法。例如，普通的化学分析中，灵敏度一般为 $10^{-4} \sim 10^{-9}$g；而放射化学分析可以探测出几千个或几百个原子，甚至可以鉴别出几十个原子、几个原子的存在。

当超过一定限度时，电离辐射对人体是有危害的，因此在从事放射化学分析工作时，常需注意适当的防护问题。但是对于半衰期特别长的放射性核素，如天然铀、钍等，通常采用一般化学分析方法进行测定。操作中的辐射防护很简单，但也应尽量防止进入人体内造成内照射。

2. 吸附（低浓度效应）

在普通的化学分析中，待测的常量元素在一般的玻璃器皿、滤纸或固体沉淀表面上的吸附，对研究结果造成的误差可以忽略不计。在放射化学分析中，经常遇到处于低浓度或超微量范围的核素，它们常具有与常量物质不同的性质和行为。例如，某元素在常量分析时，易生成沉淀；在超微量分析时，则因其在溶液中通常因达不到溶度积不能形成真正的沉淀，往往会生成胶体，易被容器器壁吸附。因此，吸附现象是放射化学分析需考虑的问题。

固体物质吸附放射性核素的影响因素很多，如固体物质的种类和表面特性、放射性核素的性质和质量浓度、溶液的 pH 值以及其他组分的含量、接触时间等。为了避免放射性核素在容器表面上的吸附损失，通常可以采取以下几种措施：

（1）加载体，即加入能对微量放射性核素起载带作用的常量物质。它们通常是与所研究的放射性核素的化学性质相同或相近的稳定核素，使放射性核素被稀释；或容器表面预先用稳定核素的溶液进行吸附平衡，以减少对放射性核素的吸附。当然这只能是在加入常量稳定同位素后不影响分析流程要求时才可以。

（2）提高溶液酸度。一般而言，在较高酸度时放射性核素都不易被吸附，或已吸附在玻璃上的放射性核素也可以解吸下来，因此将放射性溶液保持一定酸度，或用酸来洗涤已污染的玻璃器皿，对防止玻璃吸附及清除污染都是有效的方法。例如，在测量饮用水中的总 α 和总 β 放射性时，通常在样品中加入 2%（v/v）硝酸以降低容器皿内壁对放射性核素的吸附。

（3）玻璃容器用硅烷溶液进行处理，使玻璃表面硅烷化，形成一层憎水性的膜，从而减少对放射性核素的吸附。常用的硅烷是二甲基二氯硅烷或甲基三氯硅烷等，或采用聚四氟乙烯容器。

3. 载体

在放射化学分析中，载体可用于防止放射性核素被容器吸附，同时还可以从溶液中共沉淀放射性核素。溶液中放射性核素的含量通常极低，在不添加载体的情况下，通常不会超过其化合物的溶度积而形成沉淀。即使超过了溶度积，产生沉淀物的量也小到不足以进一步处理。另外，沉淀吸附在各种表面上不能实现过滤。

载体分为两类：

（1）同位素载体：是被分离的放射性核素的稳定同位素或长寿命同位素，如分析锶 –90 时用稳定的 $SrCl_2$ 试剂和分析铯 –137 时用稳定的 CsCl 试剂；

（2）非同位素载体：是在化学性质上与被分离的放射性核素相似的另一种元素，如同族邻近的稳定元素。例如，分离镭可用钡作载体。常见的放射性核素的载体见表 9–2。

表 9-2　常见的放射性核素的载体

核素	核素性质		载体/示踪剂
	核素类型	半衰期，$T_{1/2}$	
^{210}Po	α	138.4d	Fe^{3+}：$FeCl_3$（水样共沉淀） 示踪剂：^{209}Po（$T_{1/2}$=124a）
^{210}Pb	β	22.26a	Pb^{2+}：$Pb(NO_3)_2$
^{90}Sr	β	27.7a	Sr^{2+}、Y^{3+}：$SrCl_2$、$Y(NO_3)_3$
^{90}Y	β	64.1h	
^{226}Ra	α	1.6×10^3a	Ba^{2+}：$BaCl_2$
^{228}Ra	β	5.75a	
^{137}Cs	β	30.0a	Cs^+：$CsCl$ $CaCl_2$、$MgCl_2$（水样共沉淀）
^{239}Pu	α	24110a	示踪剂：^{242}Pu（$T_{1/2}$=3.75×10^5a）

载体用量不宜过多，否则会降低最后分离出来的样品源的比放射性活度和增加放射性自吸收。用量多少常根据化学分析流程的繁简、化学回收率的高低以及全部分离过程中能产生足够量的反应产物等条件决定。一般加入 5~20mg，也有因流程复杂而用 100mg 或以上的载体。载体一般在样品预处理前加入，因为在处理样品（蒸发、溶解、浸取）过程中可能由于挥发、吸附等原因造成放射性核素的损失。

载体与放射性核素间的充分交换是放射化学分析中不可忽视的问题。由于放射性核素的分离效率是根据载体的回收率确定（如若有 70% 的载体被分离出来，放射性核素也应以同样比例存在于载体内），因此放射性核素和载体应为均匀体系，即要求放射性核素与载体之间达到交换平衡，这样载体的化学回收率和放射性核素的放射性回收率才会一致。

载体与放射性核素之间达到交换平衡的速度往往与它们在溶液中的价态有关。例如，锶-90、钡-140 及铯-137 与载体离子 Sr^{2+}、Ba^{2+} 和 Cs^+ 的交换速度很快，因为它们在溶液中只有单一的价态；而放射性钌和放射性碘与载体钌和碘的交换就比较复杂，因为这两个元素是多价态元素。

4. 时间因素

放射性核素总是或快或慢地进行衰变，由一种物质转变为另一种物质或更多种物质，所研究的体系的组成在不断地变化。所以，在进行放射化学分析时，要考虑操作时间因素。关于时间因素需要考虑两个方面：

（1）分析短寿命核素时，其放射性强度随时间的增长而减弱，因此除进行放射性衰变的时间因素校正外，还必须正确地安排操作流程的时间。

（2）分析能产生放射性子体的核素时，需对放射性子体增长的时间因素进行考虑。例如，在利用 ^{90}Y 分析 ^{90}Sr 过程中，要准确记下母体 ^{90}Sr 与子体 ^{90}Y 的分离时刻，以便校正子体 ^{90}Y 的衰变；采用射气法分析水中 ^{226}Ra 是通过测量子体 ^{222}Rn 分析 ^{226}Ra 的过程，要准确记录 ^{226}Ra 封闭时刻并封闭足够长时间（通常 3 周或以上），使得 ^{222}Rn 与 ^{226}Ra 达到放射性平衡。

三、相关基本概念

1. **元素（element）**

化学元素，是对具有相同的核电荷数（即核内质子数）的一类原子的总称。

2. **核素（nuclide）**

很多元素有质子数相同而中子数不同的几种原子。例如，氢有 ^1H、^2H、^3H 三种原子，就是 3 种核素。具有放射性的核素为放射性核素，其原子特征是不稳定的原子核能自发衰变，并以辐射的形式释放能量。

3. **同位素（isotope）**

具有相同质子数、不同中子数的同一元素的不同核素互为同位素。比如，氢同位素和铀同位素（天然铀同位素包括 ^{234}U、^{235}U、^{238}U 三个放射性核素）。

4. **同位素丰度（isotopic abundance）**

某一元素中各同位素间的相对含量，即各同位素所占的原子百分数。天然铀中 ^{238}U 为 99.27%、^{235}U 为 0.72%、^{234}U 为 0.0054%。核燃料中 ^{235}U 的丰度约为 3%，武器级 ^{235}U 的丰度大于 90%，贫铀的 ^{235}U 丰度为 0.2%~0.3%。

5. **同质异能素（isomers）**

寿命较长的激发态原子核称为基态原子核的同质异能素或同核异能素。核内核子数（质量数）和核内质子数（电荷数）均相同，能量状态不同。^{110m}Ag 称为 ^{110}Ag 的同质异能素，^{99m}Tc 称为 ^{99}Tc 的同质异能素等。

6. **总 α（gross alpha）**

所有发射 α 粒子的总放射性，用单位体积的放射性活度表示（如 Bq/L）。总 α 筛查测量不提供发射 α 射线的具体放射性核素及其活度浓度。

7. **总 β（gross beta）**

除氚和其他发射弱 β 射线的所有发射 β 粒子的总放射性，以单位体积的放射性活度表示（如 Bq/L）。总 β 筛查测量不提供发射 β 射线的具体放射性核素及其活度浓度。

8. **活度浓度（activity concentration）**

以单位体积（或质量）活度表示的放射性的量，如 Bq/L 或 Bq/kg。

9. **个人剂量标准（individual dose criterion）**

饮用水中放射性核素的长期照射所致健康风险的标准，WHO 规定一年饮水所致的个人剂量标准（IDC）为 0.1mSv。在实践中，这一标准被转化为两个可操作的量值，即总 α、总 β 筛查值和某一放射性核素的指导水平。

第二节　放射化学分离与测量方法

无论是天然放射性核素，还是人工放射性核素，通常都与其母体、子体、其他放射性核素及稳定核素共存。因此,在开展放射化学分析时,如对环境样品、食品、饮用水以及内照射监测关注的气溶胶样品、尿样等生物样品中的放射性核素分析时,样品预处理后往往需要进行化学分离,即将待测放射性核素从其他物质(放射性以及非放射性的杂质)中分离提取出来,常用的放射化学分离方法有共沉淀法、萃取法、萃取色层法、离子交换法、其他分离方法等。分离后的样品采用 α/β 计数测量,或采用 α 能谱、液体闪烁谱等设备测量,亦可以采用非放射性方法质谱(ICP-MS、TIMS、AMS 等)测量。

一、共沉淀法

共沉淀法是放射化学分析中应用最广泛的一种分离方法。该方法操作简单,浓集效率高,常与其他分离方法配合使用。

(一)共沉淀法原理

共沉淀法利用的是微量放射性物质能随常量物质一起生成沉淀而与其他杂质实现分离的原理。

(二)共沉淀分离过程

对于含微量放射性核素的溶液体系,由于其放射性活度浓度太低,若直接加入某种可生成沉淀物的盐类(常称沉淀剂),难以生成该放射性核素的沉淀物。因此,必须先往溶液体系中加入一定量的该核素的同位素载体或非同位素载体(一般为该核素的可溶性的稳定同位素或化学类似物的盐类),再加入能与之生成沉淀物的沉淀剂,与载体生成共沉淀,把该微量放射性核素载带下来。

待分离体系中若含有其他多种放射性杂质核素,为减少分离过程中杂质核素对欲分离核素的干扰,除了要加入欲分离核素的载体外,还可加入这些放射性杂质核素的稳定同位素或化学类似物,以稀释放射性杂质,从而大大减少这些放射性杂质被吸附或夹带进来的可能,起到反载带的作用。这类稳定同位素或化学类似物,称为反载体或抑制载体。

以 GB/T 5750.13—2023 生活饮用水中的 ^{226}Ra 分析方法为例,在同时含有 ^{210}Pb、^{226}Ra 等核素的水样中加入铅载体、钡载体、硫酸和硫酸盐,将水中的镭和铅同位素形成硫酸钡镭、硫酸铅共沉淀,然后利用硫酸铅和硫酸钡镭沉淀在 EDTA-2Na 碱性溶液中溶解度的差异,将 ^{210}Pb 留在溶液中以除去其干扰,从而达到铅和镭的分离。通常采用射气法分析水样中的 ^{226}Ra,测量一定时间内硫酸钡镭沉淀物累积的子体 ^{222}Rn,经过换算得到 ^{226}Ra 的活度浓度。^{222}Rn 的测量方法有静电计数法、硫化锌 α 闪烁计数法和液体闪烁计数法等。^{226}Ra 的其他分析方法还包括 α 计数法、α 能谱法、液体闪烁计数法以及 γ 能谱法等。

(三)共沉淀分离的条件控制

1. 选择合适的载体与沉淀剂,提高分离过程的效率

应尽量选用稳定同位素作载体,并注意使载体的化学状态与被分离核素的化学状态完全一致,以便有效地载带放射性核素;同时,还必须选择合适的沉淀剂,使载体与沉淀剂生成难溶的载体化合物,使得沉淀能尽量完全地载带欲分离的放射性核素,沉淀性能要好,并有利于后续分离操作和制样测量等;载体的用量也要恰当,如分离环境和生物样品中的微量放射性核素时,载体过多会降低样品源的放射性比活度,增加自吸收。

2. 减少放射性杂质干扰，提高放射性纯度

通过加入反载体，使放射性杂质被稀释；提高溶液的酸度，可防止一些易水解的放射性杂质水解，避免这些杂质转变成胶体而被沉淀吸附；还可以加入络合剂（掩蔽剂），使杂质以络合物的形式存在于溶液中，减少它们对沉淀的干扰；还可以通过多次沉淀和选用合适的洗脱剂洗脱沉淀，从而减少杂质放射性核素的含量。

（四）共沉淀法的应用

1. 对于放射性核素含量极低的环境和生物样品，由于采样量较大，共沉淀法提供了一种简单、廉价、有效的分离方法。

2. 对于成分复杂，体积很大而放射性核素含量极微小的放射性废水或海水样品，共沉淀法是一种有效、简便的净化和浓集方法。

二、萃取法

萃取法，又称液—液萃取法或溶剂萃取法，广泛地应用于放射性核素的分离和提取，已成为放射性核素最常用的分离方法之一。

（一）萃取法原理

利用物质在互不相溶的两种液体中具有不同的分配比例这一性质，将待分离的微量物质从一种液体转移到另一种液体中，从而达到物质的分离、提纯或浓缩等目的。

（二）萃取分离过程

以 GB 14883.3 中"二－（2-乙基己基）磷酸（HDEHP）萃取法测定食品中 ^{90}Sr"为例，简述萃取和反萃取的过程。

1. 萃取

一般来说，萃取是将无机金属离子从水相转移（也就是萃取）到有机相中的过程，这里所用的有机相称为萃取剂。本实验中将含有 ^{90}Sr（子体 ^{90}Y 已达平衡）的样品水溶液调节至合适 pH；用含 20% HDEHP 的正庚烷溶液萃取两次，每次萃取时混合振摇，使两相充分接触，目的是将钇萃取到有机相中，其他杂质保留在水相。

2. 反萃取

把已转移到有机相中的待分离微量物质从有机相再返回水相的过程称为反萃取，这里所用的水相溶液称为反萃取剂。测定食品中 ^{90}Sr 需要用到反萃取，即将已萃取到有机相的钇用 6mol/L 硝酸溶液反萃取，将钇解吸到水相中，供接下来的制样与测量。采用低本底 β 测量仪测量 ^{90}Y 的放射性，计算出食品中 ^{90}Sr 的活度浓度。

（三）萃取条件的选择

影响萃取分离效果的因素很多，萃取剂与被萃取物的性质是决定萃取分离效果的关键。以下仅就萃取体系基本确定后，影响萃取分离的几个重要因素进行讨论。

1. 水相条件控制

水相酸度对各类萃取剂分配系数的影响很大，萃取时需要选择适宜的萃取酸度。可通过盐析作用改变物质在两相的分配系数，提高萃取率，即在萃取体系中加入一种易溶于水相的盐析剂（通常是与被萃取物具有相同的阴离子的金属无机盐），通过控制盐析剂加入量选择合适的分配系数；可通过加入适宜的掩蔽剂（通常是络合剂），使之与不希望被萃取的元素生成溶于水的络合物，将其保留在水相中，掩蔽杂质元素对萃取分离的干扰，从而提高欲萃取物的纯度。

2. 萃取次数的选择

如果分配系数较小，可采用多次萃取的办法来提高萃取的总效率，萃取次数越多，去除杂质效果越好，但欲萃取物的回收率会有所下降。

（四）萃取分离的应用

萃取分离方法简便，分离迅速，特别适用于短寿命放射性核素的分离；选择性和回收率高，分离效果好，可用于分离无载体放射性核素以及从大量杂质中有效地分离微量放射性核素，因而在环境和生物样品放射性核素的分析中，已成为有效的分离手段。但是，萃取分离方法也存在一些缺点：对性质极为相似的元素之间（如镧系元素、锕系元素）以及亲水性特别强的碱金属和碱土金属的分离效果较差。

三、萃取色层法

萃取色层法利用混合物中各组分在两相中亲和力的差异，使各组分以不同的程度分配于两相之中来进行分离，是液－液分离的多级萃取。在萃取色层分离中，一相固定，称为固定相；一相流动，称为流动相。各组分在两相中多次分配，亲和力的差异不断扩大，从而达到各组分的分离。该方法主要用于锕系元素、稀土元素等性质相近元素的分离。由于色层法具有选择性高、分离效果好、操作简便等优点，在放射化学分析环境、食品等方面得到了广泛应用，比如使用二－（2-乙基己基）磷酸（HDEHP）萃取色层法分离钇-90以测定水和食品中的 ^{90}Sr，与萃取法相比，萃取法中萃取剂 HDEHP 溶解在有机溶剂正庚烷溶液中，而本方法中作为固定相填充色层柱，即采用 HDEHP 萃淋树脂（P_{204}）装柱分离钇。萃取色层法分离过程亦可参见离子交换分离法的样液上柱吸附、淋洗、洗脱三步操作过程。

四、离子交换法

离子交换法是分离和提纯物质的一种重要方法，在微量放射性物质的分离过程中广泛使用。

（一）离子交换法原理

离子交换法是利用某些固体物质与溶液中的离子之间能发生交换反应而实现分离的一种方法，具有这种交换能力的固体物质称为离子交换剂，一般为离子交换树脂，这种交换反应称为离子交换反应。

按离子交换剂的用途，主要分为阳离子交换树脂和阴离子交换树脂两种。阳离子交换树脂具有的交换基团通常是磺酸基（$-SO_3H$）、磷酸基（$-PO_3H_2$）、羧基（$-COOH$）和酚基（$-OH$）等酸性基团，它们在水溶液中都能不同程度地解离出 H^+，因此可以与溶液中的阳离子进行交换。例如，强酸性磺酸型阳离子交换树脂可与溶液中的阳离子发生如下离子交换反应：

$$R - SO_3^-H_{(固)}^+ + M_{(液)}^+ \rightleftharpoons R - SO_3^-M_{(固)}^+ + H_{(液)}^+ \qquad 式（9-2）$$

阴离子交换树脂所具有的交换基团通常是伯胺基（-CH$_2$NH$_3$OH）、仲胺基（-CH$_2$NH$_2$OH）、叔胺基（-CH$_2$NHR$_2$OH）等碱性基团，它们在水溶液中都能不同程度地解离出阴离子，因此可与溶液中的阴离子进行交换。例如，强碱性季铵型阴离子交换树脂可与溶液中的阴离子发生如下离子交换反应：

$$R_4N^+Cl_{(固)}^- + X_{(液)}^- \rightleftharpoons R_4N^+X_{(固)}^- + Cl_{(液)}^- \qquad 式（9-3）$$

（二）离子交换分离过程

常用的离子交换法为柱式离子交换法，即将树脂填充在离子交换柱内作为固定相，欲处理样液连续流过树脂进行离子交换吸附，然后进行淋洗和解吸。以下为 GB 14883.3 中食品放射性 ^{90}Sr 的离子交换分离法举例。

1. 树脂的预处理

离子交换树脂使用前需要清洗并调节为适合分离的 pH，以保证最大的离子交换性能。本实验选用 50 目 ~100 目的 732 型苯乙烯型强酸性阳离子交换树脂，使用前需用去离子浸泡过夜，漂去漂浮的树脂，用工业乙醇浸泡过夜除去醇溶性杂质。再先后用水和 6mol/L 盐酸溶液浸泡，最后用水洗至中性。

2. 装柱

离子交换柱用玻璃管或塑料管制成，管下端装有烧结玻璃片或玻璃纤维毛及聚四氟乙烯丝毛，借以支撑树脂，也可以使用一定规格的酸式滴定管作离子交换柱。实验中装取 50mL 树脂倾入预先在底部填塞好玻璃纤维毛的交换柱中。装上贮液槽后通过 200mL 20% 氯化钠溶液，使树脂转为钠型。再用 100mL 水洗一次，流速不超过 5mL/min。

3. 分离

离子交换法主要分为吸附、淋洗和洗脱三步。

（1）吸附：一般为上样过程，将欲分离的样液通过离子交换柱，控制流速，让样液中的被交换离子在流经树脂层时与树脂中的可交换离子充分地进行交换，本方法中流速为 20~30mL/min。

（2）淋洗：选择合适的淋洗剂洗涤树脂层，以置换滞留在交换柱树脂空隙中的样液和在吸附过程中被交换下来的可交换离子，同时还可将被吸附的杂质离子洗下来。本方法中选择用钙淋洗液洗脱残余钙，流速 10mL/min。

（3）洗脱：也称为解吸。选用合适的淋洗剂，把吸附在树脂上的欲分离离子，按它们与树脂亲和力的不同，将其逐个解吸下来，以实现分离、纯化和浓集的目的。本方法中选择用锶淋洗液洗脱锶，流速 5mL/min，收集洗脱液。本方法中钙淋洗液和锶淋洗液为 pH 不同的乙二胺四乙酸和乙酸铵的混合水溶液，利用离子交换树脂在不同 pH 下对各种离子的交换性能的差异实现锶和钙的分离。

4. 树脂的再生

树脂经过多次使用后，交换能力会下降，需按照合适的方法进行洗涤和交换后备用。本方法中，先用 100mL 水洗去树脂上的乙二胺四乙酸，再用 200mL 20% 氯化钠溶液通过交换柱，使树脂转成钠型，最后用 100mL 水洗去多余的钠离子，交换柱即可重复使用。

（三）离子交换法的应用

离子交换法设备简单，操作方便，选择性高，应用范围广泛。适合对组成复杂、放射性核素含量低的环境和生物样品进行分离（如超铀元素，稀土元素的分离），还适合对不同浓度的放射性核素进行浓集和分离，如含盐量少的低放废水。

与萃取法比较，离子交换法流速较慢，分离时间较长。此外离子交换剂的交换容量小，广泛使用的离子交换树脂热稳定性和辐照稳定性较差，所以不宜用于分离大量的、强辐射的放射性物质。

五、其他分离方法

其他分离方法，如蒸馏法、电化学分离法、氧化燃烧法等，因其使用方法不常见，这里只做简单的概括。

（一）蒸馏法

是利用某些元素或化合物在相同温度下蒸气压的不同来进行分离的一种方法。该方法常用于获得放射性纯度和比活度都高的产品分离。用蒸馏法分离微量放射性核素时，为了使放射性核素能完全蒸馏出来，通常可加入载体；如果要制备无载体放射性核素，可通入惰性气体作为载体，将欲分离核素载带出来。比如蒸馏法可用于分离碘、钌、铼、砷、锑等易挥发性元素或可生成易挥发性化合物的元素，从反应堆辐照过的碲靶中分离医用放射性核素 ^{131}I，尿样中氚的分离等，其中 ^{131}I 通常采用 γ 谱仪或 β 计数测量，氚采用液体闪烁法进行测量。

（二）电化学分离法

放射化学常用的电化学分离法有电化学置换法和电沉积法。电化学置换法是利用欲分离物质的离子自发地沉淀在另一种金属电极上而实现分离的方法，根据金属的电极电位不同，标准电极电位低的金属可从溶液中置换出电极电位高的金属，而使后者还原成金属态。如 ^{210}Po 在酸性溶液中可在铜片或银片上析出，$E_{Po/Po^{4+}}=+0.76V$，$E_{Cu/Cu^{2+}}=+0.34V$。电沉积法是指电解液中的离子，在外界电压作用下沉积在电极上的过程。控制外加电压使之达到相应离子的临界沉积电位，使它们在电极上逐个沉积出来。电化学分离法适用于制备 α 辐射样品源，如 ^{239}Pu 电镀源的制备，优点是放射性纯度高，自吸收小，均匀牢固，可以直接进行 α 能谱测量 ^{239}Pu 活度。

（三）氧化燃烧法

生物体干样样品中氚（^3H）和 ^{14}C 的分离和收集需要采用氧化燃烧法。此方法主要是利用样品在氧气和催化剂的作用下充分燃烧，使固体样品中的 ^3H 氧化燃烧生成为气态氚水（HTO）的形式被冷凝收集，使 ^{14}C 氧化燃烧生成为气态 $^{14}CO_2$ 的形式被氢氧化钠溶液吸收收集，最后采用液体闪烁计数法进行测量。

除以上分离方法外，新型的膜分离技术、纳米磁性材料的磁分离技术等逐渐应用于快速分离放射性核素。为了实现低水平放射性核素的分离，有时分离一种放射性核素，需要将两种甚至多种分离方法联合使用。分离目标放射性核素的具体方法，主要由该放射性核素的性质及工作条件等决定。

第三节 放射化学实验室安全

放射化学实验室通常会使用豁免水平以下的非密封源，即放射性核素标准溶液或粉末源、电镀源，工作人员要注意安全操作，以保证工作的正常进行，这里重点介绍一些放射化学分析实验室的安全要求。

一、实验室的要求

样品预处理、分离以及仪器测量实验室要分隔开，不与非放射性分析共用实验室。放射化学分离实验室的地面、墙面和操作台应易清洗。需要安装通风橱并保持室内通风良好，工作中应有足够的风速（一般不小于 0.5m/s），排气口应高于本建筑物屋脊，同时根据需要设置活性炭过滤或其他专用过滤系统，配有清洁设备。

非密封源的储存与保管：①要有独立的安全储存场所，并配有专用保险柜。②应建立储存与保管的系列制度，如台账、保管、领用、注销等登记和定期检查制度。③应存放在具备防火、防水、防盗、防污染等安全措施的场所，且不得与易燃、易爆、生物源性、化学源性等危险物品混放。④贮存非密封源的保险柜和容器应符合防护要求，应检测其泄漏辐射水平；容器外应贴有明显的标签（注明核素名称、理化状态、射线类型、活度水平、存放起始时间和存放负责人等）。⑤应由专人保管，储存场所应定期进行放射防护监测，无关人员不得入内。

二、放射性物质的安全操作

工作人员进行放射性物质操作时，必须按照规定的程序进行，防止放射性物质溅洒或逸出而造成沾污事故。如事故一旦发生，应立即采取适当措施消除沾污，不应让污染物长期存留造成放射性扩散或不必要的照射。放射化学分析实验室应经常进行沾污检查。放射性同位素的开瓶与分装必须在通风条件良好的通风橱内进行。操作者应穿戴必要的个人防护用品（如防护服、口罩、手套、防护眼镜等）及个人剂量计。如进行粉末状放射性同位素的开瓶与分装，还应在通风橱的手套箱内操作。

在满足实验要求的基础上，选用的放射性核素活度应尽量小、毒性应尽可能低。

封闭在容器内的放射性物质要用特制的开瓶器进行开启，如无这种设备，可用普通玻璃切割刀代替。为防止开瓶过程中放射性物质的溅洒，应将容器（如安剖瓶）放在纸盘上的烧杯内进行操作。用小注射器或可以控制的移液管将瓶内放射性液体转入另一容器内（如聚四氟乙烯双盖瓶或玻璃容量瓶）贮存或进行稀释。粉末状放射性物质一般装在带安全盖的小瓶内，打开时需谨慎操作，防止粉末飞扬。

严禁用口吸方法转移带有放射性的液体。在操作有可能溅射出来的放射性液体样品时，应在通风橱内进行，并戴上防护手套，防止放射性液体沾染。

放射化学分析实验室内的放射性废液和固体废物应与非放射性物质分开贮存，并按规定集中进行妥善处理。贮存放射性物质的玻璃容器应放置在另一个不易破碎的容器（如塑料套）内保存，并贴上详细的标签，注明放射性物质的名称、放射性强度、溶液体积和介质（比如2%硝酸）、日期等。放射化学分析实验室应有专门贮存放射性标准物质贮存间，一般只容许存放少量的已稀释或分装好的放射性标准溶液。

定期对实验室台面、地面等进行常规辐射安全要求的表面污染监测。

三、非放射性物质的安全操作

有挥发性的化学毒物应在具有良好通风条件的通风橱内进行操作，并做好个人防护。

新开启强酸、浓氨、有机溶剂或其他强刺激性试剂瓶的瓶塞时，应警惕和防止因瓶内蒸气压过高，瓶内容物冲出瓶口的危险。上述试剂平时应在阴凉干燥通风处保存。化学试剂的配制应按照要求进行，如稀释浓硫酸溶液时，切忌将水直接注入酸内。

强氧化剂不能与有机物混合，如发烟硝酸、浓硝酸、高氯酸与有机物质混合能引起爆炸。被高氯酸浸渍过的可燃物质干燥后，若受撞击、摩擦或温度升高就会燃烧，因此与高氯酸接触过的废物不能弃置在普通污物桶内。高氯酸的浓度超过85%以上，有自发爆炸的危险。长期存放不用的高氯酸，应防止水分蒸发浓缩。

实验室内应尽量少存放易燃和易爆的试剂，并应单独存放在指定区域。

四、其他要求

要定期检查电器设备和电路系统是否安全，防止因地线接触不良或线路绝缘部分损坏而引起意外电击伤人事故。用电量较大的实验室，应防止超负荷用电引起线路着火。从实际出发制定一些安全防护规则、应急预案并张贴在墙上。

第十章

放射生物剂量计

第一节 概　述

在辐射防护与核放射事故医学救援等工作中，准确及时地估算受照者的辐射剂量至关重要。估算辐射剂量的目的是，为事故受照患者的临床诊断和救治提供依据，对受照人群进行快速筛查和分类，评估受照患者的远期效应。剂量估算的方法主要有两类，一类是通过物理学方法，推算受照剂量。但在实际情况下，有时无法通过物理学方法推算受照剂量。比如，发生偶发、突发的辐射事故；针对大规模人群放射性危害调查；在一些特殊的作业环境和条件下，个人或人群未佩戴适当的物理剂量计；现场物理剂量记录不易及时得到。因此，需要通过检测生物学指标来估算受照剂量，这就是另一类生物剂量估算方法。从 20 世纪 60 年代中期建立放射生物剂量学以来，国际上发展了许多生物学检测方法来估算受照剂量。迄今为止，已经得到应用或正在深入研究中的辐射生物剂量计已有多种。

一、放射生物剂量计

（一）生物剂量计的概念

用生物学方法对受照个体的辐射剂量进行测定，称为生物剂量测定（biodosimetry）。通常将进行生物剂量测定的生物学体系称为生物剂量计（biodosimeter），用来估算受照剂量的生物学体系必须与照射剂量间呈良好量效关系。具体来说，生物剂量计就是利用机体受照后与辐射剂量存在一定量效关系的各种生物学改变（组织、细胞、DNA、RNA、蛋白质等），利用这种可测、可记录和可分析的生物学改变来刻度辐射剂量的一类生物标记物与分析方法。

（二）生物剂量计的优点

生物剂量计的优势主要体现在：①结果能更忠实地反映辐射所致的生物损伤效应；②便于大规模采样，容易做到自动化高通量、快速筛查和回顾性调查；③适合外照射和内照射的剂量分析。但是，生物剂量计也有以下不足：结果容易受遗传、生理和生活习惯等因素的影响，不同剂量率或不同照射部位对结果有影响，理想的生物剂量计不易获得。

人类染色体是电离辐射作用最基本的靶，染色体畸变是反映电离辐射损伤的敏感指标之一，通过离体照射人外周血淋巴细胞，建立染色体畸变的剂量效应曲线，可估算事故受照人员的受照剂量。外周血染色体畸变分析是目前国际上公认的可靠且灵敏的生物剂量计，IAEA 于 1986 年出版了《生物剂量测定——用于估算剂量的染色体畸变分析》（技术报告丛书 260 号）。在国内外重大的放射事故中，染色体畸变分析在剂量估算中起到了相当重要的作用，所估算的剂量不仅与临床表现相符，而且与物理学方法所推算的受照剂量也非常一致，从而为临床诊治提供了重要依据。在急性照射时，染色体畸变分析作为一种经典和重要的生物剂量计，可以和物理剂量互相补充和验证，在苏联切尔诺贝利核电站事故、巴西戈西尼亚铯 -137 污染事故等比较复杂的情况下，用物理学方法难以准确估算剂量时，更显示出其优越性。1992 年我国山西忻州事故的情况更加特殊，在不了解受照史的情况下，通过染色体畸变分析，确定为急性放射损伤，进而找到事故的放射源。

二、生物剂量计应具备的条件

理想的放射生物剂量计应具备如下基本条件：①对电离辐射有较高的灵敏度和特异性。对于 X 射线、γ 射线和中子，染色体畸变分析的最低剂量估算值分别为 0.05Gy、0.1Gy 和 0.01Gy。②剂量相关性好，有较宽范围的剂量和剂量率的依赖性。染色体畸变分析的剂量估算范围是 0.1~5Gy。③离体照射和活体照射时，其生物学效应应该一致。④辐射生物学效应的本底值低、个体差异小。双着丝粒体的自发率低，大约为 0.01%~0.05%。⑤生物学效应对大剂量反应快，对小剂量具有积累、持久和恒定的生物学效应。⑥对 X、γ、质子和中子等各类射线均具有较好的反应。⑦生物学效应不受环境诱变剂等的干扰。⑧生物学检测方法简单，取材方便，并且不增加受检者痛苦。染色体畸变和微核分析等的生物学样本均来自检查者的外周血，这是目前最方便的采样方法。⑨测定方法快速，最好能在取样后 48h 内给出结果。⑩有可能借助于仪器实现自动化和集成化。微核检查已经能够实现自动化分析，通过联合应用多组学生物检测技术，有望实现对大人群、急性辐射损伤的快速、高灵敏和高通量的剂量估算。染色体畸变全自动分析也取得了重要进展。但是，迄今为止，还没有找到一种通用的、理想的生物剂量计。

三、常用的生物剂量计

常用的生物剂量估算方法包括临床指标、细胞遗传学方法、辐射敏感基因检测和体细胞基因突变检测、分子生物学方法、电子自旋共振技术和多组学生物检测技术。

（一）临床指标分析

主要包括临床症状和体征、外周血细胞（特别是白细胞中的淋巴细胞）的数量和功能改变等生化指标，可用于辐射事故受照人员早期分类、诊断和治疗方案的初步筛选，但辐射敏感性及特异性均不高。细胞数量指标分析的优点是，采样简单、分析迅速，以及在有限剂量范围内具有良好的剂量效应关系；其不足之处是，只适合事故早期分析、适用的剂量范围有限、个体差异和健康状况等对结果有一定的影响。

（二）细胞遗传学方法

主要包括外周血非稳定性染色体畸变、微核、早熟染色体凝集和稳定性染色体畸变分析等。非稳定性染色体畸变指由各种原因在细胞分裂时可被丢失的染色体畸变，包括双着丝粒染色体和着丝粒环、无着丝粒断片、无着丝粒环和微小体等。外周血非稳定性染色体畸变、微核、早熟染色体凝集分析主要用于急性受照的剂量估算；而稳定性染色体畸变分析（G 显带和荧光原位杂交）则主要用于慢性小剂量照射和早先受照的剂量重建。外周血淋巴细胞非稳定性染色体畸变分析，是目前估算受照剂量最成熟、最可靠的方法，对大量辐射事故受照人员进行的生物剂量估算均取得满意结果。1973 年，WHO 发布的《人类染色体畸变分析方法》，推动了该方法的标准化；1986 年，IAEA 在技术报告丛书260 号《生物剂量测定——用于估算剂量的染色体畸变分析》中对外周血染色体畸变分析的原理和方法进行了更为详尽的阐述；2001 年，IAEA 在技术报告丛书 405 号《辐射剂量估算的细胞遗传学方法》中对染色体畸变分析方法进行了修改与补充，并增加了胞质分裂阻滞微核法、荧光原位杂交、早熟染色体凝集等方法。

（三）辐射敏感基因检测和体细胞基因突变检测

基因组 DNA 是辐射作用的靶分子，电离辐射能直接 / 间接上调或下调部分参与调控细胞辐射反应的基因表达，如转录因子、应激反应基因、细胞因子和细胞周期调控基因等，这些基因的诱导表达具有剂量依赖关系，检测此类基因表达的变化有望成为新型的辐射生物剂量计。同时，电离辐射诱导的DNA 损伤可导致体细胞一些编码标志蛋白的基因位点突变，从而产生异常的编码蛋白或蛋白缺失，这些异常或缺失的蛋白可作为剂量监测的标识。主要包括次黄嘌呤鸟嘌呤磷酸核糖转移酶（hypoxanthine guanine phosphoribosyl transferase，HPRT）、血型糖蛋白 A（glycophorin A，GPA）、T 细胞受体（T cell receptor，TCR）等。这些方法各具优点，一般可以作为生物剂量估算的辅助技术手段，但是目前尚未能得到推广。

（四）分子生物学方法

现代分子生物学技术的飞速发展，使越来越多的新技术、新方法用于辐射生物剂量估算，包括DNA 损伤检测和线粒体 DNA 片段缺失分析等。采用单细胞凝胶电泳（Single Cell Gel Electrophoresis，SCGE）技术，能够检测 DNA 单链断裂、DNA 双链断裂、碱性不稳定性位点和 DNA 延迟修复位点等，其基本原理是，正常细胞的核 DNA，因其分子量大，而停留在核基质中（原位），荧光染色后呈圆形的荧光团；当电离辐射导致细胞 DNA 断裂时，DNA 超螺旋结构被破坏，DNA 环向外伸展，在电场作用下，松动的 DNA 环向阳极移动，DNA 链缺口越多，进入尾部的 DNA 越多，表现为尾长增加和尾部荧光强度增加，通过测定 DNA 迁移部分的光密度或迁移长度可以定量测定单个细胞 DNA 损伤程度。

（五）电子自旋共振（electorn spin resonance，ESR）技术

通过测量被照生物样本（如牙、骨、指甲、毛发等），由照射产生的自由基和晶格缺陷等顺磁物质的含量估算该物质的吸收剂量。其优点是方法灵敏、特异，测量剂量范围宽，可多次重复测量。

（六）多组学生物检测技术

通过联合应用多组学生物检测技术，有望实现对大人群急性辐射损伤的快速、高灵敏和高通量的剂量估算。多组学检测分析技术是指，在电离辐射等因素的干预下，一定时间内联合分析机体内基因、RNA、蛋白质和代谢产物等的动力学改变，从而为辐射生物剂量估算提供大量的生物学检测数据。多组学检测包括基因组学、转录组学、蛋白组学、代谢组学分析等。多组学生物检测技术的主要优势有：①通过多标志物联合检测，提高剂量估算的特异性和准确性；②能够进行高通量检测，从而满足对大人群、大样本的测定；③能够实现对器官辐射剂量的估算，可以针对不均匀、局部照射进行剂量估算；④能够更加真实地反映机体的辐射损伤。多组学生物检测技术是目前放射生物学的研究热点，是生物剂量估算的重要发展方向，但是这些研究目前均处于起步阶段，需进一步深入研究。

第二节　非稳定性染色体畸变分析

染色体是指有丝分裂中期核内易被碱性染料着色的棒状小体。染色体是由 DNA 和蛋白质组成的复合体，载有成千上万个能自我复制的基因，具有储存和传递遗传信息，以及调控细胞分化、发育的功能。染色体对电离辐射十分敏感。

当受到电离辐射作用时，细胞中的染色体可以发生结构或数量上的改变，称为染色体畸变（chromosome aberration，CA）。染色体畸变可以自发地产生，指在未受到附加电离辐射作用的细胞所发生的染色体畸变，称为自发畸变。自发畸变率很低，其畸变类型和辐射诱发的相同。许多物理（电离辐射）、化学和生物因子可以引起染色体畸变，称为诱发畸变。染色体畸变是反映辐射损伤的经典指标，它不仅能察觉辐射损伤和评价其损伤程度，而且可以估算事故时人员所受的辐射剂量。

染色体畸变分为结构畸变和数量畸变两大类。染色体结构畸变又分为染色体型畸变和染色单体型畸变。

一、染色体结构畸变

（一）染色体型畸变

涉及染色体的两个单体上相同位点的畸变，主要包括双着丝粒体、末端缺失、微小体、无着丝粒环、着丝粒环、倒位、相互易染色位等 7 种畸变类型。均可用于放射损伤检测。

1. 非稳定性染色体畸变

在染色体型畸变中，双着丝粒染色体、末端缺失、微小体、无着丝粒环、着丝粒环为非稳定性染色体畸变，其特点是随着照射后时间的推移，这些畸变均逐渐减少。倒位和相互易位是稳定性染色体畸变，其特点是能够在细胞中长期保持恒定。非稳定性染色体畸变类型如下：

（1）双着丝粒染色体（dicentric，dic）

具有两个着丝粒的染色体，为不对称互换。两条染色体各发生一处断裂，两个具有着丝粒的部分连接，形成双着丝粒体，而无着丝粒片段相接形成断片。如果有两个以上着丝粒的染色体，则称多着丝粒染色体（polycentric），是由于两条以上染色体各发生一处断裂，由两个以上有着丝粒的部分连接而成。在计数畸变时，双着丝粒体也伴有一个断片，合起来称作一个畸变；如果为多着丝粒体（有 n 个着丝粒），则应换算成（n-1）个双着丝粒体，同时伴有 n-1 个断片。

（2）末端缺失（terminal deletion，del）

染色体的长臂或短臂的远端发生一次断裂，断片离开原位，导致正常染色体丢失了末端区段。这是唯一的一次击中畸变。

（3）微小体（minute，min）

染色体臂内发生两次断裂，形成 3 个片段，两个断裂之间的片段离开原位，形成一对圆形的染色质球，称为微小体。而余留的两个断端在断面相接，形成一条中间缺失的染色体。

（4）无着丝粒环（acentric ring）

为一对环形的无着丝粒的染色单体。它与微小体实际上是一种畸变类型，二者之间的区别仅在于断裂点之间的距离不同，无着丝粒环断裂点之间的距离较大，故形成一对空心圆。

（5）着丝粒环（centric ring，Rc）

为一对环形的染色单体，由于有着丝粒，两个环在着丝粒处仍相连。在染色体长、短臂各发生一次断裂时，含有丝粒的片段两端断面相互连接形成环状结构，即为着丝粒环，而两个无着丝粒片段连接成一断片。计数染色体畸变时，着丝粒环加上断片计为一个染色体畸变。着丝粒环和无着丝粒环很易区别，前者有着丝粒，并伴有 1 个（偶尔 2 个）断片。

（6）倒位（inversion，inv）

一条染色体发生两次断裂，形成 3 个片段，中间的片段上下颠倒，再和其余两个片段相接，形成倒位。如果两处断裂发生在着丝粒两侧，形成臂间倒位；如果两处断裂发生在着丝粒一侧，则形成臂内倒位。

（7）相互易位（reciprocal translocation，t）

简称易位。两条染色体各发生一处断裂，并相互交换其无着丝粒片段，形成两个重排染色体。因为是对称性交换，所以也被称对称性互换。

2. 非稳定性染色体畸变用于剂量估算

（1）常用的观察指标

通过分析非稳定性染色体畸变来估算放射生物剂量。目前在非显带染色体标本中最常用的指标是 dic 和 Rc（简称"双 + 环"），分析"双 + 环"的频率估算剂量较为准确（图 10-1）。双着丝粒和着丝粒环的优势在于自发率低（0.01%~0.05%）和形态特殊易识别，因此成为大多数事故照射剂量估算的首选方法。dic 还具有剂量效应关系几乎不受年龄和性别的影响等特点，因此 dic 是电离辐射损伤和估算剂量的最佳指标。但是，应用 dic 进行生物剂量估算时，存在以下问题：①当受到大剂量照射时，由于淋巴细胞数急剧下降，影响了生物剂量的估算；②细胞经过培养达到分裂中期，这时计数的畸变已属于选择性的细胞群，不能完全代表受照细胞群，而且常常有细胞周期延缓的问题。

（2）适宜的采血时间

非稳定性染色体畸变会随照后时间的推移而逐渐减

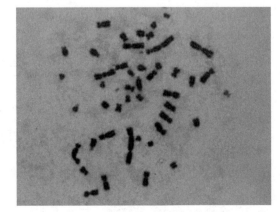

图 10-1　双着丝粒染色体典型图片

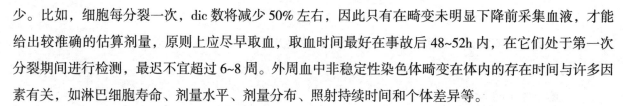

少。比如，细胞每分裂一次，dic 数将减少 50% 左右，因此只有在畸变未明显下降前采集血液，才能给出较准确的估算剂量，原则上应尽早取血，取血时间最好在事故后 48~52h 内，在它们处于第一次分裂期间进行检测，最迟不宜超过 6~8 周。外周血中非稳定性染色体畸变在体内的存在时间与许多因素有关，如淋巴细胞寿命、剂量水平、剂量分布、照射持续时间和个体差异等。

（3）适用的照射类型

染色体畸变被称为是辐射生物剂量估算的"金标准"。非稳定性染色体畸变主要用于针对核辐射事故急性受照人员的早期剂量估算，主要用于急性全身均匀外照射，剂量范围在 0.1~5Gy。估算剂量的最低值，对于 X 射线约为 0.05Gy，γ 射线为 0.1Gy，而裂变中子可测到 0.01Gy。在此种情况下，必须分析大量的细胞才能得到较为可靠的结果。Dic 畸变可以快速、准确地给出全身均匀受照剂量，但是事先应该建立不同的 LET 射线、不同的照射剂量、不同的剂量率的标准剂量响应曲线。非稳定性染色体畸变分析不能用于内照射、分次照射和长期小剂量照射，对于局部或非均匀照射，一般只能给出相当于均匀照射时的全身剂量，不能反映受照的真实情况。但是在放射事故中，多数为不均匀照射或局部照射，或者是低剂量率累积照射，如何应用双着丝粒染色体畸变分析估算这些照射条件下的生物剂量尚有许多难点，受到人们的极大关注。

（4）分析的细胞数目

在进行估算剂量时，剂量的可靠程度取决于观察到的畸变量和分析细胞数。一般情况下，计数 200~500 个中期分裂细胞，可满足有医学意义照射水平的剂量估算，英国国家放射防护局实验室规定，通常情况下，每份标本要分析 500 个细胞；在大剂量急性照射时，由于畸变率高，需要计数的细胞数少，分析 100~200 个细胞可满足统计学要求；而在较小剂量照射时，往往需要计数大量的细胞数才能达到统计学上的要求，甚至要求分析 1000 个细胞。

（二）染色单体型畸变

仅涉及一个染色单体上的一定位点的畸变。染色单体断裂（chromatid break，ctb），指一个染色单体被打断，远端部分离开了原来的位置，导致染色单体缺失和染色单体断片；染色单体互换（chromatid exchange，cte）是两个或两个以上染色单体断裂和断裂后染色单体重排的结果。

二、染色体数量畸变

人类正常细胞含有 46 条染色体，是二倍体（2n），n 代表 23 条同源染色体。正常二倍体染色体组或整条染色体数量上的增减，称为染色体数量畸变。其主要类型有：①多倍体（polyploid）。具有两个以上染色体组的细胞，如三倍体（3n）和四倍体（4n）等。②非整倍体（uneuploid）。某对同源染色体减少或增加一条或多条。比二倍体少一条或数条的称为亚二倍体，比二倍体多的称为超二倍体。如果染色体总数与二倍体相同，但各对同源染色体多少不一，称为假二倍体。③核内复制（endoreduplication）。两次细胞分裂之间染色体不是复制一次而是两次，得到的是 4 条染色体。

第三节 微核分析

染色体畸变分析比较费时，对分析者识别畸变的技术要求较高，很难满足大人群受照剂量的估算需求，因此科学家不断探索更为简便的新方法，其中微核分析是在一定情况下可采用的另一种生物剂量估计方法，是对染色体畸变分析进行剂量估算的补充。其最大优势是微核易于识别，计数迅速，对大人群受照情况下有可能在较短时间内完成分析和剂量估算任务。同时，微核分析易于实现自动化分析，真正实现快速剂量估算的目的。其不足是健康人群有一定的自发微核率，受到年龄和性别的影响。

一、微核分析

（一）概念

1. 微核（Micronucleus，MN）

指位于细胞质中独立于主核的核小体，其染色同主核，但比主核淡，其直径介于主核的 1/16~1/3，主要由外界损害因素（生物、物理、化学）作用细胞后，导致细胞染色体丢失或断裂，从而在胞浆中形成 1 个或数个小核（图 10-2）。

微核主要源于染色体畸变中的无着丝粒断片、单条或多条染色体。但不同诱变剂诱导的微核由不同的染色体组成，并有一定的规律性。如非整倍体断裂剂（化学诱变剂）诱导的微核，主要由丢失的整条染色体组成；染色体断裂剂（物理因素）诱导的微核，主要由染色体断片组成。

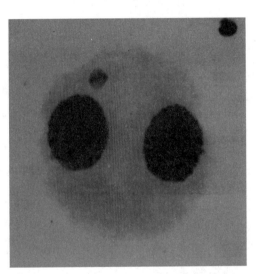

图 10-2 胞质阻断分裂微核典型图片

2. 微核分析方法

（1）直接法

最开始为外周血直接涂片法，由于淋巴细胞数少，而后采用淋巴细胞浓集法，用明胶或甲基纤维素促进红细胞沉降，取上层液离心后用沉淀物涂片。目前基本不采用此方法制备微核标本。

（2）常规培养法

将外周血加入含植物凝集素的淋巴细胞培养基中，在 37℃条件下培养 72h，然后收获，经过低渗、固定、制片和染色过程。

（3）胞质分裂阻滞（CB）微核法

1985 年由 Fenech 和 Morley 首次建立。是将细胞松弛素 B（Cytochalasin B，cytB）加入淋巴细胞培养液中，使淋巴细胞胞质分裂受到抑制，核分裂不受影响，经过一次分裂的细胞会形成双核淋巴细胞；只计数双核细胞（分裂一次细胞）中的微核，可显著提高微核检测的灵敏度和准确性。该方法排除了细胞分裂的影响，也可观察到多种遗传学终点（核质桥、核芽等），其结果比常规微核检测方法更可信。

cytB 是真菌的一类代谢物。可抑制 G 肌动蛋白添加到集结部位，从而干扰肌动蛋白丝的聚合，破坏肌动蛋白丝的装配，破坏微丝的网络结构并阻止胞质分裂，但不影响细胞核分裂。

CB 微核法具有如下优点：①比常规法更敏感，效率更高；②实验所计数的细胞均为完成第一次分裂的双核细胞，实验结果的准确性得到了提高；③不同实验室之间和不同实验条件下的结果的比较有了一个客观标准，具有良好的可靠性和可重复性。

3. 微核发生的影响因素

在正常情况下生物也会自然出现较低频率的微核，人类一般随年龄增大而增加。许多环境化学诱变剂等因素可诱发微核。概括地说，常规培养法自发微核率的范围为 0~6‰，CB 法微核自发率在国内为 0~30‰、国际上为 0~40‰。诱发微核自发率的原因很多，包括营养缺乏、不健康生活方式以及环境中的许多理化因素，如天然本底辐射、医疗照射及各种化学诱变剂等都可诱发微核。

二、微核分析用于剂量估算

（一）微核分析估算剂量的标准化

CB 微核试验方法已形成国际标准化的实验操作规范（ISO 17099：2014），我国也已经制定淋巴细胞估算受照剂量方法的卫生行业或职业卫生标准，最新的是《放射工作人员职业健康检查外周血淋巴细胞微核检测方法与受照剂量估算标准》（GBZ/T 328—2023）（代替 WS/T 187—1999，2023 年 9 月 1日实施），适于放射工作人员职业健康检查微核检测和急性全身外照射受照人员的剂量估算，对 CB 微核法微核的标本制备、微核检测、结果评价、剂量估算方法和质量控制进行了详尽的说明。

（二）微核分析估算受照剂量的范围

目前认为微核分析估算单次全身均匀照射受照剂量的最高剂量为 5Gy。根据 ISO 17099：2014，微核分析可估算的最低剂量为 0.18~0.26Gy，因性别和年龄的不同而变化。国内一般认为微核分析可估算的最低剂为 0.25Gy，这跟许多因素有关，例如射线的品质、剂量率。

（三）微核分析估算剂量的实践

20 世纪 80 年代，国内用常规培养法进行了多起事故受照人员生物剂量估算。从 20 世纪 90 年代开始用 CB 微核法估算生物剂量，主要涉及 1990 年上海 6.25 钴源事故后的所有国内事故的医学处理，包括 1992 年武汉钴源事故、1993 年忻州钴源事故、1996 年吉林铱 -192 源事故、1998 年哈尔滨 1.28钴源事故、2004 年山东事故、2008 年太原事故、2014 年南京探伤事故等。

第四节　稳定性染色体畸变分析

一、稳定性染色体畸变

（一）概念

1. 稳定性染色体畸变

指仅引起染色体片段位置发生改变，但遗传物质没有变化，在细胞分裂过程中，无力学上的障碍，并能保持相对恒定的染色体畸变。包括染色体易位、倒位、缺失等。

2. 染色体易位

指两条非同源染色体同时发生断裂，相互交换染色体的远侧部分而形成的染色体畸变。包括相互易位、罗伯逊易位等。常采用 G 显带技术和荧光原位杂交技术分析辐射诱导的染色体易位。

相互易位的定义详见本章第二节。罗伯逊易位又称着丝粒融合。两个端着丝粒的染色体在着丝粒部位或附近发生断裂，两者的长臂通过着丝粒融合形成一条由两条长臂组成的染色体，短臂形成的小染色体由于缺乏着丝粒或完全由异染色质构成，往往于第二次分裂时丢失。

（二）稳定性染色体畸变用于剂量估算

作为放射生物剂量计，稳定性染色体畸变已广泛用于回顾性剂量估算及事故剂量重建。目前用于剂量估算的指标主要是染色体易位。采用染色体倒位进行剂量估算的实验室很少，只有美国科罗拉多州立大学 Ray 实验室采用定向基因组杂交技术分析染色体倒位进行过剂量估算的探索。

二、染色体易位用于剂量估算

根据染色体畸变形成的断裂 – 重接假说，在理论上双着丝粒染色体（dic）与染色体相互易位的形成有着相同的概率。即电离辐射诱导的染色体相互易位和 Dic 发生率应是相同的。正是基于此假设，才能将染色体易位用于回顾性剂量重建。

最先用于分析染色体易位的方法是 G 显带，该方法步骤烦琐，首先进行外周血淋巴细胞培养，获得中期染色体标本；其次进行胰酶消化；最后在染色后进行显微分析，对分析者的操作技术和判断水平均有较高的要求，因此该技术推广比较难。荧光原位杂交（fluorescence in situ hybridization，FISH）技术分析染色体易位可以很直观地分辨正常染色体和易位染色体，用少数大的染色体涂染探针的双色 FISH 就可用来估算受照人员的剂量，一般细胞遗传学实验室配置有两个滤光块的荧光显微镜就可以完成分析检测工作。

（一）荧光原位杂交技术分析染色体易位

FISH 技术是 20 世纪 80 年代末以来发展的一种快速分析人类染色体数目和结构畸变，特别是相互易位的新方法。美国的 Pinkel 等首先将 FISH 技术引入辐射研究领域，开创了辐射生物剂量估算的新篇章。

FISH 技术是将变性后的标记核苷酸（包括直接标记探针和用生物素、地高辛等标记的间接标记探针）与变性后的染色体同源序列核酸按照碱基互补配对的原则进行特异性结合杂交，经洗脱和复染，或通过免疫荧光信号放大系统，最后在荧光显微镜下观察，结合探针的染色体呈现出特定颜色，其他染色体复染成其他特定颜色；如果探针着色的染色体与其他染色体间发生互换，染色体就会在荧光显微镜下出现不同的颜色组合，容易鉴别。该技术可用来分析染色体易位、dic 或着丝粒环（泛着丝粒探针）以及染色体或染色体片段数目或位置改变等。

在放射生物剂量学领域，主要用染色体涂染技术分析电离辐射诱导的染色体易位来进行剂量估算。放射生物剂量学中主要是用几对大的染色体的全染色体探针的染色体涂染技术进行剂量估算，应

用最多的是 1 号、2 号和 4 号染色体标记成同一荧光染色的
FISH 方法（图 10-3）。我国职业卫生标准《荧光原位杂交
分析染色体易位估算辐射生物剂量技术方法》（GBZ 149—
2014）就是用这几条染色体探针进行分析和剂量估算。

（二）利用染色体易位进行剂量估算的步骤

1. 用 0~5Gy 范围内 6~8 个剂量的射线（低 LET 或高
LET），照射正常人（3 人以上）外周血样品，用 1、2 和 4
号染色体的全染色体探针 FISH 分析染色体易位，并利用
Lucas 公式转换成全基因组易位率，进而建立吸收剂量与
全基因组易位率之间的剂量效应曲线。

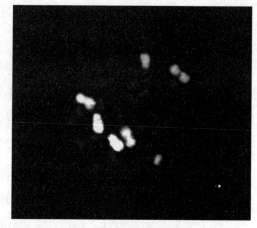

图 10-3 荧光原位杂交分析染色体
易位的典型图片

2. 用 1、2 和 4 号染色体的全染色体探针分析需进行
剂量估算的外周血样品的染色体易位，并转换成全基因组易位率。

3. 参照剂量效应曲线方程，估算出外周血样品的平均受照剂量及 95% 可信区间。

（三）染色体易位作为回顾性生物剂量计的应用前景

FISH 技术具有图像直观清晰、快速高效分析的优点，分裂细胞质量要求不那么严，对镜检分析
者要求不高，尤其是判定易位畸变比常规 G 显带法要快速、准确，从而解决了剂量估算中需要计数大
量细胞的难题。有研究表明，FISH 技术可用来估算放射生物剂量，尤其对早先受照者和低剂量慢性
受照者用 FISH 技术分析易位畸变估算受照剂量具有广阔的前景。

由于染色体易位频率具有相对稳定性，FISH 技术分析易位的方法比常规分析 dic 方法更适于回顾
性生物剂量学。但是该方法不像常规 dic 分析那么成熟，仍处于发展阶段，尤其是低剂量慢性受照人
员的剂量估算有很大的不确定性。因此需要对低剂量慢性受照剂量的估算进行系统的研究。目前的研
究认为，用 FISH 技术进行回顾性剂量估算，事故后十年内所估算的剂量与事故当时用 Dic 指标估算
的剂量相差不大，未来需要进一步确定 FISH 技术分析易位进行回顾性剂量重建的影响因素。

FISH 技术的不足之处是检测费用昂贵，需要昂贵的探针及试剂；具有荧光滤块的显微镜也比较
昂贵。相信随着研究的深入和技术的改进完善，这些问题会逐一加以解决。

第五节　早熟染色体凝集分析

一、早熟染色体凝集分析

（一）概念

1. 早熟染色体凝集（premature chromosome condensation，PCC）

又称染色体超前凝集。利用化学或生物的方法，间期淋巴细胞核被诱导提前进入有丝分裂期，使
核内极度分散状态的染色质凝缩成细纤维状的染色体样结构。常用于染色体修复的研究和大剂量急性

照射情况下的生物剂量估算。

2. 获得 PCC 的方法

外周血淋巴细胞获得 PCC 的方法分为细胞融合法和化学诱导的方法。

（1）细胞融合法

在 20 世纪 70 年代发展建立，通过有丝分裂中期细胞与另一间期细胞融合，G1、S 或 G2 的细胞染色体在 M 期细胞有丝分裂因子影响下会提前发生凝聚。

人外周血淋巴细胞 PCC 制备步骤：①制备诱导细胞：选用指数增长期的中国仓鼠卵巢（CHO）细胞，加秋水仙素作用，收集 M 期细胞。②被诱导细胞的分离：外周静脉血样品，上面加上相应体积的淋巴细胞分离液，离心分离得到淋巴细胞。③细胞融合：将 CHO 细胞与间期淋巴细胞按照一定比例（3~5）∶1 混合，加入聚乙二醇融合剂后孵育，促使细胞融合。④常规制片及分析。

（2）化学诱导法

利用化学诱导剂，如蛋白酶磷酸化抑制剂花萼海绵诱癌素 A（Calyculin A，CA）和冈田酸，可诱导细胞在细胞周期的任一阶段（G0 期除外）发生染色体凝聚，而无须进行细胞融合。研究发现，CA 诱导 PCC 的效率比冈田酸高 20 倍，而且 CA 比冈田酸更易获得，因此国内用 CA 诱导 PCC 的方法比较广泛。与细胞融合法相比，化学诱导法更能有效地诱导 PCC 的生成，诱导时间更短，操作简单。化学诱导法使 PCC 技术更容易得到推广。

化学诱导 PCC 制备步骤与常规染色体制备类似，只是培养开始含 PHA 的培养基中不加秋水仙素，在培养开始后的 46 或 47 小时加入 CA，培养至 48 小时时收获制片。

二、早熟染色体凝集分析用于剂量估算

（一）化学诱导 PCC 方法的优势

1. PCC 方法均具备的优势

相对于常规染色体分析方法，PCC 方法避免了间期细胞周期延长和死亡，以及分裂过程中畸变细胞修复或丢失等因素，从而提高了染色体畸变的检出率和方法的灵敏度，这是该技术优于常规染色体分析法的显著特征。采用 PCC 技术可直接观察细胞间期染色体损伤，不需要长时间培养至分裂中期，因此，能较快地分析细胞内染色体的损伤程度。

2. 化学诱导 PCC 方法的独特优势

相比于细胞融合法，化学诱导 PCC 方法步骤简单，不需要在实验室进行 CHO 细胞培养，维持指数增长；操作简便，和普通染色体标本制备步骤类似，只是加入 CA 代替秋水仙素；容易实现快速制备 PCC 标本，可在 3~6 小时获得可供分析的标本；化学诱导的 PCC 标本中分裂指数一般比较高，可获得大量各种细胞周期（G1、S 和 G2/M）的分裂相供分析。

（二）PCC 分析的指标

在电离辐射诱导 PCC 的分析中，观察的指标主要有 PCC 环（PCC-R）、断片、dic 或总染色体畸变等。有研究利用最长和最短染色体长度比、最长染色体长宽比、PCC 指数等指标建立剂量－效应曲

线。国际上研究最多的是 PCC-R。在国内,中国疾病预防控制中心辐射防护与核安全医学所第一次根据 PCC-R 的形态进行分类,包括空心环、肾形环和实心环,并进行了盲法验证。我国在国际上第一次制定并颁布了 PCC 用于生物剂量估算的标准《辐射生物剂量估算 早熟染色体凝集环分析法》(WS/T 615-2018)。

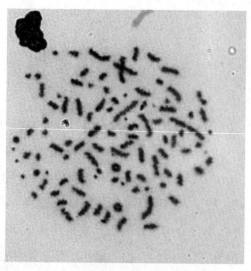

图 10-4 早熟染色体凝集环的典型图片

(三) PCC 技术用于剂量估算

1. PCC-R 用于剂量估算的剂量范围

PCC-R 易于识别,不需要丰富的经验和熟练程度,具有快速估算剂量的优势,因此在放射事故中常选用 PCC-R 作为畸变的观察指标对辐照人员进行生物剂量估算。PCC 主要用于大剂量的剂量估算,目前《辐射生物剂量估算 早熟染色体凝集环分析法》(WS/T 615-2018) 的适用范围为 4~20Gy。

2. 利用 PCC-R 进行事故受照人员剂量估算

到目前为止,只有日本东海事故和国内 2008 年太原事故应用 PCC-R 对受照人员的剂量进行了估算。

1999 年 9 月 30 日,日本茨城县东海村 JCO 核燃料制备厂发生严重的核辐射事故,铀溶液因为达到临界状态而发生了核裂变连锁反应并持续了约 20 小时。在近距离工作的 3 名进行铀反应操作的工作人员受到致死量中子射线的辐射。Kanda 等首次以 PCC-R 作为一种生物剂量指标对受照人员进行剂量估算,同时也使用了常规染色体分析方法。用 PCC-R 方法给出 3 位患者的估算剂量分别为 20Gy、7.4(6.5~8.2)Gy 和 2.3(1.8~2.8)Gy;常规 dic+Rc 方法给出的结果分别为 24.5Gy、8.3Gy 和 3.0(2.8~3.2)Gy,两种方法得出的结果基本一致。

通过对东海事故人员的随访研究发现,PCC-R 的半衰期为 8.5 个月。因此,用 PCC-R 估算剂量的一般原则是应在照射后尽早取血,以在照射后 1 个月之内为宜。

第十一章

放射防护体系

第一节 概 述

电离辐射技术在给人类社会带来巨大利益的同时，也带来了一定的健康和环境影响。伦琴在1895年发现了X射线后相当长的时间里，电离辐射损伤效应一直困惑着人们。在后续不断的辐射实践中，相继出现人员的放射损伤。比如，1896年1月末，美国人格鲁伯在制造X射线管和进行X射线实验时，受到射线伤害，最终手指和手掌部分被切除；1896年3月，美国人埃迪森同样是在制作X射线透视装置时，感到眼疼，随后发生了结膜炎；1896年4月，美国人丹尼尔在用X射线照射头颅中异物位置时，发现了X射线对头发会有损伤脱落；1896年7月，德国人马修斯对X射线透视引起的脱毛和皮炎进行了记述。由此人们开始注意并立足于研究放射损伤及其预防。放射医学与防护应运而生，并且随着电离辐射的应用不断发展。

1926年，美国遗传学家利用果蝇实验证明X射线照射活细胞的基因和染色体可以引起突变和遗传性变化。20世纪40年代，发现早期从事X射线诊断的技师和医生患白血病等癌症风险显著升高。1945年，美国在日本广岛和长崎投放了两颗原子弹，原爆导致大量人员死于急性放射损伤，后来发现原爆幸存者的白血病和实体癌发病率显著升高。早期的放射防护主要是防止出现急性的临床表现和疾病（比如皮肤红斑反应等），后来认识到较低的辐射剂量就可以导致远后的致癌效应。

为了保障人类的健康与安全，保护环境质量，促进核科学技术的顺利发展，必须对各种人类辐射实践及环境污染加以控制。1977年，ICRP第26号出版物首次提出了放射防护的三个原则：实践的正当性、防护最优化（也称ALARA原则）和个人剂量限值。至此，以放射防护的三个原则为核心的放射防护体系逐渐建立。放射防护体系是人类为更好地利用电离辐射，并限制其危险而制定的科学规范，由国际相关组织推荐，各国政府根据本国的实际情况采用、颁布、实施，具有法规的职能。与之相配套的是系列放射防护标准的制定，主要是依据新近发展的防护理论和实践经验，人类对放射生物效应的认识，以及社会和科学技术的发展水平进行归纳总结出来的。人类对电离辐射的危害作用有一个认识过程，对于小剂量辐射生物效应需要长期观察和深入研究。因此，随着放射生物学、辐射剂量学、放射卫生学等学科的发展和放射防护实践经验的积累，放射防护体系也总是处于不断的发展和日趋完善之中。

放射防护体系是指与放射防护相关联的若干客观事物或主观意识相互联结而构成的整体，它是实施对所有辐射实践的放射防护的行动指南。其目标是提供适宜的保护人类及其后代健康和环境安全的防护标准，而不过分限制有益的引起辐射照射的人类实践活动。由此明确放射防护的目的是通过对电离辐射实践进行管理和控制，使辐射剂量保持在有关阈值以下，防止有害的组织反应的发生，并保证采取所有合理的措施，减少随机性效应的诱发，使随机效应的危险降低到可合理达到的程度。通过制定防护原则、提出防护要求、采取各种防护措施，实现对个人剂量与健康危险的限制。

第二节　照射分类与防护

无论是天然辐射还是人工辐射，均会造成人员受照剂量。一般情况下，天然辐射由于其存在时间长、范围广泛、照射持续平稳、人均年剂量变化不大等特点，通常不为人们重点关注。而人工辐射尽管造成的人均年有效剂量很低，但它往往只集中在少数人群照射，因此造成个人受照剂量极大地高出天然本底照射，甚至于出现人工辐射的放射损伤效应。因此，为了规范人工辐射的行为，限制人工辐射实践中出现放射损伤效应，就必须规划好各类辐射实践的运行程序，设定一个明确的放射防护目的，避免有害的放射损伤效应出现，减少致癌、致遗传效应的发生。

一、辐射实践

辐射实践又称实践，是指任何引入新的照射源或照射途径，或扩大受照人员范围，或改变现有的照射途径，从而使人们受到照射或受到照射的可能性或受到照射的人数增加的人类活动。具体可以是：①源的产生和辐射或放射性物质在医学、工业、农业或教学与科学研究中的应用，包括与涉及或可能涉及辐射或放射性物质照射的应用有关的活动；②核能的生产，包括核燃料循环中涉及或可能涉及辐射或放射性物质照射的各种活动；③某些加以控制的涉及天然源照射的实践等。简而言之，实践是指增加了受照剂量的人类活动。

（一）照射情况

2007年ICRP第103号出版物和2014年BSS将辐射源归纳为三种状态：其一，是为开发、生产和应用的目的，经计划慎重选择引进的受控正常运行的源（如各种辐射实践）；其二，是在计划运行过程中，因操作失误、设备故障或自然灾害等或恶意事件而演变成的失控状态的源；其三，是早已存在的源（如天然源、很久以前发生过的核事故等）。因而基于上述情况的特性就依次出现了计划照射情况、应急照射情况和现存照射情况。

1. 计划照射情况

计划照射情况是指那些在照射发生之前可以对放射防护进行预先计划的，以及那些可以合理地对照射的大小和范围进行预估的照射情况。在引入一项计划照射情况时，应当考虑与放射防护相关的所有方面。包括设计、建造、运行、退役、废物管理、以前占用的土地和设施的恢复，并将考虑潜在照射及正常照射。计划照射情况也包括对患者的医疗照射，以及患者的抚育者和照顾者。一旦紧急情况已得到控制，计划情况的防护原则也适用于与现存和应急照射有关的计划工作。计划照射情况的建议与辐射实践的正常作业和医学防护的那些建议，没有实质性变化。所有类型的照射都可能在计划照射情况中发生，即：职业照射、公众照射和医疗照射。计划照射情况的设计与开发应当对偏离正常作业条件引起的潜在照射有适当的重视。应当对潜在照射评价和辐射源安全与安保的相关问题给予应有的关注。

由于引进了辐射实践活动，必然会产生辐射照射。这种照射，一是可以预期会发生的某一确定水平的照射，称为正常照射；二是预期不一定会发生的照射，然而由于偏离了计划的操作程序和事故也可存在不是计划的照射，称为潜在照射。

2. 应急照射情况

应急照射情况，是指在一个计划照射情况的运行期间发生的或由恶意行为产生的或其他意外情况所致的照射情况。由于一些不可忽视的意外事件导致源的失控可能会造成较高的照射剂量，此时需要采取紧急防护行动以避免或降低有害后果。

与"正常照射"相比，由于辐射源失控而引起的照射称为异常照射。异常照射包括应急照射和事故照射。前者是在辐射事故中，为抢救生命、防止伤害或制止事故扩大而采取的紧急行动中，自愿接受的照射；后者则是因事故使工作人员非自愿的，意料之外接受的照射。

即使在设计阶段已经采取了所有合理的措施降低潜在照射的概率和后果，但仍可能需要对这些照射考虑有关的应急准备和响应。应急照射情况是意外情况，对此可能要求实施紧急防护行动，也许还需要实施更长时间的防护行动。在这种情况下，可能会发生公众成员或工作人员的照射，以及环境污染。照射可能是由几个途径独立或同时起作用而导致的，照射可能是非常复杂的。甚至，放射危害可能伴随其他危害（如化学的，物理的，等等）。因为潜在的应急照射情况是可以预先评价的，所以应当对响应行动做出计划，其准确度的高低，取决于所考虑的装置或情况的类型。然而，因为实际的应急照射情况本来就是不可预测的，所以必要的防护措施的准确类型是不可能预先知道的，只需灵活地逐步适应实际情况的需要。

在应急照射情况下，当短时间内剂量可能会达到高水平时，应当对严重确定健康效应的预防给予特别关注。在重大应急情况下，基于健康效应的评价是不充分的，必须对社会、经济和其他后果给予应有的考虑。另外一个重要的目标是，在实际可行的范围内，准备恢复认为是"正常"的社会和经济活动。

3. 现存照射情况

现存照射情况（或称既存照射情况），是指由早已就位的源（如天然源）引起的照射情况。由天然源所造成的照射是典型的持续照射。从放射防护的角度，更关注的是那些可控天然源照射情况。当然以往事故或事件所造成环境中的长寿命放射性残留物的持续照射，也属于现存照射情况。现存照射情况引起公众的持续照射，其剂量率通常或多或少保持不变，是近乎恒定的，也可以是若干年期间内缓慢下降的。

那些不得不采取控制决策时就已经存在的照射情况，可能会产生足够高的照射，对此应当采取放射防护行动，或至少需要考虑这些行动。典型的例子是住宅和工作场所中的氡，以及天然存在的放射性物质。对涉及现存的人工照射情况做出放射防护决策可能也是必要的，例如，来自未按照放射防护体系管理的操作引起的放射性释放所导致的环境中的放射性残留物，或来自一个事故或一个放射事件的放射性污染土地。也还有一些现存照射情况，减少照射的行动显然是没有理由的。至于现存照射的哪些成分是没有责任进行控制的决策需要监管机构做出一个判断，这将取决于源或照射的可控性，也将取决于主要的经济、社会和文化状况。当然，这种情况还包括了放射源的排除和豁免。

现存照射情况可能是很复杂的，它们可以涉及多个照射途径，并且它们通常产生从很低到（极个别情况下）几十 mSv 宽范围内的年个人剂量分布。这些情况常常包括住宅的照射情况。例如，氡照射情况，以及受照射个人习性决定照射水平的许多情况。又如，长期污染地区个人照射的分布，直接反映了受影响居民饮食习惯的差异。照射途径的多样性和个人习性的重要性将导致照射情况难以控制。

（二）照射类型

ICRP 第 60 号出版物建议，依据在辐射实践过程中接受照射的对象不同，将照射分为职业照射、医疗照射和公众照射三种类型。

1. 职业照射

2007 年 ICRP 第 103 号出版物把职业照射定义为：工作人员在其工作的时候所受到的辐射照射。通行的对任何有害物质的职业照射的定义包括所有在工作中遭受到的照射而不问其来源。然而，由于辐射无处不在，直接应用上述定义势必将使所有工作人员均受到放射防护的管理。所以使用术语"职业照射"仅限于在正常场合下能合理地视作运营管理者负有责任的那些情况下在工作中受到的照射。职业照射不包括排除照射以及来自豁免实践或豁免源的照射。

雇主对工作人员的防护负主要责任。然而，源的许可证持有者（如果与雇主不同）也对工作人员的防护负有责任。如果工作人员从事的工作中包含或可能包含不在他们的雇主控制之下的源，那么源的许可证持有者和雇主应该通力合作，互通信息，另外如有必要，应在工作场所促进适当的放射防护。

我国基本标准（GB 18871—2002）对于职业照射的定义为：除了国家有关法规和标准所排除的照射以及根据国家有关法规和标准予以豁免的实践或源所产生的照射以外，工作人员在其工作过程中所受的所有照射。

职业照射过程中对工作人员的界定必须明确，ICRP 将工作人员定义为任何专职、兼职或临时性受雇于雇主的人员，而且这些人员清楚关于职业放射防护的权利和义务，自主经营者既是雇主又是工作人员，从事涉及辐射的医疗职业工作人员所受照射属职业照射。我国基本标准 GB 18871—2002 将下列情况下天然源照射所引起的工作人员照射也列入职业照射：①工作人员因工作需要或因与工作直接有关而受到的氡的照射，不管这种照射是高于或低于工作场所中氡持续照射情况补救行动的行动水平（$500\sim1000Bq/m^3$）；②工作人员在工作中受到氡的照射虽不是经常的，但所受照射的大小高于工作场所中氡持续照射情况补救行动水平（$\geqslant 1000Bq/m^3$）；③喷气式飞机飞行过程中机组人员所受的天然源照射。

2. 医疗照射

医疗照射是指为诊疗疾病的患者、照顾或抚育患者的人员，健康、保健体检的被检者，以及为生物医学研究目的的志愿者所接受医用电离辐射源的照射。在受到医疗照射的群体中，以诊治疾病的患者占绝大多数，对于这一受照群体国内外尤为关注。2007 年 ICRP 第 103 号出版物中把医疗照射特别加以限定，称之为患者的医疗照射。可见患者的医疗照射是指在放射诊断、介入放射学诊疗和放射治疗程序中患者所接受的医用辐射源的照射。但是在放射性核素治疗中对患者的抚育者和照顾者以及生物医学研究中的志愿者的防护也应给予专门的考虑。

上述医疗照射实践属于计划照射情况。但由于其有特殊的一面，又需要与其他计划照射情况不同的防护方案。患者的医疗照射的特殊性表现为：①患者和被检者从自身诊治疾病或保健体检的目的出发是自愿的、有意识接受的照射；②照射所带来的利益与潜在危险同时在一个个体身上体现；③这一类照射是显著不均匀的，只限身体有限部分，其剂量大小因人、照射方式、照射部位和照射频率的不同而不同。

3. 公众照射

公众照射是指除职业照射和患者医疗照射之外的其他公众所受到的辐射照射。公众照射可来自多种源如人类的实践和大气层核试验及核事故。尽管天然源的照射是公众照射组分中最大的来源，但不能就此轻视较小的又比较容易控制的人工源对公众产生的照射。就每个源来讲又可对多个个体产生照射。出于保护公众的目的，ICRP 使用了"关键人群组"一词，来表征人群中所受高端照射人员所接受剂量的个人。为更确切表述公众中受高端辐射照射的那些人，ICRP 第 101 号出版物（2006 年）中给出了"代表人"的相关特征。2007 年 ICRP 第 103 号出版物推荐使用"代表人"代替早期建议使用"关键人群组"的概念。

必须指出，针对怀孕放射工作人员的胚胎和胎儿的照射应当作为公众照射管理。

4. 潜在照射

在计划照射情况下，可以合理控制源的照射，预知存在的某一确定水平的照射。然而，由于偏离计划的操作程序和事故，包括辐射源的失控和恶意事件，可能会引起较高的照射。尽管这种操作程序是计划发生的，但这种引发高剂量的照射却不是计划发生的。ICRP 将这些照射称作潜在照射。偏离计划的操作程序和事故常常是可以预见的，并且它们的发生概率也是可以估计的，但是不能对它们进行详细的预测。即辐射源的失控和恶意事件是不易预测的，因而需要有特殊的应对方法。

潜在照射与正常运行时计划操作引起的照射之间常常是相互联系的。例如，在正常运行期间降低照射的行动可能增加潜在照射的概率。又如，对长寿命废物进行贮存而不是进行扩散排放，可以降低排放引起的照射，但将会增加潜在照射。为了控制潜在照射，需要进行一些监督和设施维修活动。这些活动可能会增加正常照射。

在引入一个计划照射情况的计划阶段，就应当考虑潜在照射。应当认识到照射可能导致行动的可能性，即降低事件的发生概率和假如任何一个事件发生后限制和降低照射（缓解）的行动。在应用正当性和最优化原则时，应当对潜在照射给予充分的考虑。

潜在照射通常分为三种情形：①涉及少数人受照，其危害是直接受到照射人员的健康危险，这些照射发生的过程是相对简单的，例如可能擅自进入一个正在工作的辐照场所。②涉及较多人数受照，其危害不仅会增加健康风险而且也会涉及其他危害。例如，放射性污染的土地和需要控制食物消费；在一个核反应堆内可能发生一个大事故，或可能发生放射性物质恶意使用。③照射发生在遥远的未来且将在长时期内施与剂量。例如，在固体废物处置于深层地质库的情况下，发生在遥远未来的照射伴随着相当大的不确定性。

二、辐射干预

辐射干预又称干预，指任何旨在减少或避免不属于受控实践的或因事故而失控的源所致的照射或潜在照射的活动。即通过影响现存形式而降低总的照射的人类活动（如移开现存的放射源、改变途径或减少受照人数）。干预就得采取防护行动或补救行动。

需要实施干预行动的一般有两种情况，即应急照射情况下的干预与持续照射情况下的干预。

要求采取防护行动的应急照射情况有已执行应急计划或应急程序的事故情况与紧急情况，即需要立即采取某些超出正常工作程序的行动以避免事故发生或减轻事故后果的状态，有时也称为紧急状态；同时，也泛指立即采取超出正常工作程序的行动。审管部门或干预组织确认有正当理由进行干预的其他任何应急照射情况。

要求采取补救行动的持续照射情况。持续照射是指没有任何不间断人类活动予以维持而长期持续存在的非正常公众照射，这种照射的剂量率基本上是恒定的或下降缓慢的照射（天然源照射），如建筑物和工作场所内氡的照射；以往事件所造成的放射性残存物的照射，以及未受通知与批准制度控制的已往的实践和辐射源的利用所造成的放射性残存物的照射（审管部门或干预组织确认有正当理由进行干预的其他任何持续照射情况）。

（一）干预的正当性

只有根据对健康保护和社会、经济等因素的综合考虑，预计干预的利大于弊时，干预才是正当的。在干预情况下，为减少或避免照射，只要采取的防护行动或补救行动是正当的，则应采取这类行动。所谓防护行动是指为避免或减少公众成员在持续照射或应急照射情况下的受照剂量而进行的一种干预。而补救行动是指在涉及持续照射的干预情况下，当超过规定的行动水平时所采取的行动，以减少可能受到的照射剂量。

在应急照射情况下，如果任何个人所受的预期剂量（指若不采取防护行动或补救行动，预期会受到的剂量，不是可防止的剂量。可防止的剂量是指采取防护行动所减少的剂量，即不采取防护行动的情况下预期会受到的剂量与在采取防护行动的情况下预期会受到的剂量之差）或剂量率接近或预计会接近可能导致严重损伤的阈值，则采取防护行动总是正当的。

在持续照射情况下，如果剂量水平接近或预计会接近国家标准规定的值时，则无论在什么情况下采取防护行动或补救行动总是正当的。只有当放射性污染和剂量水平很低不值得花费代价去采取补救行动时，或放射性污染非常严重和广泛，采取补救行动花费的代价太大时，采取补救行动不具有正当性。

（二）干预的最优化

为减少或避免照射而要采取防护行动或补救行动的形式、规模和持续时间均应是最优化的，即在通常的社会和经济情况下，从总体上考虑，能获得最大的净利益；也就是说，最优化过程是指决定干预行动的方法、规模及时间长短以谋取最大的利益。简单而言，弊与利之间的差额用同样的量表示。例如代价，包括"忧虑"的社会代价在内，对每一项所采取的防护行动应为正值，而且在计划这项行动的细节中应使其达到最大值。干预的代价不只是指能用金钱表示的代价，还指可能带来的非放射学危险或严重的社会影响。例如，居民短期离家未必花费很多钱，但可能使家庭成员暂时分离而造成"焦虑"，长期撤离或永久移居既要花费很多钱，而且有时也会带来精神创伤。在考虑进行干预的许多情况中，有不少是长期存在的，不要求紧迫行动。其他由事故引起的情况，如果不采取即时措施就可能造成严重照射。作出在应急情况下的干预计划应作为正常运行手续中的不可少的一部分。

（三）干预的剂量准则

干预有两种情况，即应急照射情况和持续照射情况，为落实针对这两种情况下的辐射干预，就应当建立实施干预的剂量准则，这一准则的中心是围绕剂量水平来制定的，它就是行动水平。

三、行动水平

行动水平是指在持续照射或应急照射情况下，应考虑采取补救行动或防护行动的剂量率水平或活度浓度水平。根据《电离辐射防护与辐射源安全基本标准》（GB 18871—2002）的要求，行动水平包括三个方面，一是适用于任何情况下都应该进行干预的剂量水平，二是应急照射情况下的通用优化干预水平和行动水平，三是持续照射情况下的行动水平。

（一）任何情况下都应该进行干预的剂量水平

包括急性照射的剂量行动水平和持续照射的剂量率行动水平（表 11-1 和表 11-2）。

表 11-1　急性照射的剂量行动水平

器官或组织	2 天内器官或组织的预期吸收剂量 /Gy
全身（骨髓）	1
肺	6
皮肤	3
甲状腺	5
眼晶状体	2
性腺	3

注：在考虑紧急防护的实际行动水平的正当性和最优化时，应考虑当胎儿在 2 天时间内受到大于约 0.1Gy 的剂量时产生确定性效应的可能性。

表 11-2　持续照射的剂量率行动水平

器官或组织	吸收剂量率 /（Gy/a）
性腺	0.2
眼晶状体	0.1
骨髓	0.4

（二）应急照射情况下的通用优化干预水平和行动水平

在应急照射情况下，实施干预的剂量准则为：应急照射情况下的通用优化干预水平和行动水平，通用优化干预水平用可防止的剂量表示，即当可防止的剂量大于相应的干预水平时，则表明需要采取这种防护行动。在确定可防止的剂量时，应适当考虑采取防护行动时可能发生的延误和可能干扰行动的执行或降低行动效能的其他因素。

应在应急计划中根据标准所规定的准则给出对应需采取的防护行动（包括隐蔽、撤离、碘防护、临时避迁和永久再定居）的不同的干预水平。

隐蔽的通用优化干预水平是：在 2 天以内可防止的剂量为 10mSv。决策部门可以建议在较短期间内的较低的干预水平下实施隐蔽，或者为便于执行下一步的防护对策（如撤离），也可以将隐蔽的干预水平适当降低。

临时撤离的通用优化干预水平是：在不长于一周的期间内可防止的剂量为 50mSv。当能够迅速和容易地完成撤离时（如对于小规模的人群），决策部门可以建议在较短期间内的较低的干预水平下开始撤离。在进行撤离有困难的情况下（如对于大规模的人群或交通工具不足），可考虑采用更高的干预水平。

碘防护的通用优化干预水平是 10mGy（指甲状腺的可防止的待积吸收剂量）。

食品通用行动水平见表 11-3。实际应用时，应将对不同核素组分别给出的水平值单独应用于相应核素组中各种核素的活度的总和。

表 11-3　食品通用行动水平

放射性核素	一般消费食品 /（kBq/kg）	牛奶、婴儿食品和饮水 /（kBq/kg）
^{134}Cs、^{137}Cs、^{103}Ru、^{106}Ru、^{89}Sr	1	1
^{131}I	1	0.1
^{90}Sr	0.1	0.1
^{241}Am、^{238}Pu、^{239}Pu	0.01	0.01

临时避迁和永久再定居。开始和终止临时避迁的通用优化干预水平分别是一个月内可防止的剂量为 30mSv 和 10mSv。如果预计在 1 年或 2 年之内，月累积剂量不会降低到该水平以下，则应考虑实施不再返回原来家园的永久再定居。当预计终身剂量可能会超过 1Sv 时，也应考虑实施永久再定居。

与这些干预水平进行比较的剂量，应是来自采取防护对策可以避免的所有照射途径（但通常不包括食品和饮水途径）的总剂量。

（三）持续照射情况下的行动水平

在持续照射情况下，实施干预的剂量准则包括：①器官或组织受持续照射时，任何情况下预期都应进行干预的剂量率行动水平，例如性腺受到持续照射吸收剂量率为 0.2Gy/a，对其他器官也作了相应规定。见表 11-2。②在大多数情况下，住宅中氡持续照射的优化行动水平应在年平均活度浓度为 200~400Bq/m³ 范围内。其上限值用于已建住宅氡持续照射的干预，其下限值用于对待建住宅氡持续照射的控制。工作场所中氡持续照射情况下补救行动的行动水平是在年平均活度浓度为 500~1000Bq/m³ 范围内。达到 500Bq/m³ 时宜考虑采取补救行动，达到 1000Bq/m³ 时应采取补救行动。

四、放射防护目的

确定性效应和随机性效应共同构成电离辐射危害，这种危害不仅仅发生在受照者本人，还可能会发生在受照者的后代，人们可以通过一系列的防护手段降低辐射危害，但不能完全消除辐射危害。基于这一现象，放射防护界就必须回答以下问题：既然不可以完全消除电离辐射的危害，那么放射防护有什么作用？辐射危害降低到什么程度才能够被认为是安全的？放射防护的目的是什么？

这些问题都不能以简单的方式予以回答，首先不能将辐射诱发的确定性效应和随机性效应相提并论。确定性效应存在阈剂量，对任何人，只要其器官、组织受到的辐射照射的剂量达到相应的剂量阈值时，必然出现确定性效应（有害的组织反应），而且确定性效应的严重程度也必然随着受照剂量的增加而加重。所以，在所有的辐射实践中，只要把人员受照剂量控制在器官或组织相应阈剂量以下，就完全可以避免有害的确定性效应发生，把确定性效应的发生概率降低到零。这一点说明，通过有效的放射防护，可以完全避免确定性效应的发生。

与确定性效应不同，随机性效应不存在剂量阈值，它的出现是由于单个细胞受电离辐射后出现的变异，这种变异不仅不能够被机体识别，而且还会通过细胞分裂的方式传给下一代细胞，甚至通过性细胞传给下一代个体，因此随机性效应不能完全被避免。在小剂量和低剂率照射条件下，随机性效应和剂量之间呈线性关系，没有阈剂量，随机性效应一旦发生，其后果的严重性与辐射剂量无关。目前，在放射防护方面只能采取有效的措施或方法把随机性效应的发生概率（10^{-2}Sv）限制到可以接受的水平，这个水平相当于职业人员的正常死亡率，即在 10^{-5}~10^{-4} 概率范围内。由此说明，通过有效的放射防护不能完全消除随机性效应的发生，只能降低其发生概率，这个概率可以被接受的范围就是职业人员的正常死亡率。

综上所述，放射防护的目的就是在电离辐射过程中，尽量避免有害的确定性效应的发生，降低随机性效应的发生概率，使之达到可以接受的水平。

电离辐射是把双刃剑，人们在从事电离辐射相关的实践中获得利益，但也存在潜在照射的风险，放射防护的目的一旦确立，放射防护的任务也随之明确。放射防护的任务就是既要促进人类进行的有益的辐射实践活动，推动核与辐射技术的利用和发展，又要最大限度地预防和减少由电离辐射造成的对人类健康的危害和对环境安全的影响。

五、电离辐射标志

人类无法通过自身感觉去感知电离辐射的存在，因此在存在电离辐射的场所必须设置图形标志，以告知人们电离辐射的存在，提醒人们远离辐射场所。依据我国电离辐射防护基本标准 GBZ 18871—2002，现行的电离辐射警示标志分为两种，一种是电离辐射标志（图 11-1），另一种是电离辐射警告标志（图 11-2）。电离辐射标志通常张贴在放射性物质的外包装及其盛放容器、放射源及射线装置的外表面等处。电离辐射警告标志通常张贴在放射性工作场所控制区的出入口、通道、门及门楣等醒目之处。

2007 年国际原子能机构、国际标准化组织（ISO）联合宣布启用一种新的放射性警告标志（图 11-3），主要用于按 IAEA 分类的第Ⅰ、Ⅱ、Ⅲ类密封放射源。旨在更加形象和醒目地警示电离辐射的潜在危险，警告人们当接近有较大潜在危险的放射源时应快速远离。这是为了尽可能让公众更直观地了解与认识电离辐射危险，以有利于努力避免或减少公众受到有较大危险性放射源的意外伤害。目前这种警示标志，我国还没有等效引进和采纳。

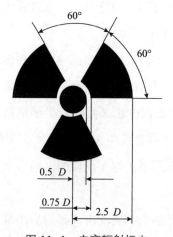

图 11-1　电离辐射标志
注：电离辐射标志为黑色，D 为圆心直径。

图 11-2　电离辐射警告标志

图 11-3　新增放射性警告标志

该电离辐射警告标志背景为黄色，正三角形边框及电离辐射标志图形为黑色，"当心电离辐射"为黑色粗等线体字。正三角形外边 $a_1=0.034L$，内边 $a_2=0.700a_1$，L 为观察距离。

新增标志在红色的背景上，黑色的三叶草标志发出辐射，伴着一个黑色的骷髅和一个指向远离危险方向的箭头。其中，三叶草标志表示电离辐射，而红色的背景和骷髅警告危险。相对于出现在外包装、集装箱、工作场所出入口的经典标志，这个标志专用于那些可能会致人死亡或是造成人身伤害的Ⅰ、Ⅱ、Ⅲ类放射源，只出现在设备内部，靠近危险放射源的地方。如果有人试图拆卸设备，标志将警告他们不要继续进行下去。

第三节　放射防护三原则

1999 年 ICRP 出版物中，给出了实践和干预情况下的防护原则，这些原则是防护体系的基础，并且已提出了一套用于计划照射情况、应急照射情况和现存照射情况的原则。在放射防护三原则中，两项原则（实践正当性原则和防护最优化原则）是源相关的，适用于所有照射情况，一项原则（剂量限值原则）是个人相关的，仅适用于计划照射情况。

一、实践的正当性

任何一项辐射实践，在开展之前均需要综合考虑实践带来的利益和为此所冒的风险。正当性原则是源相关的，为实现对源的控制，减少辐射实践对职业人员和公众的照射，在引入伴有辐射照射的任何实践之前，都必须经过正当性判断。它要求在进行任何伴有辐射的实践活动时，必须权衡利弊，只有在考虑了社会、经济和其他相关因素后，引入的实践对个人或社会带来的利益足以弥补其可能引起的辐射危害时，该实践才是正当的。若引进的某种实践活动不能带来超过代价的纯利益，则不能采用此种实践。当然所考虑的后果不限于辐射危害，还包括该活动的其他危险和代价及利益。辐射危害有时只是全部危害中的一小部分。因此，正当性远远超越了放射防护的范围。正是出于这些原因，正当性应当净利益为正值。在所有可行的各种方案中选出最佳方案，已超出了放射防护部门的职责范围。

二、防护的最优化

放射防护的最优化，计划用于已认为具有正当性的情况。对个人剂量或危险限制的防护最优化原则是防护体系的核心，适用于所有的三种照射情况，即计划照射情况、应急照射情况和现存照射情况。在过去的几十年中，最优化原则的应用已显著地降低了职业照射和公众照射的剂量水平。

放射防护最优化是一种源相关的过程原则，其定义是：在考虑了经济和社会因素后，遭受到照射的可能性（不一定受到的照射）、受照射人员数目以及个人剂量大小均应保持在可合理达到的尽可能低的水平（as low as reasonably achievable，ALARA），因此最优化原则也可称为 ALARA 原则。

只要一项实践被判定为正当的并予以采纳，就需要考虑如何有效地使用资源来降低对职业人员和公众的照射与危险。放射防护最优化的本质是在付出代价与所获得净利益之间进行权衡，求得以最小的代价获得最大的利益。

三、个人剂量限值

个人剂量限值是放射防护基本原则的重要组成部分。对在受控源实践中个人受到的有效剂量或当量剂量规定的不得超过的数值，称为个人剂量限值。个人受到所有有关实践合并产生的照射，应当遵守剂量限值或在潜在照射的情形下遵守对危险的某些控制。其目的是保证个人不会受到从这些实践来的正常情况下被断定为不可接受的辐射危险。不是所有的源都能在源的所在处采取行动施加控制，所以在选定剂量限值前应该先规定哪些源可以包括在内作为有关的源。

（一）基本限值

我国现行的放射防护基本标准，如 GB 18871—2002 等效采用了《国际电离辐射防护与辐射源安全基本标准》（BSS 1996）的规定，其中的各项条款都具有强制性，在任何辐射实践中都必须遵守。其对受控实践正常运行情况下（计划照射情况）的职业照射和公众照射剂量限值表述如下。

1. 职业照射剂量限值

应对任何工作人员的职业照射水平进行控制，使之不超过下述限值：①由审管部门决定的连续 5 年的年平均有效剂量（但不可作任何追溯性平均），20mSv；②任何一年中的有效剂量，50mSv；③眼晶状体的年当量剂量，150mSv；④四肢（手和足）或皮肤的年当量剂量，500mSv。

对于年龄为 16~18 岁、接受涉及辐射照射就业培训的学徒工和年龄为 16~18 岁、在学习过程中需要使用放射源的学生，应控制其职业照射使之不超过以下限值：

①年有效剂量，6mSv；②眼晶状体的年当量剂量，50mSv；③四肢（手和足）或皮肤的年当量剂量，150mSv。

在特殊情况下，剂量限值可进行如下临时变更：

①依照审管部门的规定，可将剂量平均期破例延长到 10 个连续年；并且，在此期间内任何工作人员所接受的年平均有效剂量不应超过 20mSv，任何单一年份不应超过 50mSv；此外，当任何一个工作人员自此延长平均期开始以来所接受的剂量累计达到 100mSv 时，应对这种情况进行审查；②剂量限制的临时变更应遵循审管部门的规定，但任何一年内不得超过 50mSv，临时变更的期限不得超过 5 年。

2. 公众照射剂量限值

实践使公众中有关关键人群组的成员所受到的平均剂量估计值不应超过下述限值：

①年有效剂量 1mSv；②特殊情况下，如果 5 个连续年的年平均剂量不超过 1mSv，则某单一年份的有效剂量可提高到 5mSv；③眼晶状体的年当量剂量 15mSv；④皮肤的年当量剂量 50mSv。

3. 慰问者及探视人员的剂量限制

剂量限值不适用于患者的慰问者。例如，明知会受到照射却自愿帮助护理、支持和探视、慰问正在接受医学诊断或治疗的患者的人员。但是，应对患者的慰问者所受的照射加以约束，使他们在患者诊断或治疗期间所受的剂量不超过 5mSv。应将探视食入放射性物质患者的儿童所受的剂量限制在 1mSv 以下。

2014 年 IAEA 暂行出版物第 GSR Part3 号《国际辐射防护和辐射源安全的基本安全标准》（BSS 2014）提出了修改建议，主要针对职业照射的个人眼晶状体的当量剂量，表述如下。

对于年龄在 18 岁以上的工作人员的职业照射，剂量限值为：

①连续 5 年以上年平均有效剂量 20mSv（5 年内 100mSv），并且任何单一年份内有效剂量 50mSv；②连续 5 年以上眼晶状体接受的年平均当量剂量 20mSv（5 年内 100mSv），并且任何单一年份内当量剂量 50mSv；③一年中四肢（手和脚）或皮肤接受的当量剂量 500mSv。

对于年龄在 16 岁至 18 岁、正在接受涉及辐射的就业培训的实习生和年龄在 16 岁至 18 岁、在学习过程中使用放射源的学生，职业照射剂量限值为：

①一年中有效剂量 6mSv；②一年中眼晶状体接受的当量剂量 20mSv；③一年中四肢（手和脚）或皮肤接受的当量剂量 150mSv。

剂量限值不适用于医疗照射，也不适用于无任何主要负责方负责的天然源的照射。剂量限值包括在规定期间内外照射引起的剂量和在同一期间内摄入放射性核素的内照射引起的待积剂量之和。

同样，剂量限值不适用于应急照射情况。但在应急照射情况结束时，承担恢复和重建作业的人员应视为职业受照人员，并应按正常的职业放射防护标准进行防护，他们所受到的照射不应超过职业剂量限值。正像 GB 18871—2002（10.5.4 段）所指出的，"一旦应急干预阶段结束，从事恢复工作（如工厂与建筑物修理，废物处置，或厂区及周围地区去污等）的工作人员所受的照射则应满足本标准第6章（即职业照射）所规定的有关职业照射的全部具体要求"。

（二）参考水平

参考水平不是剂量限值，而是在应急照射情况或现存照射情况下，设定的一个剂量、危险或活度浓度水平。高于这个水平，允许照射的发生是不适当的；低于这个水平，防护与安全的最优化方案可继续执行。参考水平值的选择取决于照射实践的具体情况。在放射防护实践中任何可测的量不论其是否存在限值，都可以建立参考水平，超过此水平就应采取相应的行动或决策。这些行动可以是单纯的数据记录或调查原因与后果，甚至是必要的干预行动等。最常用的参考水平有记录水平、调查水平、干预水平等。采用这些水平可以避免不必要或徒劳的工作而有助于有效地利用资源。

1. 记录水平

是这样一种水平，高于此水平的监测结果被认为有重要意义，需记录在案，而低于此水平的监测结果可被忽略。对于外照射个人剂量监测的记录水平，应当根据监测周期确定，记录水平不能低于1mSv，但在实际执行时，记录水平往往从0mSv开始。

2. 调查水平

达到或超过年有效剂量限值、年摄入量限值、单位体积物质中活度浓度导出的限值和单位面积上核素污染活度控制水平的水平，称为调查水平。应当对出现这种情况的原因进行调查。可以根据预期的水平选定个人剂量和摄入量的调查水平，根据个人监测时间的周期选择相应的相关限值的一个份额作为调查水平。职业照射调查水平的剂量下限通常为5mSv。

3. 干预水平

为减少非受控源或事故失控源对人员的照射剂量而采取的行动，称为干预。针对非受控源持续照射情况或针对应急照射情况合理确定的可防止的剂量水平，称为干预水平或称行动水平。当达到干预水平时，对于持续照射而言，应当采取补救行动；对于应急照射来说，应当采取防护行动。在职业照射情况下，在年有效剂量超过20mSv时，就应当考虑这种过量照射的产生原因有可能存在源失控，因此对这项辐射实践需要采取强制性的干预措施。

（三）豁免与豁免水平

经过国家审管部门确认，如果某项辐射实践经判断是正当的，能满足豁免准则的要求，并能满足审管部门根据豁免准则规定的豁免水平的要求时，则该实践和实践中的源可以被免除审管部门对其实施的管理控制，不作为辐射实践对待。这也是 GB 18871—2002 中的一个源项监管要求。

1. 豁免准则

（1）被豁免的实践或源对个人造成的辐射危险足够低，没有必要再对它们实施管理。

（2）被豁免的实践或源引起的群体辐射危险足够低，通常情况下不值得再对它们实施管理控制。

（3）被豁免实践和源具有其固有安全性，能满足前两项要求，并能始终得到保证。

如果经过审管部门确认，在任何实际可能的情况下，下列豁免准则都能得以满足的话，就可以不作进一步考虑而将实践或实践中的源予以豁免：

（1）被豁免的实践或源使任何公众成员在一年内受到的有效剂量预计为 10μSv 量级或更小。

（2）实施该实践一年内引起的集体有效剂量不大于 1 人·Sv，或防护最优化评价结果表明豁免是最优选择。

2. 可豁免的源与豁免水平

依据豁免准则，下列各种实践中的源经过审管部门认可后，可以被豁免：

（1）具有审管部门认可型式的辐射发生器和电子管件（如显像用阴极射线管）。电子管件需符合下列条件：

①正常运行操作条件下，在距设备的任何可达表面 0.1m 处引起的周围剂量当量率或定向剂量当量率不超过 1μSv/h；②产生辐射的最大能量不大于 5keV。

（2）符合以下要求的放射性物质，即任何时间段内在进行实践的场所存在的给定核素的总活度或在实践中使用的给定的活度浓度不应超过审管部门规定的豁免水平。GB 18871—2002 附录 A 中给出的放射性核素的豁免活度浓度和豁免活度，是根据某些可能不足以可无限制使用的照射情景、模式和参数推导得出的，只能作为申报豁免的基础。在考虑豁免时，审管部门会根据实际的情况逐例审查，在某些情况下也可能会采取更严格的豁免水平。在应用 GB 18871—2002 附录 A 中给出的豁免水平时，必须注意以下几点：

①这些豁免水平原则上只适于组织良好和人员训练有素的工作场所，即只适于以小量放射性物质和源的工业应用、实验室应用或医学应用。例如，利用小的密封点状源刻度探测器，将小量非密封放射性物质溶液装入容器内，或作为工业示踪剂，或作为低活度气体核素的医学应用等。②对于未被排除的天然放射性核素豁免的应用，只限于引入消费品中的天然放射性核素，或是将它们（如 ^{226}Ra，^{210}Po）作为一种放射源使用，或是利用它们（如钍、铀）的元素特性等情况。③对于一种以上的放射性核素，仅当各种放射性核素的活度或活度浓度与其相应的豁免活度或豁免活度浓度值之比值的和小于 1 时，才可能考虑给予豁免。④除非有关的照射已经被排除，否则对较大批量放射性物质的豁免，即使其活度浓度低于附表 2 中给出的豁免水平，也需要由审管部门作进一步的考虑。⑤严格禁止为了申报豁免而采用人工稀释等方法降低放射性活度浓度。

遵守审管部门规定，例如达到与放射性物质的物理或化学形态有关的条件和与放射性物质的使用或处置有关的条件时，可以予以有条件的豁免。

第四节　外照射防护

电离辐射在应用过程中，根据其作用于人体的方式，分为外照射和内照射。存在于体外的电离辐射源对人体的照射称为外照射。外照射包括：X 射线照射、γ 射线照射、β 射线照射、高能 α 粒子照射和中子照射等；以及浸没照射，如放射性气溶胶或惰性气体的 β 射线，γ 射线混合照射和污染的水体的 β 射线，γ 射线混合照射；等等。

一、辐射源

又称源，指可以通过发射电离辐射或释放放射性物质而引起辐射照射的一切物质或实体。辐射源可分为放射源和射线装置。放射源可又分为密封放射源、非密封放射性物质（旧称开放源、非密封源）。密封源（sealed source）是指密封在包壳里的或紧密地固结在覆盖层里并呈固体形态的放射性（核素）物质。密封源的包壳具有足够的强度，以保持密封性能，不会有放射性核素泄漏出来，但放射性核素衰变产生的放射线可以穿透包壳覆盖层到达环境中。例如，^{60}Co放射治疗机里面是发射γ射线和β射线的^{60}Co，属于密封放射源。非密封放射性物质是指不能满足密封源条件的放射性（核素）物质，它可以为固体、液体或气体，特点是无边界控制，可以自由向外扩散，产生放射性污染。放射源按其衰变类型不同，分为α源、β源、γ源、低能光子源和中子源等。辐射源除放射源外，还有一类射线装置，包括医用及工业用X射线机及加速器辐照装置、医用直线加速器、医用质子及重离子加速器、行包X射线安检系统，等等。

国家对放射源和射线装置实行分类管理。根据放射源、射线装置对人体健康和环境的潜在危害程度，从高到低将放射源分为Ⅰ类、Ⅱ类、Ⅲ类、Ⅳ类、Ⅴ类；射线装置分为Ⅰ类、Ⅱ类、Ⅲ类。

（一）几种主要射线

1. α射线

在磁场或者电场中发生偏转，能量一般为4~6MeV，速度接近光速的1/10，穿透能力很弱，用一张普通的纸就能把它挡住，在空气中也只能飞行几厘米就被吸收了（图11-4）。但是它的电离能力很强，在穿过空气时就可以把空气电离，α射线是高速运动的氦核$^4_2$He（也称为α粒子）。

2. β射线

β射线是高速运动的电子流，一种是电子，即β⁻；另一种是正电子，即β⁺。β粒子质量就是电子的质量，约为α粒子的1/7300。能量是连续分布的，从低能（接近0）到高能（MeV）都有。对于MeV能量的β粒子，速度接近光速，穿透能力比α射线强，可穿过几毫米厚的铝板，电离作用比α射线弱，也能使空气电离，如图11-4所示。

3. γ射线

γ射线指不带电的中性粒子，是一种波长短、能量大的电磁波，具有波粒二重性。它从原子核里面发射出来，不带电，以光速运动。γ射线能量一般在几十keV至几MeV，穿透能力很强。MeV的γ射线能穿过几十厘米厚的铝板，见图11-4。除了上述三种射线外，还有X射线，X射线是一种波长很短的电磁波，与γ射线有相似性，无静止质量。

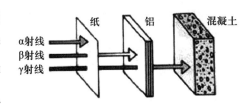

图11-4 不同射线的穿透能力

4. 中子

中子是一种有静止质量的中性粒子。获得中子的方法有，放射性同位素中子源（α，n），如^{241}Am-Be、^{226}Ra-Be中子源；反应堆中子源（γ，n）；自发裂变中子源，如^{252}Cf源；加速器中子源

（p，n）、（d，n）和中子管等。中子与物质相互作用，主要指快中子慢化与热中子扩散过程。中子与原子核相互作用可发生弹性散射，不生成复合核（n，n）；发生弹性共振散射（n，n）、辐射俘获（n，γ）、非弹性散射（n，n'）、核反应（n，2n）、核裂变（n，f）和发射带电粒子（n，p）或（n，α）等，均可生成复合核。

5. γ点源外照射剂量率的估算

$$\dot{D}=A\Gamma/r^2 \qquad 式（11-1）$$

式中，A为点源的放射性活度；Γ为剂量率常数，其数值相当于距离单位活度点源1m处的剂量率；r为参考点距离点源的距离；$\dot{D}$为参考点处剂量率。

（二）X射线的性质和特征

1. X射线的产生

X射线是在球管内高速运动的电子撞击靶物质产生的。普通X射线是使用变压器把升高的电压加于X射线球管两极而获得的；对于高能X射线，一般采用微波电场把电子加速到高能态，然后再打击靶物质产生。X射线管装置示意图如图11-5所示。

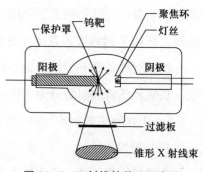

图11-5　X射线管装置示意图

X射线的照射时间是指X射线机对球管加上电压后产生X射线的持续时间。照射时间越长和管电流的毫安数越大，发射X射线的粒子数量就越多。

X射线线束的强度是指该束X射线具有多少光子数目，反映的是X射线输出量，球管的电流（管电流）越大，产生X射线的光子数目越多。X射线球管两极之间的电压（管电压或激发电压）越高，电子能够达到的速度越快，撞击阳极靶的力量越强，产生X射线的能量越大，穿透本领越强。因此，管电流决定X射线束中辐射粒子的数量，而管电压决定辐射粒子的穿透能力。

2. X射线装置的辐射剂量率计算

X射线周围某点处的空气吸收剂量可以通过专用测量仪器测出。虽然点状源式可以用来计算离开X射线装置一定距离r（m）处的辐射剂量，但X射线出射口往往安置了附加过滤材料，以屏蔽一些无效的低能X射线，因此，X射线产生的辐射剂量率（$\dot{X}$）也可以按下式计算：

$$\dot{X}=Iv/r^2 \qquad 式（11-2）$$

如果照射时间为t（min），则t时间内造成的辐射剂量为：

$$X=Ivt/r^2 \qquad 式（11-3）$$

式中，I代表管电流（mA）或平均电子束（μA）；v为给定电压和射线过滤情况下，X射线的发射率常数，v的物理学含义是距离球管1m处由单位管电流（1mA）或单位平均电子束流（1μA）造成的辐射剂量率，其单位为$Gy\cdot m^2/(mA\cdot min)$。

二、外照射防护

外照射防护的目的主要有两点：①既可达到电离辐射源的应用目的，又可使人员受到的辐射照射保持在可以合理达到的最低水平。②保护那些对电离辐射敏感的材料和设备免受电离辐射的损坏。

对于一个已经经过正当性判断的实践中的源，在考虑了经济社会因素的前提下，一切辐射都应当保持在可合理达到的尽可能低的水平。因此，在安全管理方面应当按 GB 18871—2002 中规定的要求进行管理。对于辐射实践外照射的防护，一般采取选址、布局、分区、屏蔽、通风、设置警示标识以及管理等防护设施和措施。

（一）放射工作场所选址与分区

放射工作场所地址尽量选择在远离人员密集区域，涉及使用的密封源工作场布局应考虑方便生产工艺需求和易于防护工作的实施。按防护基本标准要求，通常把放射工作场所分为控制区和监督区，以便于放射防护管理和职业照射控制。

1. 控制区

在放射工作场所划分的一种区域，在这种区域内要求或可能要求采取专门的防护手段和安全措施，以达到以下目的：①在正常工作条件下控制正常照射或防止污染扩展；②防止潜在照射或限制其程度。

确定控制区的边界时，应考虑预计的正常照射的水平、潜在照射的可能性大小，以及所需要的防护手段与安全措施的性质和范围。对于范围比较大的控制区，如果其中的照射或污染水平在不同的局部变化较大，需要实施不同的专门防护手段或安全措施，则可根据需要再划分出不同的子区，以方便管理。

在控制区的进出口及控制区内其他适当位置处设立醒目的国家标准规定的电离辐射警告标志，制定职业防护与安全措施，包括适用于控制区的规则与程序和实体屏障（包括门锁和连锁装置）限制进出控制区；定期审查控制区的实际状况，以确定是否有必要改变该区的防护手段或安全措施或该区的边界。

2. 监督区

指未被确定为控制区，且通常不需要采取专门防护手段和安全措施但要不断检查其职业照射水平的任何区域。定期审查监督区的条件，以确定是否需要更改该区的边界。

（二）外照射防护措施

关于外照射的防护措施，首先应该根据实际情况把工作场所划分成不同的区域，针对不同区域的不同要求采取相应的措施，以求做到放射防护的最优化；其次，应该研究密封源的性质，并以此采取相应的措施来达到外照射防护的目的。减少人体外照射剂量的基本措施常用有三种：时间防护、距离防护和屏蔽防护。

1. 时间防护

靠缩短接触放射源时间减少受照剂量取得防护效果的方法，叫作时间防护。累积剂量 D 与时间有如下关系：

$$D=\dot{D}t \qquad\qquad 式（11-4）$$

式中，当剂量率 $\dot{D}$ 一定时，累积剂量 D 就与时间成正比，因此用缩短工作时间或操作时间的方法可以减少工作人员所受的累积剂量。通过"冷试验"方法对某种操作动作或操作过程进行预试验可以熟练操作技术，节省操作时间，减少外照射剂量。所谓"冷试验"，是指用非放射性物质代替放射源进行预试验。

2. 距离防护

增加与放射源的距离，减少受照剂量达到防护目的的方法，叫作距离防护。这种防护是利用人员受到的外照射剂量与其离开放射源的距离平方成反比规律减少外照射剂量率。增大人体与源之间的距离，对减少外照射剂量率的作用非常明显。所以，常用灵活可靠的长柄夹具操作点状 γ 源，或用遥控装置操作外照射源，都是距离防护的灵活运用。

3. 屏蔽防护

在人与源之间设置屏障的方法，叫作屏蔽防护。由于 β 粒子、光子和中子与物质相互作用时具有不同的特点，防护所用的屏蔽材料也各不相同。

屏蔽材料的性能在很大的程度上取决于物质的原子序数，为此常把物质按原子序数的大小加以区分：

$$Z \geq 73，高原子序数物质$$
$$26<Z<73，中原子序数物质$$
$$Z \leq 26，低原子序数物质$$

（1）对辐射屏蔽材料的要求

在选择屏蔽材料时，一般要从以下三个方面考虑。

第一，有良好的防护性能。材料对辐射有良好的衰减能力，屏蔽效果好，在屏蔽效果相当，成本差别不大的条件下，则需要选择厚度最薄重量最轻的材料，以利于减少占用空间和减轻建筑物的负载。所选用的材料在衰减入射辐射的过程中不产生贯穿性的次级辐射，如果产生的话，也非常易于再衰减。

第二，结构性能和稳定性能好。选用的材料不仅对辐射有很好的屏蔽作用，而且还应该具有一定的机械强度和力学特性，在使用中最好能够成为建筑结构的一部分。为了保证屏蔽效果，不随时间而衰退，要求材料具有抗辐射损伤的能力，保持长期稳定性，而且能耐高温，抗腐蚀。

第三，成本经济。所用的屏蔽材料应价格便宜，来源广泛，加工方便。

（2）常用的屏蔽材料

①对电子屏蔽的材料：常用的材料有铝、有机玻璃或混凝土等低 Z 物质。如果空间距离足以使电子在空气中被吸收，并且由此产生的臭氧或其他有害气体不至于超过相应的标准，那么即可以利用空气来吸收电子。②对 X 或 γ 射线屏蔽的材料：屏蔽 X 或 γ 射线的材料大致可以分为两类，一类是高 Z、高密度的金属材料，如铅、铁、钨和铀等；另一类是通用的建筑材料，如混凝土、砖和土等。这些材料可以分别作为固定的防护屏蔽和移动的局部屏蔽。③对中子屏蔽的材料：常用的有水、普通的混凝土、泥土、石蜡、聚乙烯和含硼的材料。④对中子、γ 射线混合辐射屏蔽的材料：常用低原子序

数和高原子序数材料相间组成的多层屏蔽或用两种元素均匀混合的材料做屏蔽。

（3）辐射源外照射屏蔽厚度的估算

估算 γ 点源外照射屏蔽厚度的方法通常包括指数减弱公式计算法和查图法，一般常用十分之一值厚度（TVL）法估算屏蔽体厚度。用未设屏蔽体时在所考虑的点处估算的剂量率 $\dot{D}_0$，除以通过厚度为 d 的屏蔽体后在所考虑的点处要求达到的剂量率 $\dot{D}$，得出衰减倍数 K。

$$\dot{D}_0/\dot{D}=K，\quad n=\lg K，\quad d=n\cdot\text{TVL} \qquad\qquad 式（11-5）$$

式中，n 为十分之一值个数，d 为屏蔽厚度。

计算时，有时需考虑第一个十分之一值厚度与平衡时的十分之一值厚度之间的差异。根据不同的辐射源及射线装置，在进行屏蔽计算时还要考虑居留因子和有用线束利用因子，等等。

4. 其他安全措施

根据密封源或射线装置工作时辐射水平的高低，除了以上外照射防护措施外，还应考虑包括机房的通风，监视对讲装置，门机联锁及急停开关和警示语句等的设置。各项防护措施和设施还要考虑其独立性、冗余性和纵深防御的原则等。

第五节　内照射防护

放射性核素进入人体并参与组织代谢，其衰变时释放的射线对人体造成的照射称为内照射。操作非密封放射性物质时工作人员受到同时存在内照射和外照射的危险。对于操作非密封放射性物质，除了需要防护其外照射外，由于其极易扩散，从而污染工作场所表面或环境介质，形成的表面污染、放射性气溶胶及空气污染，直接或间接地进入人体引起内照射。对职业人员而言，放射性核素进入人体的途径是通过呼吸系统、消化系统、皮肤及伤口。其中，经由呼吸系统进入人体是主要途径。也有通过误食或伤口等进入人体的很少的情况。

因此，内照射防护的目的是防止放射性物质通过各种途径进入人体，或使进入人体的放射性物质数量在容许限值以下，以保障人体不受超过剂量限值的照射。

对内照射防护包括：对非密封放射性物质毒性分组，对非密封放射性物质的包容，对工作场所表面去污染，对工作场所通风换气和对职业人员体内外放射性物质污染的防护，等等。

一、放射性核素的分组与工作场所分级

（一）放射性核素毒性分组

为判定非密封放射性物质工作场所的级别，便于对工作场所提出防护要求和确定防护下限，需要识别常用放射性核素的毒性大小。从辐射防护角度出发，根据非密封放射性物质对工作场所空气污染程度不同，依据核素的导出空气浓度，可将放射性核素划分为极毒组、高毒组、中毒组和低毒组核素（详细分组可参看 GB 18871—2002 附录 D 放射性核素的毒性分组）。极毒组核素，包括 ^{226}Ra、^{241}Am 和 ^{252}Cf 等；高毒组核素，包括 ^{10}Be、^{60}Co、^{90}Sr 和 ^{210}Pb 等；中毒组核素，包括 ^{125}I、^{131}I、^{137}Cs、^{153}Sm

和 ^{192}Ir 等；低毒组核素，包括 ^{18}F、^{40}K 和 ^{99m}Tc 等。

（二）工作场所分级

依据非密封放射性物质日等效最大操作量将非密封放射性物质工作场所分为甲、乙、丙三级。非密封放射性物质工作场所日等效最大操作量，甲级为大于 4×10^9Bq，乙级为 $2 \times 10^7 \sim 4 \times 10^9$Bq，丙级为豁免活度值以上 $\sim 2 \times 10^7$Bq（表 11-4）。

表 11-4 非密封放射性物质工作场所分级

级别	日等效最大操作量 /Bq
甲级	$>4 \times 10^9$
乙级	$2 \times 10^7 \sim 4 \times 10^9$
丙级	豁免活度值以上 $\sim 2 \times 10^7$

放射性核素日等效操作量（Bq），等于放射性核素的实际操作量（Bq）与该核素毒性组别修正因子的积除以与操作方式有关的修正因子所得的商。其中，极毒组、高毒组、中毒组和低毒组放射性核素毒性组别修正因子依次为 10、1、0.1 和 0.01。操作方式分为源的贮存、很简单的操作、简单操作和特别危险的操作。根据放射源状态的不同，有关的修正因子也不同，具体参看 GB 18871—2002 附录 C。

（三）工作场所分区

1. 控制区

对于非密封放射性物质工作场所，凡是涉及非密封放射性物质使用、存储（包括放射性废物）的区域划为控制区。对控制区采取屏蔽、包容等防护措施，控制区出、入口设置卫生通过间，并给出相应的辐射水平和污染水平的指示；制定职业防护与安全措施，包括适用于控制区的规则与程序；运用行政管理程序（如进入控制区的工作许可证制度）和实体屏障（包括门锁和联锁装置）限制进出控制区；限制的严格程度应与预计的照射水平和可能性相适应；按需要在控制区的入口处提供防护衣具、监测设备和个人衣物贮存柜；按需要在控制区的出口处提供皮肤和工作服的污染监测仪、被携出物品的污染监测设备、冲洗或淋浴设施以及被污染防护衣具的贮存柜；定期审查控制区的实际状况，以确定是否有必要改变该区的防护手段或安全措施或该区的边界。对于范围比较大的控制区，其中的辐射水平局部较高，需要实施不同的专门防护手段或安全措施，则可根据需要再划分出不同的子区，以方便管理，如控制区内的分装柜等。

2. 监督区

毗邻控制区，未被确定为控制区的区域划为监督区。监督区有极高的放射性污染可能，这种污染通常源于控制区的播散，因此尽管不需要采取专门防护手段和安全措施，但要定期检测放射性污染水平，确保在监督区工作职业人员的辐射安全。

二、内照射防护的基本措施

（一）围封包容

围封，指把放射性物质限值在一定空间不让其外泄；包容，指在操作过程中将放射性物质密闭起来。对于操作人员，用工作服、帽、口罩、鞋、围裙、气衣等将其围封起来，以防止放射性物质进入体内。

包容与屏蔽是内照射防护的主要措施。包容，是将非密封放射性物质的使用控制在密封的空间内（如在手套箱、分装柜、通风橱内对非密封放射性物质进行操作），或在应急过程中，应急人员穿上气衣，把自己封闭起来，均为将非密封放射性物质与人员隔离开来，以防止污染的核素对人员侵入；屏蔽，狭义上是指使用有效的屏蔽材料，将非密封放射性物质发出的射线限制在控制区内，确保监督区辐射水平在安全允许的范围内。屏蔽材料一般固定在物理实体结构上（如墙体、天棚和地板上），以确保控制区稳固安全。

（二）场所隔离

对非密封放射性物质工作场所选址，应选在单位内部区域，应充分考虑周围场所的安全，不应邻接食堂、公众休息和活动区域等，尽可能做到相对独立布置或集中设置，宜有单独出、入口，出口不宜设置在人群稠密处。工作场所的布局既要考虑生产工艺流程需要，又要考虑辐射防护成本与安全，合理设置非密封放射性物质工作区、储存区、废物收储等。非密封放射性物质工作区的入口和出口应设置门锁权限、控制和单向门等安全措施，限制工作人员随意流动，保证工作场所内的工作人员和公众免受不必要的照射，使工作场所的外照射水平和污染发生的概率尽可能小。

（三）防污染、净化与去污

1. 防止放射性污染

防止放射性污染是有效减少内照射的防护措施之一，主要是减少产生，控制排放，避免溢出和洒落，减少和避免污染衣物和台面等。放射性污染的形成原因在于非密封放射性物质易于扩散。对其操作过程中的蒸发、挥发、溢出或洒落以及密封源的泄漏等，都可以使工作场所的台面、地面、墙面、设备、工作服、手套和人体皮肤等表面受到程度不同、面积不等的放射性污染，称为表面放射性物质污染。表面污染物在表面上的存在有非固定性和固定性两种污染状态。非固定性污染状态是一种松散的物理附着状态；固定性污染状态是渗入或离子交换的结果。随着表面污染的时间延长，非固定性污染物中有一部分会转化为固定性污染物。人体皮肤受到放射性物质污染后可能会有如下后果：局部皮肤受到外照射，皮肤上的放射性污染物转移或渗透到体内。

工作场所受空气污染是由非密封放射性物质衰变时的反作用导致自然扩散、蒸发或挥发以及液体搅动扩散和压力液体雾化扩散等造成的。此外，非固定性表面污染物在气流扰动和机械振动等外力作用下飞扬，成为气载污染物。气载污染物与空气中固有的凝聚核相结合后体积变大，因重力作用又回降到物体表面，污染表面。于是，形成表面松散污染物与空气污染物之间的动态效应。

值得重视的另一个原因是，如果对气体放射性废物、液体放射性废物、松散的固体放射性废物、

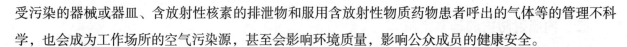

受污染的器械或器皿、含放射性核素的排泄物和服用含放射性物质药物患者呼出的气体等的管理不科学，也会成为工作场所的空气污染源，甚至会影响环境质量，影响公众成员的健康安全。

2. 净化空气

工作场所通风换气能净化空气，改善控制区空气质量。按空气流动的动力来源的不同，可将通风分为机械通风和自然通风；按驱动空气的方式不同，可将通风分为抽出式通风和送入式通风；按通风的范围不同，可将通风分为全面通风和局部通风。按上述通风分类可以组合成多种通风方式。非密封放射性物质工作场所级别不同，要求的通风方式各异，通风换气次数也不同。机械通风程度以通风换气次数表示，通风换气次数多少与所操作的非密封放射性物质活度、放射毒性和操作方式等因素有关。

机械通风的空气运动方向为清洁区 → 卫生通过间 → 监督区 → 控制区 → 净化处理设施 → 大气稀释排放，依次流动。

3. 去除放射性污染

采取适当的方法从表面消除放射性污染物，称为去除表面放射性污染物，简称表面去污染。表面可能是设备、构件、墙壁和地表等的表面，也可能是个人防护衣具或人体皮肤。污染物可能是松散的放射性固体，也可能是含放射性物质的液体、蒸汽或挥发物。

表面污染的理化过程，最初污染物在表面上呈物理附着状态，污染物与表面之间存在着界面，这种污染称为非固定性污染，对这种情况的去污染效果明显。污染时间较长，部分污染物渗透进物体表层表面，这种污染称为弱固定性污染，为化学吸附和离子交换作用（但仅限于表层的表面），所以对这种情况的去污染效果较差；随着污染物在表面上滞留时间的延长，部分污染物将逐渐渗入表面并在表面内部扩散，若存在腐蚀物质的作用或表面有氧化膜形成，则会加速向深部扩散，这种污染称为牢固定性污染，对这种情况的去污染效果很不理想（除非铲除部分表面）。去污染效果的优劣取决于污染物与表面的结合状态，如果能及时地去除污染物，则去污染的相对效果最明显。

（1）实验设备、地面、器械和物品的去污方法

对于橡胶制品，可用肥皂、合成洗涤剂做一般清洗，或用稀硝酸冲洗和刷洗；对于玻璃和瓷制品，可用肥皂、合成洗涤剂刷洗，也可用铬酸混合液、盐酸浸泡后冲洗；对于金属器皿，可用肥皂、合成洗涤剂做一般清洗，可用稀硝酸浸泡后冲洗；对于油漆类，可用温水、水蒸气和合成洗涤剂等对污染局部进行擦洗，也可用碱性浓溶液擦洗。其他材料，根据不同的性质使用不同的去污剂方法。

（2）工作服表面污染的去污方法

目前，多将受污染的工作服分为两种：一种是低于表面污染控制水平的工作服，另一种是高于表面污染控制水平的工作服。两种工作服分别在不同的洗衣机内洗涤。一般，常用洗涤剂有水、柠檬酸钠盐、柠檬酸、柠檬酸铵盐、N,N-二羟乙基胺基乙酸和高效洗衣粉。

（3）皮肤污染的去污方法

常用方法是液体去污法。首选的去污液是廉价易得的清洁水，也可以采用含洗涤去污剂的水溶液作为去污液。这些去污方法的去污效果几乎可达100%。必须指出的是，皮肤受到盐类固体颗粒状放射性物质污染后不能用液体去污法去污。因为盐类污染物水解后可能扩散污染面积。因此，应当采用

膏状去污剂去污。下面以 ^{131}I 皮肤污染为例说明使用放射性物质溶液对皮肤污染去污。一般而言，皮肤被含放射性物质的溶液污染后，应立即用流动的水冲洗。对 ^{131}I 皮肤污染，立即冲洗的去污系数并不满意；用温水冲洗可以提高去污系数，使污染水平降低一个量级；在温水中加入适量的草酸可以使去污系数提高 13 倍；多次冲洗，去污效果会更好。根据 GB 18871—2002 的规定，对于不同毒性的放射性核素不同的区域和不同的表面类型，其表面污染控制水平标准是不一样的。

（四）个人防护

无论从技术方面考虑，还是从经济方面考虑，在操作非密封放射性物质过程中期望彻底地包容放射源是不实际的。因此，还需要采取个人防护措施加以补充，使用个人防护用品就是其中一项。个人防护用品分为基本的个人防护衣具和附加的个人防护衣具两种。可以根据实际需要，合理使用以下两种个人防护衣具：①基本个人防护衣具：是通常情况下穿戴的工作帽、防护口罩、工作服、工作鞋和防护手套等；②附加个人防护衣具。是在某些特殊情况下需要补充采用的某些个人防护衣具。例如气衣、个人呼吸器、塑料套袖、塑料围裙、橡胶铅围裙、橡胶手套、纸质鞋套和防护眼镜等。

遵守安全操作规则，是内照射个人防护措施的另一项内容。安全操作规则应当包括下述内容：①严禁在非密封放射性物质工作场所进食、饮水、吸烟和在冰箱内存放食物；②养成离开工作场所之前洗手或淋浴去污染和接受污染检测的习惯；③不可以把个人防护衣具带到清洁区使用，不得擅自将污染区内的物品拿到清洁区使用；④进入污染区视察或参观的人员必须穿戴个人防护用具和外照射直读式个人剂量计；⑤每天湿式清洁污染区或实验室，清洁工具应专用，不应带到清洁区外使用；⑥应当在通风柜内移取含放射性物质的溶液，并采用移液器移取；⑦操作能发射贯穿辐射的核素时，应当在配有可移动防护屏蔽设施的通风柜内进行；⑧放射性物质开瓶分装，含放射性物质的液体物料或样品的蒸发、烘干，或能产生放射性气体、气溶胶的物料或样品，都应当在负压气体流速不小于 0.5m/s 的通风柜内操作；⑨为了使操作熟练、精确、稳妥，在操作放射性物质之前应当进行几次"冷"试验，操作人员在进行操作前接受辐射防护培训；⑩未经部门负责人批准，非职业照射人员不可以随意进入污染区逗留，或做与放射性工作不相干的事。

（五）稀释排放与妥善处理放射性废物

操作非密封放射性物质过程将会或多或少地产生液体放射性废物、固体放射性废物和气载放射性废物。如果对这些废物的收集、贮存不规范，很可能成为环境介质的污染源，对公众构成人工辐射源照射的危险。

收集和贮存放射性废物的原则是：减少产生、控制排放、净化浓缩、减容固化、严密包装、就地暂贮和集中处置。

废物收集的要求是：及时收集，防止流失；避免交叉污染，非放射性废物与放射性废物分别收集；短与长寿命核素的废物分别收集；液体与固体废物分别收集；可燃性废物与不可燃性废物分别收集。

经过处理的放射性废液，在低于解控水平后，经相关审管部门允许后方可稀释排放。

废物贮存的要求是：在规定暂贮期限内废物能够回取，不能流失，确保废物容器的完好性；贮存库应防盗、防水、防火、有通风和屏蔽防护设施；废物应有记录，废物贮存量不应当超过设计容量；贮存期满应当适时进行处理。

非密封放射性物质应当贮存在贮源库内，由专人负责保管，贮源库应当加锁。在盛源容器表面加贴电离辐射标志、核素名称、核素理化特征、活度、进货日期和使用情况等。建立贮存放射源的明细账目和领用制度，定期清点所贮存的放射源，账物应相符合。领用放射源时，应按规定办理登记和用后注销手续。内部借用放射源时，借出方办理注销手续。不可将放射源借给未获得某一实践或源的许可证者去使用。非密封放射性物质管理的总目标是：使放射源始终处在受控状态。

（六）人体内污染的阻吸收和促排

空气介质与固态或液体分散相构成的分散体系。分散相是固态放射性物质的放射性体系，称为放射性气溶胶。放射性气溶胶粒子在呼吸系统内的沉积规律一般用呼吸系统模型加以讨论，主要把呼吸系统划分为鼻咽区、气管与支气管区和肺实质区3个区域。根据放射性气溶胶粒子在这3个区域的沉积分数加以计算，从而得出人体的呼吸系统所受的内照射剂量。

了解放射性核素进入人体的途径后，对非密封放射性物质进行防护，首先要切断其进入人体的途径，可以对人体的相应部位采取包容的防护措施，例如穿戴个人防护衣具和戴口罩等；一旦进入人体，可以采取阻吸收的防护措施，如在工作前30min雾化吸入某种对核素具有络合功能的药物和祛痰剂，熟识核素在体内的分布代谢规律，可以使用阻吸收剂和促排剂，以阻止某些核素在特定器官或组织中的沉积和吸收，加速核素向体外排出。具体措施如下。

1. 减少放射性核素的吸收

（1）减少放射性核素从呼吸道吸收

首先用棉签拭去鼻孔内污染物，剪去鼻毛，向鼻咽腔喷洒血管收缩剂。然后，用大量生理盐水反复冲洗鼻咽腔。必要时，给予祛痰剂，用生理盐水含漱口腔。

（2）减少放射性核素经胃肠道吸收

首先进行口腔含漱，机械或药物催吐，必要时用温水或生理盐水洗胃，放射性核素入体3~4h后可服用沉淀剂或缓泻剂。对某些放射性核素可选用特异性阻吸收剂。例如，清除铯的污染，可用亚铁氰化物（普鲁士蓝）；褐藻酸钠对锶、镭和钴等具有较好的阻吸收效果；对于锕系和镧系核素，可口服适量氢氧化铝凝胶等。

（3）减少健康体表放射性核素吸收

一是可用水清洗，用约40℃温水加中性肥皂或洗涤剂冲洗或用软毛刷刷洗。洗涤应遵循以下顺序：先刷洗轻污染部位，后刷洗重污染部位；从身体上面到下面；特别注意皮肤褶皱和腔隙部位的清洗。上述程序可重复进行2~3遍。二是可用专用去污剂清洗。初步清洗后，对残存污染部位，宜针对不同的放射性核素污染采取专用去污剂清洗：①对于稀土元素、钍和超钍元素的污染，建议用1%二乙烯三胺五乙酸（DTPA）的酸性溶液（pH 3~5），或稀盐酸溶液（pH 1）；②对于铀污染，宜用1.4%重碳酸钠等渗溶液；③对于难以去除的不明放射性核素污染，可使用5%次氯酸钠、乙二胺四乙酸（EDTA）肥皂或DTPA肥皂、6.5%高锰酸钾水溶液，刷洗或浸泡污染部位后，再用新配制的5%亚硫酸氢钠溶液（或 10%~20% 盐酸羟胺溶液）刷洗脱色。

（4）减少创伤体表放射性核素的吸收

具体应注意以下几点：

第一，尽快用蒸馏水或大量清水冲洗伤口，用生理盐水更好，但不要延误时间。对稀土元素、钇或超钚元素污染的伤口，宜用弱酸性（pH 3~5）的 Ca-DTPA 溶液冲洗。

第二，对创伤部位进行污染测量或采样测量，以确定放射性核素的种类和污染水平。

第三，必要时用 2% 利多卡因局麻下伤口清创。擦破伤结痂时，残留放射性核素可能留在痂皮内应扩创清除。对刺破伤位于深部污染物，要进行多维探测定位取出，对撕裂伤要清整伤口、清除破损组织。

第四，清创手术除遵循一般外科手术原则外，尚应遵循放射性污染手术的处理规程，每进一刀或更换刀片或测量污染程度，避免因手术器械导致污染扩散。

第五，对于严重伤口污染，应留尿样分析放射性核素或进行整体测量。对钇或超钚元素及稀土元素等污染，术中要用 1g Ca-DTPA 和 2% 利多卡因 10ml 加入 100ml 生理盐水中冲洗。对一切清除的组织、纱布和初期冲洗液均应留存作取样分析。

第六，对于锶污染伤口，可在创伤部位撒玫棕酸钾。对含可转移性放射性核素的严重伤口污染者，宜静脉应用螯合剂。

（5）其他

眼部污染时应用生理盐水或 2% 碳酸氢钠溶液清洗。剪除污染的毛发。对仍未清除的局部皮肤污染宜用对皮肤无刺激的湿纱布或胶条封盖，以保护皮肤并避免污染扩散。对严重创伤污染，特别是高毒性放射性核素的污染者，需作长期随访观察。

2. 加速排出体内放射性核素

根据放射性核素种类选择适宜的加速排出药物。

（1）锕系、镧系等元素

锕系元素（^{249}Pu、^{241}Am 和 ^{252}Cf 等）、镧系元素（^{140}La、^{144}Ce 和 ^{147}Pm 等）及 ^{90}Y、^{60}Co、^{59}Fe 等均可首选 DTPA。早期促排宜用其钙盐，晚期连续间断促排宜用其锌盐，以减低 DTPA 的毒副作用。也可选用喹胺酸盐，对 Th 的促排作用优于 DTPA。

（2）钋

^{210}Po 的内污染首选二巯基丙磺酸钠（unithiol），也可用二巯基丁二酸钠（DMS）。

（3）碘

碘的内污染应服用稳定性碘以阻止放射性碘在甲状腺的沉积。必要时，可用抑制甲状腺素合成的药物，如他巴唑（tapazol）。

（4）铀、氚

铀的内污染可给予碳酸氢钠。^{3}H 内污染则要大量饮水，必要时用利尿剂。

第十二章

放射卫生法律法规及标准

第一节 概 述

放射卫生法律法规及标准是开展放射卫生工作的重要指引和依据。我国自20世纪60年代始，逐步建立了适应中国国情的放射卫生法律法规及标准体系，涵盖了放射防护与安全、职业健康管理及核与放射卫生应急等多个领域。目前，在法律法规方面，形成了以《职业病防治法》和《放射性同位素与射线装置安全和防护条例》为核心，以《放射诊疗管理规定》和《放射工作人员职业健康管理办法》等十余项部门规章以及《职业病分类和目录》和《放射卫生技术服务机构管理办法》等约80项行政规范性文件为辅的法律法规体系；在标准方面，构建了由放射卫生防护与放射性疾病诊断两大分支约130项标准组成的放射卫生标准体系。这些法律法规及标准可在相关专业网站（如 http://www.nirp.cn）上查阅下载。

本章将在解释放射卫生法律法规及标准的基本概念的基础上，系统地介绍放射卫生法律法规体系和标准体系。对《职业病防治法》等重要法律法规中的主要内容和管理制度进行阐述；根据放射卫生标准体系，对放射卫生标准进行分类讲解，并简要介绍我国和国际基本安全标准。同时，对国际原子能机构（IAEA）等一些与放射卫生相关的重要国际组织的国际标准和出版物进行简单论述。

第二节 放射卫生法律法规

一、基本概念

（一）法律

法律是指体现国家意志、依靠国家强制力保证执行、规定和调整国家某一方面社会关系或基本行为规则的文件。我国的法律经国家立法机关制定，经全国人大常委会通过，以《中华人民共和国××法》为名，由国家主席签署，以国家主席令的形式公布。

（二）行政法规

行政法规是指国务院根据行政管理的需要，依据宪法和法律，并且按照《行政法规制定程序条例》的规定，依照法定权限和程序而制定的各类法规的总称。一般以《×× 条例》为名，由国务院总理签署，以国务院令公布。此外，还有地方性法规。

（三）部门规章

部门规章指国务院有关部委根据行政管理的需要，依照法定权限和程序制定的规范性文件。多以《×× 管理办法》《×× 管理规定》为名，经部务会议、委务会议审议通过，由部长、主任签署，以部、委令的形式公布。

（四）行政规范性文件

行政规范性文件（以下简称规范性文件）是除国务院的行政法规、决定、命令以及部门规章和地方政府规章外，由行政机关或经法律、法规授权的具有管理公共事务职能的组织依照法定权限、程序制定并公开发布，涉及公民、法人和其他组织权利义务，具有普遍约束力，在一定期限内反复适用的公文。我国的法律与条例一般具有原则性和宏观性，执行层面的规范性文件发挥了很重要的作用。多以通知、批复、函等命名。

在法律效力方面，部门规章、地方政府规章和规范性文件制定的目的是维护社会公共利益或公序良俗。法院可以违反社会公序良俗为由，进行判定。在部门规章中，对应处罚、法律责任的要求是强制性规范，否则可以理解为管理性规范，是倡导性质的。

二、放射卫生法律法规体系

根据《中华人民共和国立法法》，法律的效力高于行政法规，行政法规的效力高于部门规章。为了保障放射卫生有关法律、行政法规和部门规章能够有效实施，国家卫生健康委制定发布了一系列规范性文件。因此，我国放射卫生法律法规体系是由法律、行政法规、部门规章和规范性文件 4 个层级构成。

由于尚没有专门的放射卫生法律或者放射卫生行政法规，所以放射卫生法律法规体系实际上是由国家有关放射卫生的法律规范根据相互间关系构成的有机整体。目前形成了以《职业病防治法》和《放射性同位素与射线装置安全和防护条例》为核心，以保护人员健康为目的，以职业性放射性疾病防治、放射卫生防护与安全以及核与放射卫生应急为主线，涵盖了职业照射、医疗照射和应急照射的法律法规体系（图 12-1）。

三、《职业病防治法》等放射卫生法律法规介绍

（一）《职业病防治法》

1. 背景介绍

（1）立法目的

预防、控制和消除职业病危害，防治职业病，保护劳动者健康及其相关权益，促进经济社会发展。

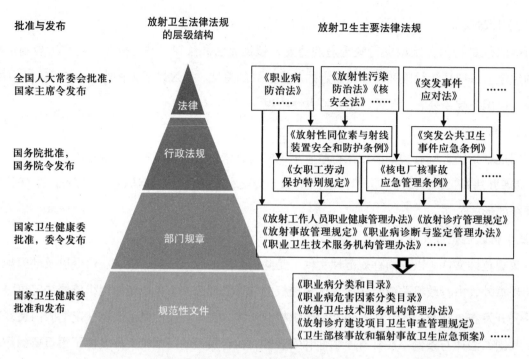

图 12-1　放射卫生法律法规体系结构

（2）发布施行及修订情况

2001 年 10 月 27 日，在第九届全国人民代表大会常务委员会第二十四次会议上通过，同日以中华人民共和国主席令第 60 号的形式公布，自 2002 年 5 月 1 日起施行。2011 年 12 月、2016 年 7 月、2017 年 11 月和 2018 年 12 月，先后 4 次修订。

2. 主要内容

（1）概述

共七章八十八条，包括总则、前期预防、劳动过程中的防护与管理、职业病诊断与职业病病人保障、监督检查、法律责任和附则。确立了以预防为主、防治结合的职业病防治工作方针；建立了用人单位负责、行政机关监管、行业自律、职工参与和社会监督的机制。

（2）职业病与重点职业病监测

职业病是指企业、事业单位和个体经济组织等用人单位的劳动者在职业活动中，因接触粉尘、放射性物质和其他有毒、有害因素而引起的疾病。国务院卫生健康主管部门应当组织开展重点职业病监测和专项调查，对职业健康风险进行评估，为制定职业卫生标准和职业病防治政策提供科学依据。

（3）工作场所职业卫生要求

用人单位应当依照法律、法规要求，严格遵守国家职业卫生标准，落实职业病预防措施，从源头上控制和消除职业病危害。产生职业病危害的用人单位的设立，除应当符合法律、行政法规规定的设立条件外，其工作场所还应当符合以下职业卫生要求：①职业病危害因素的强度或浓度符合国家职业卫生标准；②有与职业病危害防护相适应的设施；③生产布局合理，符合有害与无害作业分开的原则；④有配套的更衣间、洗浴间、孕妇休息间等卫生设施；⑤设备、工具、用具等设施符合保护劳动者生理、心理健康的要求；⑥法律、行政法规和国务院卫生健康主管部门关于保护劳动者健康的其他要求。

（4）职业病危害项目申报

用人单位工作场所存在职业病目录所列职业病的危害因素的，应当及时、如实向所在地卫生健康主管部门申报危害项目，接受监督。

2015年，国家卫生计生委、人力资源社会保障部、安全监管总局和全国总工会联合印发《职业病危害因素分类目录》，其中规定的放射性职业病危害因素见表12-1。

表12-1 放射性职业病危害因素

序号	名称	备注
1	密封放射源产生的电离辐射	主要产生γ、中子等射线
2	非密封放射性物质	可产生α、β、γ射线或中子
3	X射线装置（含CT机）产生的电离辐射	X射线
4	加速器产生的电离辐射	可产生电子射线、X射线、质子、重离子、中子以及感生放射性等
5	中子发生器产生的电离辐射	主要是中子、γ射线等
6	氡及其短寿命子体	限于矿工高氡暴露
7	铀及其化合物	
8	以上未提及的可导致职业病的其他放射性因素	

（5）建设项目放射性职业病危害防治

新建、扩建、改建建设项目和技术改造、技术引进项目（以下统称建设项目）可能产生职业病危害的，建设单位在可行性论证阶段应当进行职业病危害预评价。医疗机构建设项目可能产生放射性职业病危害的，建设单位应当向卫生健康主管部门提交放射性职业病危害预评价报告。卫生健康主管部门应当自收到预评价报告之日起三十日内，作出审核决定并书面通知建设单位。未提交预评价报告或者预评价报告未经卫生健康主管部门审核同意的，不得开工建设。

建设项目的职业病防护设施所需费用应当纳入建设项目工程预算，并与主体工程同时设计，同时施工，同时投入生产和使用。医疗机构放射性职业病危害严重的建设项目的防护设施设计，应当经卫生健康主管部门审查同意后，方可施工。

建设项目在竣工验收前，建设单位应当进行职业病危害控制效果评价。医疗机构可能产生放射性职业病危害的建设项目竣工验收时，其放射性职业病防护设施经卫生健康主管部门验收合格后，方可投入使用。

显然，《职业病防治法》对放射诊疗建设项目卫生审查作了不同于其他建设项目的规定，这是充分考虑到了放射诊疗建设项目不仅事关放射诊疗放射工作人员职业健康，而且与广大患者的安全与健康密切相关。

（6）用人单位职业病防治管理

用人单位应当采取下列职业病防治管理措施：①设置或者指定职业卫生管理机构或者组织，配备专职或者兼职的职业卫生管理人员，负责本单位的职业病防治工作；②制订职业病防治计划和实施方案；③建立、健全职业卫生管理制度和操作规程；④建立、健全职业卫生档案和劳动者健康监护档案；⑤建立、健全工作场所职业病危害因素监测及评价制度；⑥建立、健全职业病危害事故应急救援预案。

（7）职业卫生培训

用人单位的主要负责人和职业卫生管理人员应当接受职业卫生培训，遵守职业病防治法律、法规，依法组织本单位的职业病防治工作。

用人单位应当对劳动者进行上岗前的职业卫生培训和在岗期间的定期职业卫生培训，普及职业卫生知识，督促劳动者遵守职业病防治法律、法规、规章和操作规程，指导劳动者正确使用职业病防护设备和个人使用的职业病防护用品。

（8）放射工作场所的特殊要求

对放射工作场所和放射性同位素的运输、贮存，用人单位必须配置防护设备和报警装置，保证接触放射线的工作人员佩戴个人剂量计。

（9）危害提醒与危害告知

产生职业病危害的用人单位，应当在醒目位置设置公告栏，公布有关职业病防治的规章制度、操作规程、职业病危害事故应急救援措施和工作场所职业病危害因素检测结果。对产生严重职业病危害的作业岗位，应当在其醒目位置，设置警示标识和中文警示说明。警示说明应当载明产生职业病危害的种类、后果、预防以及应急救治措施等内容。

用人单位与劳动者订立劳动合同（含聘用合同）时，应当将工作过程中可能产生的职业病危害及其后果、职业病防护措施和待遇等如实告知劳动者，并在劳动合同中写明，不得隐瞒或者欺骗。

（10）职业病危害因素监测

用人单位应当实施由专人负责的职业病危害因素日常监测，并确保监测系统处于正常运行状态。用人单位应当按照国务院卫生健康主管部门的规定，定期对工作场所进行职业病危害因素检测、评价。检测、评价结果存入用人单位职业卫生档案，定期向所在地卫生健康主管部门报告并向劳动者公布。

（11）职业健康检查

对从事接触职业病危害作业的劳动者，用人单位应当按照国务院卫生健康主管部门的规定组织上岗前、在岗期间和离岗时的职业健康检查，并将检查结果书面告知劳动者。职业健康检查费用由用人单位承担。

（12）职业病诊断鉴定中用人单位的责任和义务

应当如实提供职业病诊断、鉴定所需的劳动者职业史和职业病危害接触史、工作场所职业病危害因素检测结果等资料。发现职业病病人或者疑似职业病病人时，应当及时向所在地卫生健康主管部门报告。确诊为职业病的，用人单位还应当向所在地劳动保障行政部门报告。应当及时安排对疑似职业病病人进行诊断；在疑似职业病病人诊断或者医学观察期间，不得解除或者终止与其订立的劳动合同。

（二）《放射性同位素与射线装置安全和防护条例》（国务院令第 449 号）

1. 背景介绍

（1）立法目的

加强对放射性同位素、射线装置安全和防护的监督管理，促进放射性同位素、射线装置的安全应用，保障人体健康，保护环境。

（2）发布施行及修订情况

2005 年 8 月 31 日，国务院第 104 次常务会议通过。2005 年 9 月 14 日，以国务院令第 449 号的形式发布。自 2005 年 12 月 1 日起施行。2014 年 7 月和 2019 年 3 月先后两次修订。

2. 主要内容

（1）概述

共七章六十九条，包括总则、许可和备案、安全和防护、辐射事故应急处理、监督检查、法律责任及附则。

（2）分类管理制度

国家对放射源和射线装置实行分类管理。根据放射源、射线装置对人体健康和环境的潜在危害程度，从高到低将放射源分为Ⅰ类、Ⅱ类、Ⅲ类、Ⅳ类、Ⅴ类，具体分类办法由国务院生态环境主管部门制定；将射线装置分为Ⅰ类、Ⅱ类、Ⅲ类，具体分类办法由国务院生态环境主管部门商国务院卫生主管部门制定。

2005 年，国家环保总局（现生态环境部）发布《放射源分类办法》（公告 2005 年第 62 号），其中规定：①Ⅰ类放射源为极高危险源，在没有防护的情况下，接触这类源几分钟到 1 小时就可致人死亡；②Ⅱ类放射源为高危险源，在没有防护的情况下，接触这类源几小时至几天可致人死亡；③Ⅲ类放射源为危险源，在没有防护的情况下，接触这类源几小时就可对人造成永久性损伤，接触几天至几周也可致人死亡；④Ⅳ类放射源为低危险源，基本不会对人造成永久性损伤，但对长时间、近距离接触这些放射源的人可能造成可恢复的临时性损伤；⑤Ⅴ类放射源为极低危险源，不会对人造成永久性损伤。

2017 年 12 月，环境保护部和国家卫生计生委（现国家卫生健康委）联合发布《射线装置分类》（环境保护部、国家卫生和计划生育委员会公告 2017 年第 66 号）。其中规定：①Ⅰ类射线装置：事故发生时短时间照射可以使受到照射的人员产生严重的放射损伤，其安全与防护要求高；②Ⅱ类射线装置：事故发生时可以使受到照射的人员产生较严重的放射损伤，其安全与防护要求较高；③Ⅲ类射线装置：事故发生时一般不会使受到照射的人员产生放射损伤，其安全与防护要求相对简单。标注中列明：对公共场所柜式 X 射线行李包检查装置的生产、销售活动按Ⅲ类射线装置管理，对使用其设备的用户单位实行豁免管理。

（3）许可管理制度

生产、销售、使用放射性同位素和射线装置的单位，应当依照《放射性同位素与射线装置安全和防护条例》规定取得许可证。

除医疗使用Ⅰ类放射源、制备正电子发射计算机断层扫描用放射性药物自用的单位外，生产放射性同位素、销售和使用Ⅰ类放射源、销售和使用Ⅰ类射线装置的单位的许可证，由国务院生态环境主管部门审批颁发。除国务院生态环境主管部门审批颁发的许可证外，其他单位的许可证，由省、自治区、直辖市人民政府生态环境主管部门审批颁发。

使用放射性同位素和射线装置进行放射诊疗的医疗卫生机构，除取得生态环境主管部门审批的许可（辐射安全许可）外，还应当获得放射诊疗技术和医用辐射机构许可（放射诊疗许可）。

（三）《放射诊疗管理规定》（卫生部令第46号）

1. 背景介绍

（1）目的和依据

目的是加强放射诊疗工作的管理，保证医疗质量和医疗安全，保障放射诊疗工作人员、患者和公众的健康权益。

依据是《职业病防治法》《放射性同位素与射线装置安全和防护条例》和《医疗机构管理条例》等法律、行政法规的规定。

（2）发布施行及修订情况

2006年1月24日，《放射诊疗管理规定》以卫生部令第46号的形式公布，自2006年3月1日起施行。2016年1月，国家卫生和计划生育委员会令第8号修改（删除了第二十七条第二、第三和第四款）。

2. 主要内容

（1）概述

共七章四十六条，包括总则、执业条件、放射诊疗的设置与批准、安全防护与质量保证、监督管理、法律责任和附则以及放射诊疗许可证和放射诊疗许可申请表2个附件。

（2）分类管理

放射诊疗工作按照诊疗风险和技术难易程度分成四类管理：①放射治疗；②核医学；③介入放射学；④X射线影像诊断。

（3）许可管理

医疗机构开展放射诊疗工作，应当具备与其开展的放射诊疗工作相适应的条件，经所在地县级以上地方卫生健康主管部门的放射诊疗技术和医用辐射机构许可（以下称《放射诊疗许可》）。

医疗机构开展放射治疗、核医学工作的，其放射诊疗许可由省级卫生健康主管部门审批颁发；开展介入放射学工作的，其放射诊疗许可由设区的市级卫生健康主管部门审批颁发；开展X射线影像诊断工作的，其放射诊疗许可由县级卫生健康主管部门审批颁发。同时开展不同类别放射诊疗工作的医疗机构，其放射诊疗许可由具有高类别审批权的卫生健康主管部门审批颁发。

医疗机构申请《放射诊疗许可》需提交的资料：①放射诊疗许可申请表；②《医疗机构执业许可证》或《设置医疗机构批准书》（复印件）；③放射诊疗专业技术人员的任职资格证书（复印件）；④放射诊疗设备清单；⑤放射诊疗建设项目竣工验收合格证明文件。

（4）放射诊疗建设项目卫生审查

2012年4月，卫生部配套《职业病防治法》和《放射诊疗管理规定》等法律法规中对于放射诊疗建设项目卫生审查的要求，制定了《放射诊疗建设项目卫生审查管理规定》（国卫监督发〔2012〕25号）。该规定共十三条，适用于放射诊疗建设项目的职业病危害放射防护评价审核、放射防护设施竣工验收等卫生审查活动。

放射诊疗建设项目按照可能产生的放射性危害程度和诊疗风险，分为危害严重和危害一般两类。危害严重类放射诊疗建设项目包括立体定向放射治疗装置（γ刀、X刀等）、医用加速器、质子治疗装置、重离子治疗装置、钴-60治疗机、中子治疗装置与后装治疗机等放射治疗设施，正电子发射计算机断层显像装置（PET）与单光子发射计算机断层显像装置（SPECT）及使用放射性药物进行治疗的核医学设施。其他放射诊疗建设项目为危害一般类。

建设单位应当在可行性论证阶段和竣工验收前分别委托具备相应资质的放射卫生技术服务机构编制放射诊疗建设项目职业病危害放射防护预评价报告和职业病危害控制效果放射防护评价报告。立体定向放射治疗装置、质子治疗装置、重离子治疗装置、中子治疗装置、正电子发射计算机断层显像装置等建设项目的放射防护评价，应由取得甲级评价资质的放射卫生技术服务机构承担。

放射诊疗建设项目职业病危害放射防护评价报告，分为评价报告书和评价报告表。对放射性危害严重类建设项目，应编制评价报告书。对放射性危害一般类建设项目，应编制评价报告表。同时具有不同放射性危害类别的建设项目，应当按照危害较为严重的类别项目编制评价报告书。

建设单位应当在放射诊疗建设项目施工前向卫生健康主管部门申请建设项目职业病危害放射防护预评价审核，并提交下列资料：①放射诊疗建设项目职业病放射防护设施竣工验收申请表；②放射诊疗建设项目职业病危害控制效果放射防护评价报告；③放射诊疗建设项目职业病危害预评价审核同意证明材料（复印件）；④委托申报的，应提供委托申报证明；⑤省级卫生健康主管部门规定的其他资料。

卫生健康主管部门受理竣工验收申请后，对危害一般类建设项目，应当按卫生行政许可的时限进行职业病放射防护设施竣工验收；对危害严重类建设项目，应当按卫生行政许可的时限组织专家对控制效果评价报告进行评审，并进行职业病放射防护设施竣工验收。

（5）安全防护与质量保证

医疗机构应当配备专（兼）职的管理人员，负责放射诊疗工作的质量保证和安全防护。其主要职责是：①组织制定并落实放射诊疗和放射防护管理制度；②定期组织对放射诊疗工作场所、设备和人员进行放射防护检测、监测和检查；③组织本机构放射诊疗工作人员接受专业技术、放射防护知识及有关规定的培训和健康检查；④制定放射事件应急预案并组织演练；⑤记录本机构发生的放射事件并及时报告卫生健康主管部门。

医疗机构的放射诊疗设备和检测仪表，应当符合下列要求：①新安装、维修或更换重要部件后的设备，应当经省级以上卫生健康主管部门资质认证的检测机构对其进行检测，合格后方可启用；②定期进行稳定性检测、校正和维护保养，由省级以上卫生健康主管部门资质认证的检测机构每年至少进行一次状态检测；③按照国家有关规定检验或者校准用于放射防护和质量控制的检测仪表；④放射诊疗设备及其相关设备的技术指标和安全、防护性能，应当符合有关标准与要求。

放射诊疗设备的验收检测、稳定性检测和每年不少于 1 次的状态检测是确保放射诊疗设备合格的重要制度设计。为此，国家还制、修订了大量的放射诊疗设备性能和防护检测技术标准。46 号令及其配套标准为保护患者以及医院放射诊疗工作人员安全与健康权益发挥了极为重要的作用。

放射诊疗工作人员对患者和受检者进行医疗照射时，应当遵守医疗照射正当化和放射防护最优化的原则，有明确的医疗目的，严格控制受照剂量；对邻近照射野的敏感器官和组织进行屏蔽防护，并事先告知患者和受检者辐射对健康的影响。

（四）《放射工作人员职业健康管理办法》（卫生部令第 55 号）

1. 背景介绍

（1）目的和依据

目的是保障放射工作人员的职业健康与安全。

依据是《职业病防治法》和《放射性同位素与射线装置安全和防护条例》。

（2）发布施行及修订情况

2007 年 6 月 3 日，《放射工作人员职业健康管理办法》以卫生部令第 55 号的形式发布，自 2007 年 11 月 1 日起施行。

2. 主要内容

（1）概述

共七章四十六条，包括总则、从业条件与培训、个人剂量监测管理、职业健康管理、监督检查、法律责任和附则以及放射工作人员证格式、放射工作人员职业健康检查项目、放射工作人员职业健康检查表等 3 个附件。以列举法的形式明确开展 5 类活动的企业、事业单位和个体经济组织为放射工作单位。放射工作人员，是指在放射工作单位从事放射职业活动中受到电离辐射照射的人员。

（2）个人剂量监测管理

放射工作单位应当按照《放射工作人员职业健康管理办法》和国家有关标准、规范的要求，安排本单位的放射工作人员接受个人剂量监测。建立并终生保存个人剂量监测档案。个人剂量监测工作应当由具备资质的个人剂量监测技术服务机构承担。

根据《职业性外照射个人监测规范》（GBZ 128—2019）和《职业性内照射个人监测规范》（GBZ 129—2016），对外照射个人剂量监测，常规监测周期一般为 1 个月，最长不应超过 3 个月；对内照射个人剂量监测，根据具体情况确定常规监测周期，空气中存在 ^{131}I 的工作场所，至少每个月用体外测量方法监测甲状腺一次，其他有职业内照射的情况可 3~6 个月监测一次。

放射工作人员进入放射工作场所，应当注意：①正确佩戴个人剂量计；②操作结束离开非密封放射性物质工作场所时，按要求进行个人体表、衣物及防护用品的放射性表面污染监测，发现污染要及时处理，做好记录并存档；③进入辐照装置、工业探伤、放射治疗等强辐射工作场所时，除佩戴常规个人剂量计外，还应当携带报警式剂量计。

（3）职业健康管理

放射工作人员上岗前，应当进行上岗前的职业健康检查，符合放射工作人员健康标准的，方可参加相应的放射工作。放射工作单位不得安排未经职业健康检查或者不符合放射工作人员职业健康标准的人员从事放射工作。放射工作单位应当组织上岗后的放射工作人员定期进行职业健康检查，两次检查的时间间隔不应超过 2 年，必要时可增加临时性检查。放射工作人员脱离放射工作岗位时，放射工作单位应当对其进行离岗前的职业健康检查。对参加应急处理或者受到事故照射的放射工作人员，放射工作单位应当及时组织健康检查或者医疗救治，按照国家有关标准进行医学随访观察。放射工作单位不得安排怀孕的妇女参与应急处理和有可能造成职业性内照射的工作。哺乳期妇女在其哺乳期间应当避免接受职业性内照射。

放射工作单位应当为放射工作人员建立并终生保存职业健康监护档案。职业健康监护档案应包括以下内容：①职业史、既往病史和职业照射接触史；②历次职业健康检查结果及评价处理意见；③职业性放射性疾病诊疗、医学随访观察等健康资料。

职业性放射性疾病的诊断鉴定工作按照《职业病诊断与鉴定管理办法》和国家有关标准执行。

（五）《职业卫生技术服务机构管理办法》（国家卫生健康委员会令第 4 号）

1. 背景介绍

（1）目的和依据

目的是加强对职业卫生技术服务机构的监督管理，规范职业卫生技术服务行为。

依据是《职业病防治法》。

（2）发布施行及修订情况

2020 年 12 月 31 日，以国家卫生健康委员会令第 4 号的形式公布，自 2021 年 2 月 1 日起施行。2023 年 11 月，国家卫生健康委员会令第 11 号修改。

2. 主要内容

（1）概述

共六章五十一条，包括总则、资质认可、技术服务、监督管理、法律责任和附则。

（2）适用范围

适用于在中华人民共和国境内申请职业卫生技术服务机构资质，从事职业卫生检测、评价技术服务以及卫生健康主管部门实施职业卫生技术服务机构资质认可与监督管理。但不适用于个人剂量监测、放射防护器材和含放射性产品检测、医疗机构放射性危害评价等技术服务机构的管理。

职业卫生技术服务机构，是指为用人单位提供职业病危害因素检测、职业病危害现状评价、职业病防护设备设施与防护用品的效果评价等技术服务的机构。

（3）资质认可

职业卫生技术服务机构资质由省、自治区、直辖市卫生健康主管部门认可及颁发证书。取得资质的职业卫生技术服务机构，可以根据认可的业务范围在全国从事职业卫生技术服务活动。2023 年11 月《国家卫生健康委关于修改〈职业卫生技术服务机构管理办法〉的决定》（国家卫生健康委员会令第 11 号）对 4 号令做了修改，落实了上述要求，自 2023 年 12 月 1 日起施行。

（4）对职业卫生技术服务行为的要求

职业卫生技术服务机构应当建立、健全职业卫生技术服务责任制，明确相关负责人的管理职责；职业卫生技术服务机构开展相关技术服务活动应遵循相关法律法规和标准规范，如实记录技术服务原始信息，确保相关数据信息可溯源；职业卫生技术服务机构及其专业技术人员应遵守相关行为规范；职业卫生技术服务机构应建立技术服务档案并对技术报告相关信息进行公开等。

（六）《放射卫生技术服务机构管理办法》（国卫监督发〔2012〕25号）

1. 背景介绍

（1）目的和依据

目的是规范放射卫生技术服务行为，加强对放射卫生技术服务机构的管理。

依据是《职业病防治法》和《关于职业卫生监管部门职责分工的通知》（中央编办发〔2010〕104号）。

（2）发布施行及修订情况

2012年4月12日，以卫监督发〔2012〕25号文件的附件形式公布。2017年5月（国卫监督发〔2017〕27号）和2020年8月（国卫职健函〔2020〕340号）两次修订。

2015年7月，国家卫生计生委发布第3号公告，将放射防护器材和含放射性产品检测机构、医疗机构放射性危害评价（甲级）机构行政审批下放至省级卫生健康主管部门。

2022年4月，《国家卫生健康委办公厅关于进一步规范放射卫生技术服务机构资质管理工作的通知》（国卫办职健发〔2022〕7号）对资质申请材料、技术评审项目及要求的部分规定进行了重大调整，主要修改内容包括不再以技术服务机构取得检验检测机构资质认定证书（CMA）作为前置条件，对放射诊疗设备性能检测项目做了进一步细化，强化了现场评审，要求重点审核申请检测项目的检测方法规范建立情况，对已取得CMA证书或中国合格评定国家认可委员会（CNAS）实验室认可证书且在有效期内的检测项目，不再重复审核检测方法建立情况，直接判定符合要求。通过验证、确认或论证的方式开展检测能力评估；项目参数未全覆盖相关检测标准（方法）的，此项检测能力不予确认。

2. 主要内容

（1）概述

共七章三十二条，包括总则、申请与受理、技术服务、监督管理、法律责任和附则以及放射卫生技术服务机构仪器设备条件、放射卫生技术服务机构资质审定申请表（样式）、技术评审要求、技术评审项目和判定标准、整改意见通知书（样式）、放射卫生技术服务机构资质变更申请表、放射卫生技术服务机构资质延续申请表、放射卫生技术服务机构资质证书（样式）等8个附件。

（2）资质划分及审批

放射卫生技术服务机构，是指为医疗机构提供放射诊疗建设项目职业病危害放射防护评价、放射卫生防护检测，提供放射防护器材和含放射性产品检测、个人剂量监测等技术服务的机构。

放射卫生技术服务机构资质包括：①放射诊疗建设项目职业病危害放射防护评价资质，分为甲级资质和乙级资质；②放射防护器材和含放射性产品检测资质；③放射卫生防护检测资质；④个人剂量监测资质。根据2016年7月2日第二次修正的《职业病防治法》第十七条的规定，并参考2021年2月1日起施行的《职业卫生技术服务管理办法》第三条规定的精神，《国家卫生健康委办公厅关于进一步规范放射卫生技术服务机构资质管理工作的通知》（国卫办职健发〔2022〕7号）强调对检测的资质要求和管理，对检测项目分类做了优化和细化，淡化了对评价的机构资质要求。

放射卫生技术服务机构资质审定均由省级卫生健康主管部门负责。放射诊疗建设项目职业病危害放射防护评价资质（目前仍继续分为甲级、乙级）中包含放射卫生防护检测项目和（或）个人剂量监测项目的，不必再单独申请放射卫生防护检测资质和（或）个人剂量监测资质。

（3）放射卫生技术服务机构的基本条件

从事放射卫生技术服务的机构应具备的基本条件包括：①具有法人资格或法人授权资格；②有固定的办公场所和从事相应放射卫生技术服务的工作场所及工作条件；③能独立开展相应的技术服务工作；④岗位设置合理，职责明确；⑤有完善的质量管理控制体系。

（4）放射卫生技术服务检测项目

根据2022年4月印发的《国家卫生健康委办公厅关于进一步规范放射卫生技术服务机构资质管理工作的通知》（国卫办职健发〔2022〕7号），放射卫生技术服务检测项目范围内4大类项目，相较于《放射卫生技术服务机构管理办法》（国卫监督发〔2012〕25号）文件对工作场所放射防护检测和设备性能检测项目的要求，做了大幅度的细化和优化，具体如下：①放射诊疗设备性能检测，进一步分为放射诊断设备性能检测（9小项）、介入放射学设备性能检测（1小项）、放射治疗设备性能检测（12小项）以及核医学设备性能检测（6小项）；②放射诊疗场所检测，分为放射诊断工作场所、放射治疗工作场所以及核医学工作场所的放射防护检测3项；③个人剂量监测，细分为X、γ射线、β射线、中子和内照射个人监测剂量等4小项；④放射防护器材和含放射性产品检测（2小项）。《放射卫生技术服务机构管理办法》（国卫监督发〔2012〕25号）文件正在修改。

第三节　放射卫生标准

一、基本概念

（一）标准

指通过标准化活动，按照规定的程序经协商一致制定，为各种活动或其结果提供规则、指南或特性，供共同使用和重复使用的文件。

（二）标准化

指为了在既定范围内获得最佳秩序，促进共同效益，对现实问题或潜在问题确立共同使用和重复使用的条款以及编制、发布和应用标准的活动。

（三）卫生健康标准

指国家卫生健康委为实施国家卫生健康法律法规和政策，保护人体健康，在职责范围内对需要在全国统一规范的事项，按照标准化制度规定的程序及格式制定并编号的各类技术要求。

（四）放射卫生标准

指国家卫生健康委为实施放射卫生法律法规和政策，保护人体健康，在职责范围内对需要在全国统一规范的事项，按照卫生健康标准化制度规定的程序及格式制定并编号的各类技术要求。

二、放射卫生标准体系

截至 2023 年 10 月，现行有效的放射卫生标准共 131 项，包括：放射卫生防护标准 85 项、放射性疾病诊断标准 46 项。其中，国家标准 21 项，国家职业卫生标准 81 项，卫生行业标准 29 项；强制性标准 53 项，推荐性标准 78 项。

（一）标准范围、分类和体系结构

1. 范围

核和辐射相关的放射卫生防护标准，核和辐射突发事件及事故的卫生应急准备与处置标准，放射工作人员职业健康监护标准，职业性放射性疾病的诊断标准，放射诊疗设备质量控制检测标准，辐射检测、监测标准，放射防护设施与防护器材等标准。

2. 分类

放射卫生标准分类如图 12-2 所示。

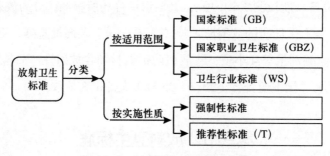

图 12-2　放射卫生主要标准分类

除上述类别外，放射卫生标准还包括地方标准和团体标准。

3. 体系结构

目前放射卫生标准体系分为放射卫生防护标准体系和放射性疾病诊断标准体系 2 个部分。其中，放射卫生防护标准分为通用基础类、计划照射类、现存照射类、应急照射类、检测与核素分析类、防护设施与器材类、培训与管理类和其他标准等 8 类。放射性疾病诊断标准分为通用基础类、职业健康监护类、职业性放射性疾病诊断与处理类、剂量估算类、核与放射事故医学处置类和其他标准等 6 类。

（二）放射卫生防护标准体系

1. 通用基础类

通用基础类标准是具有广泛的适用范围或包含一个特定领域的通用条款的标准。根据放射卫生防护标准现状，将这类标准进一步划分为名词术语标准、基本标准和基础参数标准等3类。

2. 计划照射类

计划照射类标准是针对计划照射情况下的各类实践活动，以保护人员健康为目的的放射防护要求。根据电离辐射的实际应用情况，将此类标准分为医学应用标准、工业应用标准、安全检查标准及其他标准4类。其中，依据《放射诊疗管理规定》和标准现状，将医学应用标准再细分为X射线影像诊断和介入放射学标准、放射治疗标准、核医学标准和其他应用标准等4类。依据《放射工作人员职业健康管理办法》，将工业应用标准分为放射性同位素标准、射线装置标准、核燃料循环标准和其他应用标准4类。

3. 现存照射类

现存照射类标准是以尽可能控制照射水平，将照射降低到接近或可近似视为"正常"情况的水平，尽可能保护人员以健康为目的的放射卫生防护标准。结合现行标准情况，进一步分为场所标准、饮用水标准和其他标准3类。其中，根据场所类型，将场所标准进一步分为工作场所标准和其他场所标准2类。

4. 应急照射类

应急照射类标准是以预防和减少核与放射事故的健康危害为目的制定的防护策略。参考（IAEA）基本安全标准，这类标准主要包括应急管理体系相关标准、公众照射防护、应急工作人员受照控制等。根据标准涉及内容，将此类标准进一步分为应急准备标准、应急响应标准和其他标准3类。

5. 检测与核素分析类

检测与核素分析类标准通常是实施有关法律法规要求所必需的或配套相应放射卫生防护要求的标准，或开展放射卫生检测监测工作所需的各类方法标准。根据此类标准的不同内容，进一步分为放射诊疗设备质量控制检测标准、个人监测标准、场所监测标准、放射性物质检测标准和其他标准5类。

我国放射诊疗设备质量控制检测标准以强制性卫生行业标准（WS）发布，各项检测指标与国际接轨，特点在于给出了各项指标验收检测、状态检测和稳定性检测的技术要求/判定标准（即允许偏离的范围）。

6. 防护设施与器材类

防护设施与器材类标准是根据《职业病防治法》制定的与职业性放射性疾病防治有关的、对防护设施和器材的技术要求。

7. 培训与管理类

培训与管理类标准是落实《职业病防治法》中有关职业卫生培训和用人单位职业病防治要求的技术标准。根据标准技术内容的不同，进一步分为培训标准和管理标准2类。

8. 其他标准

根据放射卫生防护标准现状，将目前无法归入上述7类的标准归入此类。

（三）放射性疾病诊断标准体系

1. 通用基础类

与放射性疾病诊断有关的基础标准和通用要求，进一步分为术语和分类标准、通用标准 2 类。

2. 职业健康监护类

实施《职业病防治法》《职业健康检查管理办法》和《放射工作人员职业健康管理办法》中有关放射工作人员健康监护要求所必需的技术标准。包括健康要求、职业健康检查、医学随访等。根据标准技术内容，进一步分为健康要求及监护标准和医学随访标准 2 类。

3. 职业性放射性疾病诊断与处理类

为了落实《职业病防治法》和《职业病诊断与鉴定管理办法》中关于职业性放射性疾病诊断和鉴定要求，而制定的与《职业病分类和目录》中规定的职业性放射性疾病相对应的诊断标准及有关的处理原则。根据标准的内容，进一步分为诊断标准和处理原则 2 类。

4. 剂量估算类

各类照射情况下对受照人员进行剂量估算的方法标准，通过估算剂量为相关放射损伤和疾病的诊断和治疗提供依据和支持。根据方法类型进一步分为物理学方法标准和生物学方法标准 2 类。

5. 核与放射事故医学处置类

指为了落实卫生健康部门承担的核与放射事故医学处置（救援）责任而制定的技术标准。用于指导事故情况下对辐射损伤人员的医学诊断及救治、心理援助，去除或降低人员、设备、场所、环境等的放射性污染等工作。此类标准进一步分为医学应急准备和医学应急响应 2 类。

6. 其他标准

根据放射性疾病诊断标准现状，将目前未能归入上述 5 类的标准归入此类。

三、基本安全标准

（一）我国基本安全标准

GB 18871—2002 技术内容等效采用了《国际电离辐射防护和辐射源安全基本安全标准》（IBSS—1996）（主要依据 ICRP 第 60 号出版物制定）的内容。由前言、11 章和 9 个附录组成。技术内容全部为强制性。规定了对电离辐射防护和辐射源安全的基本要求。适用于实践和干预中人员所受电离辐射照射的防护和实践中源的安全。不适用于非电离辐射（如微波、紫外线、可见光及红外辐射等）对人员可能造成危害的防护。

GB 18871—2002 规定的内容按一般要求、主要要求和详细要求 3 个层次逐层深入。标准的第 3 章一般要求和第 4 章对实践的主要要求、第 5 章对干预的主要要求，从一般要求和主要要求 2 个层次上概述对电离辐射防护与辐射源安全基本要求的总原则。第 6 章至第 11 章分别针对职业照射、医疗照射、公众照射、潜在照射、应急照射情况和持续照射情况等 6 种照射对象与情况提出详细要求，展开实质性内容。这 6 章属标准的第三个层次详细要求，是标准的重点内容。标准的主要定量要求以及实施标准的有用资料均列为附录。

（二）国际基本安全标准

2014 年，《国际辐射防护和放射源安全的基本安全标准》（IBSS—2014）由欧洲委员会、联合国粮食及农业组织、国际原子能机构、国际劳工组织、经济合作与发展组织核能机构、泛美卫生组织、联合国环境规划署和世界卫生组织等 8 个国际组织批准并联合发布。

IBSS—2014 与原标准（IBSS—1996）比较，内容上主要有以下变化：

一是调整放射防护体系。IBSS—2014 采用了 ICRP 第 103 号出版物建立的基于照射情况的防护体系，将照射情况分为计划照射情况、应急照射情况和现存照射（也称既存照射）情况 3 种。对每一类照射情况的放射防护要求进一步细分。其中，对计划照射情况，分为职业照射、公众照射和医疗照射的防护要求；对应急照射情况和现存照射情况，分为职业照射和公众照射的防护要求。

二是调整剂量限值。采用了 2011 年 4 月 ICRP 关于组织反应的声明和 2012 年 ICRP 发布的第 118 号出版物中对计划照射情况下职业照射的眼晶状体剂量限值建议，即：连续 5 年眼晶状体接受的年平均当量剂量 20mSv；并且任何单一年份的当量剂量不超过 50mSv。而此前该剂量限值是每年 150mSv。

三是氡的放射防护部分内容考虑了 ICRP 在 2009 年对氡的声明。

四是进一步突出了对医疗照射正当化判定等防护与安全要求。

五是认为天然存在的放射性物质（normally occurring radioactive materials，NORM）导致的职业照射管理可能涉及众多行业，包括氡内照射和伽玛外照射。要注意分级，突出重点和高风险。其个人剂量可能超过现在的职业照射剂量限值。

四、放射卫生相关国际标准及出版物概述

（一）国际原子能机构（IAEA）标准及出版物

IAEA 成立于 1957 年，其出版物包括安全标准、安全报告、应急准备和响应出版物、辐射评价报告、技术报告、技术文件、核安全组报告、人类健康报告、核安保丛书、核能丛书、培训课程等 20 余个系列。

IAEA 安全标准涵盖的领域包括核安全、辐射安全、运输安全和废物安全 4 类。

IAEA 安全标准分为 3 个层次：①安全基本法则（F）；②安全要求（R），包括一般安全要求（GSRs）和特定安全要求（SSRs）；③安全导则（G），包括一般安全导则（GSGs）和特定安全导则（SSGs）。

IAEA 安全标准的长期结构见图 12-3。

（二）国际放射防护委员会（ICRP）出版物

ICRP 成立于 1928 年，由主委员会、科学秘书处、四个专业委员会（分别是 C1 辐射效应、C2 辐射剂量、C3 医学和 C4 应用方面的工作）和以编写出版物（Publication）为职责的一系列任务组组成。

1928 年 7 月，ICRP 发布了其第一份国际建议书。ICRP 自 1958 年发布第 1 号出版物《国际放射防护委员会建议书》后，就采用"ICRP Publication+ 阿拉伯数字"的形式编号发布出版物。ICRP 出版物的科学性和严谨性，使得其成为专业领域内的权威出版物，是 IAEA、WHO、ISO 等国际组织及有关国家的标准化机构制定放射防护标准的重要依据。

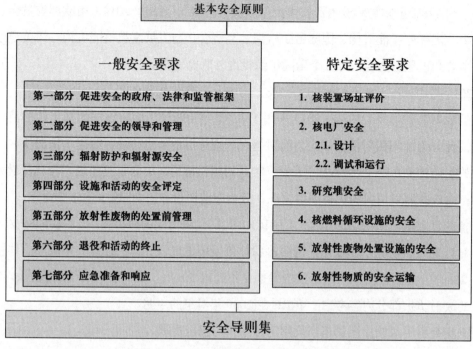

图 12-3　IAEA 的安全标准的长期结构

注：资料来源于欧洲委员会、联合国粮食及农业组织、国际原子能机构等。

（三）国际辐射单位和测量委员会（ICRU）出版物

ICRU 成立于 1928 年，制定和发布有关电离辐射的量和单位、术语、测量程序和参数的国际公认建议，以便安全、有效地将电离辐射应用于医学诊断和治疗、辐射科学和技术以及个人和人群的放射防护。自 2019 年起，ICRU 在期刊 *Journal of the ICRU* 上发布其报告。

（四）国际标准化组织（ISO）标准

ISO 成立于 1947 年，是世界上最大的非政府性标准化专门机构。ISO 发布的国际标准中，与放射卫生相关的主要是"核能、核技术、放射防护技术委员会""水质量技术委员会／放射性测量分委员会"和"职业健康与安全管理技术委员会"发布有关放射防护、放射性物质检测和职业健康管理方面的标准。

（五）国际电工委员会（IEC）标准

IEC 成立于 1906 年，是世界上成立最早的国际性非政府电工标准化机构，负责有关电气工程和电子工程领域中的国际标准化工作。IEC 发布的国际标准中，与放射卫生相关的主要是核设施仪表和控制、辐射防护仪表和与电离辐射有关的医用电气设备方面的标准。

（六）世界卫生组织（WHO）指南

WHO 是 1948 年成立的联合国专门机构，负责辐射方面工作的是全民健康覆盖／改善人口健康司（Division of Universal Health Coverage/Healthier Populations）的环境、气候变化与健康部（Department of Environment, Climate Change and Health）的辐射与健康科（Radiation and Health Unit），核心职能之一是制定确保适当使用证据的全球指南。WHO 指南包括标准指南、汇编指南（又称为"指南汇编"）、暂行指南和应对紧急情况或紧急需求而制定的指南等 4 种主要类型及其他一些不常用的指南类型（如采纳外部组织制定的指南）。目前，WHO 指南中有关放射的内容主要是有关核和辐射应急、切尔诺贝利事故健康效应、室内氡控制、食品和饮用水、影像检查的辐射风险等方面的指南。

（七）联合国原子辐射效应科学委员会（UNSCEAR）出版物

UNSCEAR 成立于 1955 年，是联合国设立的专门负责收集、分析和评价各种天然和人工电离辐射照射剂量水平与生物效应信息的机构。UNSCEAR 并不制定和发布国际标准，而是由联合国授权，收集、汇编和分析评述各国及各相关组织提供的有关报告以及有关电离辐射照射水平与生物与健康效应的可引用科技文献，向联合国大会报告据此所得的主要结论，并以联合国大会正式文件印发，同时再加上汇编整理大批有价值的"科学附件"。以"UNSCEAR 报告书"的形式不定期公开出版发行，成为研究电离辐射照射水平与健康效应包括有关核辐射事故的重要权威文献。

第十三章

放射工作人员职业健康管理

第一节 概　述

放射工作人员（radiation workers，workers occupationally exposed to ionizing radiation），可以理解为从事放射工作的人员。但实际上，因为它有随之而来的一系列义务和权利，在国内外都是有严格定义的。根据部门规章《放射工作人员职业健康管理办法》（卫生部令第 55 号），放射工作人员是指在放射工作单位从事职业活动中受到电离辐射照射的人员，其定义是用列举法给出的，它是指在工作中涉及放射性同位素、射线装置各个工作环节的工作人员，包括核工业从勘探采冶到后处理全链条生产各个环节的工作人员，从事辐射监测的工作人员，以及卫生健康部门规定的其他活动的工作人员。

要注意的是，射线装置不同于放射性同位素，在断电的非工作状态下，射线装置一般是不会产生辐射的。因此，在生产、销售、使用、运输、贮存和废弃处理的各个环节中，射线装置的销售、运输、贮存和废弃环节的工作人员不是放射工作人员，这一点不同于放射性同位素，后者各个环节的工作人员都是放射工作人员。

在国际上，根据《国际辐射防护和辐射源安全基本安全标准》（BSS），放射工作人员是指受聘用全日、兼职或临时从事放射工作并已了解与职业放射防护有关的权利和义务的任何人员，聘用人员被认为同时具有法人和工作人员的责任。从这一定义出发，工作人员接受旨在了解自己权利和义务的培训是成为放射工作人员的前提条件。

放射工作人员在工作中接受职业照射的类别见表 13-1。目前，我国放射工作人员大概有 80 万人。其中，在各级放射诊疗机构从事放射工作的工作人员数量到 2022 年约为 48.6 万人，工业领域的放射工作人员数量约为 18.6 万人，两者合计为 67.2 万人，再加上核工业系统的放射工作人员，估计总数约为 80 万人。这并不包括数量巨大的在井下工作受到职业氡照射的非铀矿山矿工。

表 13-1　接受职业照射的类别

职业分类		代号
1　核燃料循环	铀矿开采	1A
	铀矿水冶	1B
	铀的浓缩和转化	1C

职业分类		代号
1　核燃料循环	燃料制造	1D
	反应堆运行	1E
	燃料后处理	1F
	核燃料循环研究	1G
2　医学应用	诊断放射学	2A
	牙科放射学	2B
	核医学	2C
	放射治疗	2D
	其他	2E
3　工业应用	工业辐照	3A
	工业探伤	3B
	发光涂料工业	3C
	放射性同位素生产	3D
	测井	3E
	加速器运行	3F
	其他	3G
4　天然源	民用航空	4A
	煤矿开采	4B
	其他矿藏开采	4C
	石油和天然气工业	4D
	矿物和矿石处理	4E
	其他	4F
5　国防活动	核舰艇及支持设备	5A
	其他防卫活动	5B
6　其他	教育	6A
	兽医学	6B
	其他	6C

需要特别注意的是，目前放射卫生工作主要围绕计划照射场景中接触人工源的放射工作单位进行，对现存照射场景中的职业照射的关注有待进一步提升。现存照射场景中需要关注的职业照射主要包括非铀矿山矿工井下氡暴露（人数巨大，年剂量可能较高）、航空机组人员受到的宇宙射线照射（7.6万名飞行员，年剂量1.5mSv；9.7万名乘务人员，年剂量1.9mSv）以及天然存在的放射性物质（NORM）导致的汽油行业的职业照射。

放射工作人员职业健康管理是依据法规标准，对放射工作人员个人和群体的职业病危害因素进行全面管理的过程，包括培训、职业健康监护、个人剂量监测和职业病诊断与鉴定以及相关档案管理等方面，其主体是用人单位和监管部门。健康监护是依据法规标准，为了工作人员岗位的适任性，在健康检查基础上的判定和行动，主体为用人单位。健康检查则是依据法规标准开展的具体的职业健康检查行为，主体为医疗机构。

第二节 培 训

根据《放射工作人员职业健康管理办法》规定，放射工作人员上岗前、调换工作岗位前应接受放射防护培训，考核合格方可参加相应的工作。上岗后每 1~2 年接受一次再培训和再考核。上岗前的培训时间不少于 4 天，再培训时间不少于 2 天。放射防护培训应当由有资格的单位承担。用人单位会同有资格的单位共同负责培训计划的制订，并按照国家有关规定和标准的要求实施培训和考核。

放射危害因素不同于其他职业危害因素，是密封源、非密封放射性物质或射线装置发出的以 α、β、γ 和中子射线等形式存在的电离辐射，它无色、无味，人体是感知不到的。无论是外照射、内照射还是皮肤表面污染，都可能导致组织反应和随机效应，特别是随机效应，一般认为不存在剂量阈值，风险的大小与受照剂量相关。通过培训了解电离辐射的基本知识，包括辐射来源、可能的健康危害、法规标准规定的防护要求，了解自己的权利和义务，从而提高工作人员的意识和认知水平，提高采取防护行动的自觉性是重要的。

培训的主要内容包括但不限于以下内容：①职业病防治的相关法律、法规、规章和标准。②电离辐射基础知识：包括但不限于原子结构，辐射的类型、辐射量的概念与单位；结合实际工作，重点介绍工作场所的辐射类型、存在的形式、主要的辐射源项、剂量率等。③辐射的健康效应，细胞结构和DNA 损伤、确定性效应 / 有害组织反应、随机性效应等。④电离辐射防护原则：放射防护三原则，外照射防护三项主要措施，内照射防护的基本方法。有关的导则和限值标准。⑤辐射监测及其结果的解释与评价：工作场所监测、表面污染监测、个人外照射监测、个人内照射监测，相关结果的含义与解释。⑥主要的工程防护和措施：屏蔽防护，通风，工作场所分区，防护设施损坏的发现与报告等。⑦应急与救援：应急计划，工作场所应急逃生通道的位置；放射性损伤的救援知识；放射性物质污染伤口的处理要点；相关案例分析。⑧职业性放射性疾病的诊断和伤残鉴定：职业病分类和目录，13 种职业性放射性疾病，可以计算 PC/AS 的恶性肿瘤；诊断的主要程序，所需要的材料，伤残鉴定及其待遇；相关案例分析。

关于培训的具体要求，按照《辐射安全培训规定》（GB 11924—89）和《医学放射工作人员放射防护培训规范》（GBZ/T 149—2015）执行，在相关事件的具体防护标准中有更加明确和更有针对性的要求，如《稀土生产场所放射防护要求》（GBZ 139—2019）。

有些地方，不仅对放射工作人员进行培训，还特别注意到了强化对企业法人代表和分管领导的培训，加强对这些负责人法律法规的培训，取得了较好的效果。

经过上岗培训后，应落实《职业病防治法》第 33 条的要求，应当将工作过程中可能产生的职业病危害及其后果、职业病防护措施和待遇等如实告知劳动者，包括劳务派遣人员、临时工等。比如在《非铀矿山开采中氡的放射防护要求》（GBZ/T 256—2014）中提供了格式化的告知。

第三节　职业健康监护

放射工作人员职业健康监护（occupational health surveillance of radiation worker），指为保证放射工作人员上岗前及在岗期间能适任其拟承担或所承担的工作岗位任务而进行的医学检查（也就是职业健康检查）及适任性评价。其性质不同于一般的健康检查，是一种准入与从业或继续从业的前提条件。

健康监护早期称为医学监督，始于 20 世纪 40 年代核工业起步阶段的美、英等国家。1965 年，在 ICRP 第 9 号出版物《辐射防护基本标准》中得到体现；1977 年，ICRP 第 26 号出版物提出射防护三原则，并建议用健康监护（health surveillance）代替医学监督（medical supervision）。我国放射工作人员健康监护始于 20 世纪 50 年代，是伴随着我国核工业的起步而建立起来的，主要强调严格的个人剂量监测和严格的、频繁的健康检查，突出对血象特别是白细胞计数的检查。到 20 世纪 80 年代后期，开始扩展到军事和核工业以外的系统。1985 年 10 月实施放射工作人员个人剂量监测制度，1988 年 4 月开始在全国普遍实行放射工作人员健康检查制度。1997 年 6 月 5 日，《放射工作人员健康管理规定》（卫生部第 52 号令）发布，至此我国放射工作人员健康管理基本定型。

职业健康检查的目的是通过一系列的临床检查，检出不适合拟从事或继续从事放射工作及其具体岗位的人员。同时，获得和积累基线健康资料以作为事故或应急照射时医学干预、职业病诊断等辐射危险评价的重要参考资料，在职业病诊断时或法律诉讼时，健康检查资料在厘清各方责任中也有一定的作用。

健康检查根据检查的时间分为上岗前、在岗期间、离岗时健康检查以及应急／事故照射时的健康检查。

新上岗不仅是第一次从事放射工作，而且是从事放射工作的职业照射类别和岗位的变动。因为不同的职业照射类别和岗位需要的防护知识和身体条件可能有所不同。比如，原先从事放射诊断，现在改为从事核医学；原先从事放射诊断，现在改为从事放射治疗等，因为新的岗位所需要的知识以及健康条件有所不同，也应视为新上岗。再者，如果是更换用人单位和雇主，从厘清未来职业病防治责任的角度，即使从事同样的工作及岗位，也应进行原单位的离岗和新单位的上岗前职业健康检查。

一、职业健康检查项目的确定原则

放射工作单位和职业健康检查机构在确定职业健康检查项目时，应收集并分析放射工作单位和每一名放射工作人员职业健康检查的具体情况，并充分考虑以下因素：

①根据职业病危害因素分类与目录，明确具体接触的放射性职业病危害因素，如密封源、非密封源、射线装置、中子发生器、氡及其子体等；②明确照射类型（外照射、内照射、皮肤污染；全身照射、局部照射）、照射时间、操作方式（隔室操作，近源操作）以及防护情况（设施防护是否合格、个人防护用品佩戴情况等）；③受照剂量的大小；④放射工作人员的基本情况：性别、年龄、个人病史、婚育史、吸烟饮酒史、家族疾病史、自觉症状、职业史和职业照射史等；⑤应包括对电离辐射损

伤敏感组织和器官（如眼晶状体、血液和造血系统以及甲状腺等）的检查；⑥结合对个人剂量监测情况（监测是否科学完整、实际佩戴情况、是否有超剂量照射等）可增加外周血淋巴细胞染色体非稳定畸变分析等生物剂量检测的内容；⑦为评价机体各个系统功能状态，评估低剂量照射健康风险，可选择一些血清标志物检测或无损检查项目。

还应考虑职业健康检查的分类与性质：

①上岗前检查，检查项目应更为系统和完整，以便于全面和科学地评价工作人员的初始健康情况。上岗前检查应包括全部在岗期间体检的项目，以便于对检查结果进行评价。②在岗期间检查，在上岗前检查项目的基础上，进一步结合工作人员具体的职业照射史、医学史、症状和体征等，侧重于内照射靶器官和对电离辐射损伤敏感组织和器官的检查。例如，对于接触放射性碘等非密封源的工作人员，可以进行甲状腺超声波检查和功能测定；对于长期吸烟并有高水平氡及其子体暴露的工作人员，可以进行痰细胞学检查；③离岗检查，检查项目应与上岗前检查一致，并根据实际情况补充必要的检查。

实际工作中，这些具体项目的确定，是由放射工作单位和放射工作人员职业健康检查机构协商决定的，并应满足国家相关法规的最低要求。

部门规章《放射工作人员职业健康管理办法》（卫生部令第 55 号）和《放射工作人员健康要求及监护规范》（GBZ 98—2020）对放射工作人员职业健康检查项目有明确的规定。

国际上关于放射工作人员职业健康监护的重要技术文件是国际原子能机构、国际劳工组织和世界卫生组织联合编著、1998 年出版的安全报告系列第 5 号《电离辐射职业受照人员健康监护——职业医师指南》。

二、职业健康检查项目与体检周期

根据《放射工作人员职业健康管理办法》（卫生部令第 55 号）和《放射工作人员健康要求及监护规范》（GBZ 98—2020），放射工作人员职业健康检查首先分为上岗前、在岗期间、离岗时健康检查以及应急 / 事故照射时的健康检查，体检项目分为必检项目和选检项目 2 大类。

选检项目，或称为补充检查项目，是在必检项目的基础上，结合一些有特殊要求的放射工作岗位，比如非密封放射性物质工作场所（皮肤不能有疾患或伤口）、需要穿戴呼吸防护装置的场所（对心肺功能有一定要求），对高氡暴露矿工如铀矿工、高氡暴露的非铀矿工等井下工作人员，结合年龄、工龄、吸烟等其他风险因素，可以考虑增加肺部的低剂量 CT 扫描和痰脱落细胞检查。对涉及铀的工作人员，注意对与铀肾脏毒性相关的肾脏和肝脏的检查。对接触放射性碘者，重视对甲状腺的检查。近年来，对核辐射的心理后果较为关注，必要时，对关键岗位的工作人员包括应急队员可以增加人格的心理学测试，对放射存在严重心理障碍的人不宜从事这样的工作。

还要处理好与一般健康体检的关系，如果工作人员的平均年龄较大，结合常见病、慢性病的一级预防，可以增加血糖、血脂等检查项目，也可以考虑一些常见的防癌筛查项目。

在职业健康检查周期方面，用人单位应当根据放射工作人员岗位的性质（与照射方式和剂量有关）和工作条件，及时组织上岗后的放射工作人员定期进行职业健康检查，2 次检查的时间间隔不应超过 2 年，也可以根据工作人员职业照射的具体情况和健康状况，将体检周期适当缩短。目前放射诊疗机构的放射工作人员基本是 1 年 1 次。

三、染色体畸变分析和微核分析

电离辐射导致健康效应的生物学机制之一是照射导致了以 DNA 双链断裂为特点的染色体损伤。染色体非稳定性畸变，特别是双着丝粒染色体自发率低（每 1000 个淋巴细胞中有 0.5~1 个）、对电离辐射照射敏感且特异，在需要对可疑物理剂量测量值的确认或舍弃、缺失物理剂量、既往未被确认的辐射事故以及判定个体的放射敏感性方面特别有用。

在实践中，我国有特色的放射工作人员职业健康检查项目是外周血淋巴细胞染色体畸变分析，一般要求在岗前、在岗期间和离岗时进行。特别是对于存在显著的职业照射健康风险的核医学、介入放射学、工业探伤等放射工作人员而言，这一分析可以弥补个人剂量监测的不足（不按照要求佩戴个人剂量计，故意让个人剂量计受到照射等）。

考虑到现在个人剂量计佩戴还有不规范之处，放射工作人员职业健康检查时开展染色体畸变分析是不可或缺的。我国各地区个人剂量异常人次占总人次百分比在 0.2%~1.6%，其原因多种多样。在其他国家，除非放射工作的受照剂量较大，比如剂量远大于年剂量限值但低于确定效应的阈值（<1000/2000mGy）时，一般才需要进行生物剂量估计。但即使这样，有证据表明，为了确定放射工作人员的真实受照情况，染色体非稳定性畸变分析是非常有价值的。

关于外周血淋巴细胞染色体畸变分析，为岗前必检项目，在岗期间为选检项目。必检项目为外周血淋巴细胞微核分析。尽管微核分析价格更便宜，但其特异性较差，且在没有岗前基线的情况下，仅在岗期间开展微核分析很难判定其意义和价值，建议还是要突出染色体畸变分析，特别是从事近源、非密封等操作的工作人员。在岗前、离岗时检查中要增加外周血淋巴细胞微核分析。

为了提高放射工作人员职业健康体检中染色体畸变分析的质量和水平，国家颁布实施了《放射工作人员职业健康检查外周血淋巴细胞染色体畸变检测与评价》（GBZ/T 248—2014）。

四、眼晶状体检查

眼晶状体是电离辐射照射损伤的最敏感器官之一。长久以来认为，电离辐射照射导致眼晶状体混浊和视力影响后表现为白内障是典型的有害组织反应，有明确的剂量阈值，主要与皮质型混浊和后囊下混浊有关。但进入 21 世纪后的一系列研究发现，眼晶状体的辐射敏感性比原先认识的可能更高，因此其组织反应的剂量阈值有了大幅降低。与职业照射水平和模式接近的我国阳江高本底地区居民健康研究证实，每年 2.4mGy 的慢性外照射，显著增加了当地居民眼晶状体发生混浊的风险，且后囊下混浊的发生不存在剂量阈值。

2011 年 4 月 21 日 ICRP 发表《关于组织反应的声明》，认为眼晶状体出现迟发型组织反应（白内障）的剂量阈值为 0.5Gy。2014 年 BSS 接受了建议，大幅度降低了工作人员眼晶状体当量剂量限值，

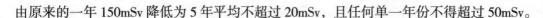

由原来的一年 150mSv 降低为 5 年平均不超过 20mSv，且任何单一年份不得超过 50mSv。

因此，放射工作人员职业健康检查中应包括眼晶状体裂隙灯检查，并在体检报告中详细记录是否存在混浊、混浊的性质、混浊发生的部位，提倡保存检查得到的影像。

五、适任性评价及报告义务

有了检查结果之后，适任性评价中最重要的是对一些血象指标的评价。考虑到造血系统对电离辐射极为敏感，《放射工作人员健康要求及监护规范》（GBZ 98—2020）中给出了血红蛋白、红细胞数、白细胞数和血小板数的分析参考区间。职业健康检查机构在评价时，基本的做法是如果一个人的任一项检查结果不在这个给定的区间，会继续安排受检者在同一医疗机构再接受 2~3 次检查，如果结果正常了，就评价为合格，否则就是不合格。这一简单、可操作性强的做法就是单项淘汰。参考区间的统计学含义可以解释为健康人中有 95% 的人的检查结果位于这一区间，隐含着有 5% 的健康人检查的结果不在这一区间。也就是说，一个健康的人其检验结果可能不在参考区间。理论上，当检查的结果不在参考区间时，主检医师应结合各项检查综合判定，给出评价结果。

职业健康监护作为一项准入与工作的前提条件，其结论与一般的临床健康检查不同，它不是发现或诊断了什么疾病，而是要围绕工作适任性，根据《放射工作人员健康要求及监护规范》（GBZ 98—2020），其结论可以分为以下几种：①可以从事；②在一定限制条件下可以从事；③不宜从事。对已经从事放射工作的人员的职业健康检查，即在岗期间的职业健康检查，增加了"暂时不能从事（暂时脱离放射工作）"的结论。

为了避免可能带来的就业歧视，在放射工作人员职业健康监护中，不使用"职业禁忌证"这一说法，而是列出了"不应从事放射工作的指征"，主要包括：①严重的视、听障碍；②严重和反复发作的疾病，使之丧失部分工作能力；③未完全康复的放射性疾病。

IAEA、国际劳工组织（ILO）和 WHO 认为，没有理由认为放射工作人员的健康监护迥异或异于其他职业的职业健康监护。但这并不意味着，放射工作岗位没有特殊的要求。对放射工作人员的健康要求总的原则是，放射工作人员必须具备在正常、异常和紧急情况下，都能准确无误地、安全地履行其职责的躯体和心理健康以及体能，不至于引发导致危害公众和自身安全与健康的误操作。也就是说，从事放射工作的基本要求就是躯体和心智正常。当然对于从事某些岗位的放射工作人员，还有一些更为具体的健康与心理要求，比如核电站工作人员，要能分辨红、绿、橘黄等颜色，能分辨安全操作的符号、代语等。

《职业病防治法》《放射工作人员职业健康管理办法》以及《职业健康检查管理办法》还规定了检查机构需要履行的一些法定义务，主要包括：①应当在职业健康检查结束之日起 30 个工作日内将职业健康检查结果书面告知用人单位；②发现有可能来自放射性因素导致健康损害的，应当通知用人单位，并及时告知放射工作人员本人；③发现疑似职业病病人时，应当告知劳动者本人并及时通知用人单位，同时向所在地卫生健康主管部门报告。

第四节 个人监测

个人监测（individual monitoring, personal monitoring）是相对于工作场所监测（workplace monitoring）而言的一种监测，指通过个人佩戴设备进行监测，或对个人体内、身上或带入人体的放射性物质的量的测量，或对个人排泄物中的放射性物质的量的测量。个人监测常见的分类包括：①外照射监测，个人佩戴的剂量计主要包括热释光剂量计、光释光剂量计、电子个人剂量计等；②内照射监测，如利用全身计数器、组织器官计数器开展的体外直接测量，对尿、粪便等排泄物的生物样品测量，也包括在呼吸带空气采样监测。考虑到内照射监测的是放射性物质活度，学术上多称为个人监测，法规中多泛称为个人剂量监测。

个人监测是放射工作人员职业健康管理的重要内容，是保障放射工作人员职业健康的重要技术手段，是诊断职业性放射性疾病的重要依据。IAEA 安全导则（RS-G-1.3，1999 年）认为，个人监测有9 个作用：①确认良好的工作实践和工程标准；②提供有关工作场所情况的信息，并提供方法以证实放射工作场所情况是否得到了令人满意的控制以及操作的变化是否改善或恶化了放射工作的情况；③评估工作人员的实际照射情况以表明符合监管要求；④通过对累积收集的个人和群体的数据分析来评估和改进操作程序；⑤提供可用于使工作人员了解他们是如何、何时、何地受到照射的信息以及提示他们减少照射的信息；⑥在事故照射情况下，提供评估剂量的资料；⑦用于代价－利益分析；⑧法律和诉讼用途，作为对医学记录的重要补充；⑨用于受照射人群的流行病学研究。

一、个人外照射监测

个人外照射监测测量的是个人剂量当量 [personal dose equivalent，H_p（d）]，是人体表面指定点下，适当深度 d 处软组织（通常指 ICRU 球）的剂量当量。单位是焦耳每千克（$J \cdot kg^{-1}$），专用名是希[沃特]（Sv）。对于全身有效剂量的评价，推荐使用 d=10mm；对于皮肤、手和脚的当量剂量评价，推荐使用 d=0.07mm；对于眼晶状体的当量剂量评价，建议使用 d=3mm。

外照射监测一般通过佩戴热释光剂量计（TLD）进行测量。有不同类型的 TLD，可以佩戴在胸部或腰间的像章式剂量计（TLD dosimeter badge），有记录手部剂量的指环式剂量计（TLD ring dosimeter）以及手镯式剂量计（TLD dosimeter bracelet）。TLD 剂量计的优点是：可以测量很大范围内的辐射剂量（0.001~100mSv，小于 1Sv 线性良好，可测的剂量上限为 10Sv）；可以重复使用；价格便宜，使用方便。其缺点是只能读取一次，一旦退火测读，信号就没有了。剂量信号会随时间衰减，室温放置 3 个月或 6 个月，实际衰减约 8%~10%。

较新的还有光释光剂量计（Optically Stimulated Luminescence，OSL）。OSL 的优点是：基本不受环境的影响，不会随时间而衰减（放置 6 个月衰减约 1%），可以反复多次读取照射信息，适合剂量核实和存档；可以给出剂量的二维分布；价格较高。另外，还有电子剂量计，可以直读给出剂量数据，但价格较高，量程的上限也不大，仅为 100mGy。

实际工作中，放射工作人员个人外照射监测要特别注意 TLD 个人剂量计的佩戴位置以及对其他组织或器官的剂量监测。根据《职业性外照射个人监测规范》（GBZ 128—2019），对于比较均匀的辐射场，当辐射主要来自前方时，剂量计应佩戴在人体躯干前方中部位置，也就是左前胸处上衣口袋位置，这也会是许多放射工作人员佩戴的位置。对于如介入放射学、核医学放射药物分装与注射等全身受照不均匀的工作情况，建议在铅围裙里面的腰部或左前胸部佩戴一个剂量计，并应在铅围裙外锁骨对应的领口位置再佩戴一个剂量计。同时，还建议佩戴眼晶状体剂量计和指环式剂量计，以掌握和控制这些组织或器官的当量剂量。

二、内照射监测

内照射（internal exposure）是辐射导致健康效应的两个重要途径之一。从放射卫生监管的角度，放射源项包括含放射性物质的消费品、密封源、非密封源和辐射发生器。涉及内照射的主要是非密封源，也就是没有被密封在包壳里或者没有被固结的放射性物质。这些非密封的放射性物质可能以空气（air）、气溶胶（aerosol，0.01~10μm）、粉尘（dust，<75μm 的固体悬浮物，通风技术中定义为 1~200μm）等形式通过呼吸道进入人体，或通过食入进入人体，甚至直接通过伤口、黏膜、皮肤进入人体。核燃料循环的一些环节、医学应用的核医学、工业应用中的放射性同位素生产等会产生内照射。

内照射监测，也称内污染监测，是为估算由于摄入放射性物质产生的内照射剂量而进行的监测，可分为直接测量法和间接测量法。监测的量为放射性活度，经过复杂计算得到内照射剂量。

直接测量的仪器设备包括全身计数器、器官（如甲状腺、肺）计数器等，也可以采用通用的带谱仪的巡测仪。主要测量的是穿透能力强的发射 X 或伽玛光子的核素。测量设备主要包括较高污染水平的 NaI（Tl）闪烁体和半导体探测器，较低水平的污染要用低本底高纯锗伽玛能谱仪。对测量设备的良好效率刻度和与拟监测的核素的能量刻度是高质量直接测量的关键环节。测量时要特别注意排除体表污染的干扰，比如采用便携式伽玛能谱仪进行甲状腺计数时，要注意在没有污染的房间进行，首先测量大腿部（其几何尺寸与颈部接近）作为本底，当然也可以通过洗澡等方式清洗体表，但要注意一些核素不容易清除。

间接测量法主要包括对人的排泄物（如尿、粪便等）和器官组织（如血液、脱落的牙齿、头发等）样本的测量。测量的对象主要是穿透能力较弱的纯 β 和纯 α 核素，如 ^{3}H、^{14}C、^{90}Sr、^{90}Y 和 ^{239}Pu 等。测量 α 辐射主要用 ZnS 探测器或流气式正比计数器以及半导体探测器或屏蔽电离室。测量 β 辐射主要用液闪计数器。有些核素如铀和钍等可以使用非放射性测量技术，如紫外荧光法和 ICP/MS 方法。

体表污染监测也是个人监测的一种方法。工作场所监测（workplace monitoring），包括空气样品和表面擦拭样品也可以作为个人监测的补充。

放射卫生工作中，根据《职业性内照射个人监测规范》（GBZ 129—2016），核医学科开展碘 -131 甲状腺肿瘤治疗，同位素生产和集中分装以及核工业燃料循环中涉及非密封操作等的工作人员必须接受内照射监测。

《职业病防治法》第 25 条和《放射工作人员职业健康管理办法》规定，全部放射工作人员应接受个人监测。医院的放射工作人员分布在各个科室，包括放射科、放射治疗、核医学以及介入放射科等。剂量计每 1~3 个月要更换一次。放射工作人员应该了解自己的受照剂量。受照剂量不能超过年剂量限值，当工作人员受照剂量显著增大时，应开展调查，明确原因，及时整改。

第五节　过量照射和职业性放射性疾病诊断

一、过量照射

过量照射（over exposure），指个人所受剂量超过年当量剂量和年有效剂量限值的照射。在 2003 年 4 月 1 日前实施 GB 18871—2002，个人年有效剂量限值是 50mSv；2003 年 4 月 1 日后，是 20mSv（连续五年的年平均有效剂量小于 20mSv，任何一年中的有效剂量小于 50mSv）。

必须说明，在现代工作条件下，放射工作人员在工作中接受的剂量是很小的。随着技术的进步和防护水平的提高，放射工作人员的年剂量水平显著降低。比如，医院放射诊疗机构的放射工作人员：20 世纪 80 年代是 2mSv/a；21 世纪是 1mSv/a；21 世纪 10 年代是 0.3~0.5mSv/a。医院放射工作人员年剂量降低的重要原因是：早年的"管集屏"改造以及 20 世纪 90 年代以来普遍采用电视系统隔室操作，2002 年实施《职业病防治法》后普遍实施建设项目防护设计审查、评价和验收，工程防护水平特别是屏蔽防护水平显著提高。

核辐射技术在我国医疗和国民经济各个行业的应用十分普遍，因为事故、应急救援和其他种种原因，仍然存在较高剂量照射的问题。国家卫生健康委监测工作显示，我国有 48.6 万名放射工作人员在 7.53 万家放射诊疗机构工作，有 18.6 万名放射工作人员在 1.5 万家工业应用放射工作单位工作，另外还有在核工业系统和核电站工作的人员。根据 1991—1999 年核工业系统以外的放射工作人员个人剂量监测资料，这 9 年间受到过量照射（>50mSv）的放射工作人员数为 546 人，占全部监测对象的 0.13%。后 5 年与前 4 年相比，年均受过量照射的人数由 51 人降低到 47 人，比例降低到 0.06%。2019 年，年剂量大于 20mSv 的人数占比为 0.04%。近年来的监测发现，从事介入放射学和核医学的放射工作人员，其眼晶状体剂量超过个人当量剂量新限值问题值得重视，超过新的年当量剂量限值的比例为 0.2%~1.4%。

还必须注意，在核辐射卫生应急时，应急人员有可能受到较大剂量照射，但这也是有指导值限制的。根据国际 BSS—2014（4.15~4.19 款和表 IV.2.）和 GB 18871—2002（10.5 款）等，应急人员不应受到 50mSv 的照射，但为了抢救生命或防止演变为重大灾难，可以接受更大剂量的照射，但也不应超过 500mSv。另外，为了避免大的集体剂量，应急人员的剂量一般不能超过 100mSv。

二、职业病诊断与鉴定

我国实行法定职业病名单制度。这是一个以保障为主、兼顾预防和统计报告的名单。1957年2月，卫生部公布了《职业病范围和职业病患者处理办法的规定》，确定包括放射性疾病（无具体疾病）在内的14种疾病为法定职业病。1987年11月，卫生部、劳动人事部、财政部、中华全国总工会修订颁发了《职业病范围和职业病患者处理办法的规定》，包括9类99种职业病，其中职业性放射性疾病4种和放射性白内障5种。2002年，实施《职业病防治法》以后，卫生部和劳动保障部于2002年4月联合发布《职业病名单》（卫法监发〔2002〕108号），职业性放射性疾病共有13种。在职业卫生监管职能改革中，国家卫生计生委、人力资源社会保障部、安全监管总局和全国总工会在2013年12月23日联合印发了《职业病分类和目录》（卫法监发〔2002〕108号）。据此，我国职业病共分为十大类132种，其中放射工作人员可以申请诊断的有13种，第七大类职业性放射性疾病11种，铀及其化合物中毒列为"五、职业性化学中毒"之11，放射性白内障列为"三、职业性眼病"之3"白内障"。本次修订，从放射卫生的角度，主要明确了放射性肿瘤包括矿工高氡暴露所致肺癌等职业性放射性疾病（表13-2）。需要注意的是，表中仅列出了放射性肿瘤，但没有具体的肿瘤名称，实际工作中按照《职业性放射性肿瘤判断规范》（GBZ 97—2017）。目前，可以计算归因份额的肿瘤部位共有10种（但从计算PC的角度肺癌分成了外照射致肺癌和氡致肺癌）。

表 13-2　职业性放射性疾病名单、诊断标准及剂量要求

编号	职业性放射性疾病	标准编号	剂量要求
1	外照射急性放射病	GBZ 104—2017	骨髓型 >1Gy，肠型 >10Gy，脑型 >50Gy
2	外照射亚急性放射病	GBZ 99—2002	数月内累积剂量 >1Gy
3	外照射慢性放射病	GBZ 105—2017	累积剂量 >1.5Gy
4	内照射放射病	GBZ 96—2011	数日内摄入的核素导致数月内的待积剂量 >1Sv
5	放射性皮肤疾病	GBZ 106—2020	急性，局部剂量：Ⅰ度 ≥ 3Gy，Ⅱ度 ≥ 5Gy，Ⅲ度 ≥ 10Gy，Ⅳ度 ≥ 20Gy 慢性，局部累积剂量 >15Gy
6	放射性肿瘤（含矿工高氡暴露所致肺癌）	GBZ 98—2017	计算得到的 PC 的 95% 置信区间的上限 ≥ 50%。
7	放射性骨损伤	GBZ 100—2010	局部照射。 急性照射 20Gy，慢性照射 50Gy
8	放射性甲状腺疾病	GBZ 101—2020	慢性甲状腺炎，≥ 0.3Gy 放射性甲状腺功能减退，≥ 10Gy 一次外照射；分次 ≥ 25Gy，内照射 ≥ 20Gy 放射性甲状腺良性结节 ≥ 0.2Gy
9	放射性性腺疾病	GBZ 107—2015	
10	放射复合伤	GBZ 102—2007	与 GBZ104 相同 + 冲击伤分类
11	根据《职业性放射性疾病诊断标准（总则）》可以诊断的其他放射性损伤	GBZ 112—2017	

续表

编号	职业性放射性疾病	标准编号	剂量要求
12	铀及其化合物中毒	GBZ 108—2002	轻度，肾内最大铀含量大于 3mg； 重度，肾内最大铀含量大于 10mg
13	放射性白内障	GBZ 95—2014	急性、慢性照射，眼晶状体剂量 ≥ 1Gy

　　根据《职业病防治法》和《职业病诊断与鉴定管理办法》，诊断职业性放射病要根据临床表现和医学检查结果，依据国家发布的放射病诊断标准，结合职业照射接触史、工作场所监测与评价、个人剂量监测等健康监护档案、放射事故档案（如适用）等资料，由经过备案的医疗机构组织医生在综合分析基础上做出的不同于临床诊断的归因诊断。

　　不同阶段发布的规定中具体程序有所变化。早期，诊断主要由本单位医疗部门或指定医疗机构负责治疗的医师负责。1984 年卫生部颁布《职业病诊断管理办法》，规定职业病诊断必须实行以当地为主和以职业病防治机构或职业病诊断组的集体诊断为准的原则。设立国家、省、市级职业病诊断组，对职业病诊断进行技术指导和监督检查，并受理疑难病例的诊断。2002 年 5 月实施《职业病防治法》以来，职业病诊断机构依法独立行使诊断权，并对其做出的诊断结论承担责任。为了加强对职业病诊断的技术指导，国家卫生健康委成立了职业病诊断与鉴定技术指导委员会，设职业性放射性疾病诊断与鉴定技术指导组。

　　现行的诊断程序是由《职业病防治法》（2018 年 12 月修正）和《职业病诊断与鉴定管理办法》（国家卫生健康委令第 6 号，2021 年）规定的。第一，诊断机构应为医疗机构，并经过备案，诊断应在备案的诊断项目（职业性放射性疾病）内开展职业病诊断。第二，诊断医师按规定参加职业病诊断医师相应专业的培训，并考核合格。对参与诊断的医师数量没有明确要求，但要求诊断医师在诊断证明上签名，机构加盖公章。第三，劳动者可以在三地（用人单位所在地、本人户籍所在地或者经常居住地）申请诊断。诊断需要的材料包括职业史和职业病危害接触史、职业健康检查结果、工作场所职业病危害因素检测结果，职业性放射性疾病诊断还需要个人剂量监测档案等资料。在材料齐全的情况下，应当在收齐材料之日起 30 日内做出诊断结论。第四，对诊断有异议的，可以在 30 日内申请鉴定。鉴定分为两级，首先是设区的市级鉴定，省级鉴定为最终鉴定。鉴定委员会人数为 5 人以上单数。

　　职业性放射性疾病诊断基本的要素有 3 个：必须是法定的放射工作人员，也就是《放射工作人员职业健康管理办法》（卫生部令第 55 号）列出的放射工作单位在职业活动中接受电离辐射照射的工作人员；临床检查确认有相关的疾病；必须有个人剂量，或是个人剂量监测材料，或者在缺乏个人监测材料时，主要依据职业史、双方认可的工作负荷和防护情况等照射史重建的个人受照剂量。

　　职业性放射性疾病诊断显著不同于其他的职业病诊断之处在于，不但要有职业史和照射史，还需要有个人的照射剂量，且满足有关标准规定的各种疾病的剂量要求（见表 13-2）。

　　随着放射工作人员防护水平的提高，工作人员平均受照剂量呈显著的逐年递减趋势。每年诊断的职业性放射性疾病病例数量已经由 20 世纪 80 年代高峰时诊断近 600 例，降低到 2022 年的 15 例。

其中，不排除存在诊断报告可能不完全的情况，比如矿工高氡暴露致肺癌应该是较常见的，但很少见到诊断报告，个别医院处理了放射事故后也可能没有及时报告等。

三、职业性放射性肿瘤的归因判定

我国职业性放射性肿瘤的诊断采用的是与国际接轨的基于剂量估计的流行病学的归因判定，具体方法依据各个年龄段所接受的照射剂量，基于流行病学研究获得的超额风险与剂量的关系，计算病因概率或指定归因份额。

病因概率（Probability of Causation，PC），是美国律师 VP Bond 在 1959 年美国第 13 届索赔律师年会上针对受电离辐射照射的人患白血病后赔偿的立法问题而提出的，其含义是辐射导致的癌症增加的概率与辐射存在时出现癌症的概率之比，等价于流行病学上的暴露组归因分数（attributable fraction in Exposed，AFE）。病因概率概念的迅速发展与辐射致癌病因赔偿受到社会广泛重视是在美国核试验落下灰辐射致癌诉讼之后。PC 是美国为了找到一个建立在科学认识基础上的方法，使癌症罹患者得到合理的赔偿。1985 年，美国国立癌症研究所（NCI）的科学家提出了辐射致癌病因概率，其定义是辐射导致的癌症增加的概率与辐射存在时出现癌症的概率之比，并发表了放射流行病学表报告，用误差传递的办法处理不确定性问题。1990 年，美国科学院（NAS）改进了 NCI 的 PC 表的计算原理，直接使用相对危险。这一方法在美国处理核试验附近地区居民癌症增加诉讼案中发挥了较好的作用，并广为人知。其他国家多有参照。1989 年，日本 NIRS 利用日本基线数据编制了日本的 PC 表。2003 年，NCI 又对 PC 表进行了修订，不仅使用了日本原子弹爆炸幸存者死亡率数据，还使用了发病率数据，并把 PC 改称为 AS（assigned share，归因份额），同时在不确定度的处理上采用了 Monte Carlo 模拟，并提供了有关的计算程序。

根据 PC/AS 的定义，

$$PC/AS=(RR-1)/RR=ERR/(1+ERR)$$ 式（13-1）

式中，RR 为相对危险，ERR 为超额相对危险。

RR=1 时，PC/AS=0%；RR=2 时，PC/AS=50%；RR>10 时，PC/AS>90%。

要注意的是，在 PC 的计算中，涉及的许多参数具有不确定性，因此最终得到的 PC 点估计具有相应的不确定性。美国主管退伍军人事务的部门主张，要采用 PC 置信区间 99% 的上限值作为赔偿计算用的病因概率值。

我国从 1985 年美国 NIH 发表放射流行病学表后，即开始了研制适合我国情况的 PC 表工作，通过对赔偿偏严、偏宽及其影响的分析，我国把 PC 点估计值的 50% 作为判定界限，低于 50% 不作为放射性肿瘤，大于或等于 50% 就是放射性肿瘤。还规定，放射性肿瘤只包括 5 种癌症：氡致矿工肺癌、镭致骨肉瘤、低 LET 辐射致白血病、甲状腺癌和女性乳腺癌。发布了国家标准《放射性肿瘤判断标准及处理原则》（GB 16386—1996）。《职业病防治法》实施后，该标准转化为《放射性肿瘤判断标准及其处理原则》（GBZ97—2002）。后来对这一标准进行了修改，首先，计算方法和基础表格根据日本原爆幸存者研究的最新数据做了较大的更新，其次，为落实《职业病防治法》第四十六条的规定，"没有证据否定职业病危害因素与病人临床表现之间的必然联系的，应当诊断为职业病"，并参考国际做法，以 95% 可信区间上限的 PC ≥ 50% 作为判定界限，最后，提供了 11 种肿瘤的 PC/AS 计算方法和用表，2009 年以《放射性肿瘤病因判断标准》（GBZ 97—2009）的形式发布。根据新的科学研究进展，进一步对 GBZ 97—2009 进行了修改，主要是采用中国人肿瘤基线发病率按照相加和相乘模型的混合模型，将日本原爆幸存者的 ERR/Gy 和 EAR/Gy，转化为中国人的 ERR/Gy，对实体癌引入了 DDREF，但其不确定度的计算没有修改，以《职业性放射性肿瘤判断规范》（GBZ 97—2017）的形式发布实施。

需要说明的是，从理论依据上讲，PC/AS 不能理解为某一个具体的人由于受到辐射照射而引起某一特定癌症的概率，它是在具有类似受照射史的、一大组普通居民中在某一个特定年龄时诊断的特定类型癌症病例数的份额，这个份额在未受照的人群中是不会发生的。在计算中，虽然加入了一些个人的信息，比如受照时年龄、性别、诊断时年龄、照后经历时间，可能还包括个人吸烟史情况，但它仍然不是针对具体某个人的，它是针对具体类似特征的一个组的所有人的平均值。

目前，癌症的治疗费用高昂，出于可以理解的原因，并且基于某些流行病学调查获得的科学证据，职业人员特别是那些涉及有毒有害作业的工作人员，患癌后首先往往把病因归结于职业暴露。但是，癌症作为一种由各种因素（包括基因与遗传素质、个人生活习惯，如吸烟、饮酒、营养、工作）和生活环境等综合作用的结果。流行病学调查是建立在群体基础上的、通过生物统计等手段进行群体的病因判断。

在放射工作人员日常接受的低水平电离辐射照射导致的各种生物效应中，最引人关注的是辐射致癌效应和致遗传效应。关于电离辐射剂量与辐射致癌之间的关系，在辐射防护领域，目前广泛接受的是"线性无阈"（linear non-threshold，LNT）假设，根据这一假设，辐射导致的癌症与遗传效应是没有阈值的，并且发生的概率随着接受剂量的增大而线性增加。对放射工作人员目前的年剂量和累计剂量来说，主要是低剂量范围。根据 ICRP 2007 年第 103 号出版物，对急性照射剂量小于 50mSv 或慢性照射累计剂量小于 100mSv，辐射致癌的估计有很大的不确定性。PC/AS 的主要目的是提供一个基于目前科学进步的辐射致癌的赔偿判定原则和方法，是用科学方法解决社会问题的很有意义的尝试。

四、过量照射人员的随访

根据国家的有关要求，用人单位要为过量照射人员提供随访性质的医学检查和远期效应医学随访，具体可参看《过量照射人员医学检查与处理原则》（GBZ 215—2009）和《职业性外照射急性放射病的远期效应医学随访规范》（GBZ/T 163—2017）。

根据 IAEA、ILO 与 WHO 共同编写的安全报告丛书第 5 号《电离辐射职业受照人员的健康监护：职业医生指南》第 6.4 款的建议，对过量照射人员的处理原则如下：

（一）剂量接近或刚超过剂量限值

一般不需要特殊的临床观察或治疗，职业医师要与过量照射人员交流（不管受照人员有无要求），告诉他们这样的照射不可能产生有害的健康效应。

（二）剂量远大于剂量限值但低于确定性效应的阈值

此时职业医师要与受照射人员讨论，确定是否需要进行生物学剂量（淋巴细胞计数与染色体畸变）分析以证实估计的照射剂量。需要采集血液样本，进行检查与剂量估计。一般不需要采取更进一步的措施。

（三）剂量在确定性效应阈值附近或大于剂量阈值

此时可能需要采取治疗措施。首先对受照者进行临床检查，记录所发现的任何异常或症状。为了观察临床病程，需要进行血液学检查。如果照射十分严重，可能导致急性放射病，最根本的要迅速把受照者转运到专门的治疗单位。职业医师要协助调查并尽早采取对症治疗措施。如果发生危及生命的骨折和烧伤，在转运前要予以治疗。此类病人的长期临床治疗与管理需要专门治疗单位的医生进行。

第六节　职业健康管理的档案管理

职业健康管理档案是劳动者健康变化与职业病危害因素关系的客观记录，是职业病诊断鉴定的重要依据之一，是分清健康损害责任的主要证据，是法院审理健康权益案件的物证，同时也是评价用人单位控制职业病危害成效的一个依据。用人单位应该重视放射工作人员职业健康管理档案工作。放射工作人员有权查阅、复印本人的职业健康管理档案，放射工作单位应当如实、无偿提供。

根据《职业病防治法》及《放射工作人员职业健康管理办法》（卫生部令第 55 号，自 2007 年 11 月 1 日起施行）第九条、第十一条、第十二条和第二十七条的规定和国家标准 GB 18871—2002 中第 6.9 条的要求，用人单位应规范、安全妥善保管个人剂量监测和职业健康检查档案。《工作场所职业卫生管理规定》（国家卫生健康委员会令第 5 号，2021 年 2 月 1 日起施行）第二十条规定，职业病危害严重的用人单位检测、评价结果应当存入本单位职业卫生档案。

根据《放射工作人员职业健康管理办法》（卫生部令第 55 号）的要求，放射工作单位应该建立放射工作人员职业健康管理档案，主要包括以下几方面：

一是应当建立并按照规定的期限妥善保存培训档案。培训档案应当包括每次培训的课程名称、培训时间、考试或考核成绩等资料；

二是建立并终生保存个人剂量监测档案。GB 18871—2002 第 6.9.2 条要求，职业照射记录应包括：①涉及职业照射的工作的一般资料；②达到或超过有关记录水平的剂量和摄入量等资料以及剂量评价所依据的数据资料；③对于调换过工作单位的工作人员，其在各单位工作的时间和所接受的剂量和摄入量等资料；④因应急干预或事故所受到的剂量和摄入量记录；这种记录应附有有关的调查报告，并应与正常工作期间所接受的剂量和摄入量区分开；

三是应当为放射工作人员建立并终生保存职业健康监护档案。职业健康监护档案应包括以下内容：①职业史、既往病史和职业照射接触史；②历次职业健康检查结果及评价处理意见；③职业性放射性疾病诊疗、医学随访观察等健康资料。也就是放射工作人员岗前体检、上岗以来的历次在岗期间体检以及离岗体检和可能的应急/事故体检产生的照射检查项目健康检查产生的各种文字、图片及计算机数据的集合，目前主要是健康检查表和其他相关的纸质材料及各种影像学检查图片。也要注意保存刚离岗人员申请不接受年度职业健康检查或有关检查项目的申请或说明，比如怀孕女工不接受胸部X射线等。

关于档案的保管时限，根据《放射工作人员职业健康管理办法》（卫生部令第55号），放射工作单位将培训档案要按照规定的期限保存，个人剂量监测和职业健康监护档案要终生保存。另外，根据《职业健康检查管理办法》（国家卫计委5号令，自2015年5月1日起施行，2019年2月28日修改）第二十条的规定，职业健康检查机构应当建立职业健康检查档案。职业健康检查档案保存时间应当自劳动者最后一次职业健康检查结束之日起不少于15年（也就是长期或永久保存）。这是对职业检查机构医疗档案的保管要求。

考虑到健康档案的重要用途之一是作为分清健康损害责任的主要依据，个人剂量记录和健康检查记录保存的最短期限为所涉及工作人员的一生，考虑到发生法律诉讼的可能性，更长时间地保存健康检查记录是明智的做法。GB 18871—2002第6.9.4款规定，在工作人员年满75岁之前，应为他们保存职业照射记录。在工作人员停止辐射工作后，其照射记录至少要保存30年。2014年IAEA等组织发布的新版BSS，第3.104款重申了上述要求，"必须保存每个工作人员的职业照射记录，保存期为工作人员的整个工作年限以及工作年限之后至少到该前工作人员达到75岁或可能达到75岁以及工作人员受职业照射的工作终止后至少30年"。

另外，《中华人民共和国档案法》（1987年9月5日通过，1996年7月5日第一次修正，2016年11月7日第二次修正，2020年6月20日修订）第二十一条规定，保管期限的标准以及销毁档案的程序和办法，由国家档案主管部门制定。《国家档案局关于机关档案保管期限的规定》（1987年12月4日国家档案局发布）第一条规定：文书档案的保管期限定为永久、长期和短期3种。长期为16—50年左右，短期为15年以下。国家档案局部门规章《机关文件材料归档范围和文书档案保管期限规定》（国家档案局8号令，2006年12月18日起施行）第六条和《企业文件材料归档范围和档案保管期限规定》（国家档案局10号令，2013年2月1日期施行）第七条规定，文书档案的保管期限定为永久、定期两种。定期一般分为10年、30年。但其中未明确涉及职业健康管理档案。

放射工作人员职业健康管理除去上面提到的培训、职业健康监护、个人剂量监测、职业病诊断等，还包括保健津贴和保健休假等。我国从1953年开始就对从事有毒有害职业包括放射工作的人员给予一定的卫生津贴。这一津贴在改革开放前，占工作人员收入的比例是很高的，可达10%或更高一些。目前现行有效的保健津贴文件是《人力资源和社会保障部、财政部关于调整卫生防疫津贴标准的通知》（人社部发〔2020〕13号），放射工作人员享受第二类津贴，每人每月450元。放射工作人员每年可以享受保健休假2~4周。这些优待措施是考虑到核与辐射安全的社会责任，对射线防护的复杂性、困难性、技术性及职业精神紧张而给予的，它们不得代替为符合放射标准要求所需要采取的防护与安全措施。

第十四章

医用辐射安全与防护

第一节 概 述

一、医用电离辐射的特点及分类

（一）医用电离辐射的特点

自 1895 年德国科学家伦琴首先发现 X 射线，并将其应用到医学影像领域，医用电离辐射作为医疗领域中重要的检查和治疗方法和手段，得到越发广泛的应用，也成为人类开发和利用核技术的重要领域。

根据 UNSCEAR 2006 年报告，医疗照射已经成为最大的人工辐射来源，占全部年均剂量贡献的 19.8%。全球医疗照射频次从 20 世纪 80 年代末期的 300 人次 /1000 人，增加到了 21 世纪初的 488 人次 /1000 人，人均年剂量从 0.3mSv 增加到了 0.6mSv。

放射诊疗从较为简单的影像学检查到复杂的放射治疗，照射部位从影像学检查的多个组织与器官照射到放射治疗的局部照射，施加给患者与受检者的剂量范围横跨几个数量级，从牙片检查的小于 0.01mSv、透视检查的 1mSv，到 CT 检查的数个 mSv，再到核医学全身 PET/CT 检查的数十个 mSv，到冠心病介入治疗的近 20mSv 和局部皮肤峰值剂量几个 Gy，直至放射治疗的几十个 Gy。放射诊疗技术在带来显著的诊断和治疗效益的同时，可能带来的健康风险包括低剂量范围的辐射致癌和大剂量照射时的有害组织反应（损伤）。

我国医疗系统的放射工作人员目前约为 45 万人。从受照剂量大小和职业健康风险角度估计，在非密封源工作场所工作，受到外照射和内照射的核医学工作人员有 1 万余人；局部可能受到较大照射的介入放射工作人员分散在有关科室，数量较大；以隔室操作为主受照剂量基本在本底水平的诊断放射学工作人员数量最大，可占全部放射工作人员总数的 60% 以上。5 万余名从事放射治疗的工作人员受照剂量一般很低，但存在事故和应急照射的可能。新的放射技术，如质子重离子治疗、中子俘获治疗、粒子植入治疗等需要监测和累积更多的职业健康管理数据，评估其可能的职业健康风险。

（二）医用电离辐射的分类

《放射诊疗管理规定》根据放射诊疗工作的诊疗风险和技术难易程度分为4类进行管理：放射治疗、核医学、介入放射学、X射线影像诊断。

1. 放射治疗

随着科学技术发展而呈现加速发展势态，放射治疗目前已成为癌症治疗中的重要手段之一。

放射治疗根据治疗时辐射源与机体或者病变组织器官的距离（以源皮距50cm为界），可以分为远距离放射治疗和近距离放射治疗。远距离放射治疗设备主要包括医用电子加速器（包含赛博刀、TOMO）、钴-60治疗机、γ刀和X刀、质子重离子治疗设备等；近距离放射治疗设备主要包括γ后装治疗机、中子后装治疗机、术中放疗设备、浅层X射线治疗机等。随着核技术的发展，更多的放射治疗设备与技术即将在临床领域开始试验和应用，如BNCT等。

根据使用的辐射源种类不同，大体可以分为射线装置与放射源两种，其中射线装置包括各类型加速器和X射线治疗机，利用其产生的X射线、电子射线、质子射线及其他种类射线，放射源主要是利用 ^{90}Sr、^{60}Co、^{125}I、^{192}Ir 和 ^{252}Cf 等放射源产生的β射线、γ射线和中子射线来照射肿瘤。

2. 核医学

临床核医学分为诊断核医学和治疗核医学。诊断核医学包括体内脏器显像、功能测定和体外放射免疫分析；治疗核医学是利用放射性核素发射的射线对病变进行高度集中照射治疗。

核医学诊断显像设备主要包括SPECT/CT、PET/CT和PET/MRI，功能测定设备主要包括甲状腺功能测定仪和肾功能测定仪等。核医学治疗使用的放射性核素主要包括 ^{125}I、^{131}I、^{32}P、^{89}Sr、^{223}Ra、^{177}Lu 和 ^{90}Y 树脂微球等。

3. 介入放射学和X射线影像诊断

介入放射学和X射线影像诊断设备主要包括透视X射线设备、摄影X射线设备（含牙科摄影X射线设备和乳腺摄影X射线设备）、CT设备、移动式和便携式X射线设备、介入放射学、近台同室操作（非普通荧光屏透视）用X射线设备、车载式诊断X射线设备等。

（三）医用辐射防护工作的重要性

医用辐射防护既涉及医学放射工作人员所受职业照射的防护，又涉及众多受检者与患者所受医疗照射的防护，还密切关系到公众照射的防护。因此，做好医用辐射防护工作至关重要。

1. 切实保护人员健康

从尽量减少公众的致癌效应、遗传效应等随机性效应的发生概率出发，必须有力实施医疗照射防护最优化，合理控制持续增长的医疗照射。与此同时，直接关系到所有公众的医疗照射防护只有遵循正当性判断和防护最优化的原则，剂量限值不适用于医疗照射防护，这使得要获取医疗利益的医疗照射防护颇具特殊性，更需要采取切实有效的措施。

医用辐射防护的重点必须兼顾医学放射工作人员所受职业照射的防护和众多受检者与患者所受医疗照射的防护。因而切实推行医用辐射防护工作，大力加强医疗照射的正当性判断和防护最优化，积极开展医疗照射的质量保证工作和工作场所防护监测工作，合理降低所致受检者剂量和给准患者治疗剂量，有效防范事故性医疗照射等，都是切实保护医疗辐射领域工作人员及患者安全的有效手段和措施。

2. 推动医疗技术平稳发展

随着经济持续增长、科技不断进步和现代社会发展，全民医疗保健需求必然日益增加，而各类放射诊疗的新技术、新方法、新设备层出不穷，为全民的健康体检和疾病的诊断与治疗发挥不可或缺的巨大作用。与此同时，对新技术、新方法和新设备在实施医疗照射时产生放射安全隐患和潜在放射危害的预防和控制同样势在必行。切实做好新技术、新方法和新设备的辐射防护工作，势必会促进放射诊疗事业持续健康发展，为广大患者或受检者提供更好的诊疗服务。

二、辐射防护原则在医用辐射中的应用

（一）正当化判断在医疗照射中的体现

辐射防护三原则的首位原则就是实践的正当性。《放射诊疗管理规定》中第二十七条有原则性的要求，IAEA 等国际组织联合发布的《国际辐射防护和辐射源安全基本安全标准》（2014）和国家标准 GB 18871—2002 中均有明确的要求。放射诊断、放射治疗、介入放射学以及核医学诊疗都涉及正当性判断问题。无论是放射治疗还是放射诊断，所有的放射诊疗项目，只有当该类型的治疗或者诊断给患者带来的利益大于可能引起的放射危害时，这样的放射诊疗项目才是正当的；所有新型的放射诊疗技术和方法，使用之前都需经过正当性判断，并视取得新的或者重要的证据情况，对其重新进行正当性判断；所有通过正当性判断的新型放射治疗技术和方法，使用时应严格控制其适应证范围，要用到新的适应证时必须另行进行正当性判断；所有的放射诊疗项目均应避免不必要的重复检查和治疗。

（二）辐射防护最优化在医疗实践中的体现

辐射防护最优化是辐射防护体系中的一条重要基本原则。由于辐射健康效应存在随机性效应，在辐射防护中假设辐射效应是线性无阈的；尽管目前并没有证据表明在低于天然本底辐射水平下辐射存在可察觉的危害，但也没有充分的事实说明不存在危害。辐射健康效应的这种性质使得在辐射防护中仅采用剂量限值和约束是尚不充分的，还必须遵循最优化的原则以提高防护水平。

与剂量限值不同，剂量限值仅仅能够在正常情况下应用，而最优化可在所有情况下应用，包括正常情况、应急和可控制的现存的情况，剂量约束是最优化过程的上限。最优化涉及个人所受剂量、受照射的人数以及可能存在但不一定接受的照射（即潜在照射）。最优化也包括安全文化的培育、放射性废物最小化的执行和利益相关者的参与等。

辐射防护最优化的方法包括定量的和定性的方法，对于一些具体的设计问题和运行检查计划，通常可以采用定量的方法。这些方法在 ICRP 第 37 号、第 55 号出版物和有关文献中均有论述，在这里就不详细讨论了。对于涉及公众以及范围较广的问题，难于采用定量的方法。当然，在采用定性的方法时，对其中的某些具体问题也可以采用定量的方法。

在医学实践中，防护最优化的基本目标是使患者或者受检者利益最大限度地超过危害。最优化过

程应包括设备的选择，除考虑经济和社会因素外，应对便于使用、质量保证（包括质量控制）、受检者剂量的评价和估算等多方面进行考查，使之能得到足够的诊断信息和治疗效果。

三、剂量限值

剂量限值的定义中明确"受控实践使个人所受到的有效剂量或当量剂量不得超过的值"。剂量限值是指在正常情况下为了保护个人而制定的防护水平，是与人相关的。剂量约束和参考水平是针对确定源项制定的保护个人的剂量水平，是与源相关的。剂量约束用于正常情景，参考水平用于应急和现存情景以及医疗照射。约束代表必须采取行动避免的剂量水平，它一定是正当的。约束是最优化的上限。在所有情况下均应根据最优化的要求达到最优化的防护水平。

我国现行辐射防护标准与国际标准是一致的。其主要限值是：对职业照射，连续 5 年的年平均有效剂量为 20mSv，对公众照射，关键人群组的成员所受到的年有效剂量为 1mSv。剂量限值仅适用于职业照射和公众照射，不适用于医疗照射。医疗照射实践活动用诊断参考水平约束和指导。

第二节 医用辐射管理

一、卫生法规管理体系对医用辐射管理要求

为加强对放射诊疗工作的管理，保证医疗质量和医疗安全，保障放射诊疗工作人员、患者和公众的健康权益，医院放射诊疗工作受卫生健康行政主管部门以及生态环境行政主管部门、国家食品药品监管部门和其他相关部门的监管。卫生健康行政部门对于使用医用辐射源的医疗机构制定了一系列法规标准。

根据《职业病防治法》第十七条、第十八条的规定和《放射诊疗管理规定》具体要求，医疗机构在新建、改建、扩建放射诊疗项目时，应当按照其开展的放射诊疗工作的风险，分别向相应的卫生行政部门提出建设项目卫生审查、竣工验收和设置放射诊疗项目申请。《职业病防治法》第十八条明确要求，医疗机构放射性职业病危害严重的建设项目的防护设施设计，应当经卫生行政部门审查同意后方可施工。根据《放射诊疗建设项目卫生审查管理规定》（卫监督发〔2012〕25号）第四条的规定，"危害严重类"的放射诊疗建设项目包括立体定向放射治疗装置（γ刀、X刀等）医用加速器、质子治疗装置、重离子治疗装置、钴-60治疗机、中子后装治疗装置与后装治疗机等放射治疗设施，正电子发射计算机断层显像装置（PET）与单光子发射计算机断层显像装置（SPECT）及使用放射性药物进行治疗的核医学设施。其他放射诊疗建设项目为"危害一般类"。根据《放射性同位素与射线装置安全和防护条例》第八条的规定和《放射诊疗管理规定》具体要求，医疗机构在开展放射诊疗工作前应取得放射诊疗许可。

《放射诊疗管理规定》第二十条规定，强调放射诊疗设备的安全防护与质量保证，医疗机构的放射诊疗设备新安装、维修或更换重要部件后，应当经省级以上卫生行政部门资质认证的检测机构对其

进行检测，合格后方可启用（验收检测）；医疗机构应定期进行放射诊疗设备稳定性检测、校正和维护保养（稳定性检测），并且由放射卫生技术服务机构每年至少进行一次状态检测。为了确保放射诊疗的效果和患者的健康权益，把验收检测、稳定性检测和状态检测的正常有效运行落到实处，确保医院放射工作人员职业健康。《放射诊疗管理规定》第十七条规定，《放射诊疗许可证》与《医疗机构执业许可证》同时校验，申请校验时应当提交本周期有关放射诊疗设备性能与辐射工作场所的检测报告、放射诊疗工作人员健康监护资料和相关工作开展情况报告。按照《放射诊疗许可证》与《医疗机构执业许可证》同时校验的规定，《放射诊疗许可证》校验周期如下：医疗机构床位不满 100 张的每年校验一次；床位在 100 张及以上的每 3 年校验一次。医疗机构应当自校验期满前 3 个月提出《放射诊疗许可证》校验申请。

二、生态环境管理要求

生态环境行政主管部门作为辐射源安全监管部门，根据《放射性污染防治法》《放射性同位素与射线装置安全和防护条例》以及《放射性同位素与射线装置安全许可管理办法》和《放射性同位素与射线装置安全和防护管理办法》，要求提供放射诊疗的医疗机构应取得《辐射安全许可证》，并切实做好放射源安全工作和相关环境保护工作。

三、职业病危害评价工作程序及其要求

医疗机构在申请《放射诊疗许可证》前，应当委托有资质的放射卫生技术服务机构对放射诊疗建设项目进行职业病危害放射防护预评价和控制效果评价，并依照国家的规定程序，将评价报告文件及相关材料上报给当地管辖的卫生行政部门进行审批。

放射卫生技术服务机构将根据医疗机构的放射诊疗建设项目的放射性职业病危害分类，编制成职业病危害放射防护评价报告书或报告表，作为评价报告文件。

（一）放射诊疗建设项目职业病危害分类

放射诊疗建设项目按照可能产生的放射性危害程度与诊疗风险分为两类：

一是危害严重类。危害严重类的放射诊疗建设项目包括立体定向放射治疗装置（γ 刀、X 刀等）、医用加速器、质子治疗装置、重离子治疗装置、钴 -60 治疗机、中子治疗装置与后装治疗机等放射治疗设施，正电子发射计算机断层显像装置（PET）等核医学设施。

二是危害一般类。除上述以外其他相关的放射诊疗建设项目，划分为危害一般类。

（二）建设项目职业病危害放射防护评价报告文件分类

参考《建设项目职业病危害放射防护评价报告编制规范》（GBZ/T 181—2006）等标准的要求，放射诊疗建设项目职业病危害放射防护评价报告分为评价报告书和评价报告表。对放射性危害严重类的建设项目，应编制评价报告书。对放射性危害一般类的建设项目，应编制评价报告表。同时具有不同放射性危害类别的建设项目，应当按照危害较为严重的类别编制评价报告书。结合大型医用设备的放射诊疗建设项目按其可能造成的潜在照射危害程度，常见的分类方

法如表 14-1 所示。

表 14-1　职业病危害评价建设项目及评价报告分类

类别	危害分类	常见的大型医用设备举例
编制评价报告书	危害严重类	使用质子、重离子治疗机、γ 刀、钴 -60 治疗机、后装治疗机、医用加速器、术中放疗系统等设施
		使用电子直线加速器、中子发生器、回旋加速器等设施
		大型医用设备中的正电子发射断层扫描仪和正电子发射型磁共振成像系统等
编制评价报告表	危害一般类	DSA、使用 64 排及以上的医用 X 射线 CT 机等影像诊断装置

（三）评价报告文件的编制与审批

1. 预评价报告的编制与审批

在可行性论证阶段，建设单位应当委托具备相应资质的放射卫生技术服务机构编制放射诊疗建设项目职业病危害放射防护预评价报告，其中立体定向放射治疗装置、质子治疗装置、重离子治疗装置、中子治疗装置、正电子发射计算机断层显像装置（PET）等建设项目的放射防护预评价应由取得甲级评价资质的放射卫生技术服务机构承担。评审专家的组成、专家评审意见、评审意见处理情况及专家组复核意见等内容可作为预评价报告的附件。

在放射诊疗建设项目施工前，建设单位应当向卫生行政部门申请建设项目职业病危害放射防护预评价审核，并提交下列资料：①放射诊疗建设项目职业病危害放射防护预评价审核申请表；②放射诊疗建设项目职业病危害放射防护预评价报告；③委托申报的，应提供委托申报证明；④省级卫生行政部门规定的其他资料。

危害严重类的放射诊疗建设项目职业病危害放射防护预评价报告在申请卫生行政部门审核前，应当由承担评价的放射卫生技术服务机构组织 5 名以上专家进行评审，其中从放射卫生技术评审专家库中抽取的专家数应不少于专家总数的 3/5。立体定向放射治疗装置、质子治疗装置、重离子治疗装置、中子治疗装置和正电子发射计算机断层显像装置（PET）等项目预评价报告的评审，从国家级放射卫生技术评审专家库抽取的专家数应不少于专家总数的 2/5。

危害一般类的放射诊疗建设项目职业病危害放射防护预评价报告是否需要专家审查由省级卫生行政部门确定。

建设单位应按照预评价及防护设施设计进行施工，不得随意改变。

职业病危害放射防护预评价报告编制及审批流程，如图 14-1 所示。

2. 控制效果评价报告的编制与竣工验收

在放射诊疗建设项目竣工验收前，建设单位应当委托有资质的放射卫生技术服务机构编制放射诊疗建设项目职业病危害控制效果放射防护评价报告。其中立体定向放射治疗装置、质子治疗装置、重离子治疗装置、中子治疗装置、正电子发射计算机断层显像装置（PET）等建设项目的放射防护评价应由取得甲级评价资质的放射卫生技术服务机构承担。

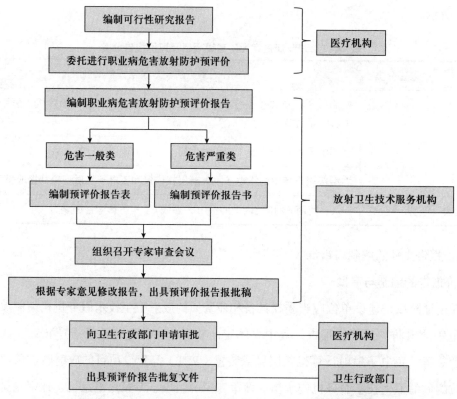

图 14-1　职业病危害放射防护预评价报告编制及审批流程

在放射诊疗建设项目竣工后，建设单位应向审核建设项目职业病危害放射防护预评价的卫生行政部门申请竣工验收，并提交下列资料：①放射诊疗建设项目职业病放射防护设施竣工验收申请表；②放射诊疗建设项目职业病危害控制效果放射防护评价报告；③放射诊疗建设项目职业病危害预评价审核同意证明材料（复印件）；④放射诊疗建设项目验收报告；⑤委托申报的，应提供委托申报证明；⑥省级卫生行政部门规定的其他资料。

卫生行政部门受理竣工验收申请后，对危害一般类的建设项目，应当按卫生行政许可的时限进行职业病放射防护设施竣工验收；对危害严重类的建设项目，应当按卫生行政许可的时限组织专家对控制效果评价报告进行评审，并进行职业病放射防护设施竣工验收。危害一般类的放射诊疗建设项目职业病危害放射防护控制效果评价报告是否需要专家评审由省级卫生行政部门确定。

职业病危害放射防护控制效果评价报告编制及审批流程如图 14-2 所示。

四、环境影响评价工作程序及其要求

（一）环境影响文件编制与审批

医疗机构根据其使用的放射源和射线装置的类型不同，需要编制的环境影响文件包括三大类，即环境影响登记表、环境影响报告表和环境影响报告书。其中，环境影响登记表在建设项目环境影响登记表网上备案系统填写登记后，系统会自动生成登记备案表，在系统中下载并签字盖章后就是Ⅲ类射线装置、Ⅳ类和Ⅴ类放射源的环境影响文件。对于Ⅰ类、Ⅱ类射线装置和Ⅰ类、Ⅱ类、Ⅲ类放射源需要进行环境影响评价，出具环境影响报告书或者报告表，并递交环境影响主管部门，主管部门委托技

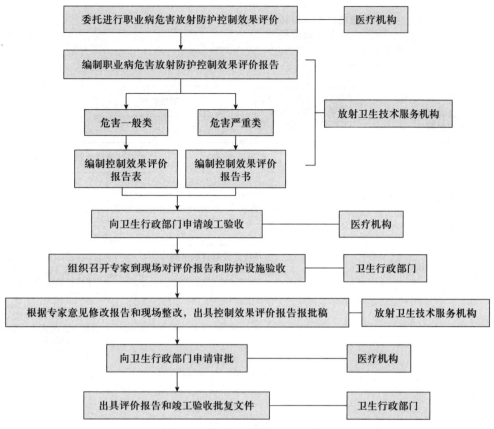

图 14-2　职业病危害放射防护控制效果评价报告编制及审批流程

术评估机构对环境影响报告进行技术评估，环境评价机构根据技术评估部门意见修改环境评价报告形成最终的环境影响文件，并递交环境影响主管部门，主管部门受理后进行公示，并在审批前进行公示，最终出具环境影响报告批复文件。环境影响文件编制与审批流程如图 14-3 所示。

（二）验收和管理

对于使用Ⅰ类、Ⅱ类射线装置和Ⅰ类、Ⅱ类、Ⅲ类放射源的医疗机构，在取得辐射安全许可证后，需要进行自主验收。自主验收包括委托第三方服务机构进行监测并编制验收报告，组织验收专家组召开验收会，形成验收意见并在建设单位公示验收报告，最后在全国建设项目环境影响评价管理信息平台填报信息。

获得辐射安全许可证的核技术利用项目投入使用后，每年度均需委托有资质的第三方服务机构进行辐射安全监测，并编写辐射安全年度报告，上传至全国核技术利用辐射安全申报系统。验收和管理流程如图 14-4 所示。

（三）环境影响评价与职业病危害评价的差异

职业病危害评价指的是依照相关的卫生法律法规、标准和技术规范，运用科学的卫生评价方法，通过现场卫生学调查，工程卫生分析等卫生技术手段对建设项目的设计、工程竣工各阶段进行卫生评价。职业病危害评价报告对保护广大放射工作人员和患者安全与健康至关重要，为行业主管和经营单位完善卫生设施和卫生管理提供技术依据。

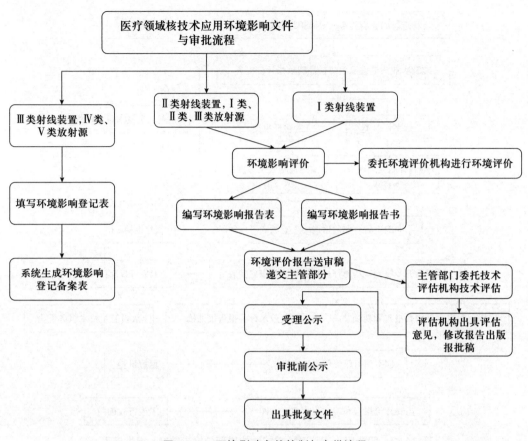

图 14-3　环境影响文件编制与审批流程

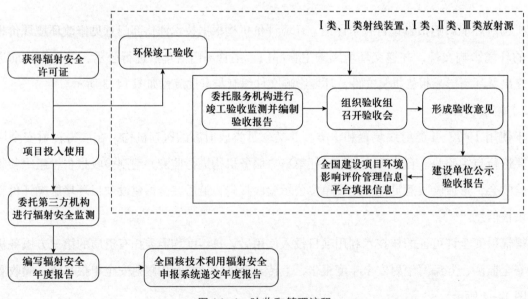

图 14-4　验收和管理流程

核技术应用项目环境影响评价指环境影响评估，是预测核技术应用环境后果的过程。核技术应用项目环境影响评价旨在评价和表达决策过程中任何可用方法对环境的影响，是确保人员在环境条件下生存的重要方法。核技术应用项目环境影响评价报告是指对建设项目实施后可能造成的环境影响进行分析、预测和评估，提出预防或者减轻不良环境影响的对策和措施，是进行跟踪监测的方法与制度。

五、放射卫生技术服务机构工作内容概述

放射卫生技术服务机构是指为医疗机构提供放射诊疗建设项目职业病危害放射防护评价、放射卫生防护检测以及提供放射防护器材和含放射性产品检测、个人剂量监测等技术服务的机构。放射卫生技术服务机构按照《放射卫生技术服务机构管理办法》取得资质认可。

截至 2023 年 11 月底，全国共有放射卫生技术服务机构 685 家，其中甲级机构 124 家，分布在全国 31 个省（自治区、直辖市），每年开展的放射卫生检测、评价项目约为 23 万项。为预防、控制、消除放射性职业病危害发挥了重要作用。主要工作内容包括：①放射诊疗建设项目职业病危害放射防护评价；②放射卫生防护检测；③放射防护器材和含放射性产品检测；④个人剂量监测；⑤放射卫生技术机构检测能力比对。

六、医疗机构放射卫生管理要求

开展放射诊疗工作的医疗机构，应当根据前文所述的法律和法规等要求，结合医院的实际情况，做好医疗机构的放射卫生管理工作。

（一）安全防护与质量保证管理要求

医疗机构应当设置或指定放射防护管理机构或组织，制定本单位的放射卫生防护管理体系文件（包括放射事件的应急预案、放射诊疗项目相适应的质量保证方案等）。配备专（兼）职的管理人员，负责放射诊疗工作的质量保证和安全防护。

对患者和受检者进行医疗照射时，应当遵守医疗照射正当化和放射防护最优化的原则，有明确的医疗目的，严格控制受照剂量；对邻近照射野的敏感器官和组织进行屏蔽防护，并事先告知患者和受检者辐射对健康的影响。

按照国家有关规定检验或者校准用于放射防护和质量控制的检测仪表。

（二）放射诊疗设备的申请许可工作

医疗机构应当根据相关法规要求，对于医院新、改、扩建的放射诊疗建设项目，做好建设项目职业病危害评价、环境影响评价和竣工验收工作，并依次申请《放射诊疗许可证》和《辐射安全许可证》。

（三）做好设备与设施管理工作

医疗机构开展不同类别放射诊疗工作，应当具有相适应的设备和人员。不得购置、使用、转让和出租不合格或按国家有关部门规定淘汰的放射诊疗设备。

新安装、重大维修或更换重要部件后的放射诊疗设备应进行验收检测，使用中的放射诊疗设备应每年进行一次状态检测并按国家相关标准要求开展稳定性检测。

配备并使用相应的安全防护装置、辐射检测仪器、受检者的个人防护用品、放射工作人员防护用品。

放射工作场所入口处应当按照国家有关安全和防护标准要求，设置安全和防护设施以及必要的防护安全联锁、报警装置，机房门上方应有醒目的工作状态指示灯，灯箱上设置如"射线有害，灯亮勿

入"等警示语。

按要求对相应的放射设备和场所设置警告标志。在放射性同位素和放射性废物储存场所，设置电离辐射警告标志及必要的文字说明；在放射诊疗工作场所的入口处，设置电离辐射警告标志；放射诊疗工作场所控制区进出口及其他适当位置，设置电离辐射警告标志和工作指示灯。

定期对放射诊疗工作场所、放射性同位素储存场所和防护设施进行放射防护检测，保证辐射水平符合有关规定或者标准。

（四）做好放射工作人员职业健康管理工作

医疗机构依法依规组织开展放射工作人员健康监护管理工作，主要包括放射工作人员的教育培训、个人剂量监测、职业健康监护以及职业性放射性疾病诊断等。

我国放射工作人员职业健康管理措施主要包括：①上岗前，职业健康检查合格、岗前教育培训（不少于4天）且考试合格；②在岗期间，接受个人剂量常规监测，每1~2年接受一次的职业健康检查和教育培训（每次不少于2天）；③放射工作人员的保健津贴按照国家有关规定执行，可以享受法定假期以外的保健休假；④脱离放射工作时的职业健康检查，参加核辐射应急处理或受到事故照射的放射工作人员，应接受应急健康检查或医疗救援；⑤放射工作人员不幸罹患相关疾病，可以申请职业性放射性疾病诊断与鉴定。其中，放射工作人员职业健康监护和个人剂量监测处于最重要的中心地位。

教育培训是让放射工作人员了解掌握工作中存在的职业病因素及其健康影响、提高自身防护和权利意识、掌握必要的放射防护技术措施的重要手段，具体按照《关于进一步优化辐射安全考核的公告》（生态环境部公告2021年第9号）和《医学放射工作人员放射防护培训规范》（GBZ/T 149—2015）执行。

（五）规范建立放射工作相关档案

用人单位应该重视放射工作人员职业健康管理档案工作，按照《放射工作人员职业健康管理办法》第九条、第十一条、第十二条和第二十七条的规定和国家标准GB 18871—2002第6.9节的要求，规范、安全妥善保管个人剂量监测和职业健康检查档案。放射工作人员有权查阅、复印本人的职业健康监护档案，放射工作单位应当如实、无偿提供。良好的记录和档案管理，是评价和研究放射工作人员职业健康效应的重要基础性材料，具有十分重要的意义。

第三节 医用辐射放射防护质量控制检测

一、放射诊断设备质量控制及其防护要点

（一）放射诊断设备质量控制检测

放射诊断设备质量控制是通过对放射诊断设备的性能检测、维护和对X射线影像形成过程的监测和校正行动，以保证影像质量的过程。质量控制检测分为验收检测、状态检测和稳定性检测。

验收检测是X射线诊断设备安装完毕或设备重大维修后，为鉴定其性能指标是否符合约定值而

进行的质量控制检测。X 射线诊断设备新安装、重大维修或更换重要部件后（如更换球管或影像接收器），应进行验收检测。验收检测应委托有资质的技术服务机构进行，由医疗机构、医疗器械制造商和技术服务机构共同配合完成。

状态检测是对运行中的 X 射线诊断设备，为评价其性能指标是否符合标准要求而定期进行的质量控制检测。使用中的 X 射线诊断设备应每年进行一次状态检测。状态检测由医疗机构委托有资质的技术服务机构进行。

稳定性检测是为确定 X 射线诊断设备在给定条件下获得的数值相对于一个初始状态的变化是否符合控制标准而定期进行的质量控制检测。使用中的 X 射线诊断设备，应按标准要求定期进行稳定性检测。稳定性检测应由医疗机构自身实施检测或者委托有能力的机构进行。

质量控制检测应有检测记录，验收检测和状态检测还应出具检测报告。对于以基线值评价的检测项目，应在报告中给出测量条件，以便用于后续状态检测和稳定性检测结果的评价。医疗机构委托有能力的机构开展稳定性检测时，双方应签订委托协议并按照国家相关标准规定的检测项目和周期开展检测，检测记录应保存在医疗机构。

1. 检测标准

主要的检测标准如下：

（1）《医用 X 射线诊断设备质量控制检测规范》（WS 76—2020）。

（2）《X 射线计算机体层摄影装置质量控制检测规范》（WS 519—2019）。

（3）《锥形束 X 射线计算机体层成像（CBCT）设备质量控制检测标准》（WS 818—2023）。

2. 检测项目

验收检测需对所有检测项目进行检测，状态检测和稳定性检测的检测项目可少于验收检测的项目，且判定标准（技术要求）可能不一致，稳定性检测项目的周期与状态检测有所不同。以下列出几种常见的 X 射线诊断设备质量控制检测项目要求。

（1）X 射线透视设备：通用检测项目包括透视受检者入射体表空气比释动能率典型值、透视受检者入射体表空气比释动能率最大值、高对比度分辨率、低对比度分辨率、入射屏前空气比释动能率、自动亮度控制、透视防护区检测平面上周围剂量当量率。

（2）直接荧光屏透视设备：专用检测项目包括直接荧光屏透视的灵敏度、最大照射野与直接荧光屏尺寸相同时的台屏距。

（3）X 射线摄影设备：通用检测项目包括管电压指示的偏离、辐射输出量重复性、输出量线性、有用线束半值层、曝光时间指示的偏离、AEC 重复性、AEC 响应、AEC 电离室之间一致性、有用线束垂直度偏离、光野与照射野四边的偏离。

（4）屏片 X 射线摄影设备：专用检测项目包括聚焦滤线栅与有用线束中心对准。

（5）DR 设备：专用检测项目包括探测器剂量指示（DDI）、信号传递特性（STP）、响应均匀性、测距误差、残影、伪影、高对比度分辨率、低对比度分辨率。

（6）CR 设备：专用检测项目包括 IP 暗噪声、探测器剂量指示（DDI）、IP 响应均匀性、IP 响应一致性、IP 响应线性、测距误差、IP 擦除完全性、高对比度分辨率、低对比度分辨率。

（7）牙科 X 射线设备：检测项目包括管电压指示的偏离、辐射输出量重复性、曝光时间指示的偏离、有用线束半值层、高对比度分辨率、低对比度分辨率。

（8）口腔 CBCT 设备：检测项目包括管电压指示的偏离、辐射输出量重复性、曝光时间指示的偏离、有用线束半值层、KAP 指示偏离、图像均匀性、高对比度分辨率、低对比度分辨率、测距误差。

（9）乳腺 X 射线摄影设备：通用检测项目包括胸壁侧射野与影像接收器一致性、光野与照射野一致性、管电压指示的偏离、半值层、输出量重复性、特定辐射输出量、自动曝光控制重复性、乳腺平均剂量。

（10）乳腺屏片 X 射线摄影设备：专用检测项目包括标准照片密度、AEC 响应、高对比度分辨率。

（11）乳腺 DR 设备：专用检测项目包括影像接收器响应、影像接收器均匀性、伪影、高对比度分辨率、低对比度细节。

（12）乳腺 CR 设备：专用检测项目包括 IP 暗噪声、IP 响应线性、IP 响应均匀性、IP 响应一致性、IP 擦除完全性、伪影、高对比度分辨率、低对比度细节。

（13）乳腺 CBCT 设备：检测项目包括图像均匀性、水的 CT 值、CT 值的准确性、高对比度分辨率、低对比度分辨率、乳腺平均剂量。

（14）常规 CT：检测项目包括诊断床定位精度、定位光精度、扫描架倾角精度、重建层厚偏差、$CTDI_w$、CT 值（水）、均匀性、噪声、高对比度分辨率、低对比可探测能力、CT 值线性。

（二）放射诊断防护要点

1. 放射诊断放射防护设施与措施

拥有防护性能合格的放射工作场所和放射诊疗设备是放射诊断工作人员安全的基本保证。国家职业卫生标准《放射诊断放射防护要求》（GBZ 130—2020）对诊断放射学设备防护性能、机房防护设施与措施提出了具体的要求，主要包括 X 射线设备防护性能的技术要求、X 射线设备机房防护设施的技术要求两个方面。

（1）X 射线设备防护性能的技术要求：规定了 X 射线设备本身防护性能的一般要求和专用要求。

（2）X 射线设备机房防护设施的技术要求：包括机房布局、屏蔽、观察窗或摄像监控装置、动力通风装置、电离辐射警告标志、工作状态指示灯及可视警示语句、放射防护注意事项告知栏、平开机房门的自动闭门装置、电动推拉式机房门的防夹装置、个人防护用品及防护设施配置等方面。

2. 放射诊断工作人员的安全与防护要点

在目前的放射诊断过程中，大多数放射诊断设备都实现了隔室操作，放射工作人员的受照剂量均相对较小，不会造成严重的放射损伤。但是对近台操作，如在透视条件下进行骨折复位的骨科医生，进行膀胱、肾盂造影的泌尿科医生，进行子宫输卵管造影的妇科医生，如果忽视安全防护，受超剂量照射的风险会明显提高。

放射诊断工作人员的安全与防护应从以下几个方面加强落实。

（1）医疗机构防护管理人员应加强《职业病防治法》等放射卫生相关法律法规的学习，新建、改建、扩建放射诊疗建设项目在可行性论证阶段应委托有资质的技术服务机构开展放射性职业病危害预评价，在项目投入使用前开展放射性职业病危害控制效果评价并申请竣工验收，投入使用后应定期开展防护检测，保证放射工作场所的防护条件符合国家相关标准，从而从根本上保障放射工作人员的健康与安全。

（2）放射工作人员应提高安全防护意识，合理使用时间防护、距离防护的防护手段，自觉使用防护用品，规范佩戴个人剂量计。

铅橡胶围裙、铅橡胶颈套、铅橡胶帽子、铅防护眼镜等个人防护用品可对散射线提供有效的防护。除了使用个人防护用品外，加强业务学习，熟练操作设备，减少接触射线的时间，合理增加与射线源之间的距离，因地制宜地使用时间防护和距离防护的防护措施，均有效降低个人受照剂量。

个人剂量监测可掌握个人受照剂量，及时发现并改善防护薄弱环节，控制职业照射剂量水平。因此，放射工作人员应按照国家标准要求自觉、规范佩戴个人剂量计，监测结果超过调查水平的应配合监测机构填写《剂量调查登记表》，查明原因，改善防护条件。

3. 受检者与患者的安全与防护

对已经过正当化判断、利弊权衡而合理接受放射诊断检查的受检者和患者的安全防护，就是要将其受照剂量降至可以合理达到的尽可能低的水平。同时要保护好对辐射较敏感的非投照部位免受放射损伤。

（1）降低患者受照剂量的技术措施：

①避免不必要的照射：根据临床判断和正当性分析，尽量选取非放射检查方法代替放射检查方法。同时，应加强放射诊断设备的质量保证和质量控制工作，减少废片率和重拍率。尽可能减少在不同医院重复进行不必要的照射。

②采取最优化措施：在高质量影像和低照射剂量之间寻找一个平衡点。最优化的照射计划就是要使所采用的照射条件既不影响诊断信息又使照射剂量最低。

③合理控制照射野大小：尽可能使用切实可行的最小照射野，既可降低受检者皮肤及体内组织的剂量，又可减少到达影像接收器的散射量，从而可改善影像质量。

④选择合适的投照体位：投照方向可影响受检者剂量。例如，胸部 X 射线摄影时，尽可能使患者面向胶片暗盒，X 射线球管置于受检者身后，可有效降低乳腺剂量。在检查上肢或乳腺时，尤其是在受检者坐位情况下，应特别注意避免有用线束对性腺的照射，患者可侧对有用线束并穿戴防护围裙。

（2）医疗照射诊断参考水平：用诊断参考水平约束、指导医疗照射实践活动。

（3）对非靶器官的屏蔽防护：医疗机构应当为受检者配备必要的个人防护用品并合理使用，对邻近照射野的敏感器官或组织采取必要的屏蔽防护措施。

二、介入诊断设备质量控制及其防护要点

（一）介入诊断设备质量控制检测

1. 检测标准

主要的检测标准如下。

（1）《医用 X 射线诊断设备质量控制检测规范》（WS 76—2020）。

（2）《锥形束 X 射线计算机体层成像（CBCT）设备质量控制检测标准》（WS 818—2023）。

2. 检测项目

介入诊断设备的质量控制检测项目除了 X 射线透视设备通用检测项目外，还包括 DSA 设备专用检测项目（DSA 动态范围、DSA 对比灵敏度、伪影）以及透视防护区检测平面上周围剂量当量率的检测。具有 CBCT 功能的 C 形臂血管造影机的检测项目包括高对比度分辨率、低对比度分辨率、图像均匀性、测距误差、KAP 指示偏离。

（二）介入诊断防护要点

1. 介入放射学设备和设施的辐射安全

鉴于介入操作的特点，介入医师必须在 X 射线导向下近台进行较长时间的操作，对介入放射学设备和设施提出了更高的要求。

（1）介入专用 X 射线设备：ICRP 第 85 号出版物中指出："介入设备的选定、购买以及调试对于剂量控制策略至关重要。设备采购清单应该包括放射防护附属设备以及理想的病人剂量监控设施。"根据我国的现有条件，建议购买具有影像增强器的 DSA 设备。介入设备供应商应提供人性化的辅助防护设施、降低辐射剂量的可行方法和提供适当的辐射剂量显示设备。人性化的辅助防护设施包括：安装在诊疗床（导管床）侧面床杆上的向上延伸的侧向屏蔽板和床侧防护帘／防护屏，床侧防护帘应下垂至地面；天花板悬吊式铅屏，或悬吊式铅屏与吊帘的防护组合。这些辅助防护设施在正常使用的情况下，应能保证工作人员透视防护区检测平面上周围剂量当量率不大于 400μSv/h。

（2）介入放射学机房的安全设施：

①机房面积：国家职业卫生标准 GBZ 130—2020《放射诊断放射防护要求》规定，单管头 X 射线设备（含 C 形臂）机房内最小有效使用面积不小于 20m²，机房内最小单边长度不小于 3.5m；双管头或多管头 X 射线设备（含 C 形臂和 G 形臂）机房内最小有效使用面积不小于 30m²，机房内最小单边长度不小于 4.5m。这样的机房面积对于放射诊断需要来说勉强可以接受，但对于介入手术室而言可能远远不够，主要考虑手术室内手术器械等必需物品的摆放，因此需有足够的空间，而且操作方便；另外面积大的机房可减少反向散射线的影响，降低机房所需屏蔽厚度。ICRP 第 120 号出版物建议介入手术室面积不小于 50m²。

②机房的屏蔽防护：机房墙壁、门、窗和观察窗的屏蔽厚度应不小于 2mm 铅当量。若建造为 240mm 的黏土实心砖墙，如果灰浆饱满，即可达到 2mm 铅当量。不建议使用铅皮建造手术室的屏蔽墙，因为这样会不利于散射线的吸收，增加手术室内工作人员的辐射剂量。

③良好的通风设施：介入放射学机房通常作为手术室使用，因此机房通风需考虑无菌操作条件。可采用层流、中央空调、新风系统等来满足机房通风要求。

2. 介入工作人员的安全与防护

介入工作人员包括在机房内的介入医生、护士以及在机房外控制室内的其他操作人员。很显然，在机房内进行床旁手术操作的医护人员是防护关注的重点人群。介入医师的工作位置非常靠近 X 射线源和散射辐射源（患者身体），其受到电离辐射职业照射的风险显著高于其他放射诊断工作人员。

（1）介入工作人员防护的基本方法：时间、距离和屏蔽，是职业性外照射防护的基本方法。介入工作人员在工作过程中要合理使用这些防护方法。

①时间防护：尽可能缩短曝光时间。应在满足临床目标的前提下尽可能缩短透视时间，减少影像采集帧数。在不影响观察的情况下，采用间歇曝光代替连续曝光的方法可降低工作人员受照剂量。

②距离防护：根据距离平方反比规律，工作人员可在临床允许的范围内尽可能增大自己与 X 射线源的距离。后退一脚之地（大约二十多厘米），剂量率可能减半。在血管造影中手动注射对比剂量时，可以使用长导管，尽可能增加与患者之间的距离。

③屏蔽防护：工作人员穿戴合适的防护用品可以大大减少散射辐射的影响，比如防护围裙、铅橡胶脖套和带有侧向屏蔽的铅眼镜等。在合适的情况下，可以考虑使用辐射防护手套，但戴辐射防护手套可能有负面作用时应慎用，比如影响手的触感和灵活性，干扰自动曝光控制（AEC），导致曝光时间延长和曝光强度增加。在任何可行的情况下，使用天花板悬吊铅屏、床侧铅帘、床侧屏蔽板和其他防护屏蔽工具，均可起到好的屏蔽效果。工作人员可以灵活使用移动式铅屏风，比如使用电动注射器注射对比剂时，工作人员可以躲到铅屏风之后，使用遥控装置进行注射。

（2）介入工作人员其他防护措施：

①工作人员合理站位：一般而言，X 射线入射患者身体一侧的散射辐射强度最大，入射到患者身体的辐射仅有 1%~5% 可以穿透身体到达另一侧（影像接收器一侧）。如果射线束为水平方向或接近水平方向，操作者应尽可能站在影像接收器一侧。

②合理设置 X 射线球管的位置：如果射线束为垂直方向或接近垂直方向，应保持 X 射线球管在诊疗床（导管床）之下，这将导致较强的散射辐射指向地面，操作者头颈部受照剂量较低。

③只有必要的工作人员才能留在机房内。对于某些不需要工作人员在机房内的介入程序，所有工作人员都应该站在适当的屏蔽区域内。

④所有减少患者辐射剂量的措施，都可有效降低工作人员的辐射剂量。

3. 受检者与患者的安全与防护

在介入诊疗过程中，受检者和患者局部皮肤可能受到较大剂量的辐射照射，引发皮肤组织反应和致癌效应的风险将大大增加，必须采取必要的防护措施以降低受照剂量和辐射风险。

（1）术前规划准备：介入医师术前对诊疗方案进行合理规划，了解患者之前接受介入诊疗及可能妊娠等情况，选择恰当的影像引导方式、规划观察的次数或每次透视的时间、投照的角度、合适的脉冲频率和线束滤过厚度及其他辐射照射水平和影像处理参数，均可合理、有效地控制患者受照剂量。

（2）术中患者剂量管理与控制：

①术中患者剂量监测与通知：术中全程监测患者的辐射剂量，事先指定专人密切观察和记录辐射剂量监测仪表的累积读数，在达到预先设定的首次通知阈值和后续通知阈值时及时通知介入医师。介入医师在接到相应辐射水平通知时，应分析患者已受到的辐射剂量，综合考虑为完成手术还应接受的附加辐射剂量以及其他因素，作出进一步的利益－风险评估。

②术中患者剂量控制措施：限制影像采集帧数和脉冲频率；限制透视时间和剂量率；增加管电

压；增加滤过；使用碳素纤维材料的床面，减少患者与影像接收器之间的衰减；使用脉冲透视和末帧图像保持技术，缩短透视时间；将辐射束准直到目标区；影像接收器（影像增强器或平板探测器）尽可能靠近患者身体，X射线管尽可能远离患者身体；尝试微调C形臂角度，以避免患者同一部位皮肤过度集中的受照；不可将影像采集（电影）用于透视目的。这些措施均可有效降低患者和受检者的受照剂量。

（3）术后管理：在介入手术结束时应形成患者辐射剂量报告并存档，辐射剂量数据应记载到介入手术单和患者病历中。如果患者剂量超过显著辐射剂量水平，应在出院前告知患者本人（及其家属）可能会出现的皮肤组织反应，并安排随访，以早期发现和处理潜在的皮肤辐射损伤。如果出现疑似皮肤损伤，应安排患者到有放射性皮肤损伤临床诊疗经验的医疗机构就诊，并提供介入操作及皮肤剂量方面的详细情况。

三、核医学诊断设备质量控制及其防护要点

（一）核医学诊断设备质量控制检测

1. 检测标准

主要的检测标准如下。

（1）《伽玛照相机、单光子发射断层成像设备（SPECT）质量控制检测规范》（WS 523—2019）。

（2）《正电子发射断层成像（PET）设备质量控制检测标准》（WS 817—2023）。

2. 检测项目

SPECT的检测项目包括固有均匀性、固有空间分辨力、固有空间线性、系统平面灵敏度、固有最大计数率、系统空间分辨率、断层空间分辨率、全身成像系统空间分辨率。

PET的检测项目包括空间分辨率、灵敏度、噪声等效计数率、散射分数、准确性（计数丢失和随机符合校正）、飞行时间分辨率、定标因子、探测器工作状态。

（二）核医学防护要点

1. 核医学放射防护要求

核医学工作场所属于开放性放射工作场所，存在放射性污染的风险。《核医学放射防护要求》（GBZ 120—2020）规定了医疗机构中核医学诊断、治疗、研究和放射性药物制备中有关人员以及工作场所的放射防护要求。其中，工作场所放射防护要求的主要内容包括工作场所平面布局和分区、放射防护措施要求、工作场所的防护水平要求等。

工作场所平面布局和分区对核医学工作场所的选址、布局和分区应遵循的原则、功能用房的设置等提出了具体的要求。

放射防护措施要求包括核医学工作场所的分级方法及应采取的防护措施、工作场所分类方法及工作用房室内表面及装备结构的基本放射防护要求、通风要求、放射性废液衰变池的设置、电离辐射警告标志、患者或受检者导向标识或导向提示、监视设施或观察窗和对讲装置、工作状态指示灯及其他防护措施。

工作场所的防护水平要求是：对控制区和监督区屏蔽体外周围剂量当量率控制目标值、场所及周

围的公众和放射工作人员应满足的个人剂量限值要求、工作场所表面污染水平或空气中放射性核素浓度监测等均提出了具体的要求。

2. 放射工作人员的防护要点

放射工作人员在放射性核素近距离操作等工作过程当中，会受到核素产生的外照射的影响。因此，工作人员应因地制宜地采取时间防护、距离防护和屏蔽防护三种防护外照射防护措施，有效减少外照射受照剂量。此外，注射 / 服用放射性药物后的患者和受检者相当于一个移动的"放射源"，因此工作人员和患者、受检者通道应分开，以减少相互之间的影响。

如果工作场所存在易挥发的放射性核素或者核素污染情况，放射性核素会与空气中的水汽、尘埃等形成放射性气溶胶，会对吸入气溶胶的工作人员产生内照射影响。因此，易挥发的放射性核素应在通风橱内进行操作，以减少放射性核素的扩散；工作场所应采取有效的通风措施，降低空气中放射性气溶胶的浓度；工作人员应佩戴防护口罩，穿戴一次性防护服、手套、鞋套等防护用品，有效降低放射性核素及放射污染的内照射影响。

工作人员应定期开展外照射个人剂量监测。对于操作大量气态和挥发性放射性物质的工作人员，应根据场所的放射性气溶胶浓度开展内照射评价，当怀疑其体内受到放射性污染时，应进行体内放射性监测。

3. 受检者和患者的防护要点

核医学诊断和治疗过程中，受检者和患者将受到放射性核素的内照射，因而需要考虑对受检者和患者可能采取的防护措施。

（1）权衡利弊，优选诊疗方案。合理选择使受检者和患者受到的辐射剂量和其他危险性小的放射性药物，加强放射性药物的质量控制，杜绝给药失误和重复检查。

（2）按照典型成年受检者和患者诊断以及治疗过程中放射性活度的指导水平，严格控制给予受检者和患者放射性核素的活度。

（3）医疗机构应为接受核素治疗的患者设置专用病房，放射防护设施应符合《核医学放射防护要求》（GBZ 120—2020）。

四、放射治疗设备质量控制检测及其防护要点

（一）放射治疗设备质量控制检测

1. 检测标准

主要的检测标准如下。

（1）《医用电子直线加速器质量控制检测规范》（WS 674—2020）。

（2）《X、γ 射线立体定向放射治疗系统质量控制检测规范》（WS 582—2017）。

（3）《后装 γ 近距离治疗质量控制检测规范》（WS 262—2017）。

（4）《螺旋断层治疗装置质量控制检测规范》（WS 531—2017）。

（5）《机械臂放射治疗装置质量控制检测规范》（WS 667—2019）。

（6）《医用质子重离子放射治疗设备质量控制检测标准》（WS 816—2023）。

2. 检测项目

以下列出几种常见的放射治疗设备质量控制检测项目要求。

（1）医用电子直线加速器。剂量偏差、重复性（剂量）、线性、随设备角度位置的变化（剂量）、随机架旋转的变化（剂量）、日稳定性（剂量）、X射线深度吸收剂量特性、电子线深度吸收剂量特性、X射线方形照射野的均整度、X射线方形照射野的对称性、电子线照射野的均整度、电子线照射野的对称性、照射野的半影、照射野的数字指示（单元限束）、照射野的数字指示（多元限束）、辐射束轴在患者入射表面上的位置指示、辐射束轴相对于等中心点的偏移、等中心的指示（激光灯）、旋转运动标尺的零刻度位置、治疗床的运动精度、治疗床的刚度、治疗床的等中心旋转。

（2）γ射线立体定向放射治疗系统。定位参考点与照射野中心的距离、焦点剂量率、焦点计划剂量与实测剂量的相对偏差、照射野尺寸偏差、照射野半影宽度。

（3）X刀。等中心偏差、治疗定位偏差、照射野尺寸与标称值最大偏差、焦平面上照射野半影宽度、等中心处计划剂量与实测剂量相对偏差。

（4）后装治疗设备。源活度、源传输到位精确度、放射源累计定位误差、贮源器表面（5cm、100cm）泄漏辐射所致周围剂量当量率、源驻留时间误差、多源系统重复性。

（5）螺旋断层治疗装置。静态输出剂量、旋转输出剂量、射线质（百分深度剂量，PDD）、射野横向截面剂量分布、射野纵向截面剂量分布、多叶准直器（MLC）横向偏移、绿激光灯指示虚拟等中心的准确性、红激光灯指示准确性、治疗床的移动准确性、床移动和机架旋转同步性。

（6）机械臂放射治疗装置。剂量输出稳定性偏差、成像系统定位偏差、治疗床位置偏差、靶区定位系统追踪偏差、自动质量保证（AQA）偏差、静态追踪方法的端到端（E2E）偏差、同步呼吸追踪方法的端到端（E2E）偏差、肺部追踪方法的端到端（E2E）偏差、计划剂量与实测剂量的偏差、SOBP深度吸收剂量偏差、剂量监测系统的指示值偏差、照射野尺寸偏差、照射野半影宽度、透过准直器的泄漏辐射率。

（7）医用质子重离子放射治疗设备。输出剂量偏差、剂量重复性、剂量线性、射程准确性、束斑位置偏差、束斑大小偏差、束斑形状的一致性、射野均整度和对称性、横向半影宽度偏差、展宽宽度偏差、虚拟源轴距偏差、辐射束等中心偏差、影像等中心偏差、床旋转中心偏差、床位移和旋转精度偏差、图像引导校正偏差。

（二）放射治疗防护要点

1. 放射工作人员的防护要点

从事放射治疗的放射工作人员在给患者施照时处于有安全保障的控制室内，而不在照射机房内，不会直接受到射线的照射。因此，一个防护合格的机房是放射治疗工作人员安全的基本保证。放射治疗所用的装置种类较多，但与放射诊断设备相比，治疗用的射线能量一般来说要高得多，机房屏蔽计算也复杂得多。因此，在建设项目可行性论证阶段需要有资质的放射卫生技术服务机构对建设项目的设计进行放射性职业病危害预评价，在项目竣工验收前还需要进行控制效果评价，才能保证机房及其他防护设施和措施满足国家相关标准要求。

值得注意的是，当医用加速器的标称电压大于 10MV 时，应注意 X 射线治疗模式下（X，n）光 - 核反应产生的中子及其感生放射性。由于加速器机房具有足够的屏蔽，这些感生放射性通常不会对机房外工作人员产生辐射危害，但停机后马上进入机房可能受到一定的照射。感生放射性随着治疗结束时间的延长会逐渐减弱，操作技师应掌控好治疗结束后进入机房的时间。

2. 患者的防护要点

对于符合正当化原则的肿瘤放射治疗，对患者的防护是设法使肿瘤靶体积邻近的正常组织或器官受到的漏射辐射和散射辐射减少到可以合理达到的尽量低的水平，目的是降低放射治疗并发症的发生率。

（1）患者防护应遵循的原则。除了放射治疗正当化外，还要考虑整体治疗方案的最优化和合适的处方剂量。

（2）放射治疗中的质量保证与质量控制。治疗设备及辅助设备应定期开展稳定性检测，满足国家相关标准的要求，确保放射治疗设备在临床上安全、有效地运行，保证患者治疗剂量的准确性和治疗效果。

（3）加强人员培训。应加强相关人员的业务技术培训和安全文化素养教育，增强对患者的防护意识，防止意外事故的发生。

第四节　放射性职业病危害评价

依据《职业病防治法》《放射诊疗管理规定》等相关法律法规的要求，放射诊疗项目在可行性论证阶段和竣工验收前应分别进行放射性职业病危害预评价和控制效果评价。

不同种类的放射诊疗建设项目由于其工作原理、辐射源项、需要的防护设施和措施等不尽相同，因此在进行职业病危害评价时有着不同的关键控制点。

一、放射诊断职业病危害评价关键控制点分析

（一）评价内容

X 射线诊断（放射诊断）建设项目属于危害一般类建设项目，按照《建设项目职业病危害放射防护评价报告编制规范》（GBZ/T 181—2006）的要求，只需编制评价报告表即可。

X 射线诊断建设项目放射性职业病危害预评价报告表的内容包括建设项目基本信息、辐射源项、主要评价依据、职业病危害因素分析、拟采取的防护措施、结论与建议等。

X 射线诊断建设项目放射性职业病危害控制效果评价报告表的内容包括建设项目基本信息、辐射源项、主要评价依据、辐射监测结果与评价、防护措施核实情况与评价、放射防护管理、结论与建议等。

（二）关键控制点

1. 评价报告表是卫生行政部门行政审批的重要技术依据，因此报告表"建设项目基本信息"栏的"建设地址"应清晰而具体，不能简单以"放射科""CT 室"等来描述，而应该说明机房的具体位置位于医疗机构的哪栋楼、几层、哪个方位、第几个房间，必要时还应该在平面布局示意图上清晰标注，以方便卫生行政部门的许可管理和监督部门的日常监管。

2. 对于改建的建设项目，评价人员应亲自参与现场调查，工作场所及周围环境情况的描述、平面布局示意图应准确反映现场实际情况。同时要介绍防护设施、设备、人员的利旧情况。

3. 对于设置在居民区或门面房内的牙科诊所，在进行预评价时，应考虑对周围敏感人群的影响，提醒建设单位对利害关系人进行辐射危害告知，保证机房屏蔽满足国家标准要求，同时还要综合考虑周围居民就医的便利及其他社会效益。控评报告表中防护检测点的设置应齐全，并充分考虑机房四邻及楼上、楼下的安全。

4. 设备质量控制检测项目不能缺项，未检测项目应说明具体原因，不能简单以"不具备检测条件"概括。检测所使用的仪器必须保证在检定 / 校准的有效期内。

5. 控评报告"放射防护管理"不能简单罗列放射防护管理制度，还要介绍其合理性和落实情况。

6. 控评报告要避免使用预评价的语气。

7. 结论要明确，建议应与结论中存在的问题相对应，应具体并具有可操作性。

8. 附件中由建设单位提供的与评价相关的资料应加盖建设单位公章。

二、介入诊断职业病危害评价关键控制点分析

（一）评价内容

介入诊断建设项目与放射诊断建设项目一样，属于危害一般类建设项目，需要编制评价报告表。预评价与控制效果评价报告表应包含的基本内容与放射诊断建设项目类似。

（二）关键控制点

除了具有与放射诊断职业病危害评价相类似的关键控制点之外，介入诊断职业病危害评价还需注意以下几个方面。

1. 介入诊断机房多数具有手术室的特点，由于手术室有无菌操作的特殊要求，在机房通风装置的设置方面与放射诊断机房的要求有所不同，评价时应予充分考虑。

2. 介入手术室很多是由框架结构隔离或普通用房改建而成的。为节省空间，部分屏蔽墙的设计采用中间铅皮、两侧夹钢板固定的方式。但从防护角度来讲，这种屏蔽墙设计并不可取，因为这样会增加手术室内的散射线，导致同室操作的医护人员受照剂量的增加，另外还会增加铅污染的风险，应在预评价时提出改进的建议。

3. 介入放射学诊疗是一种高辐射剂量、高医疗风险的医疗照射。介入医师必须在 X 射线导向下进行近台较长时间的操作，患者接受较复杂的介入手术治疗时可能因为曝光时间较长导致局部皮肤接受较高的辐射剂量。在职业病危害健康影响评价时，要对介入医师和患者的辐射风险进行分析。

三、核医学职业病危害评价关键控制点分析

（一）评价内容

核医学建设项目属于危害严重类建设项目，按照《建设项目职业病危害放射防护评价报告编制规范》（GBZ/T 181—2006）的要求，需要编制评价报告书。

核医学建设项目放射性职业病危害预评价报告书的内容，可包括概述、建设项目概况与工程分析、辐射源项分析、防护措施评价、辐射监测计划、辐射危害评价、应急准备与响应、放射防护管理、结论与建议 9 个部分。重点对放射性同位素或射线装置在使用过程中产生的辐射源项进行全面分析，对拟开展的放射诊疗实践特性和规模进行描述，依据相关法规、标准和规范对拟采取的防护措施进行科学评价，预测正常、异常情况下电离辐射对工作人员的健康可能造成的影响。

核医学建设项目放射性职业病危害控制效果评价报告书的内容，可包括概述、建设项目概况与工程分析、辐射源项分析、防护措施评价、辐射监测与评价、辐射危害综合评价、应急准备与响应、放射防护管理、结论与建议 9 个部分。评价的重点是核查工作场所的布局、分区的落实情况，对其合理性进行评价；核查屏蔽设施是否按屏蔽设计要求施工建造，核查防护安全装置的设置，检查其运行情况，对安全装置和措施的有效性进行评价；同时进行辐射监测，检查应急计划、放射防护管理制度制定与落实情况，将监测、检查结果与响应法规、标准或规范相比较，确定建设项目类别并作出客观评价结论。

（二）关键控制点

1. 辐射源项分析及危害因素识别

用于放射性核素显像和治疗的药物种类繁多，由于不同的放射性药物涉及的放射性核素种类不同，其半衰期、产生射线的种类及能量、对人体的危害方式、需采取的防护措施均不相同。对于 ^{131}I 治疗甲状腺功能亢进（甲亢），目前我国大部分医院一般采取的做法是首先与患者预约服药时间，在核医学科医生或护士监视服药后，自行离开核医学科返回家中休息，在该过程中服完药的患者是需要考虑的辐射源项。对于 ^{131}I 治疗甲状腺癌，相较于甲亢治疗，患者服用的放射性药物量要大得多，需在专用病房内住院治疗，待患者体内的放射性核素浓度衰减到国家规定的水平，方可出院。放射性核素在核医学应用中的特点决定了放射防护从生产开始至患者检查、治疗结束一直贯穿整个过程。对于在工作场所内的工作人员，除了考虑放射性核素产生的内照射外，还需要考虑表面污染及吸入体内可能产生的内照射危害。

2. 工作场所布局和分区

（1）核医学场所的场址选择。场址选择在环境评价时已进行合理性分析，职业病危害评价重点分析其周围是否邻接产科、儿科、食堂等部门，这些部门选址时也应避开核医学场所。

（2）核医学工作场所平面布局设计应遵循《核医学放射防护要求》（GBZ 120—2020）规定的原则，使工作场所的外照射水平和污染发生的概率达到尽可能小，保证工作场所内的工作人员和公众免受不必要的照射。应对人流、物流、气流的布局合理性进行重点分析和评价。应分析功能用房的设置是否满足工作需要和标准要求。

（3）核医学放射工作场所应划分为控制区和监督区，并结合核医学科的具体情况，对控制区和监督区采取相应管理措施。工作场所宜设置单独出、入口，出口不宜设置在门诊大厅、收费处等人群稠密区域。

3. 放射防护设施与措施

对照相关标准要求重点对各类防护设施与管理措施进行分析评价。

（1）工作场所的屏蔽。核医学工作场所控制区的用房，应根据使用的核素种类、能量和最大使用量，给予足够的屏蔽防护。屏蔽应满足《核医学放射防护要求》（GBZ 120—2020）周围剂量当量率控制目标值的要求，同时还要满足该场所及周围的公众和放射工作人员的个人剂量限值要求，还要避免附近的辐射源对诊断区设备成像、功能检测的影响。

（2）警示标识及导向标识。控制区的入口应设置电离辐射警告标志，其高度最好与眼睛齐平，以防止意外进入。扫描室外防护门上方应设置工作状态指示灯。场所中相应位置应有明确的患者或受检者导向标识或导向提示。

（3）工作场所分类及建筑卫生学要求。应依据计划操作最大量放射性核素的加权活度对开放性放射性核素工作场所进行分类管理，不同类别核医学工作场所用房室内表面及装备结构的设置应符合《核医学放射防护要求》（GBZ 120—2020）。

（4）通风要求。核医学工作场所的通风系统应独立设置，并保持核医学工作场所良好的通风条件，合理设置工作场所的气流组织，遵循自非放射区向监督区再向控制区的流向设计，保持含放射性核素场所负压以防止放射性气体交叉污染，保证工作场所的空气质量。

（5）个人防护用品。应根据工作内容，为工作人员配备合适的防护用品和去污用品。

4. 辐射检测

控制效果评价时评价机构应进行工作场所防护检测（包括外照射检测和表面污染检测）、设备质量控制检测、个人剂量监测。对于操作大量气态和挥发性放射性物质的工作人员，应开展工作场所放射性气溶胶检测并开展内照射评价。还应对医疗机构的辐射监测计划及其实施情况进行分析评价。

因为放射诊疗建设项目在未取得《放射诊疗许可证》的情况下不可以开展诊断或治疗，即不存在"试运行"的情况，因此核医学建设项目在进行验收检测时，可以用放射性药物模拟受检者或患者检查或治疗时的状态进行检测。

5. 潜在照射控制及事故预防

应对可能发生的涉源事故、设备故障和操作错误等引起的潜在照射进行分析，并提出预防事故发生的措施，还应对医疗机构制定的放射事故应急预案进行评价，并分析其可行性。

6. 改建建设项目的预评价

对于改建的核医学建设项目，评价人员除了重复研读设计图纸外，还应亲赴改建现场开展调查，核实现场实际情况与设计图纸的符合性，分析改建的可行性。

四、放射治疗职业病危害评价关键控制点分析

（一）评价内容

放射治疗建设项目与核医学建设项目一样，属于危害严重类建设项目，需要编制评价报告书。放射治疗建设项目放射性职业病危害预评价与控制效果评价报告书应包含的基本内容及评价重点与核医学建设项目类似，但关键控制点又有所不同。

（二）关键控制点

1. 辐射源项分析及危害因素识别

放射治疗装置种类繁多，不同的装置产生的射线种类有所不同（表14-2），需采取的防护措施也不相同。

表 14-2　常见放射治疗装置及产生的射线种类

序号	放射治疗设备	产生的射线种类
1	^{60}Co 治疗机	γ 射线
2	γ 刀	γ 射线
3	X 刀	X 射线
4	深部 X 射线机	X 射线
5	医用电子加速器	X 射线、β 射线、感生放射性、中子、中子俘获 γ 射线
6	质子加速器	质子、中子、X 射线、中子俘获 γ 射线、感生放射性
7	重离子加速器	重离子、中子、X 射线、中子俘获 γ 射线、感生放射性
8	近距离后装放射治疗机	β 射线、γ 射线
9	中子后装治疗机	中子、γ 射线
10	BNCT	质子、中子、X 射线、γ 射线、β 射线、感生放射性

2. 工作场所布局和分区

放射治疗设施一般单独建造或建在建筑物底部的一端；放射治疗机房及其辅助设施应同时设计和建造，并根据安全、卫生和方便的原则合理布置。放射治疗工作场所应分为控制区和监督区。治疗机房、迷路应设置为控制区；其他相邻的、不需要采取专门防护手段和安全控制措施，但需经常检查其职业照射条件的区域设为监督区。应合理设置有用线束的朝向，直接与治疗机房相连的治疗设备的控制室和其他居留因子较大的用房，尽可能避开被有用线束直接照射。

3. 放射防护设施与措施

（1）机房的屏蔽。放射治疗机房的屏蔽计算比较复杂，常见放射治疗机房屏蔽计算依据如表14-3 所示。

表 14-3　常见放射治疗机房屏蔽计算依据

放射治疗设备	通用标准	专用标准
医用电子加速器	《放射治疗机房的辐射屏蔽规范 第1部分：一般原则》（GBZ/T 201.1—2007）	《放射治疗机房的辐射屏蔽规范 第2部分：电子直线加速器放射治疗机房》（GBZ/T 201.2—2011）
X 刀		
TOMO		
机械臂放射治疗装置		
^{60}Co 治疗机		《放射治疗机房的辐射屏蔽规范 第3部分：γ 射线源放射治疗机房》（GBZ/T 201.3—2014）
γ 刀		
γ 后装治疗机		
中子后装治疗机		《放射治疗机房的辐射屏蔽规范 第4部分：锎-252 中子后装放射治疗机房》（GBZ/T 201.4—2015）
质子加速器		《放射治疗机房的辐射屏蔽规范 第5部分：质子加速器放射治疗机房》（GBZ/T 201.5—2015）

（2）机房通风评价时应对通风系统的布局、进风口与排风口的位置设置以及通风换气次数进行评价。

（3）其他防护措施。应对安全联锁、应急开关、视频对讲装置、警示标识、声光报警装置等进行评价。

（4）预评价时可以采用类比方法进行屏蔽设计的分析与评价。控评报告中放射防护设施与措施可采用检查表分析法，对照国家相关法规标准和规范的要求对建设项目放射防护设施与措施进行分析评价。

4. 辐射检测

控制效果评价时评价机构应进行工作场所防护检测、设备质量控制检测和个人剂量监测。还需要对建设单位的自主监测计划及落实情况进行评价。工作场所防护检测时应使用最大工作条件，必要时还应使用临床上常用的工作条件对所有的关注点逐一进行检测。

5. 辐射应急预案的评价

放射治疗设备、技术复杂，治疗环节和次数多，任何一个环节出问题，意外照射都会发生。医疗机构应结合本单位放射治疗设备的特点评估潜在照射的风险，提出预防事故发生的方法和措施，制定辐射应急预案，明确相关职责，对工作人员进行定期应急培训和演练。评价报告应对辐射应急预案的适用性及可操作性进行分析评价。

6. 人员配备的评价

放射治疗需要由有资格的放射肿瘤医师、医学物理人员、放射治疗技师和维修人员等组成的团队合作完成，对各类人员的资质、培训经历和技术能力应严格审查。

7. 改建机房的职业病危害评价

部分医院新增或更新放射治疗设备时，受医院使用空间限制，需对原来的老旧机房进行改造以满足新增设备的安装及使用需要。比如，钴-60 机房改建为加速器机房，或 6MV 加速器机房改建为 10MV 加速器机房。这类改建机房在进行职业病危害预评价时，评价人员应到改建现场开展实地调查，根据现场实际情况确定增加的屏蔽是在机房外还是机房内，在机房内增加屏蔽后其有效使用面积是否能满足设备的安装要求，多层建筑时还要由建筑设计部门分析建筑的承重情况，最后综合分析机房改建的可行性，为医院的改建设计提供参考。

第十五章

非医用辐射安全与防护

第一节 概 述

一、我国非医用辐射源应用现状

我国核技术应用历史最早是 1937 年使用镭源进行放射治疗，1958 年我国建成第一座反应堆，开始生产放射性同位素。至今我国非医用核技术应用的领域已遍及国民经济和国防等各个领域。根据 2022 年国家卫生健康委职业健康监测项目的监测结果，我国约有非医用放射工作单位 14000 家，工作人员总数超过 1000 万人，其中放射工作人员约 18 万人。有各类射线装置 11 万余台（套），含放射源装置 5 万余台（套），使用放射源 6 万余枚。

11 万台（套）射线装置中 I 类和 II 类射线装置总共约占 20%，III 类射线装置和豁免装置（行包检测仪）占比超过 80%；6 万余枚放射源中 I 类、II 类和 III 类放射源共占约 27%，其余超过 70% 的放射源属于 IV 类和 V 类放射源。

全国共有非密封放射性工作场所 500 余个，其中甲级非密封放射性工作场所约占 8%，其余均为乙级和丙级非密封放射性工作场所。

密封源测井装置接近 5000 个，大多分布在陕西、天津、河南、新疆和山东。全国共有各类放射性矿山 400 余家，大多分布在广东、河北、甘肃、福建和陕西。

辽宁、山东、江苏、浙江、福建、广东、广西和海南 8 个沿海省份建设有核电厂，共有 13 个核电厂（基地）52 个核电机组。

二、非医用辐射源分类

根据《放射性污染防治法》，核技术利用是指密封源、非密封源和射线装置在医疗、工业、农业、地质调查、科学研究、教学和国防建设等领域中的使用。从应用领域上可以分为医用领域和非医用领域。从辐射源项上可分为放射源和射线装置两类，放射源又可分成密封源放射源和非密封放射源，合称为放射性同位素。

放射性同位素和射线装置在非医用领域的应用非常广泛，利用放射性同位素和射线装置发出的射线与物质相互作用的各种效应，可制成各种核检测仪表（如料位计、核子湿密度仪、核子秤、衍射仪、分析仪等）；利用对高聚合物交联、裂解的辐射效应进行辐射改性；利用射线具有穿透性的特点，使用工业 CT、X 射线探伤机、γ 射线探伤机可对工件内部、焊缝进行无损探伤，等等。常见非医用放射源及射线装置应用情况，如表 15-1、表 15-2 所示。

表 15-1 常见非医用放射源应用情况

用途	典型设备名称	常用核素	典型放射性活度	放射源分类
工业辐照	工业辐照装置	^{60}Co、^{137}Cs	37TBq- 几百万 Ci	I
工业探伤	工业 γ 射线探伤机	^{192}Ir、^{75}Se、^{60}Co、^{137}Cs	3.7-5.55TBq	II
	定位源	^{137}Cs	370MBq	V
参数测量	料（液）位计、核子秤、厚度计、中子水分仪等	^{60}Co、^{137}Cs、^{241}Am-Be、^{252}Cf、^{85}Kr 等	37MBq-3.7GBq	III、IV、V
	核子湿密度仪	^{137}Cs、^{241}Am-Be	370MBq；1.85GBq	III、IV
	测井仪		185GBq；18.5GBq	
安全检查	货物 / 车辆检测系统	^{60}Co	12TBq	II
科研	示踪剂	^{3}H、^{14}C、^{32}P、^{35}S 等	3.7MBq 以下	IV、V、丙级

表 15-2 常见非医用射线装置应用情况

用途	典型设备名称	常用能量	射线装置分类
工业辐照	工业辐照加速器	10MeV	II
	加速器	10MeV	II
工业探伤	工业 X 射线探伤机	150~500kV	II
	工业 CT		II
参数测量	料（液）位计、厚度计、异物检测机	60kV	III
	衍射仪、荧光分析仪	50kV	III
	电子束焊机等低能射线装置	豁免值 ~1MeV	III
安全检查	货物 / 车辆检测系统（加速器）	6MeV	II
	行包安检仪	160kV	III

第二节 非医用辐射的管理

中国是核技术利用大国，随着社会经济技术的发展，核技术在各方面得到了广泛的应用，取得了瞩目的成就。为了保障职业人员、公众及其后代的健康与安全和保护环境，促进核技术利用的健康发展，国家对核技术利用的安全与防护实施监管。从 1960 年颁布《放射性工作卫生暂行规定》以来，特别是 21 世纪开始，我国陆续发布了《职业病防治法》《放射性污染防治法》《放射性同位素与射线装置安全和防护条例》《电离辐射防护与辐射源安全基本标准》等法律法规和相关技术标准，旨在科学地规范、引导放射实践和有效监管，保护环境安全和放射工作人员、公众的健康。本节主要介绍非医用实践相关的放射防护与安全相关的管理要求。

一、监督管理制度

《放射性污染防治法》《放射性同位素与射线装置安全和防护条例》规定，国务院环境保护行政主管部门对全国放射性污染防治工作依法实施统一监督管理。国务院卫生行政部门和其他有关部门依据国务院规定的职责，对有关的放射性污染防治、放射性同位素、射线装置的安全和防护工作依法实施监督管理。县级以上地方人民政府生态环境主管部门和其他有关部门，按照职责分工和条例规定，对本行政区域内放射性同位素、射线装置的安全和防护工作实施监督管理。

二、许可、申报制度

放射工作实行许可制度管理，职业病危害实行申报制度管理。

《放射性污染防治法》规定，"生产、销售、使用放射性同位素和射线装置的单位，应当按照国务院有关放射性同位素与射线装置放射防护的规定申请领取许可证，办理登记手续"。

《职业病防治法》规定，"国家建立职业病危害项目申报制度。用人单位工作场所存在职业病目录所列职业病的危害因素的，应当及时、如实向所在地卫生行政部门申报危害项目，接受监督"。

三、建设项目环境影响、职业病危害评价制度

《放射性污染防治法》规定，"生产、销售、使用放射性同位素和加速器、中子发生器以及含放射源的射线装置的单位，应当在申请领取许可证前编制环境影响评价文件，报省、自治区、直辖市人民政府环境保护行政主管部门审查批准；未经批准，有关部门不得颁发许可证。新建、改建、扩建放射工作场所的放射防护设施，应当与主体工程同时设计、同时施工、同时投入使用。放射防护设施应当与主体工程同时验收；验收合格的，主体工程方可投入生产或者使用"。

《职业病防治法》规定，"新建、扩建、改建建设项目和技术改造、技术引进项目可能产生职业病危害的，建设单位在可行性论证阶段应当进行职业病危害预评价。建设项目在竣工验收前，建设单位应当进行职业病危害控制效果评价"。

四、放射防护与安全管理制度

（一）放射性警示标识及安全防护措施

我国法律、法规、部门规章和规范性文件中，都明确规定了生产、销售、使用、贮存放射性同位素和射线装置的场所，应当按照国家有关规定设置明显的放射性标志，其入口处应当按照国家有关安全和防护标准的要求，设置安全和防护设施以及必要的防护安全联锁、报警装置或者工作信号。射线装置的生产调试和使用场所，应当具有防止误操作和防止工作人员和公众受到意外照射的安全措施。

放射性同位素的包装容器、含放射性同位素的设备和射线装置，应当设置明显的放射性标识和中

文警示说明（图 15-1）；放射源上能够设置放射性标识的，应一并设置。运输放射性同位素和含放射源装置的工具，应当按照国家有关规定设置明显的放射性标志或者显示危险信号。

图 15-1　电离辐射警告标志和电离辐射标识

在室外、野外使用放射性同位素和射线装置的，应当按照国家安全和防护标准的要求划出安全防护区域，设置明显的放射性标志，必要时设专人警戒。

（二）放射性同位素和放射源的储存要求

《放射性污染防治法》《放射性同位素与射线装置安全和防护条例》规定，放射性同位素应当单独存放，不得与易燃、易爆、腐蚀性物品等一起存放，并指定专人负责保管。贮存、领取、使用、归还放射性同位素时，应当进行登记、检查，做到账物相符。对放射性同位素贮存场所应当采取防火、防水、防盗、防丢失、防破坏、防射线泄漏的安全措施。对放射源还应当根据其潜在危害的大小，建立相应的多层防护和安全措施，并对可移动的放射源定期进行盘存，确保其处于指定位置，具有可靠的安全保障。生产、销售、使用、贮存放射源的单位，应当建立健全安全保卫制度，指定专人负责，落实安全责任制，制定必要的事故应急措施。

（三）放射工作人员管理制度

《职业病防治法》《放射性同位素与射线装置安全和防护条例》《放射工作人员职业健康管理办法》和相关标准，对放射工作人员的培训、职业健康检查、个人剂量监测和职业病诊断都规定了要求。放射工作单位为主要责任方，应当组织直接从事生产、销售、使用放射性同位素和射线装置活动的放射工作人员落实各项管理要求。

1. 培训

上岗前进行安全和防护知识培训，考核合格方可参加相应的工作；已在岗的放射工作人员还应当定期参加复训。

2. 职业健康检查

上岗前职业健康检查符合放射工作人员健康标准要求，方可参加相应的放射工作；在岗中定期进行职业健康检查，两次检查的时间间隔不应超过 2 年；脱离放射工作岗位，应进行离岗前职业健康检查。

3. 个人剂量监测

职业性外照射个人常规监测周期一般为 1 个月，最长不应超过 3 个月；内照射监测周期按照有关标准执行；个人剂量监测档案终生保存。

4. 放射工作人员健康管理档案

应为每一名放射工作人员建立并保存放射工作人员健康管理档案，其内容至少应包括职业史、职业健康检查和个人剂量监测报告、培训记录、剂量核查记录以及职业病诊疗资料等。

5. 职业病诊断、鉴定与职业病病人保障

《职业病防治法》规定，职业病诊断标准和职业病诊断、鉴定办法由国务院卫生行政部门制定。

职业病伤残等级的鉴定办法由国务院劳动保障行政部门会同国务院卫生行政部门制定。

五、放射事故应急处理

《放射性同位素与射线装置安全和防护条例》规定，"根据辐射事故的性质、严重程度、可控性和影响范围等因素，从重到轻将辐射事故分为特别重大辐射事故、重大辐射事故、较大辐射事故和一般辐射事故四个等级"。

发生辐射事故时，放射工作单位应当立即启动本单位的应急方案，采取应急措施，并立即向当地生态环境主管部门、公安部门、卫生主管部门报告。主管部门接到辐射事故报告后，应当立即派人赶赴现场，进行现场调查，采取有效措施，控制并消除事故影响，同时将辐射事故信息报告本级人民政府和上级人民政府生态环境主管部门、公安部门、卫生主管部门。

第三节　非医用辐射放射防护要求

放射性同位素和射线装置在非医用领域的应用涉及多个领域，设备种类繁多。本节以工业辐照装置、工业射线探伤、含放射源及射线装置仪表、兽医用放射诊疗设备等典型非医用辐射设备和场所为例，介绍非医用辐射设备的应用分类、放射防护设施及措施要点等内容。

一、工业辐照装置

（一）工业辐照装置概述

辐照加工是一种高效加工技术，具有穿透性强、可在常温下进行、节能、无残毒、无废物、易于控制等特点，因而在传统行业改造、功能材料开发、实现微细加工及三废处理中都具有重要作用，产生了重大的经济效益和社会效益。工业辐照装置按照源项不同，可分为γ射线辐照装置（以下简称γ辐照装置）和加速器辐照装置两大类，主要应用在医疗用品的灭菌消毒、食品保鲜、辐射化工、农业应用等方面。

根据《辐照装置设计建造和使用规范》（GB/T 17568—2019），γ辐照装置分为四类，即固定源室湿法贮源γ辐照装置、固定源室干法贮源γ辐照装置、自屏蔽式γ辐照装置和水下γ辐照装置。本节以应用最多的固定源室湿法贮源辐照装置为例进行介绍。

（二）工业辐照装置的组成及放射源项

1. γ辐照装置的组成与运行

γ辐照装置主要由密封放射源、源架及其控制系统、屏蔽防护系统、辐照货物传输系统、控制系统、剂量监测系统、安全联锁系统、通风系统、贮源水池、水处理系统组成。辐照装置多使用 ^{60}Co 放射源，装源活度可达数百万居里甚至更高。^{60}Co 放射源具有较强的穿透能力，较长的半衰期，可避免频繁地更换和补充源，从而保证辐照装置具有较高的时间利用率，同时也使剂量场较稳定，便于控制工艺参数。

工业辐照装置一般在辐照室内使用。辐照室采用迷道设计，辐照室的中部为贮源水池；附属房间有控制室、配电室、水处理间、备品备件间、维修间等。固定源室湿法贮源γ辐照装置，如图15-2所示。

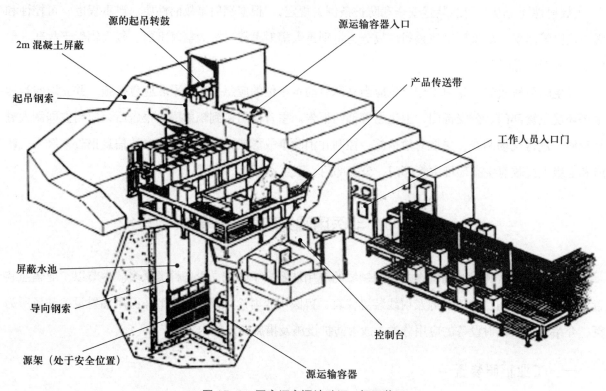

图 15-2　固定源室湿法贮源 γ 辐照装置

γ辐照装置多采用悬挂链输送系统，辐照的产品在操作大厅装入悬挂链输送线上的辐照箱内；输送系统启动后，按预定设计程序在操作大厅和辐照室内循环转动；辐照箱由悬挂链带动，经由迷道入口自动输入辐照室进行辐照；剂量测试人员根据在辐照货物表面粘贴的辐照剂量变色标签进行辐照剂量控制。货物的换层和照射结束取物均是在悬挂链输送线转回操作大厅由人工或叉车完成。

2. **典型放射源项**

以 ^{60}Co 湿法贮源辐照装置为例，辐射源项主要包括 ^{60}Co 辐照源、退役的 ^{60}Co 源、放射性污染物。另外，空气在电离辐射作用下还会产生有害气体。

正常运行状态下的辐射来源主要包括初级辐射、散射辐射、杂散辐射以及天空反散射。

辐射危害因素包括：正常运行时，放射源释放的射线通过散射辐射、泄漏辐射和天空反散射对人体造成的照射；维修时，放射源转移到维修贮源位置，泄漏出贮源设施的杂散辐射；增装源和退役源退役时，源运输容器外围的泄漏辐射；倒源过程中水井上表面处的透射辐射等；放射源退役时，源退役操作过程和退役源处置时的辐射危害；密封放射源泄漏时产生的放射性污染。

（三）工业辐照装置放射防护要点

1. **辐射防护原则**

防护设计遵循纵深防御、冗余性、多元性、独立性原则，并满足《辐照装置设计建造和使用规范》（GB/T 17568—2019）安全原则的相关要求。

（1）纵深防御原则。针对辐照源应用中其存在潜在照射的大小和可能性，应采取相适应的多层防护与安全措施（即纵深防御），以确保当某一层次的防御措施失效时，可由下一层次的防御措施予以弥补或纠正，达到：①防止可能引起照射的事故；②减轻可能发生的任何这类事故的后果；③在这类事故之后，将源恢复到安全状态。

（2）冗余性原则。为保证安全，在同一位点采用的独立安全设施数量应多于为完成该位点功能所必需的最少数目的安全设施，以保证运行过程中万一某位点的一道安全设施失效或不起作用的情况下，使其整体不丧失功能。例如，人员入口联锁有 3 个以上独立的安全联锁设施。

（3）多元性原则。能够提高装置的安全可靠性，可以降低共因故障，包括系统多元性和多重剂量监测，可以采用不同的运行原理、不同的物理变量、不同的运行工况、不同的元器件等。

（4）独立性原则。是指某一安全部件发生故障时，不会造成其他安全部件的功能出现故障或失去作用。通过功能分离和实体隔离的方法使安全机构获得独立性。

2. 辐射安全设施

辐射安全设施的设计，可采取下列措施：

（1）辐射与污染控制。γ 辐照装置在设计、运行和退役时，辐射防护的剂量约束值为工作人员年有效剂量值 5.0mSv；公众成员年有效剂量值 0.1mSv；储源井水中的放射性活度浓度不应超过 10Bq/L，每月排放到下水道的 ^{60}Co 总活度不应超过 $1 \times 10^{6}Bq$，每一次排放 ^{60}Co 总活度不应超过 $1 \times 10^{5}Bq$，并需经监管部门批准。工作人员的衣服、体表及工作场所的设备、工具、地面等表面 β 放射性物质污染控制水平见表 15-3。

表 15-3 表面 β 放射性物质污染控制水平（Bq/cm²）

表面类型		β 放射性活度
工作台、设备、墙壁、地面	控制区	4×10
	监督区	4
工作服、手套、工作鞋	控制区	4
	监督区	
手、皮肤、内衣、工作袜		4×10^{-1}

（2）工作场所分区。①控制区：辐照室和迷道。②监督区：货物装卸区域、辐照室屋顶、控制室、通风间、设备间、水处理间等其他与控制区紧邻区域。

（3）辐射防护与安全要求。①γ 辐照装置屏蔽要保证辐照室辐射屏蔽的完整性和安全性，对于屏蔽薄弱部分（如排风和穿墙管道）应有防泄漏的补偿措施。②辐照室屋顶屏蔽应考虑贯穿辐射和天空散射。③迷道应使迷道口外工作人员年受照剂量不超过剂量管理目标值要求。④在最大设计装源量时，屏蔽体外表面剂量水平应满足人员年剂量管理目标值要求。⑤储源水井要保证辐射屏蔽的完整性和安全性，井内和井覆面应用耐腐蚀的不锈钢材质，并保证密封性和承重，确保最大装源量时，水井上方剂量水平满足剂量管理目标值要求。

（4）联锁要求。γ辐照装置的辐射剂量极高，一旦人员受到误照射，将存在生命危险，因此必须设有功能齐全、性能可靠的多重安全联锁系统，对控制区，特别是出入口、源操作系统、辐照物输送系统等进行有效监控和联锁。

辐照装置的联锁安全系统，大部分应与控制系统联锁，一旦这些设施、措施运行异常或未按程序要求执行，就会由系统自动采取不能升源或降源的操作。这些情况分为主动执行和被动响应。

主动执行的情况包括：①钥匙联锁。源升降、辐照室人员通道门和货物通道门由一把独立多用途钥匙或串在一起的钥匙控制，且与一个有效的便携式辐射监测报警仪拴系在一起。②巡检按钮联锁。辐照室内设巡视检查按钮并与控制台联锁，升源前操作人员必须进入辐照室内依次检查按下巡视按钮，以防人员误留室内。③声光警示联锁。辐照室门口醒目地点设置灯光音响信号装置，源离开储存位置即产生声光，警示辐照室外人员。④剂量仪表校验联锁。在辐照室人员入口处设校验源，检查进入人员携带的剂量仪表。⑤辐照室剂量联锁。固定式辐射水平监测仪的探头分别设在辐照室迷道、货物出口及水处理装置处，设置不同剂量报警阈值并与控制系统联锁。当迷道处探头报警时，人员通道门打不开；当货物出口处探头报警时，自动停止货物输送系统，同时降源，并发出声光报警；当水处理的探头报警时，自动停止水处理系统，同时降源，并发出声光报警。⑥防止人员误入辐照室联锁。在人员通道入口内及货物出入口内设置防人进入光电装置，并与控制系统联锁。当源架未在贮存位时，触发光电装置，报警并自动降源；当源架在贮存位时，如光电装置状态异常，则无法升源。⑦储源井水位联锁。储源井水位异常监测报警与补给系统。⑧应设移动电视监控系统并自带照明功能，保证辐射状态下能清楚监视辐照室内和源架情况，并具有图像储存功能。⑨辐照室屋顶可拆卸式屏蔽塞联锁。装源用屏蔽塞被卸下为复位时不能进行升源操作。

被动响应的情况包括：①辐照室内设置烟雾报警装置并与控制系统联锁，遇有火险时，自动停止通风系统，源自动降到安全位，货物传输系统停止运行。②辐照室内设紧急降源（一般为拉线）和开门按钮，避免受照事故发生。③控制台处应安装紧急停止按钮，可在任何时刻终止辐照装置运行并将源降到安全位。④停电自动降源系统，避免因停电发生事故。⑤源架迫降系统，以便在升源发生某种故障时使源架得以解脱。⑥辐照室内设喷洒装置。喷洒装置在屏蔽体内的管道应采用不锈钢材料；在屏蔽体外采取双阀门人工控制方式；预留与消防车的接口。

（5）设置通风系统，依设计装源量和辐照室空间大小确定进排风量，以保证辐照室内臭氧和氮氧化物在空气中浓度不超过规定值。并与控制系统联锁，通风故障时不能升源。

二、工业射线探伤

（一）工业射线探伤概述

工业射线探伤是对一个部件或产品进行无损检测的一种检测方法。根据射线衰减程度的变化，结合射线能量、被透照物体的性质、厚度、密度等来判断物体中是否有缺陷，或了解物体的结构。射线探伤常用的探伤源包括γ射线源、X射线源、中子源以及加速器，其中以γ射线源和X射线源的使用最为普遍。本部分主要以γ射线探伤机、X射线探伤机为例进行介绍。

（二）工业射线探伤原理、分类及放射源项

1. 射线探伤原理

射线在穿透物体过程中会与物质发生相互作用，因吸收和散射而使其强度减弱。强度衰减程度取决于物质的衰减系数和射线在物质中穿越的厚度。如果被透照物体（试件）的局部存在缺陷，且构成缺陷的物质的衰减系数又不同于试件，该局部区域的透过射线强度就会与周围产生差异。把胶片放在适当位置使其在透过射线的作用下感光，经暗室处理后得到底片。把底片放在观片灯光屏上借助透过光线观察，可以看到由对比度构成的不同形状的影像，评片人员据此判断缺陷情况并评价试件质量。

2. 常见的射线探伤机

按照源项，常见的射线探伤机有γ射线探伤机和X射线探伤机，分别属于Ⅱ类放射源和Ⅱ类射线装置。

（1）γ射线探伤机

γ射线探伤机是使用密封放射源发射的γ射线用于发现物体内部缺陷的设备，包括一个源容器及其附件。按照源容器的可移动性，γ射线探伤机可分为以下几种：便携式γ射线探伤机（P类），源容器质量不超过50kg；移动式γ射线探伤机（M类），源容器借助适当的工具能容易移动；固定式γ射线探伤机（F类），源容器是固定安装的或只能在某一特定区域内有限制地移动。目前，工业射线探伤主要使用的放射源是 ^{192}Ir、^{75}Se、^{137}Cs 等。γ射线探伤机基本结构见图15-3。

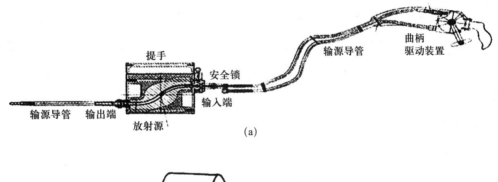

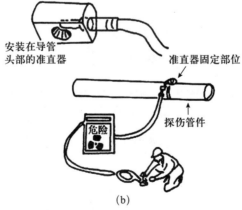

图 15-3　γ射线探伤机基本结构

注：（a）组装后情况；（b）探伤工作中

（2）X射线探伤机

X射线探伤机是对物体内部结构进行X射线摄影或断层检查的设备总称，包括X射线管头组装体、控制箱及连接电缆。X射线探伤机按照X射线发射的方向和窗口范围，可分为定向式和周向式；按安装形式的不同，可分为固定式和移动式。常用移动式X射线探伤机如图15-4所示。

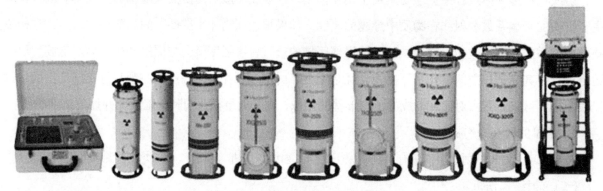

图 15-4　常用移动式X射线探伤机

3. 典型辐射源项

工业射线探伤常用的探伤源有γ射线源和X射线源，另外还有中子源以及加速器。

正常运行状态下的辐射来源主要包括：有用线束、泄漏辐射和散射辐射。放射危害因素应考虑：穿过探伤室屏蔽体的透射辐射；现场探伤时，在控制区边界外的控制台处的辐射和在监督区外边界的辐射；经探伤室屏蔽体管孔的杂散辐射。

异常工作时的放射危害因素应考虑：探伤室内探伤装置照射中人员误入探伤室内；人员滞留探伤室内时启动探伤装置。现场探伤时控制区设置不合理或控制区未有效管制，人员受到超过预期控制量的照射；放射源与源链意外脱节、源链输出后不能收回、放射源丢失，导致的辐射事故及对其进行应急处置时的照射。

（三）工业射线探伤的放射防护要点

1. 探伤设备的放射防护要点

（1）γ射线探伤机

探伤机源容器装载最大活度值的密封源并处于锁定状态且装配好保护盖（若有）时，源容器放射防护性能保证其外表面及1m处剂量率，可见表15-4。

表 15-4　源容器外表面一定距离处周围剂量当量率控制值

探伤机类别	探伤机代号	最大周围当量剂量率（mSv/h）	
		离源容器表面5cm处	离源容器表面100cm处
固定式	F	1.00	0.10
便携式	P	0.50	0.02
移动式	M	1.00	0.05

（2）X射线探伤装置

X射线管头应有清晰的厂家标牌，管头组装体要有限束装置并能固定锁紧在需要的位置。X射线管头组装体泄漏空气比释动能率，如表15-5所示。

表 15-5　X 射线管头组装体泄漏空气比释动能率

管电压（kV）	泄漏射线所致周围剂量当量率（mGy/h）
<150	<1.0
150~200	<2.5
>200	<5.0

2. 固定探伤室放射防护要点

（1）布局：设控制区和监测区，操作室避开有用线束照射方向并与探伤室分开。

（2）屏蔽：墙体厚度应充分考虑源项大小、直射、散射、屏蔽物材料和结构等各种因素。无迷路探伤室门的防护性能应不小于同侧墙的防护性能。

（3）周围剂量当量控制水平：墙体和防护门处 ≤ 100μSv/ 周，对公众场所 ≤ 5μSv/ 周；屏蔽体外 30cm 处 ≤ 2.5μSv/h；对没有人员到达的探伤室顶，探伤室顶外表面 30cm 处 ≤ 100μSv/h。

（4）安全设施：门－机联锁，所有防护门关闭后方可进行探伤作业；探伤室门口和内部同时设有明显区别显示的"预备"和"照射"状态指示灯与声音提示装置，并与探伤机联锁；探伤室内安装紧急停机按钮或拉绳，确保出现紧急事故时，能立即停止照射；探伤室配置固定式场所辐射探测报警装置，实时了解工作场所辐射水平；探伤室防护门上应有符合国家现行标准要求的电离辐射警告标志和中文警示说明。

（5）监控设施与监测：探伤室内和探伤室出入口安装监视装置，在控制室的操作台配有专用的监视器，可监视探伤室内人员的活动和探伤设备的运行情况。工作人员在进入探伤室时，除佩戴常规个人剂量计外，还应携带个人剂量报警仪和便携式 X-γ 剂量率仪，并定期测量探伤室外周围区域和重点关注点的剂量率水平。

3. 移动式探伤的放射防护要点

（1）作业前准备。实施探伤工作前，使用单位应对工作环境进行全面评估，以保证实现安全操作。评估内容至少应包括工作地点情况、接触人员、天气条件、探伤时间、高空作业、作业空间等。探伤作业开始前应备齐便携式 X-γ 剂量率仪和个人剂量计、个人剂量报警仪、屏蔽物、警告提示、应急工具等。

（2）分区管理。探伤作业时实行分区管理，将工作场所划分为控制区和监督区，并在相应的边界设置电离辐射警告标志并悬挂清晰可见的"禁止进入射线工作区"警告牌；夜晚作业时控制区边界应设置警示灯。一般将作业场所中周围剂量当量率大于 15μSv/h 的区域划为控制区，探伤工作在控制区的区域内进行，探伤作业人员在控制区边界外操作，选择最佳位置，并采取适当防护措施。控制区的边界尽可能设定实体屏障，包括利用现有结构（如墙体）、临时屏障或临时拉起警戒线（绳）等，防止人员进入控制区。应使用合适的准直器并充分考虑探伤机和被检物体及现场屏蔽等条件，使控制区的范围尽量小。控制区内不能同时进行其他工作。将控制区边界外、作业时周围剂量当量率大于 2.5μSv/h 的区域划为监督区，并在其边界上悬挂清晰可见的"无关人员禁止入内"警告牌，必要时设专人警戒。

（3）设备配备与剂量监测。每一个探伤作业班组至少配备一台便携式 X-γ 剂量率仪，并定期进行检定／校准。探伤作业期间便携式 X-γ 剂量率仪应一直处于开机状态，防止射线曝光异常或不能正常终止；还应对控制区边界上代表点的剂量率进行检测，尤其是探伤的位置或射线束的照射方向发生改变时，应适时调整控制区的边界。探伤工作完成后，特别是 γ 探伤结束后，操作人员必须使用便携式 X-γ 剂量率仪进行监测，以确保所有 γ 放射源均已完全退回源容器中，并且没有任何放射源留在曝光位置或脱落，探伤事故中丢失放射源是最常见的事故。

（4）安全警示。委托（业主）单位应配合做好探伤作业的辐射防护工作，提前发布探伤作业信息，通知到所有相关人员，防止误照射发生。现场应有明显区别的显示"预备"和"照射"状态指示灯与声音提示装置。应在监督区边界和建筑物进出口的醒目位置张贴电离辐射警告标志和警示语等提示信息。

（5）个人防护。移动式探伤期间，工作人员除进行常规个人监测外，还应佩戴可听见、看见或能产生震动信号的个人剂量报警仪。个人剂量报警仪与便携式 X-γ 剂量率仪，两者均应使用。

三、含放射源及射线装置仪表放射防护要点

（一）含放射源及射线装置仪表概述

是指含密封放射性物质或射线装置，利用其发出的某种射线与待测物质相互作用产生的结果来测定质量、厚度、密度、料位、水分、灰分、流量、元素分析等多种重要参数。按照射线入射到探测器前与物质发生相互作用的类型，含放射源及射线装置仪表可分为透射式辐射仪表、反散射式核仪表、核反应式核仪表。本节将重点介绍料位计、核子湿密度计、核子秤、低能射线装置等。

1. 料位计

料位计是利用 γ 射线穿透各种物质时受到不同程度的强弱衰减的原理而制成的。由于容器内物料多少的不同，对射线吸收的程度也不同，从而确定容器中的物料的高度。这是非接触式和非进入式的测量方法，可以测量高温、高压、易燃、易爆、有毒和腐蚀性的物料。料位计的工作原理示意图见图 15-5。

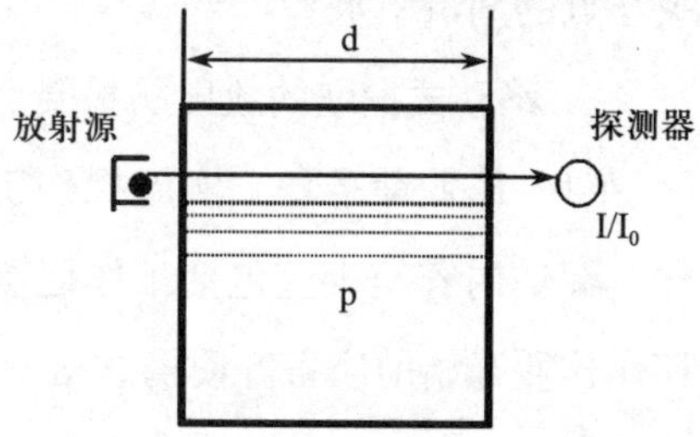

图 15-5 料位计的工作原理示意图

料位计的应用情况举例如下：在石油工业，检测密闭容器内石油产品的水平面；在钢铁工业，测量连续铸锭机结晶槽中的钢水线高度；在水泥工业，测量料面的高度和控制立窑装料的多少；饮料生产，通过测量液面高度从而控制灌装量（表 15-6）。

表 15-6 料位计应用情况举例

用途	常用核素	射线种类	活度范围
测量物料位置高度	^{60}Co、^{137}Cs	γ 射线	40MBq~4GBq
测量堆积密度小或少量的物料	^{90}Sr	β 射线	40~400MBq
测量含氢量高物质的料位	^{241}Am-Be	中子	1~10GBq

2. 核子湿度密度计

核子湿度密度计广泛应用于道路、机场和水利等工程建设领域中，可快速、准确地测量工程中泥土、骨料、沥青和混凝土结构的压实度和含水量。核子密度湿度计内部装有两种放射源，一般 γ 源（^{137}Cs，370MBq）测量密度，中子源（^{241}Am-Be，1.85GBq）测量水分。

原理：密度测量，γ 射线穿过被测材料后被装在仪器内的探测器（G-M 计数管）接收并给出计数，微处理机将计数进行数据处理，得到被测材料的密度。水分测量，中子源产生的快中子射入被测材料中，与料层内物质发生碰撞散射，减速、扩散，使快中子变成慢中子，探测器探测到的慢中子数的多少即反映其含水量的大小。这个作用主要是由物质中的含氢量决定的，而氢主要在水中，若被测材料中含水量大，慢中子数就多，反之就少。核子湿度密度计工作原理示意图见图 15-6。

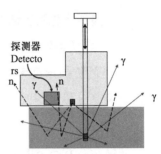

图 15-6　核子湿度密度计
工作原理示意图

3. 核子秤

核子秤利用放射性同位素放射出来的射线通过被测物质时，局部被吸收或散射的作用实现称量。核子秤是针对需要测量在传送系统中运动的物料而开发的产品，把放射源和射线接收器分别放在传送带的上、下两侧，根据射线穿过传送带上物料的计数率，便可以连续称出输送物料的重量。核子秤主要用于动态物料计量，在建材、煤炭、化工、矿山、冶金、港口、钢铁、粮食等行业中广泛应用。核子秤用的放射源为 ^{60}Co、^{137}Cs 源。核子秤工作原理示意图见图 15-7。

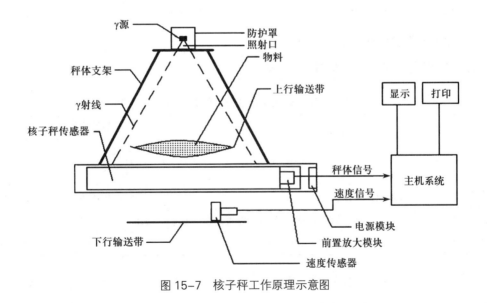

图 15-7　核子秤工作原理示意图

4. 低能射线装置

在接通电源后能够产生能量从豁免值至 1MeV 的 X 射线、电子流、离子流装置统称为非医用低能射线装置。如：X 射线衍射仪、X 射线荧光分析仪、离子注入装置、电子束焊机、静电消除器、电子显微镜和测厚、称重、测孔径、测密度用的射线装置。依 X 射线的封闭形式可分为闭束型分析仪和敞束型分析仪：闭束型分析仪是以结构上能防止人体的任何部分进入有用线束区域为特征的分析仪；敞束型分析仪是结构上不完全符合闭束型分析仪特征的分析仪，操作人员的某部分身体有可能意外地进入有用线束区域。

X射线衍射仪和X射线荧光分析仪是工业和科研应用中较为常见的设备。二者均是利用X射线轰击样品，衍射仪是测量所产生的衍射X射线强度的空间分布，以确定样品的微观结构的仪器；荧光分析仪是测量所产生的特征X射线，以确定样品中元素的种类与含量的仪器。

（二）典型辐射源项

从辐射防护角度考虑，料位计、核子秤、核子湿度密度计、水分仪、厚度计、X射线衍射仪、X射线荧光分析仪等低能射线装置的典型辐射源为α放射源、β放射源、γ放射源、产生X射线装置和中子源等。

正常运行状态下的辐射来源主要包括：放射源和低能射线装置产生的有用线束、泄漏辐射和散射辐射。正常情况下应考虑以下放射危害因素：具有较强穿透能力的射线，穿过源容器和装置屏蔽体的透射和杂散辐射，对安装、巡视人员、作业场所及周围环境产生辐射影响。

异常工作时应考虑的放射危害因素包括：放射源或装置照射中人员误入屏蔽室内；人员肢体误入联锁失效的屏蔽罩内受到超过预期控制量的照射；放射源丢失导致的辐射事故及对其进行应急处置时的照射；密封放射源防护包壳破损导致放射性污染。

上述仪器工作时，产生的X射线、γ射线与空气相互作用，可使其周围环境内空气电离，产生微量臭氧和氮氧化物等有害气体，在职业病危害防治中也应得到关注。

（三）核仪表的放射防护要点

1. 含密封源仪表放射防护要求

不同使用场所仪表外辐射水平控制要求见表15-7。

表15-7　不同使用场所仪表外辐射水平控制要求

检测仪表使用场所	周围剂量当量率控制值（μSv/h）	
	5cm	100cm
对人员的活动范围不限制	$\dot{H} < 2.5$	$\dot{H} < 0.25$
在距源容器外表面1米区域内很少有停留	$2.5 \leq \dot{H} < 25$	$0.25 \leq \dot{H} < 2.5$
在距源容器外表面3米区域内不可能有人进入或工作场所设置了监督区	$25 \leq \dot{H} < 250$	$2.5 \leq \dot{H} < 25$
只能在特定的放射工作场所使用，并按控制区、监督区管理	$250 \leq \dot{H} < 1000$	$25 \leq \dot{H} < 100$

在正常工作情况下，核仪表使用场所根据表15-7中的周围剂量当量率划出控制区、监督区，在仪表表面和场所显著位置设置电离辐射警示标识，并定期检查防护设施等。由于核仪表的使用基本都是远距离进行操作和控制，正常情况下操作和维护人员所受到的照射剂量是很少的。

在核仪表使用过程中需要采取的主要防护措施有以下几种：

（1）源容器：设有限束器或源闸时，透射式检测仪表的有用线束不应超出无屏蔽体探测器或探测器的屏蔽体；源闸在"开""关"状态的相应位置可分别锁定，并有明显的状态指示；如果源闸为遥控或伺服控制的，则遥控电路或伺服电路发生故障时，源闸应自动关闭；使用安装在物料传送带旁侧源容器的源闸，在传送带运行时，应具备自动开启和自动关闭功能；当源闸自动关闭发生故障时，应有手动关闭源闸的设施。源容器应安装牢固、可靠，采取安保措施防止丢失、被盗。

（2）标牌：核仪表和源容器外表面应有牢固的标牌，并清晰标明：电离辐射警示标识和源编号，制造厂家、出厂日期、产品型号和序列号，核素名称、符号、源活度和测量日期，仪表类别和安全等级。

（3）许可与检测：在许可范围内使用检测仪表，建立台账和管理制度。新购入仪表，按要求进行放射防护与安全验收检验，已许可设备至少每年进行一次辐射防护与安全检测。

（4）人员：涉及密封源的安装、检查、维修的操作人员必须熟悉源容器结构，掌握放射防护技能，取得相应维修资质并获得授权。

2. 射线装置放射防护要求

（1）辐射屏蔽要求：具有 X 射线管和遮光器的低能射线装置，X 射线管套构造应确保在所有遮光器关闭时，在任意额定工作状态，距离 X 射线管套外表面 5cm 处的周围剂量当量率不大于 25μSv/h；射线发生装置或者高压电源的保护柜外表面 5cm 处的周围剂量当量率应不大于 2.5μSv/h；闭束型射线装置正常使用时，任意可到达的机壳外表面 5cm 处的周围剂量当量率应不大于 2.5μSv/h。

（2）工作场所辐射水平要求：敞束型射线装置只能在特定的放射工作场所使用，并按控制区、监督区分区管理，控制区边界周围剂量当量率应不大于 2.5μSv/h；手持式敞束型射线装置正常工作时，除有用线束范围外任意位置的周围剂量当量率应不大于 25μSv/h；设置有屏蔽室的射线装置，屏蔽室外的 30cm 处周围剂量当量率应不大于 2.5μSv/h。

（3）防护设施与措施要求：射线装置的开启应通过控制面板操作；控制出束的指示器、控制装置应使用易于识别和辨认的标签、符号、软件等方式表示；在防护罩处醒目位置和高压电源旁安装工作状态指示灯，并与相应总电源开关联动；若射线装置可以连续曝光时间大于 1.5 秒，应在射线装置外壳、控制面板、设有屏蔽室的敞束型射线装置屏蔽室内等位置设置急停开关；所有联锁都应采用故障安全设计；在射线装置外壳及控制区入口和监督区内醒目位置设置牢固的符合国家标准的电离辐射警告标志。

（4）安全操作要求：装置不使用时，射线束出口应关闭；操作射线装置时，应分析辐射场的特点，并采取有效的防护措施，特别注意防止手、头部等局部受照；校准、调试射线装置有用线束，应使用低档电压、电流操作，人员应避开强射线束，并采取局部屏蔽防护措施；手持式射线装置在操作时，不应将有用线束对准自己或任何人，不应手持样品，不应靠近有用射线束。

四、兽医放射诊疗中的放射防护要求

近十几年来，随着人民生活水平的提升，我国各类新兴行业百花齐放，其中与宠物行业密切相关的兽医职业迅速发展，DR、CR、CT 等特种医疗设备的使用逐渐增加，更有针对宠物开展先天性心脏病的介入手术。除放射诊断外，在欧美等发达国家和地区对宠物的放射性核素诊疗以及使用人类放疗设备对动物进行放射治疗已成为现实，这也提示我们，未来电离辐射在兽医工作中将会使用得越来越频繁，其也必然会带来辐射风险，因此对兽医的放射防护工作也应更加重视。

兽医在利用电离辐射对动物进行诊断或治疗前也应进行辐射实践的正当性判断，当产生的利益大于危害时才允许开展实施。在放射诊疗实践中必须遵循放射防护最优化原则，严格开展工作人员和受检动物的受照剂量。动物医疗机构应参照《放射工作人员职业健康管理办法》落实放射诊疗工作人员的管理要求，依据 GB 18871—2002 标准，控制放射工作人员受照剂量。

目前，我国动物医疗领域最常用的诊断设备是 DR、CR 等 X 射线摄影机。与人类的 X 射线诊断检查不同的是，动物摄片几乎都需要有人员协助进行体位固定。即便在安定或麻醉的情况下，为获得更好的视角，也会在动物已麻醉的状态下进行牵拉，因此针对保定人员的防护是最关键的部分。保定人员必须穿戴防护装备，并佩戴个人剂量计监控受照剂量，在手部及眼旁等易受照或敏感器官部位可以额外佩戴剂量计以准确掌握具体器官受照情况。所穿戴防护装备只用于防护散射线，因此保定人员的身体任何部位不应出现在照射野内。

使用电离辐射相关设备或放射源的动物医院，在场所建设设计之初，应充分考虑受检动物类型和使用的辐射源项，并满足放射防护要求。使用 X 射线摄影机（DR、CR 等）的场所在满足机房屏蔽要求的前提下，一般不需要特殊的选址，只需做好控制区和监督区的划分。同时机房外应当设置醒目的电离辐射警告标志，宜设置工作状态指示灯。未来有可能会出现针对动物的核医学诊疗，涉及放射性核素的使用，意味着需要做好地域规划以避免其出现在人口密集场所的周围，并提前规划好放射性废物的处理方式。

基于放射防护三原则，我国制定了一系列法律法规及标准，使电离辐射能够被合理利用。但近年来兽医行业快速发展，管理制度的建立迟滞，从业人员缺乏安全意识，防护措施不规范。因此，参考欧美等发达国家和地区动物医疗情况，尽快或提前对这些工作的防护进行前瞻性的计划与规范是非常必要的。针对人员的管理需求，《兽医 X 线摆位技术手册》在 2018 年被译为中文；中国兽医协会在 2021 年成立了中国畜牧兽医学会兽医影像技术分会，并在次年开始了兽医影像专科人才的培养。这些现象说明涉及使用 X 射线的影像专科兽医在逐渐增多，应尽早纳入我国已有的放射工作人员健康管理体系，以保障兽医工作者的职业安全。

第四节　核电和核设施的放射防护要求

一、核电的基本概念和原理

（一）核裂变与核聚变

核裂变是指将重核分裂成较小的核，释放出巨大能量的过程。而核聚变是指将轻核聚合成较重的核，同样也可以释放出巨大能量的过程。这两种过程都是利用原子核内部的质子和中子进行重组，从而产生新的核和巨大的能量。

在核裂变中，需要将重核打破，这就需要利用大型粒子加速器或核装置将中子加速到足够高的能量水平，以便与重核发生碰撞并产生新的核。而在核聚变中，需要将轻核聚合成重核，这就需要利用磁场或惯性约束等手段，将轻核加热到高温状态，以便使它们能够克服电荷斥力而相互靠近。

核裂变和核聚变都是利用原子核内部的质子和中子进行重组，从而产生新的核和巨大的能量。在核裂变中，需要将重核打破，而在核聚变中，需要将轻核聚合成重核。这两种过程都需要利用特定的技术和装置来实现。

（二）核反应堆原理

核反应堆是一种能够实现自持的核裂变反应系统，它利用控制棒控制核反应速率，从而使得反应能够持续进行。

在核反应堆中，需要将燃料元件放置在反应堆内部，以便让中子与铀原子发生碰撞，进而分裂成较小的原子核，产生能量。

为了实现控制棒对反应速率的控制，需要利用一些装置和技术手段来监测反应速率的变化情况，并及时进行反应速率的调整。这些装置包括控制棒系统、压力容器、冷却系统等。

（三）核电站的组成与运行

核电站是一种利用核能进行发电的能源装置，它由反应堆、压力容器、冷却系统和涡轮发电机等部分组成。

在核电站中，需要利用燃料元件在反应堆中发生自持的核裂变反应，以产生能量。为了维持这个反应，需要使用控制棒来调节反应速率，并且将冷却水注入反应堆中吸收产生的热量。

冷却水被称为冷却剂或载热剂，它负责在反应堆中将热量带走，并将其传递给涡轮发电机。涡轮发电机利用这些热量和动能驱动发电机发电。最后，通过输电线路将电能输送到用户端。

常见的核电站反应堆型主要有压水堆和沸水堆（图 15-8、图 15-9）。国内没有沸水堆核电站。

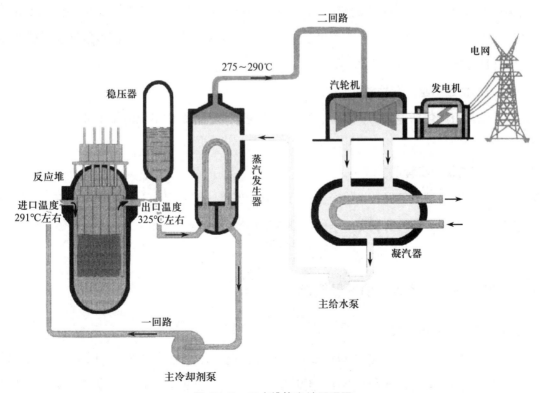

图 15-8　压水堆核电站原理图

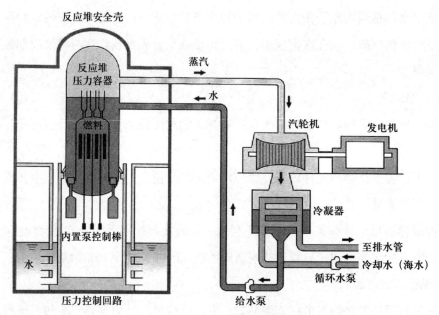

图 15-9 沸水堆核电站原理图

二、核设施的结构和功能

（一）核设施的种类和特点

核设施是指用于核能研究和应用的设施，包括研究机构、核电站、核燃料生产厂、放射性物质处理和储存设施等。

不同类型的核设施具有不同的特点。例如，研究机构主要负责基础研究和应用研究，核电站则是利用核能进行发电的设施，核燃料生产厂则负责生产核反应堆所需的燃料。而放射性物质处理和储存设施则负责处理和储存核废料。

（二）核设施的结构组成和功能

核设施的结构组成包括建筑物、设备、管道、仪表等。这些结构组成的每个部分都有其独特的功能和特点。

（三）核设施的维护与管理

核设施的维护与管理是确保核设施安全运行的重要保障。需要定期对核设施进行维护和检查，以确保其正常运行。此外，还需要制定一系列管理规定和操作规程，以确保操作人员能够正确地操作和管理核设施。

三、国内外核电和核设施的发展概况

（一）国际核电的发展历程

从 1954 年苏联建成了第一台核电机组以来，核能发电已经经过了约 70 年的发展，大致可以分为实验示范、高速发展、减缓发展和复苏 4 个阶段。基本上与目前已有的核电技术和预期中的 4 代核电技术对应。

核能发电的实验示范阶段是从 20 世纪 50 年代中期到 60 年代中期，对核能的利用从军用转向民用，这一时期以开发早期的试验堆和原型堆为主，也就是第一代核电站。其间，全世界共有 38 个机组投入运行，并且这个阶段的核电厂的设计方案很多，各个类型的反应堆大多处于方案验证阶段。

核电的高速发展阶段是从 20 世纪 60 年代中期到 80 年代初，其间有两次核电站建设高潮，一次是在美国轻水堆核电站的经济性得到验证之后，另一次是 20 世纪 70 年代初期世界能源危机之后，核电当时被世界上很多国家作为保证能源安全和能源独立的有效方案。在核电高速发展的这一阶段大规模批量化建造的商用核电站被称为第二代核电站，这一代核电沿袭了第一代核电站的工作原理，但是容量更大，技术更成熟。二代核电技术集中到了压水堆、沸水堆、重水堆、石墨气冷堆和石墨水冷堆等几种成熟定型的核电技术。并且在这一时期核安全法律法规和标准也基本完善，到 20 世纪 70 年代末现有的核电厂在设计和安全评价上所遵循的确定论安全方法已经基本建立起来。

1979 年的美国三喱岛核电厂事故和 1986 年的苏联切尔诺贝利核电厂事故，打击了社会公众对核电厂安全的信心。从 20 世纪 80 年代初到 21 世纪初期核电的发展进入了减缓发展阶段，全球核电发展迅速降温。各国在这一时期开展了庞大的核电安全研究和评价计划，研究和评价的重点放在了对核电严重事故的预防和缓解方面。美国和欧共体国家分别发布了《先进轻水堆用户要求文件》（URD）和《欧洲用户要求文件》（EUR），给出了适用于先进压水堆的总体要求。在这个整体要求的框架之下，显著提高了核电厂的安全性和经济性。习惯上把符合 URD 或者 EUR 要求的核电站称为第三代核电站。各大核电供应商按照 URD 或 EUR 的要求，通过改进和研发形成了多种第三代堆型，比如我们现在常见的 AP1000、EPR 堆型，另外还有 ABWR、APR1400 和 ESBWR 等。

21 世纪以来，核电进入了复苏阶段。世界经济的高速发展引发了化石能源供应的紧张，另外温室气体排放和环保的压力等因素，使核电作为成熟的能源替代产品又重新开启了新的增长，很多国家制定了积极的核电发展规划。这个阶段在二代改进型核电厂继续建设的同时，第三代核电站也得到了良好的应用和巨大的发展空间。国际上也针对未来的核能发电技术开展了积极的研究，这个研究方向也就是我们设想中的第四代核电技术。第四代核电技术无论从反应堆还是从核燃料循环方面都将有重大的革新和发展，在电价具有竞争力的同时，还要能够满足较好地解决核安全、废物的产生和处理、核扩散以及公众接受度等问题。

（二）我国核电的发展历程

我国的核电起步于 1970 年，周恩来指出我国要发展核电，并且提出了我国核电建设的原则，即要求我国的核电发展要遵循安全和自力更生原则。1974 年，周恩来批准了 30 万千瓦压水堆核电站方案作为国家科技开发项目。1985 年，我国的首台核电站核电秦山一期核电机组开工建设，开启了我国核电从无到有的新篇章。

秦山一期核电站于 1991 年底成功并网发电，实现了我国大陆核电零的突破，从秦山一期核电站开始建设起，我国核电的发展进入了适度发展阶段。这一阶段我国陆续建设了广东大亚湾核电站、秦山二期核电站、岭澳一期核电站、秦山三期核电站和田湾一期核电站等商用核电站。除秦山一、二期核电站是采用我国自主设计的核电堆型外，2002 年前开工建设的核电均采用了国外引进的核电技术。

2003—2011 年是积极推进核电建设阶段，这一阶段我国的核电建设不是单纯的技术引进，而是在技术引进的基础上进行了大量的自主化的技术改进和设计，我国的核电发展迈上了引进消化吸收再创新的道路。这一阶段我国建设的装机容量超过 2400 万千瓦的核电机组，大多是在引进国外核电技术的基础上进行消化吸收和技术改进。

2011 年，福岛核事故又一次将核电的安全使用摆到了重要的位置。国家明确要求提高核安全门槛，新建的核电机组必须符合"三代"核电标准，按照全球最高的安全要求建设新的核电项目。这一阶段，2015 年 5 月开工的福清核电 5 号机组建设是我国核电发展的一个里程碑，这台机组采用了我国自主研发的"三代"核电技术"华龙一号"。福清核电 5 号机组也就是全球第一台"华龙一号"核电机组，于 2021 年 1 月投入商业运行，并且在 2021 年 12 月至 2022 年 2 月顺利完成了首次大修任务。福清核电 5 号机组的建成，标志着我国自主三代核电技术首次实现了工程应用。福清核电 6 号机组于 2022 年 3 月投入商业运行。至此，"华龙一号"示范工程全面建成投运，这标志着我国的核电技术水平和综合实力跻身世界前列，为我国从核电大国到核电强国的跨越提供了有力的支撑。

（三）核设施的发展展望

随着核技术的不断发展和应用，未来核设施的发展将呈现以下几个趋势：

安全性和可靠性不断提高。未来核设施的安全性和可靠性将会得到进一步提高和完善，确保核能的安全和平利用。

大型化和集约化。未来核设施将会向大型化和集约化的方向发展，实现更高效的建设和管理。

多元化和平民化。未来核设施将会更多地应用于多元化的应用场景中，如海水淡化、制氢、供暖等，同时也会向平民化方向发展，让更多的人受益于核技术的应用。

国际合作和标准化。未来核设施的发展将会加强国际合作和标准化，推动全球核能产业的协同发展。

四、采矿中的辐射安全与防护

（一）铀矿开采和选冶的辐射防护

铀矿山和选冶厂的任务是将铀矿采出并从铀矿物中提取天然铀。我国铀矿山常采用地下（80%）和露天（20%）两种开采方式把铀矿石采出，采出后送到水冶厂进行加工处理；也有部分矿山把采出的铀矿石先送到选矿厂进行预选，剔除相当数量的废石后，再把精矿送到水冶厂进行加工处理，最后生产出核纯级或核电纯度的铀化学浓缩物或铀氧化物。

铀矿开采和选冶加工是十分复杂的开放型放射性作业。在铀矿开采和选冶过程中，除了存在普通采矿和化工工业的危害外，工作人员还将受到 α，β 和 γ 射线的辐射危害，特别是氡及其子体的危害。

铀矿工的主要职业病是吸入高浓度氡及其子体所致的肺癌。因此铀矿开采过程中，辐射防护的重点是降氡，除了通风（正压通风，分区通风，根据氡及其子体的总析出量和浓度设计通风量，加强排氡通风，消除通风死角，尽可能将高浓度氡直接排入回风道，避免污风循环，控制入风污染等技术措施）外，还包括控制氡源，减少氡的析出，控制氡的渗流和扩散方向等综合措施。如：密闭废旧巷道和采空区、喷涂防氡覆盖层、及时排除矿坑水、提高工作区（面）风压、减少矿体暴露面积、减少井下矿石堆存量、选择氡析出率小的充填料、将进风巷布置在脉外等措施。

铀矿开采各环节产生大量粉尘与大量铀衰变的长寿命子体混合形成 α 放射性气溶胶，除了引起呼吸器官的疾病外，还可造成机体的内照射危害。选冶时，应密闭铀矿尘的发生源，保持密闭设备通风良好，实行湿法作业，加强对排尘的净化。

一般在铀品位不高的情况下，可以不考虑 γ 防护问题；在铀品位大于 1% 时，必须考虑 γ 防护问题，铀生产（包括铀矿山开采、选矿和冶炼）场所，主要的防护措施是采用时间防护。

铀矿尘、放射性气溶胶和氡子体等的附着可造成人体和物体的表面放射性污染。体表 α 和 β 放射性表面污染可以通过认真淋浴去除；工作服 α 和 β 放射性表面污染可以通过洗衣去污，一般去污效率可达 80%。

（二）非铀矿山工作场所的放射防护

除稀土生产场所（与铀矿开采和选冶的辐射防护要求相近）和煤矿（煤矿通风较好）外，非铀矿山工作场所的放射防护主要考虑氡及其子体的防护。

用人单位应根据氡浓度变化及其趋势制定氡监测制度与程序，并持续调整优化监测方案，保证工作场所氡监测和个人监测的有效执行，组织新上岗和在岗的矿工接受放射防护和有关法律知识培训，将非铀矿山可能产生的氡职业暴露健康危害及其预防措施书面告知矿工。

工作场所氡年平均活度浓度超过 $1000Bq/m^3$ 时，应加强场所通风、防尘、隔绝氡源等降氡措施，矿工个体佩戴防护口罩。

根据 2019—2022 年的放射卫生监测，非铀矿山中的金属矿山井下工作场所氡浓度可能较高。采用被动累计法监测 3 个月，超过 $1000Bq/m^3$ 的测点比例约为 17%，矿山的超标率以最大值计约为 25%，最大值为 $28229Bq/m^3$。

第五节　非医用辐射建设项目职业病危害评价

依据《职业病防治法》的要求，新建、扩建、改建建设项目和技术改造、技术引进项目可能产生职业病危害的，建设单位在可行性论证阶段应当进行职业病危害预评价。建设项目在竣工验收前，建设单位应当进行职业病危害控制效果评价。

建设项目职业病危害评价是从源头上预防、控制和消除职业病危害的一项重要法律制度，也是贯彻落实"预防为主、防治结合"方针、保障劳动者职业健康权益的有效手段。

一、建设项目职业病危害分类依据

国家对产生或可能产生职业病危害的建设项目实行分类管理。按照《建设项目职业病防护设施"三同时"监督管理办法》，国家根据建设项目可能产生职业病危害的风险程度，将建设项目分为职业病危害一般、较重和严重三个类别。

以放射性危害因素为主的建设项目分类时，首先应考虑引进辐射源的潜在危害，包括源的种类、强度、应用方式，如射线装置的电压、电流、产生射线的能量等参数，放射性同位素的状态、活度、毒性、半衰期及放出射线的种类等；还应当考虑建设规模、辐射源的数量、放射工作人员的数量、操作时间等因素。

二、国家职业卫生标准的分类方法

以放射性危害因素为主的建设项目可参考《建设项目职业病危害放射防护评价报告编制规范》（GBZ/T 181—2006）进行分类，主要依据潜在照射风险分为 A 类、B 类和 C 类三类：

A 类：包括核设施、甲级非密封源工作场所、辐照加工设施、加速器设施和使用或贮存单个密封源活度大于 3.7×10^{10}Bq 的设施等。

B 类：包括乙级非密封源工作场所、X 射线探伤机设施、工业 CT 扫描装置机房、行包 X 射线检查和使用或贮存单个密封源活度为 3.7×10^{8}Bq~3.7×10^{10}Bq 的设施等。

C 类：包括丙级非密封源工作场所、核子计应用设施、含 X 射线发生器的分析仪表使用设施和使用或贮存单个密封源活度不大于 3.7×10^{8}Bq 的设施等。

三、评价报告形式和内容

评价报告的形式根据建设项目职业病危害因素的严重程度分类确定，分为评价报告书和评价报告表两种，评价报告书比评价报告表的内容更全面、复杂、详细。对于危害严重类的建设项目，应当编制职业病危害评价报告书；如果建设项目中同时具有不同危害类别的，应根据其最高类别编制评价报告。

（一）建设项目职业病危害预评价内容

依据《职业病防治法》等相关国家法律法规及相关文件的要求，新建、扩建、改建建设项目和技术改造、技术引进项目（以下统称建设项目）可能产生职业病危害的，建设单位在可行性论证阶段应当进行职业病危害预评价。职业病危害预评价报告应当对建设项目可能产生的职业病危害因素及其对工作场所和劳动者健康的影响作出评价，确定危害类别和职业病防护措施。

预评价报告重点要对拟使用的辐射源项进行分析，对拟进行的实践特性和规模进行描述，准确识别工作人员可能受到辐射照射、职业健康与安全的辐射危害因素和照射方式等，应详细叙述，避免遗漏和简化。依据相关法律法规和标准对拟采取的防护设施和措施进行评价。

预评价报告的内容参考《建设项目职业病危害放射防护评价报告编制规范》（GBZ/T 181—2006），要求如下：

1. 概述：包括任务来源与目的、评价范围、评价内容、评价依据、评价目标。

2. 建设项目概况与工程分析：包括项目基本情况与工程分析。

3. 辐射源项分析：包括辐射源项概况、不同运行状态下辐射源项和职业病危害因素分析。

4. 防护措施评价：包括工作场所布局与分区、屏蔽设计、防护安全装置等。

5. 辐射监测计划：包括辐射源监测、工作场所监测、个人剂量监测、监测计划的评价。

6. 辐射危害评价：包括正常运行条件下的辐射危害评价和异常情况下的辐射危害。

7. 应急准备与响应：包括应急组织与职责、应急计划。

8. 辐射防护管理：包括管理组织和制度、职业人员健康管理。

9. 结论与建议：包括评价给出的结论和提出的建议。

（二）建设项目职业病危害控制效果评价内容

依据《职业病防治法》等相关法律法规及相关文件的要求，建设项目在竣工验收前，建设单位应当进行职业病危害控制效果评价。其他建设项目的职业病防护设施应当由建设单位负责依法组织验收，验收合格后，方可投入生产和使用。

建设项目在竣工验收前或者试运行期间，建设单位应当进行职业病危害控制效果评价，编制评价报告。结合该建设项目预评价内容，控制效果评价重点是核实工作场所布局、分区与分级的落实情况，对其合理性进行评价；检查屏蔽设施是否按屏蔽设计要求施工建造；对核设施等职业病危害风险较大的建设项目，应核实防护安全装置的设置，检查其运行情况，对安全装置和措施的有效性进行评价；同时，应进行辐射监测，检查应急计划、放射防护管理制度制定与落实情况，与相应法规、标准相比较，确定建设项目类别并作出客观评价结论。

控制效果评价报告的内容参考《建设项目职业病危害放射防护评价报告编制规范》（GBZ/T 181—2006），要求如下：

1. 概述：包括评价目的、评价范围、评价内容、评价依据、评价目标。

2. 建设项目概况与工程分析：包括项目基本情况与工程分析。

3. 辐射源项分析：包括辐射源项概况、不同运行状态下辐射源项和职业病危害因素分析。

4. 防护措施评价：核实预评价中防护措施的落实情况并进行合理性、有效性评价。

5. 辐射监测与评价：包括建设项目单位的自主监测、评价报告编制单位的验证监测。

6. 辐射危害综合评价：包括正常运行条件下的辐射危害、异常和事故情况下的辐射危害。

7. 应急准备与响应：包括应急组织与职责、应急准备、应急计划、应急能力的保持。

8. 放射防护管理：包括管理组织、管理制度及其实施、职业人员健康管理。

9. 结论与建议：包括评价给出的结论和提出的建议。

（三）建设项目职业病危害预评价和控制效果评价评审要求

1. 建设项目职业病危害预评价评审要求

职业病危害预评价报告编制完成后，属于职业病危害一般或者较严重的建设项目，其建设单位主要负责人或其指定的负责人应当组织具有职业卫生相关专业背景的中级及中级以上专业技术职称人员或者具有职业卫生相关专业背景的注册安全工程师（以下统称职业卫生专业技术人员）对职业病危害预评价报告进行评审，并形成是否符合职业病防治有关法律、法规、规章和标准要求的评审意见；属于职业病危害严重的建设项目，其建设单位主要负责人或其指定的负责人应当组织外单位职业卫生专业技术人员参加评审工作，并形成评审意见。

建设单位应当按照评审意见对职业病危害预评价报告进行修改完善，并对最终的职业病危害预评价报告的真实性、客观性和合规性负责。职业病危害预评价工作过程应当形成书面报告备查。

2. 建设项目职业病危害控制效果评价评审要求

属于职业病危害一般或者较严重的建设项目，其建设单位主要负责人或其指定的负责人应当组织职业卫生专业技术人员对职业病危害控制效果评价报告进行评审以及对职业病防护设施进行验收，并形成是否符合职业病防治有关法律、法规、规章和标准要求的评审意见和验收意见。属于职业病危害严重的建设项目，其建设单位主要负责人或其指定的负责人应当组织外单位职业卫生专业技术人员参加评审和验收工作，并形成评审和验收意见。

建设单位应当按照评审与验收意见对职业病危害控制效果评价报告和职业病防护设施进行整改完善，并对最终的职业病危害控制效果评价报告和职业病防护设施验收结果的真实性、合规性和有效性负责。

建设单位应当将职业病危害控制效果评价和职业病防护设施验收工作过程形成书面报告备查。

第十六章

核与辐射卫生应急

第一节 概 述

当前我国核能核技术利用事业发展十分迅速，截至 2023 年上半年大陆在运行核电机组 55 台，居全球第三，在建核电机组 21 台，是全球在建核电机组最多的国家，预计到 2030 年，国内将有 18~20 个核电基地近 100 台机组运行或在建，核电站周围 50 公里范围内公众超过 1 亿人。核能在造福人类的同时，核电站一旦发生事故，会对公众健康及社会稳定造成严重影响。在核技术利用方面，截至 2022 年底，我国现有用源单位 9 万余家，放射源总数 37 万余枚，各类射线装置 26 万余台，其中医用放射性同位素和射线装置约占 80%。由于一些核技术利用单位重生产、轻防护，放射源或射线装置失控导致的辐射事故时有发生，部分事故导致人员受到放射损伤，甚至死亡。

核应急是核安全纵深防御体系的最后一道屏障，是抵御核设施及核事故风险、缓解事故、减轻后果，保护公众和环境，保障核能事业可持续健康发展，维护社会和谐稳定的重要手段。发生核辐射突发事件时，能及时、有效地开展医学应急处置，最大限度地减少核辐射事故或事件造成的人员伤亡和社会影响，对于保障人民身心健康、维护社会稳定具有重要意义。我国不断完善核辐射卫生应急法律法规和标准体系，形成了较完备的应急体制机制。经过近年来的积极建设，形成了国家、省、市、县四级核辐射卫生应急体系，各级均指定了核辐射紧急医学救援机构、放射卫生防护机构，并建立了核辐射卫生应急专业救援队伍。在国家卫生健康委的领导下，全国核辐射医学应急救援机构在核事故场外应急体系中发挥着重要作用，为核辐射应急医学准备与响应等方面做了大量工作，并在历次核辐射突发事件应急中做出了应有贡献。本章主要介绍核与辐射突发事件分级、应急的准备与响应、卫生应急职责任务、卫生应急体系建设、典型核辐射事故卫生应急与处置及启示等内容。

第二节 核与辐射突发事件分级

国际核与辐射事件分级（international nuclear and radiological event scale，INES）是 IAEA 于 2008 年制定的，其目的是便于核工业界、媒体和公众相互之间对核事件的信息沟通。INES 是一种适用于全球性的以规范统一的方式将核与辐射事件的安全意义传达给公众的工具。像里氏震级或摄氏温度一样，INES 也是一种标度方式，对不同的实践活动（包括对辐射源工业核医学应用、核设施运行和放射性材料运输）解释事件的意义。这个分级表最初用于核电厂事件分类，其后扩展并修改以使其能够适用于与民用核工业相关的所有设施。目前全球 60 多个国家采纳此分类法。

国际核与辐射事件分级表（表 16-1、图 16-1）将事件分类为 7 级：较高的级别（4~7 级）被定为"事故"，较低的级别（1~3 级）被定为"事件"。不具有安全意义的事件被归类为分级表以下的 0 级。分级表从三个不同方面，即人和环境、设施的放射性屏障和控制以及纵深防御考虑事件的影响，经综合考虑后确定事件的最高级别。没有达到这三个方面中任何一个的下限的事件定为分级表以下的 0 级。

表 16-1 国际核与辐射事件分级的一般准则

	人和环境	设施的放射性屏障和控制	纵深防御
重大事故 7 级	放射性物质大量释放，具有大范围健康和环境影响，要求实施所计划的和长期的应对措施		
严重事故 6 级	放射性物质明显释放，可能要求实施所计划的应对措施		
影响范围较大的事故 5 级	放射性物质有限释放，可能要求实施部分所计划的应对措施；辐射造成多人死亡	反应堆堆芯受到严重损坏；放射性物质在设施范围内大量释放，公众受到明显照射的概率高。其发生原因可能是重大临界事故或火灾	
影响范围有限的事故 4 级	放射性物质少量释放，除需要局部采取食物控制外，不太可能要求实施所计划的应对措施；至少有 1 人死于辐射	燃料熔化或损坏造成堆芯放射性总量释放超过 0.1%；放射性物质在设施范围内明显释放，公众受到明显照射的概率高	
严重事件 3 级	受照剂量超过工作人员法定年限值的 10 倍；辐射造成非致命确定性健康效应（例如烧伤）	工作区中的照射剂量率超过 1 希沃特 / 小时；设计预期之外的区域内严重污染，公众受到明显照射的概率低	核电厂接近发生事故，安全措施全部失效；高活度密封源丢失或被盗；高活度密封源错误交付，并且没有准备好适当的辐射程序来进行处理
一般事件 2 级	一名公众成员的受照剂量超过 10 毫希沃特 / 小时；一名工作人员的受照剂量超过法定年限值	工作区中的辐射水平超过 50 毫希沃特 / 小时；设计中预期之外的区域内设施受到明显污染	安全措施明显失效，但无实际后果；发现高活度密封无看管源、器件或运输货包，但安全措施保持完好；高活度密封源包装不适当
异常 1 级			一名公众成员受到过量照射，超过法定年限值；安全部件发生少量问题，但纵深防御仍然有效；低活度放射源、装置或运输货包丢失或被盗
无安全意义（分级表以下 /0 级）			

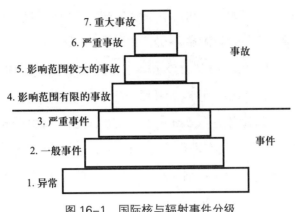

图 16-1　国际核与辐射事件分级

2011 年 3 月发生的日本福岛核事故导致大量放射性物质释放，核电站周边 20 千米范围内疏散约 21 万居民，事故造成远至 600 千米外的地区食品和饮用水受到显著污染。该事故最初被定为 4 级，此后提升到 5 级，并最终被定为 7 级。1986 年 4 月苏联切尔诺贝利核电站事故中，导致 134 人发生急性放射病，其中 28 人在 3 个月内死亡，并造成周围广大地区严重放射性污染。事故后疏散了周边 30 千米范围内 13.4 万居民，周围居民健康受到严重危害，儿童甲状腺癌显著增加，受影响地区的居民出现严重的心理问题。该事故也被定为 7 级。1979 年 3 月 28 日，在美国宾夕法尼亚州萨斯奎哈纳河三哩岛核电站 2 号压水堆发生事故。由于设备故障和人员误操作，造成 2/3 的堆芯熔化或严重损坏，有 50% 的气态裂变产物从燃料中释放出来，大量放射性物质堆积在核反应堆安全壳内，放射性向厂外释放非常有限，该次事故被定为 5 级。

尽管此分级表适用于所有装置，但实际上不可能适用于某些类型的设施（包括研究堆、未辐照核燃料处理设施和废物贮存场所）发生的可能有相当数量的放射性物质向环境释放的事件。此分级表不对工业事故或其他与核或辐射作业无关的事件进行分级，也不宜作为选择运行经验反馈事件的基础。此分级表也不宜用来比较各国之间的安全实绩。

《放射性同位素与射线装置安全和防护条例》（中华人民共和国国务院令第 449 号）中规定，辐射事故是指放射源丢失、被盗、失控，或者放射性同位素和射线装置失控导致人员受到意外的异常照射。根据辐射事故的性质、严重程度、可控性和影响范围等因素，从重到轻将辐射事故分为特别重大辐射事故、重大辐射事故、较大辐射事故和一般辐射事故四个等级（见表 16-2）。

表 16-2　我国辐射事故分级

级别/名称	定义
特别重大辐射事故	指 I 类、II 类放射源丢失、被盗、失控造成大范围严重辐射污染后果，或者放射性同位素和射线装置失控导致 3 人以上（含 3 人）急性死亡
重大辐射事故	指 I 类、II 类放射源丢失、被盗、失控，或者放射性同位素和射线装置失控导致 2 人以下（含 2 人）急性死亡或者 10 人以上（含 10 人）急性重度放射病、局部器官残疾
较大辐射事故	指 III 类放射源丢失、被盗、失控，或者放射性同位素和射线装置失控导致 9 人以下（含 9 人）急性重度放射病、局部器官残疾
一般辐射事故	指 IV 类、V 类放射源丢失、被盗、失控，或者放射性同位素和射线装置失控导致人员受到超过年剂量限值的照射

2014 年 5 月 7 日发生南京放射源丢失事故，天津宏迪工程检测发展公司在南京浦六北路 188 号中石化五建院内探伤作业时，丢失放射源铱 -192 一枚（9.6×10^{11}Bq），被一名 58 岁的王姓工人捡拾并放入右侧裤兜中，受照时间约 3.25 小时。该工人于 5 月 12 日入院，体素模型估计右大腿剂量为 30~50Gy，全身等效生物剂量为 1.51Gy，诊断为外照射轻度骨髓型急性放射病和 IV 度急性放射性皮肤损伤，保留了患肢，住院 378 天后出院，2020 年 12 月 20 日死亡。2016 年 7 月 7 日发生天津电子线事故，天津滨海北方辐照技术有限公司在进行厂房维修时发现加速器开始运转，2 名维修工人随即离开厂房，受照时间约 10 秒，全身等效生物剂量小于 0.18Sv，腿部受照剂量大于 10Gy，诊断为"中度或以下骨髓型急性放射病"、急性放射性皮肤损伤。

第三节　应急的准备与响应

一、应急预案

应急预案是为应对紧急情况所制定并实施的一种经审批的文件或一组程序。它描述了该文件的编制与实施单位的应急响应功能、组织、设施和设备，以及和外部应急组织间的协调和相互支持关系。我国核与辐射事故应急相关部门制定了一系列应急预案，用以指导和规定应急管理、应急准备与应急处置相关工作，其中包括《国家突发公共事件医疗卫生救援应急预案》《国家核应急预案》（2013 年发布）和《卫生部核事故和辐射事故卫生应急预案》等。

（一）国家核应急预案

《国家核应急预案》作为国家核应急工作的专项预案，规定了国务院各有关部委在国家核应急工作中的职责任务。国家卫生健康委的职责是，负责组织、协调、指挥全国卫生系统有关单位和地方卫生部门做好核应急准备相关工作，以及全国核应急医学技术支持体系建设和相关管理工作。在应急情况下，根据情况提出保护公众健康（含心理健康）的措施建议，组织医学应急支援，指导、支持地方卫生部门开展饮水和食品的应急辐射监测，参与事故调查，开展健康效应评价，组织对受过量照射人员的医学跟踪。该预案还规定，国家核事故应急指挥部医学救援组工作由国家卫生健康委和中央军委后勤保障部卫生局牵头，包括指导地方政府和核设施营运单位制订核事故医学应急工作方案，根据需要组织、协调全国和军队的医疗卫生力量和资源进行医学应急支援。提出公众防护措施建议并指导相关地方做好公众防护和辐射检测工作，组织、协调、指导做好辐射损伤人员和非辐射损伤人员医疗救治以及受影响区域公众健康风险评估、筛查和心理援助等。

（二）国家突发公共事件医疗卫生救援应急预案

《国家突发公共事件医疗卫生救援应急预案》（2006 年发布）作为国家突发事件医疗卫生救援工作的专项预案，规定了各级各类医疗卫生机构承担突发事件的医疗卫生救援任务。各级医疗急救中心（站）、化学中毒和核辐射应急医疗救治机构承担突发事件的现场医疗卫生救援和伤员转送，各级疾病预防控制机构和卫生监督机构根据各自职能做好突发事件中的疾病预防控制和卫生监督工作。医疗卫生救援队伍在接到救援指令后要及时赶赴现场，根据现场情况全力开展医疗卫生救援工作，包括现场抢救、转送伤员、卫生学调查和评价工作等。该预案还规定了各级卫生行政部门在突发事件医疗卫生救援工作中的分级响应职责。卫生部组织和协调特别重大突发事件的医疗卫生救援（Ⅰ级响应），省级卫生行政部门组织开展重大突发事件的医疗卫生救援（Ⅱ级响应），市（地）级卫生行政部门组织开展较大突发事件的医疗卫生救援（Ⅲ级响应），县级卫生行政部门组织开展一般突发事件的医疗卫生救援（Ⅳ级响应）。

（三）卫生部核事故和辐射事故卫生应急预案

《卫生部核事故和辐射事故卫生应急预案》（2009年发布）作为原卫生部核事故和辐射事故应急工作的部门专项预案，确立了原卫生部核事故和辐射事故应急组织体系，规定了卫生部门有关单位在核事故和辐射事故应急工作中的职责任务。国家核事故和辐射事故医学应急组织的职责主要是组织、指挥国家核事故和辐射事故医学应急工作，指导地方医学应急组织做好核事故和辐射事故医学应急工作。地方核事故和辐射事故医学应急组织的职责主要是组织、指挥辖区内的核事故和辐射事故医学应急工作。突发核事故和辐射事故医学应急坚持分级负责、属地为主的原则。国家和地方核事故与辐射事故医学应急组织按照国家和地方核事故与辐射事故应急组织的指令实施医疗卫生救援，提出应急医疗救治和保护公众健康的措施和建议，做好核事故和辐射事故应急医疗卫生救援工作。

二、应急物资装备准备

核与辐射卫生应急所需的物资装备主要包括专业设备和通用物资装备两部分。专业设备包括针对核与辐射应急现场处置工作内容所需的手持式γ谱仪、门式检测仪、表面污染检测仪、洗消帐篷、血球分析仪、空气采样器、现场γ谱仪等放射性监测和样品检测设备，以及常规医学救援所需的除颤仪、呼吸机等急救设备。通用物资装备包括C级防护服（黄色、白色）、覆盖于仪器表面的塑料膜等放射性污染防护装具（演练中各专业处置小组需注意防止放射性污染扩散及二次污染），笔纸、标签等现场记录用品，警戒带、指挥棒等现场安保装备，对讲机、喇叭等通信装备，以及日常医药箱等。核与辐射卫生应急各专业处置组主要物资装备，如表16-3所示。

表16-3 核与辐射卫生应急各专业处置组主要物资装备

组别名称	专业设备	通用物资装备
现场防护监测组	手持式γ谱仪、GPS系统、风速仪	黄色C级防护服、挎包、记录本、塑料膜、插线板、对讲机、立柱、警戒带、指挥棒、小旗子、标志牌
体表污染检测与分类组	表面污染检测仪、门式检测仪、伤员分类标签	黄色C级防护服、塑料膜、污物桶、便携式椅子、标志牌
现场急救组	除颤仪、血压计、呼吸机、应急医药箱、固定夹板、手术刀具、担架车	白色C级防护服、污物桶、棉签、纱布、无纺布、标志牌
去污洗消组	洗消帐篷、局部去污洗消装置、废水收集袋、表面污染检测仪、去污药箱、检测记录单	黄色C级防护服、塑料膜、污物桶、胶带、棉签、棉球、纱布、油料、标志牌

组别名称	专业设备	通用物资装备
生物样品采集及检测组	血球分析仪、生化分析仪、现场γ谱仪、棉拭子、采血针管及辅助材料	白色C级防护服、棉签、记录纸、标志牌
空气、食品、饮用水监测组	空气采样器、现场γ谱仪、粉碎机、GPS系统、样品盒及实验工具等	插线板、塑料模、记录纸
心理干预组	核与辐射宣传手册、折页、宣传画等资料	白大褂、标志牌、便携式桌椅

物资装备的准备工作由后勤保障组和各应急专业处置小组共同完成。各应急专业处置小组根据本组承担的任务列出本组所需的专业设备和通用物资装备清单，专业设备由各小组自行协调准备，通用物资装备由后勤保障组负责统一采购和准备。应急物资装备清单应作为卫生应急准备的一部分，平时建立并固化下来，每次应急任务或演练时只需根据不同的情景（核事故或辐射事故、事故规模等）做出适当调整即可。

应急物资装备按清单准备齐全以后，专业设备由各应急专业处置小组自行负责装箱，通用装备由后勤保障组负责统一装箱，装箱时将每组的装备尽可能装入一个箱中并标注清楚。考虑到前往应急场地的运输途中可能出现颠簸等问题，物资运输箱应结实、耐用，并尽量轻便，以便于搬运。贵重且便携的设备可由使用的个人保管。

物资运输尽可能由专用应急车辆完成，如果物资装备过多，则需要临时租用社会车辆进行运输。由于物资装备中存在可能涉及放射源的设备以及含有液氮等危险品的设备，所以确保物资装备的安全非常重要。如果租用了社会车辆运输应急物资，尽可能避免装运贵重易损毁的设备，注意防止丢失，必要时采取专人跟车看守并配锁等措施。

物资运入应急现场后，要统一分发管理。各应急专业处置小组负责自行看护本组的专业设备，后勤保障组负责通用装备的分发和管理。按事先标注的组别分发各组的通用装备，各小组领取本组的装备后要签字确认，防止遗失。在应急过程中，如果出现物资装备损坏等情况，要进行登记，应急任务完成后要及时更新补充。应急结束后，各专业处置组交还本组的通用装备，由后勤保障组统一装箱运回。专业仪器设备要做到平战结合，各专业处置组人员注意日常练习使用，熟练操作，这样在实战时才能得心应手。

三、应急培训与演练

（一）应急培训

1. 培训的目的和意义

培训的目的旨在掌握现场救援技能，明确职责、权利和义务，保证现场救援活动的有效衔接，规范现场救援行动而进行。相关部门应当制订队伍培训计划、培训教材、考核制度和培训档案；队员每年必须参加一次国家组织的救援培训；要针对队员承担任务的不同而开展有针对性的培训。

2. 培训内容

培训内容包括：辐射防护基本知识和相关法规、标准；受伤或目击伤害事件发生的报告程序；可能发生的核与辐射事故及其医学应急处理措施；国内外典型核与辐射事件及其医学应急处理的经验教训；所涉及的应急预案或程序；急救基本知识和操作技能（包括包扎、固定、止血、通气、复苏、搬运等急救技术，烧伤的现场急救等）；放射性核素人体体表污染和体内污染的医学处置及防护；心理危机干预基本知识和技术；有关放射测量仪表的性能和操作；伤员的转送；应急人员的防护等。

（二）应急演练

1. 演练的目的和意义

为保持和提升核辐射卫生应急救援队伍的能力和水平，应急队伍应定期开展救援演练。演练是将应急人员置身于模拟的突发事件场景之中，要求他们依据各自的职责，按照真实事件发生时应履行的职能而采取行动的一种实践性活动。《突发公共卫生事件应急条例》规定，县级以上地方人民政府卫生行政主管部门，应当定期组织医疗卫生机构进行突发事件应急演练；《国家突发公共事件总体应急预案》也规定，有关部门、单位应加强应急救援队伍的业务培训和应急演练。通过核辐射卫生应急救援演练，可以检验应急计划的有效性、应急准备的完善性、应急能力的适应性和应急人员的协同性，并不断完善预案和工作机制，有效提升应急处置能力。

演练目的是检验核辐射卫生应急救援队伍的响应能力、现场处置技能、通信保障、现场救援的协调性，可为修订国家核与辐射应急医学救援队伍的工作规范提供依据。通过核辐射应急医学救援队伍演练，能够培养应急决策人员的心理素质和技能，培训应急处置人员的技能，检验核与辐射卫生应急准备的有效性和合理性，对核与辐射事件卫生应急预案、人员、装备、通信等准备情况进行有效验证。通过演练，能发现问题，不断完善，提高核与辐射卫生应急准备的水平，在实战时有效处置核与辐射突发事件。

2. 演练的类型

核辐射卫生应急救援演练类型主要包括桌面演练、单项演练、综合演练和联合演练等。桌面演练由主要人员在非正式环境下围绕模拟场景进行建设性讨论，参演人员针对模拟的核与辐射突发事件场景、事故进展，对预期的应急救援行动进行讨论，桌面演练的时长通常为1~4小时。单项演练是某一单位内部就某一项应急功能或作业进行练习或测试，用于检验核辐射卫生应急队伍的某项技术能力（如伤员体表污染检测能力），单项演练时长通常为半小时至2小时。综合演练是全方位模拟真实核辐射事件的实际环境，检验整体核辐射卫生应急救援系统，测试和评估卫生应急响应能力，演练时长通常为1天。联合演练是核设施场内场外多部门多单位联合开展的综合性应急演练，卫生应急救援队伍作为其中一支队伍参与演练，联合演练时长可从2小时到1天或数天。检验性演练（无脚本演练）是指为检验应急预案的可行性、应急准备的充分性、应急机制的协调性及相关人员的应急处置能力而组织的演练。与示范性演练不同，检验性演练事先不编写演练脚本，应急队伍到达现场后，完全根据应急预案执行任务，这样更能起到锻炼队伍、检验能力的作用。

开展核辐射卫生应急救援演练的单位，应首先开展需求评估。根据自身的职责任务，分析既往实战或演练的情况，找出目前最需要加强和提高的项目，并综合考虑演练时间、经费、场地等因素，确定演练的类型。

3. 演练的科目

根据我国核辐射卫生应急队伍的职责分工，设置相应的演练科目。核辐射卫生应急救援演练科目通常包括应急指挥协调、辐射防护、伤员分类、现场医学救治、去污洗消、伤员转运、食品饮用水监测、受照剂量估算及健康效应评价、心理援助、后勤保障等。应根据演练目的和演练类型，选择适当的演练科目。

4. 演练的实施

开展桌面演练，可以选择应急指挥中心，因为它可以提供最真实的环境，如果条件不允许也可选择会议室或多功能厅。开展桌面演练时，可以按人员分组将桌子间隔开形成独立的小组，在集体讨论和总结时也可摆成"回"字形。开展单项演练，由于参与人数较少，可以选择单位内部的空场或实验室。开展综合演练或联合演练，通常选择有较大空间的场地，比如体育场或大型绿地。大型联合演练可以选择在核电站场内、场外同时进行，还可以增加一些附加场地，比如辐射损伤救治定点医院、居民临时安置点等。

演练的控制人员需要在演练进展过程中，不断对演练进程加以控制。当演练进展过快或过慢时，控制人员要干预演练的进展速度。干预方法可以是降低或增加事件进展信息的输入速度，也可以通过控制模拟人员的行为实现，比如减少或增加模拟伤员出现的速度。当某些处置组别进展过快时，可以增加旁事件或次生事件。比如如果去污洗消组完成过快，可以临时增加断水断电等事件情节，使他们需要连接启动自备发动机和自带水源。

当演练进程偏离演练原本的设计时，演练控制人员要采取措施使演练"重回正轨"，以保证演练目标的实现。当受练人员出现超出预期行动的预料外响应时，控制人员可以临时编写一些事件进展信息，引导受练人员回到演练设计的思路上。但是如果预期外行动有利于完善应急预案或工作方案，那么可以采取不干预的方式，使受练人员在总体可控的情况下自主发挥。

四、应急响应程序

（一）核事故卫生应急响应程序

根据核事故性质、严重程度及辐射后果影响范围，核设施核事故应急状态分为应急待命、厂房应急、场区应急、场外应急（总体应急），分别对应Ⅳ级响应、Ⅲ级响应、Ⅱ级响应、Ⅰ级响应。

1. Ⅳ级响应

（1）启动条件

当出现可能危及核设施安全运行的工况或事件，核设施进入应急待命状态，启动Ⅳ级响应。

（2）响应措施

国家卫生健康委医疗应急司接到国家核应急办关于启动Ⅳ级响应通知后，立即通知中国疾病预防控制中心核事故医学应急中心（以下简称中国疾控中心核应急中心）及涉事地区省级卫生健康行政部门。涉事地区省级、地市级、县级卫生健康系统密切关注事态发展，做好相应的卫生应急准备。

（3）响应终止

国家核应急办终止Ⅳ级响应，国家卫生健康委医疗应急司宣布核事故卫生应急响应终止。

2. Ⅲ级响应

（1）启动条件

当核设施出现或可能出现放射性物质释放，事故后果影响范围仅限于核设施场区局部区域，核设施进入厂房应急状态，启动Ⅲ级响应。

（2）响应措施

国家卫生健康委医疗应急司接到国家核应急协调委关于启动Ⅲ级响应通知后，立即向国家卫生健康委主管卫生应急工作的领导报告，并通知中国疾控中心核应急中心及涉事地区省级卫生健康行政部门。中国疾控中心核应急中心加强值班（电话 24 小时值班）。各专业技术部进入待命状态，做好卫生应急准备，根据指令实施卫生应急。涉事地区省级、地市级、县级卫生健康系统密切关注事态发展，做好相应的卫生应急准备。

（3）响应终止

国家核应急协调委终止Ⅲ级响应，国家卫生健康委宣布核事故卫生应急响应终止。

3. Ⅱ级响应

（1）启动条件

当核设施出现或可能出现放射性物质释放，事故后果影响扩大到整个场址区域（场内），但尚未对场址区域外公众和环境造成严重影响，核设施进入场区应急状态，启动Ⅱ级响应。

（2）响应措施

国家卫生健康委医疗应急司接到国家核应急协调委关于启动Ⅱ级响应通知后，国家卫生健康委主管卫生应急工作相关负责人进入国家卫生健康委卫生应急指挥中心指导应急工作。国家卫生健康委及时向国家核应急协调委报告卫生应急准备和实施卫生应急的情况。中国疾控中心核应急中心各专业技术部进入场区应急状态，做好卫生应急准备，根据指令实施卫生应急。涉事地区省级、地市级、县级卫生健康系统做好伤员救治、受污染伤员处理、辐射损伤人员受照剂量估算、人员健康风险评估、卫生应急人员防护、心理援助与风险沟通等卫生应急准备。同时，各级卫生健康系统及时向上一级卫生健康系统报告卫生应急准备及实施情况。

（3）响应终止

国家核应急协调委终止Ⅱ级响应，国家卫生健康委宣布核事故卫生应急响应终止。

4. Ⅰ级响应

（1）启动条件

当核设施出现或可能出现向环境释放大量放射性物质时，事故后果超越场区边界，可能严重危及公众健康和环境安全，进入场外应急状态，启动Ⅰ级响应。

（2）响应措施

第一，启动Ⅰ级响应后，国家卫生健康委医疗应急司接到国家核应急协调委关于核事故卫生应急、成立国家核事故应急指挥部的指令后，国家卫生健康委组织相关司局和中央军委后勤保障部卫生局、生态环境部、工业和信息化部、国防科工局等部委成立医学救援工作组，组织开展医学救援工作。同时，国家卫生健康委参加指挥部辐射监测组、放射性污染处置组、信息发布和宣传报道组、涉外事务组以及社会稳定组的工作。

第二，中国疾控中心核应急中心做好伤员救治、人员放射性污染处理、食品和饮用水放射性监测、健康风险评估等卫生应急技术支持工作，各专业技术部进入场外应急状态，按照国家卫生健康委的指令实施卫生应急任务。

第三，涉事地区省级卫生健康系统根据地方核事故应急组织或国家卫生健康委的指令实施卫生应急，提出医疗救治和保护公众健康的措施和建议，做好伤员救治、受污染伤员处理、受照剂量估算、饮用水和食品的放射性监测、公众健康风险评估、公众防护、卫生应急人员防护、心理援助与风险沟通等工作。必要时请求国家核事故卫生应急组织的支援。

第四，地市级、县级卫生健康系统按照本级人民政府统一部署，或上一级卫生健康系统的要求，开展伤员分类、转运和现场救治、受污染人员去污的技术指导、碘片发放和指导服用、心理援助与健康教育等工作；协助开展饮用水和食品放射性监测。

对核事故伤员进行现场验伤分类和应急救治后，按照分级救治原则，根据伤员伤情轻重和辐射损伤严重程度，将伤员及时分送省级核辐射救治基地或指定医疗机构、地市级和县级指定医疗机构。中度及以上放射损伤人员送省级核与辐射损伤救治基地或指定医疗机构救治。在后续治疗过程中，根据救治需要，适时将伤员转送上级医疗机构救治。

（3）响应终止

国务院批准终止Ⅰ级响应，核事故卫生应急工作完成，伤病员在指定医疗机构得到救治，受污染食品和饮用水得到有效控制，国家卫生健康委宣布核事故卫生应急响应终止。

（二）辐射事故卫生应急响应程序

1. 辐射事故的报告

医疗机构或医生发现意外辐射照射人员时，医疗机构应在2小时内向当地卫生健康行政部门报告。

接到辐射事故报告的卫生健康行政部门，应在2小时内向上一级卫生健康行政部门报告，直至省级卫生健康行政部门，同时向同级生态环境部门和公安部门通报，并将辐射事故信息报告同级人民政府；发生特别重大辐射事故时，应同时向国家卫生健康委报告。

省级卫生健康行政部门接到辐射事故报告后，经初步判断，认为该辐射事故可能需启动特别重大级别的辐射事故卫生应急响应和重大级别的辐射事故卫生应急响应时，应在2小时内将辐射事故信息报告省级人民政府和国家卫生健康委，并及时通报省级生态环境部门和公安部门。

2. 辐射事故卫生应急响应的实施

辐射事故的卫生应急响应坚持属地为主的原则，实行分级响应。特别重大级别的辐射事故卫生应急响应由国家卫生健康委组织实施，重大级别、较大级别和一般级别的辐射事故卫生应急响应由事故所在地省、市、县级卫生健康系统组织实施。

（1）特别重大级别的辐射事故卫生应急响应

接到特别重大级别辐射事故的通报或报告，且人员放射损伤情况达到特别重大辐射事故卫生应急响应级别时，国家卫生健康委立即启动特别重大辐射事故卫生应急响应工作，并上报国务院应急办，同时通报生态环境部。国家卫生健康委组织专家组对损伤人员和救治情况进行综合评估，根据需要及时派专家或应急队伍赴事故现场开展卫生应急响应工作。

辐射事故发生地的省（自治区、直辖市）卫生健康系统在国家卫生健康委的指挥下，组织实施辐射事故卫生应急响应工作。

（2）重大级别、较大级别和一般级别的辐射事故卫生应急响应

省、自治区、直辖市卫生健康行政部门接到重大辐射事故、较大辐射事故和一般辐射事故的通报、报告或指令，并有人员受到过量照射时，负责组织协调和指导卫生应急响应工作，必要时可请求国家卫生健康委支援。

辐射事故发生地的市（地）、州和县级卫生健康系统在省（自治区、直辖市）卫生健康系统的指导下，开展辐射事故卫生应急工作，包括伤员救治、受污染人员处理、根据环保部门提供的信息开展受照剂量估算、饮用水和食品的放射性监测、公众健康风险评估、公众防护、卫生应急人员防护、心理援助与风险沟通以及信息沟通等工作。

国家卫生健康委在接到支援请求后，根据需要及时派遣专家或应急队伍赴事故现场开展卫生应急。

3. 辐射事故卫生应急响应的终止

伤病员在医疗机构得到有效救治及辐射危害得到有效控制时，国家卫生健康委可宣布特别重大辐射事故的卫生应急响应终止，并报国务院应急办公室备案，同时通报生态环境部；省（自治区、直辖市）卫生健康行政部门可宣布重大辐射事故、较大辐射事故和一般辐射事故的卫生应急响应终止，并报当地政府应急办公室及国家卫生健康委核应急中心备案，同时通报当地政府环保部门。

第四节　卫生应急职责任务

一、应急组织架构

核事故和辐射事故卫生应急采取属地管理、分级负责的原则，设置国家、省、市、县四级应急组织。各级卫生健康行政部门领导本级核和辐射损伤医疗救治机构与放射卫生防护机构；上级卫生健康行政部门或技术机构分别指导下级卫生健康行政部门或技术机构的工作。国家层面建立了中国疾控中心核事故医学应急中心，建设了4个国家级核辐射紧急医学救援基地，建成3支国家级核辐射卫生应急救援队伍。国家级基地和队伍具备应急现场辐射监测与防护、核辐射损伤伤员现场急救、伤员去污洗消、重度以上辐射伤员及严重内污染患者院内救治、稳定碘指导服用和医学随访、辐射损伤人员内

外剂量和公众辐射剂量估算、食品和饮用水放射性监测评估、大人群健康效应评价等能力。省级层面建设了 18 个省级核辐射紧急医学救援基地，"十四五"期间拟继续推进新建 5~7 个省级核辐射紧急医学救援基地，形成布局合理、重点区域全覆盖的格局。省级基地负责核事故场外卫生应急救援、中重度辐射伤员及内污染患者院内救治等工作。市、县级层面，核电站或核设施所在市、县指定了市、县级核辐射医疗救治机构。

二、核与辐射卫生应急职责

（一）核事故卫生应急职责

1. 卫生健康部门的职责

（1）场外伤员救治。

（2）场外伤员去污洗消。

（3）过量受照人员的剂量估算。

（4）心理援助。

（5）食品和饮水应急辐射监测（和评估）。

（6）健康效应评价。

（7）过量受照人员的医学跟踪。

（8）卫生应急人员剂量监测。

（9）指导地方政府和核设施营运单位制订核事故医学应急工作方案（医学救援组职责，国家卫生健康委和军委后勤保障部牵头，国防科工局等参加）。

2. 卫生健康部门参与的职责

（1）场内伤员救治（核设施营运单位负责，卫生健康部门支援）。

（2）污染人员去污洗消（军委联合参谋部与生态环境部门牵头，卫生健康部门和军委后勤保障部参与）。

（二）辐射事故卫生应急职责

1. 伤员医疗救治。

2. 伤员去污洗消。

3. 过量受照人员的剂量估算。

4. 过量受照人员的医学跟踪。

5. 污染人员去污洗消。

6. 心理援助。

7. 提出保护公众健康的措施建议。

8. 食品和饮用水监测（和评估）。

9. 卫生应急人员剂量监测。

10. 事故报告。

三、相关部门承担的职责

（一）国家卫生健康委

国家卫生健康委负责全国核事故卫生应急的组织和协调工作，主要包括：

1. 负责组织、协调、指导全国卫生系统有关单位及地方卫生健康系统做好核应急准备相关工作，以及全国核应急医学技术支持体系建设和相关管理工作。

2. 在应急情况下，根据情况提出保护公众健康（含心理健康）的措施建议，组织医学应急支援，指导、支持地方卫生健康系统开展饮水和食品的应急辐射监测，参与事故调查，开展健康效应评价，组织对受过量照射人员的医学跟踪。

（二）国家卫生健康委突发事件卫生应急专家咨询委员会核与辐射事件处置组

国家卫生健康委突发事件卫生应急专家咨询委员会核与辐射事件处置组由国内放射医学、放射卫生、辐射防护和核安全等方面的专家组成，其主要职责是：

1. 提供核事故与辐射事故卫生应急准备和响应的咨询与建议，参与救援准备与响应。

2. 参与国家卫生健康委核事故与辐射事故卫生应急预案的制定和修订。

3. 参与和指导核事故与辐射事故卫生应急培训和演练。

4. 参与核事故与辐射事故卫生学评价。

（三）中国疾控中心核应急中心

中国疾控中心核应急中心设在中国疾病预防控制中心辐射防护与核安全医学所。同时，中国疾控中心核应急中心也是国家核应急医学救援技术支持中心和国家核应急医学救援分队。中国疾控中心核应急中心的主要职责是：

1. 参与国家卫生健康委核事故与辐射事故卫生应急预案、工作规范和技术标准等的制定和修订。

2. 做好国家卫生健康委核事故与辐射事故卫生应急技术准备与响应工作。

3. 对地方卫生健康系统核事故与辐射事故卫生应急准备与响应实施技术指导。

4. 承担国家卫生健康委突发事件卫生应急专家咨询委员会核与辐射事件处置组的秘书处工作。

5. 负责国家级、省级核与辐射处置类卫生应急队伍建设和管理的技术指导。

6. 负责国家卫生健康委核事故与辐射事故卫生应急技术支持系统的管理和日常运行。

7. 承担国家卫生健康委核事故与辐射事故卫生应急备用指挥中心职责。

8. 组织开展核事故场外应急和特别重大辐射事故的健康效应评价，指导开展其他级别核事故与辐射事故健康效应评价，指导对受到超过年剂量限值照射的人员实施长期医学随访。

9. 作为世界卫生组织辐射应急医学准备与救援网络（WHO-REMPAN）在中国的联络机构，承担我国与 WHO-REMPAN 的联络工作，做好国际核与辐射事故卫生应急救援相关工作。

（四）国家级核辐射紧急医学救援基地

国家级核辐射紧急医学救援基地的主要任务是：承担全国核事故与辐射事故医疗救治支持任务，指导开展人员所受辐射照射剂量的估算和健康影响评价，以及特别重大核事故与辐射事故卫生应急的现场指导；开展辐射损伤救治技术培训和技术指导。

（五）省、市（地）、县级卫生健康行政部门

省、市（地）、县级卫生健康行政部门的主要职责是：

1. 制订本级的核事故与辐射事故卫生应急预案。

2. 组织实施辖区内的核事故与辐射事故卫生应急准备和响应工作，指导和支援辖区内下级卫生健康部门开展核事故与辐射事故卫生应急工作。

3. 负责本级核事故与辐射事故卫生应急专家咨询组、队伍的建设和管理工作。

4. 负责与同级其他相关部门建立核事故与辐射事故卫生应急的沟通与协调机制，加强应急信息沟通和信息联动工作。

（六）省级核辐射紧急医学救援基地或指定医疗机构

省级核辐射紧急医学救援基地或指定医疗机构的主要任务是：承担辖区内核事故与辐射事故辐射损伤人员的医疗救治和医学随访，以及人员所受辐射照射剂量的估算和健康影响评价；负责核事故与辐射事故损伤人员的现场医学救援。

（七）地市级、县级指定医疗机构

地市级、县级指定医疗机构承担核事故与辐射事故现场医疗救治任务，负责事故伤病员的现场救治、转运等现场医学处理任务。

（八）指定放射卫生机构

各级卫生健康行政部门指定的放射卫生机构，承担辖区内的核事故与辐射事故卫生应急放射防护、人员放射性污染检测、辐射剂量估算、食品和饮用水的放射性监测，以及公众健康风险监测和评估工作。

四、核与辐射卫生应急具体任务

1. 信息沟通与协调联动

各级卫生健康行政部门与同级核应急管理机构、环保、公安、气象等相关部门，以及军队和武警部队卫生部门保持密切信息沟通和协调联动。

2. 队伍建设

国家卫生健康委负责国家级核事故与辐射事故卫生应急队伍的建设和管理。省级卫生健康系统建立健全辖区内的核事故与辐射事故卫生应急队伍。核设施所在地的市（地）级卫生健康系统建立核事故与辐射事故卫生应急队伍。

3. 物资和装备准备

各级卫生健康系统负责建立健全核事故与辐射事故卫生应急仪器、设备装备和物资准备机制，指定医疗机构和放射卫生机构做好应急物资与装备准备，并及时更新或维护。核事故与辐射事故卫生应急物资和装备包括核与辐射应急药品、医疗器械、辐射防护装备、辐射测量仪器设备等。

4. 技术储备

国家和省级卫生健康系统组织有关专业技术机构开展核事故与辐射事故卫生应急技术研究，建立和完善辐射受照人员的剂量估算方法、分类和诊断方法、医疗救治技术、饮用水和食品放射性污染快速检测方法、健康效应预警监测和后果评价方法等，并做好相关数据储备。

5. 通信与交通准备

各级卫生健康部门要在充分利用现有资源的基础上建设核事故与辐射事故卫生应急通信网络，确保医疗卫生机构与卫生健康部门之间，以及卫生健康部门与相关部门之间的通信畅通，及时掌握核事故与辐射事故卫生应急信息。核事故与辐射事故卫生应急队伍根据实际工作需要配备通信设备和交通工具。

6. 资金保障

核事故与辐射事故卫生应急所需资金，按照《财政应急保障预案》执行。核电厂省份的核事故卫生应急准备经费纳入核应急储备资金列支。

7. 培训和演练

各级卫生健康系统要组织加强应急培训和演练，不断提高应急救援能力，并注重应急人员自身防护，确保在突发核事故与辐射事故时能够及时、有效地开展卫生应急工作。

（1）培训：各级卫生健康系统定期组织开展核事故与辐射事故卫生应急培训，对核事故与辐射事故卫生应急技术人员和管理人员进行国家有关法规与应急专业知识培训和继续教育，提高应急技能。

（2）演练：各级卫生健康系统适时组织开展核事故与辐射事故卫生应急演练，积极参加同级人民政府和核应急协调组织举办的核事故与辐射事故应急演练。

8. 公众宣传教育

各级卫生健康系统通过广播、影视、报刊、互联网、手册等多种形式，做好公众的风险沟通工作，广泛开展核事故与辐射事故卫生应急宣传教育，指导公众用科学的行为和方式应对突发核事故与辐射事故，提高自救、互救能力。

9. 国际合作

按照国家相关规定，开展核事故与辐射事故卫生应急工作的国际交流与合作，加强信息和技术交流，合作开展培训和演练，不断提高核事故与辐射事故卫生应急的整体水平。

第五节　卫生应急体系建设

一、组织体系建设

核事故应急工作，根据《核电厂核事故应急管理条例》《国家核应急预案》《卫生部核事故与放射事故卫生应急预案》等法规、预案的要求，国家核应急协调委负责协调全国核事故应急准备和应急处置工作，由工业和信息化部（国防科工局）牵头，卫生健康委为成员单位，负责全国核事故卫生应急的组织和协调工作，主要职责包括全国核应急医学技术支持体系建设和相关管理。在应急情况下，根据情况提出保护公众健康（含心理健康）的措施建议，组织医学应急支援，指导、支持地方卫生健康系统开展饮用水和食品的应急辐射监测，参与事故调查，开展健康效应评价，组织对过量受照人员的医学跟踪等。

辐射事故应急工作，根据《放射性同位素与射线装置安全和防护条例》《卫生部核事故与放射事故卫生应急预案》等法规预案的要求，生态环境部门牵头负责辐射事故的应急响应，卫生健康部门负责辐射事故的医疗应急。

国家卫生健康委作为国家核事故应急协调委员会成员之一，成立了核事故和辐射事故卫生应急领导小组，负责核事故医学应急的组织协调工作。为了加强核事故医学救援准备工作，1997年经中央编委办公室批准设立了卫生部核事故医学应急中心（现更名为中国疾病预防控制中心核事故医学应急中心）。中国疾病预防控制中心核事故医学应急中心下设四个临床部和监测评价部、技术后援部，技术后援部设在军事科学院军事医学研究院（图16-2）。该中心挂靠在中国疾病预防控制中心辐射防护与核安全医学所，设立应急中心办公室，承担日常工作。

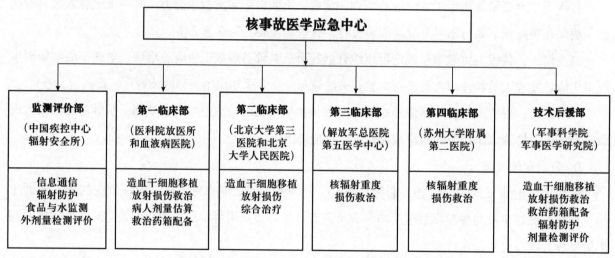

图 16-2 中国疾病预防控制中心核事故医学应急中心组织框架

同时，国家核应急协调委建立了1个国家核应急医学救援技术支持中心及4个分中心，成立了13支国家核应急医学救援分队，设立了2个国家核应急医学救援培训基地。

二、救治基地建设

为适应我国核辐射突发事件卫生应急工作的实际需要，提升核与辐射卫生应急处置能力，完善核辐射卫生应急救援网络，有效保护人民群众健康和生命安全，有必要建设国家级与省级核和辐射损伤救治基地。"十一五"期间，原卫生部建设了2个国家级（北京、天津）、15个省级核和辐射损伤救治基地，实现了重点区域覆盖。"十三五"期间，根据《全民健康保障工程建设规划》（发改社会〔2016〕2439号）中关于公共卫生服务能力提升工程的要求和"十三五"期间卫生应急能力建设相关安排，为进一步完善核辐射卫生应急救援网络，启动核辐射紧急医学救援基地建设，截至

2022年，共有6个省区完成核辐射紧急医学救援基地建设（待验收评估），其中国家级基地2个（辽宁、吉林），省级基地4个（新疆、黑龙江、安徽、海南）。全部建成后，全国将形成4个国家级基地、18个省级基地的格局，国家级基地覆盖首都圈、东北等重点地区，省级基地覆盖东南沿海（有核电站）、西部（有核设施）等"有核"省区市，布局较为完善。

　　国家级救治基地主要承担全国核事故和辐射事故医疗救治支援任务，开展人员所受辐射照射剂量的监测和健康影响评价，以及特别重大核事故和辐射事故卫生应急的现场指导。调查显示，国家级基地具备应急现场辐射监测与防护、核辐射损伤伤员现场急救、伤员去污洗消、重度以上辐射伤员及严重内污染患者院内救治、稳定碘指导服用和医学随访、辐射损伤人员内外剂量和公众辐射剂量估算、食品饮用水放射性监测评估、大人群健康效应评价等能力，基本满足职责要求。省级救治基地主要承担辖区内核事故和辐射事故辐射损伤人员的救治、受照剂量监测、健康影响评价和医学随访，同时协助周边省区开展核事故和辐射事故辐射损伤人员的救治和医学随访。国家级和省级核和辐射损伤救治基地，如表16-4所示。调查显示，省级基地基本配备了层流病床、放射性去污装置、辐射巡测仪、表面污染仪、γ能谱仪、染色体分析仪等核和辐射损伤救治、应急现场监测、实验室检测仪器设备，基本具备现场急救、人员体表去污、急性外照射放射病救治等核辐射卫生应急救治能力，以及γ能谱分析、饮用水总放分析、生物剂量估算等核辐射卫生应急检测能力；但大部分基地存在收治放射患者极少，缺乏放射病临床救治经验的问题。

表 16-4　国家级和省级核和辐射损伤救治基地

基地级别	所在省区市	依托单位
国家级	北京	中国疾控中心辐射防护与核安全医学所和北京大学第三医院
	天津	中国医学科学院放射医学研究所和血液病医院
	辽宁	中国医科大学一附院与辽宁省疾控中心
	吉林	吉林大学第一医院与吉林省职业病防治院
省级	内蒙古	包头市肿瘤医院
	黑龙江	黑龙江省中毒抢救治疗中心
	上海	上海市肺科医院
	江苏	江苏连云港第一人民医院、苏州大学附属第二医院（核工业总医院）和江苏省疾控中心
	浙江	浙江省人民医院
	安徽	安徽省职业病防治院
	福建	福建省职业病与化学中毒预防控制中心
	山东	山东省医学科学院
	河南	河南省职业病防治院
	湖北	华中科技大学同济医学院附属同济医院
	湖南	湖南省职业病防治院
	广东	广东省职业病防治院
	海南	海南省人民医院与海南省疾控中心
	四川	四川省人民医院和四川省疾控中心

续表

基地级别	所在省区市	依托单位
省级	贵州	贵州省职业病防治院
	陕西	核工业 417 医院
	甘肃	甘肃省人民医院和甘肃省疾控中心
	新疆	新疆维吾尔自治区职业病院

为提升全国核和辐射损伤救治基地人员专业技术能力，中国疾控中心核应急中心每年举办或承办国家级核和辐射应急医学救援（含临床救治和监测防护）培训班 1~2 期，近 10 年累计培训省级骨干 1000 余人。核和辐射损伤救治基地及其应急队伍定期开展核辐射卫生应急演练，检验核辐射卫生应急救援队伍的响应能力、现场处置技能、通信保障、现场救援的协调性，培养应急决策人员的心理素质和技能，培训应急处置人员的技能，对核辐射突发事件卫生应急预案、人员、装备、通信等准备情况进行有效验证。核辐射卫生应急救援演练类型主要包括桌面演练、单项演练、综合演练和联合演练等，演练科目通常包括应急指挥协调、辐射防护、伤员分类、现场医学救治、去污洗消、伤员转运、食品饮用水监测、空气采样监测、受照剂量估算及健康效应评价、心理援助、后勤保障等。为加强国家级、省级核和辐射损伤救治基地及市、县级卫生应急队伍之间的紧密配合、有效联动，提升核辐射事件卫生应急处置能力，中国疾控中心核应急中心近年来多次举办国家、省、市三级核辐射卫生应急联合演练，检验各级应急队伍根据自身职责完成相关处置任务的能力。

全国核和辐射损伤救治基地近年来在日本福岛核事故国内处置、相关核事件应对，南京和山东放射源丢失事故、天津电子线照射事故等多起辐射事故中进行医疗应急和辐射损伤人员救治，并在新中国成立 70 周年、建党 100 周年、北京冬奥会、二十大、"两会"等重大活动保障等工作中发挥了重要作用，为推进我国核事业发展保驾护航。

三、应急队伍建设

国家层面已建成 3 支国家级核与辐射卫生应急救援队伍（北京、江苏、广东），省级核辐射紧急医学救援基地或指定机构也建立了相应的核与辐射卫生应急队伍。

通常，一支核与辐射卫生应急队伍的组成人数在 30 人左右。核与辐射卫生应急队伍的组成如表 16-5 所示。

表 16-5　核与辐射卫生应急队伍的组成

组别名称	人员数量	专业背景	主要承担任务
队长	1	放射医学、辐射防护或卫生应急管理	总指挥
副队长	1~2	放射医学、辐射防护或卫生应急管理	组织协调

续表

组别名称	人员数量	专业背景	主要承担任务
现场防护监测组	3~4	辐射防护或核物理	现场辐射水平监测、应急区域设置、人员引导
体表污染检测与分类组	3~5	内科医师/外科医师、辐射防护	体表污染检测/伤员分类、填写伤员分类标签
现场急救组	4~6	内科医师、外科医师、护理、辐射防护	对重伤员进行现场紧急医学救治
去污洗消组	6~8	辐射防护或核物理、外科及护理	指导全身污染人员进行去污洗消，对局部污染人员实施局部去污，去污前后进行体表污染检测
生物样品采集及检测组	2~3	放射医学或辐射防护	对疑似受照人员和疑似内污染人员采集并检测生物样品、指导其采取阻吸收和促排措施
食品、饮用水监测组	3~4	辐射防护、辐射检测或核物理	在事故现场周边开展食品、饮用水监测工作
心理干预组	1~2	心理干预（有放射医学背景）	对伤员及公众开展心理疏导及风险沟通工作
后勤保障组*	2~3	车辆驾驶、电气维修、烹饪等	通用物资准备、分发、整理

注：* 不包含人员及物资运输。

应急队伍由放射医学、辐射防护、辐射检测、临床医学、卫生应急管理等领域的专业人员组成。根据每次事件的初步判断、事件规模以及复杂性，选定相应专业和数量的人员组建现场应急队伍。

四、应急队伍工作任务

应急队伍的主要工作任务如下：

（1）现场防护监测

事故发生后，现场防护监测组首先进入应急现场。使用手持式风速、风向仪对现场风速风向进行测量，以便选择事故发生地上风向地区设置现场应急处置区，并使用便携式γ谱仪测量现场放射性污染核素。使用β/γ辐射巡测仪从事故现场外围向内展开测量。搭建指示物（如警戒线）明确划出控制区与监督区。在控制区边界（上风向处）设置一个人员出口，作为场内人员（包括伤员）的撤离通道，引导从事故现场撤离的人员从撤离通道进入检测区域。若监测发现现场风向改变或辐射剂量率水平异常升高，应立即向应急分队队长报告，并提出应急区域调整的建议。

（2）体表污染检测与分类

到达应急现场后，按照现场防护监测组划分的工作区，立即调试表面污染检测设备（如有条件，可以安装搭建门式污染检测系统），同时建立污染分类区。引导从事故现场撤离的人员进入污染检测与分类区域，依次通过门式检测系统，重伤员不需通过门式检测系统，在救援人员的帮助下由快速通道离开污染分类区，送至现场医学救治区。对门式检测系统检出的受污染人员，令其脱去外套，置于污物桶中，然后用表面污染仪对其进行检测。检测时将表面污染仪探头置于距人体约1cm处，从头顶开始，在身体一侧沿颈部、肩部、手臂、体侧、腿和鞋的顺序进行，然后再检测身体另一侧。探头移动速度保持在5cm/s。记录受污染的部位和污染水平，引导其进入去污洗消区。无污染人员经无污染通道撤离。

人员疏散撤离时要对敏感脆弱群组予以周到细致考虑，这类群组包括儿童（一般不要与家人分开）、孕妇、住院的病人（特别是 ICU 的患者）、养老院的老人等。

体表污染检测与分类组配备一名临床医学医生，对非放射性损伤与放射性损伤人员的伤情进行判断，并填写核与辐射伤员分类标签。红色标签代表重伤员，应立即处理；黄色标签为中度伤员，其次处理；绿色标签为轻伤员，可延期处理；黑色标签为死亡遗体，最后处理。注意应将伤员的受污染信息也填入分类标签中，将分类标签佩戴于伤者左腕处。

（3）现场急救

从事故现场撤出的危重伤员，不经过污染检测，直接送到现场急救区进行抢救。暂且不管污染水平如何，用常规的急救方法抢救生命，因为放射性污染不会危及生命。采取止血、对骨折部位固定、包扎创面、抗休克、防止窒息等措施稳定病情。处理方法尽量采用无创措施，一般仅给予基础生命支持（BLS），必要时再给予气管插管、补液用药等高级生命支持（ALS）治疗。处理伤口时应注意防止污染物扩散。需紧急处理的伤员苏醒、血压和血容量恢复与稳定后，及时进行去污处理。需进一步进行手术治疗的伤员用无纺布包裹，用救护车立即送至后方救治基地。

（4）体表污染去污洗消

经体表污染检测和分类组判定为全身污染的人员，先用湿毛巾、肥皂擦洗局部高污染部位，再指导其进入去污洗消帐篷或现场附近有洗浴条件的设施，进行全身淋浴，然后换上干净衣物，用表面污染仪检测，判断是否达标，未达标则再次淋浴。经体表污染检测和分类组判定为局部污染的人员，用表面污染仪对污染部位进行确认，对确定的污染部位进行局部去污。对体表（非伤口）受污染人员，首先用棉球蘸清水擦拭 2~3 遍，若污染依然存在，用棉球蘸肥皂水再清理 2~3 遍；若污染依然存在，用棉球蘸 EDTA-Ca 溶液再清理 2~3 遍，直至表面污染仪检测符合《人体体表放射性核素污染处理规范》（GBZ/T 216）要求，方可让受污染人员离开。对伤口受污染的人员，首先用棉球蘸灭菌水或生理盐水冲洗伤口 2~3 遍后，用表面污染仪检测污染情况，若符合《人体体表放射性核素污染处理规范》（GBZ/T 216）要求，受污染人员贴止血带，防止静脉血回流，带至生物样品采集组抽血并检测；若污染依然存在，用棉球蘸 EDTA-Ca 溶液再清理直至剂量率达到本底水平。若局部受污面积较大且处于平整位置，可选择用局部洗消器加洗消液进行去污处理。

（5）生物样品采集及检测

由体表污染检测与分类组确定的疑似放射性损伤的伤员，引导其进入生物样品采集区，对伤员登记个人基本情况，测量血压，采集血样用于以下分析：①全血细胞计数；②细胞遗传学分析；③生物化学分析（血清淀粉酶）；④放射性核素分析。对疑似吸入内污染人员或头部污染人员采集鼻拭子。对于血压异常、白细胞降低或淋巴细胞降低者建议立即后送，其余可缓送医院进行临床观察。根据放射性核素分析结果，对受到内污染的人员指导其尽快服用相应的阻吸收药物或促排药物。注意在使用阻吸收药物前留取生物样品（如尿样、粪样等）。

（6）食品和饮用水监测

根据核事故发生期间的气象条件，选取事故下风向地区生长的叶类蔬菜（如菠菜）进行现场采样，将样品带回现场检测车。取其可食部分，不经清洗，直接用蔬菜粉碎机粉碎鲜样后，装入样品盒，称重，标记密封后测量。根据核事故发生期间的气象条件，结合下风向地区的地理条件，采集当地居民的露天生活饮用水，取样点应设在水源、进水管入口处，或处理后的水进入配水系统之前。采样前注意先将水桶内用待采样的水清洗，采样后将水桶密封后带回现场检测车。将水桶内的水样摇匀后，直接装入样品盒，称重，标记密封后测量。利用检测车上的现场γ谱仪，分析采集制备好的样品。如果检测结果表明样品的放射性活度浓度超过国家相关标准，应立即停止食用被污染的食品和饮用水，并用清洁食品代替。如果没有替代食品，可建议有关部门考虑对居民实施撤离和临时避迁。如污染物中存在放射性碘，可考虑采取稳定碘预防措施。

（7）心理干预

切尔诺贝利事故后，调查研究显示，参与事故应急救援的工作人员和受影响的居民出现了明显的心理健康效应。福岛第一核电站事故后的调查也进一步证实了核事故可以导致较为严重和长时间的心理健康效应。从事故现场撤出的工作人员及公众（受污染人员经过去污洗消后），视情况对其开展必要的心理援助。首先要取得受影响人员的信任，建立良好的沟通关系。与他们进行一对一的谈话，提供其发泄愤怒、恐惧、挫败感和悲伤的机会，使不良情绪得到及时疏导。及时、公开、透明地发布事故信息及救援工作的进展情况，预测未来可能出现的问题，提供应对指导意见，让公众了解真实、准确的情况，消解公众的恐慌和不安全感。向公众介绍辐射危害和防护的基本知识，发放核与辐射科普宣传手册。向公众普及正确的心理危机干预知识和自我识别症状的方法，指导积极应对，消除恐惧。保持家庭成员在一起，以减轻公众的焦虑情绪。

第六节　典型核辐射事故卫生应急与处置及启示

一、安徽三里庵事故

1963年1月11日，安徽合肥郊区的三里庵发生放射源丢失致人伤亡事故。安徽农学院将五年不用的苗圃辐照用的钴-60（2.9×10^{11}Bq）放射源放入铅罐，放置在河塘边的一个房间内。附近一村民将源从罐中取出并带回家放了10天，致使全家6人和村民67人受照。带回家后第2天就有人感到不适。最后6人患急性放射病，其中2名受照剂量为80Gy和40Gy的人分别在第12天（1月23日）和第13天（1月24日）死亡。这次事故的主要原因很明显，是放射源管理不当造成的，也是新中国成立后第一起导致人员伤亡的放射事故。

二、山西忻州放射事故

1992年11月19日，山西忻州发生重大放射事故。当地农科所辐照室于1973年建成，1980年停用，1992年因该场所地产改归另一个单位而需要清理辐照室。清理过程中雇用附近民工挖掘地基，一张姓民工捡到一圆柱形钢体带回家中，致其及3名家人受到显著的辐射照射。这一圆柱形物体为失控的放射源（钴 –60，4.7×10^{11}Bq）。受照者先在村医诊所、乡镇卫生院和县医院诊治无果，后转入太原的一家附属医院诊治，其间张姓民工和在其身边照料的其父及其兄共 3 人死亡，家属又转到北京人民医院求医，经卫生部工业卫生实验所开展外周血淋巴细胞染色体畸变分析确认为急性放射病，事故性质才得以明确。经查，有 165 人的受照剂量在 1mSv 以上，4 人患急性放射病，其中名芳的女子生物剂量为 2.30Sv。芳当时怀孕 19 周，后正常分娩一女婴。女婴后被诊断为智力发育障碍。这是我国伤亡最为严重的一起放射事故。

此外，事故性质确认耗时长达 2 个多月，3 人死亡都没能明确事故的性质，反映出一般医院的医务人员严重缺乏放射损伤症状识别和救治知识。在这起事故中，所发生的放射病临床症状典型，但在多家医院住院治疗，经多方医生会诊，都未能确诊放射病。最后到北京大学人民医院就诊，并由专业机构卫生部工业卫生实验所（现中国疾控中心辐射防护与核安全医学所）经生物剂量估算才确诊为急性放射病，事故性质才得以确认。放射事故不同于其他事故，有它的特殊性。由于公众对放射性知识不了解，对放射损伤一无所知，甚至一般的医师由于没有经过相关放射病诊断、治疗的专业知识培训，对造成危及生命的放射病都感到陌生，以为是恶性传染病。因此，今后一是要加强对医务人员核辐射损伤临床诊断和救治专业知识培训，二是要加强对公众的核与辐射科普知识宣传。

三、吉林石化事故

1996 年 1 月 5 日，吉林省吉林市吉林石化某企业发生工业探伤源丢失事故。前日夜间探伤时因停电中止作业，收工时恰遇探伤机闭锁钥匙折断，源（铱 –192，2.8×10^{12}Bq）未能锁定在探伤机内，探伤作业人员从 18m 高空下台阶过程中，由于探伤机倾斜，放射源从探伤机输源通道中掉出落到地面上。1 月 5 日 7 时 40 分当地一名宋姓民工发现并拾到此源，拿在手上把玩 15 分钟，而后放入右前裤袋里并开始上班，但不久即感到不舒服，在 10 时至 10 时 30 分趴在桌上休息，10 时 30 分左右开始出现呕吐，5~10 分钟一次。11 时 50 分至 12 时 20 分乘班车回宿舍，12 时左右呕吐加重。到宿舍后躺在床上，放射源继续留在其裤袋内，衣裤置于床下一敞口木箱内。当天 17 时，丢失源单位找到该源并收回。受照者诊断为中度骨髓型急性放射病，切除 3 肢（双下肢和左上肢）。发生此次事故的主要原因是，探伤作业人员收工后将探伤机送回到了放射源暂存库，但没有用辐射监测仪器检测放射源是否还在探伤机中。

这是临床成功救治伤员的典型案例之一，该伤者顽强生活和工作，并育有一子，因肝硬化于 2019 年 4 月 23 日去世。从这起恶性事故中，应吸取的经验教训主要是：要加强对 γ 探伤机操作人员的安全意识教育，不断完善安全操作规程。

四、南京放射源丢失事故

2014 年 5 月 7 日凌晨 3 时左右，天津某探伤公司 2 名工作人员完成在南京中石化五公司管道车间内的 γ 射线探伤作业，回收放射源、拆卸导源管和操控电缆时，发现操控电缆无法从探伤机上拆卸下来，怀疑安装有放射源的源辫子未回收到位或从操控电缆上脱落，操作人员使用辐射监测仪对探伤机表面进行测量，以便核实放射源是否已回收到探伤机内。当操作人员发现辐射监测仪读数升高，便认为放射源已被回收到位。实际上放射源是脱落状态，遗留在导源管内。由于裸露的放射源距离探伤机较近，监测仪的读数是由于裸露放射源所致。当时放射源活度为 9.6×10^{11}Bq（约 26Ci）。5 月 7 日 7 时，中石化五公司工人上班，有 20 人在探伤作业区周围工作，其中有一人发现源辫子，捡起看了看便将其丢弃。7 时 50 分，该公司一名临时工王某（男性，58 岁）打扫卫生时发现一铁链状金属物品（装有铱 -192 源），随即用右手将其捡起并置于拎在左手中的垃圾桶内，步行约 10 米后，右手再次拿起该金属物品并装入工作服上衣右侧口袋，然后将桶内垃圾倒出，此后继续在厂区内活动。当日中午 11 时 5 分，王某骑自行车下班回家后将装有放射源的金属链条丢弃在自家后院的蛇皮口袋里。至此，辐射源在其口袋内装了约 3 小时 15 分。5 月 9 日上午，公安人员通过监控录像，将进入厂区的所有人员集中，并询问是否有人发现和捡到源辫子。在场的王某打电话让其妻子将装有源辫子的编织袋转移到距王某家 200m 的父母家中。之后，王某了解到他所捡到的金属物是有害的，不敢再留在家中。5 月 10 日凌晨，他从其父家中取出源辫子，并将其装在蓝色塑料袋中丢弃至距其父母房子后面 100m 的路边草丛中。9 时，环保部门搜寻人员通过巡测，发现放射源的位置，并由公安部门对该区域进行控制，防止人员接近放射源。至此，失控放射源得到控制。

5 月 9 日—11 日，江苏省及南京市卫生部门对事故厂区内可能接触到丢失放射源的 103 名工人进行了血常规检查和流行病学调查分析，发现 2 人淋巴细胞计数低，对 2 名淋巴细胞计数低者逐一询问和检查。检查过程中发现王某连续三天淋巴细胞计数低，分别为 0.6×10^9/L、0.6×10^9/L 和 0.8×10^9/L，受照可能性较大。卫生部门立即将情况通报公安部门，12 日 14 时接到公安分局通报，经询问确认王某为捡拾者。5 月 12 日 20 时，当地卫生部门将王某送到苏州大学第二附属医院（核工业总医院）进行救治。医学检查为掌握事故真相提供了关键的线索，为及时救治受照人员争取了宝贵的时间。

事故造成王某全身受照剂量约 2Gy，其右股外侧皮肤受照后出现红斑、破溃，局部受照剂量 30~50Gy。结合患者的临床表现和受照剂量估算结果，诊断王某为轻度（偏重）全身急性放射病（轻度骨髓型急性放射病），IV 度局部急性放射性皮肤损伤。王某于受照后 62 天接受下肢清创手术，手术切除坏死组织，以减少坏死组织液化释放毒素吸收入血损伤重要脏器。后期予以植皮，并进行远后效应医学随访观察。该患者于 2020 年 12 月 20 日去世。

在此次事故中，我国各级卫生部门辐射应急医学救援组织快速响应，周密协调，密切合作，有效开展了对事故损伤患者的医学救治及对公众的医学检查和风险沟通等工作。

五、美国三哩岛核电站事故

1979 年 3 月 28 日凌晨 4 时，位于美国宾夕法尼亚州首府（哈里斯堡）附近的三哩岛核电站 2 号机组（压水堆 PWR，1978 年 4 月 21 日并网发电）发生事故，二次回路的冷凝水泵突发性地出现故障，而应该及时发挥作用的备用水泵也没有任何反应。原因是两天前例行维修后，工作人员因疏忽而没有按规定打开辅助给水系统中的隔离阀。反应堆随后自动停堆，堆芯压力逐渐下降至正常水平。由于指示灯显示混乱，操作人员在未探明卸压阀是否归位的情况下，错误地关闭了本可以冷却堆芯的紧急供水系统。很快，堆芯上部燃料棒的温度已经超过 2760℃，距离堆芯熔毁的临界值 2871℃仅一步之差。反应堆内的放射性物质从高耸的冷却塔中涌出，气体和裂变产物中含有的放射性物质通过开启的卸压阀逸出，但所幸的是它们基本被封锁在安全壳内，只有小部分放射性外逸，向外环境释放了未能吸附的惰性气体（370~480）× 10^{15}Bq。操作人员在面临生死边缘的危难前线奋战了 15 小时 50 分钟后，终于成功实现了反应堆的强迫循环，结束了这起事故序列。事故没有造成任何人员伤亡，只有两名前线工作人员分别受到了 500mSv 和 1500mSv 的照射。周围 5 英里内的学龄前儿童和孕妇被撤离。后来进行的研究没有发现健康效应。

事故的严重性在于，这是世界上第一个商用核电站堆芯熔化事故，堆芯确实曾部分或完全裸露，其上部的三分之一遭到严重损坏。且严重打击了市场和民众对和核电站安全的信心，美国在 31 年内没有批准建设新的核电站，直到 2010 年 2 月奥巴马执政期间才发表了重新建设核电站的计划。事故警示各国要加强核电站事故卫生应急工作，之后各国开始将稳定碘片预防纳入卫生应急预案。

六、苏联切尔诺贝利核电站事故

苏联切尔诺贝利核事故是迄今为止世界上发生的最严重核事故之一，属于国际核事件分级表上的 7 级（特大）事故。1986 年 4 月 26 日凌晨，位于乌克兰普里皮亚季邻近的切尔诺贝利核电厂四号反应堆在停堆过程中进行一项技术测试。1 点 23 分，因操作失误和反应堆本身的设计缺陷导致反应堆发生爆炸。连续的爆炸引发大火并释放出大量放射性物质到大气中，这些放射性烟羽飘散到核电站场区外大面积区域。根据 IAEA 公报的数据，切尔诺贝利事故释放的放射性物质总活度为 1.2×10^{19}Bq，其中碘 –131 活度为 2×10^{18}Bq，铯 –137 活度为 9×10^{16}Bq。苏联政府派出约 600 人参加事故当夜的灭火救援，其中一部分人受到大剂量辐射照射。事故造成 237 人疑似患急性放射病而被送入医院，最终 134 人被确诊为不同程度的急性放射病，其中 28 人死亡；另有 2 人死于爆炸损伤，1 人死于冠状动脉血栓。

事故造成苏联 15 万平方千米约 500 万人生活的地区受到放射性污染。除苏联外，广大欧洲地区也受到了污染。事故发生后，苏联政府从核电站周边 30 千米范围内撤离了 11.6 万人，最终避迁移居了超过 21 万公众，9 万人服用碘片。苏联政府动员了约 60 万人完成事故后续的恢复行动。核电站周围污染地区居民中，儿童甲状腺癌发病率明显增加。

这次事故重创世界核能发展，引起大众对核电站安全性的高度关注，严重破坏了政府的形象，加速了苏联的解体。事故火灾扑灭后，为防止反应堆核心内的高温铀与水泥熔化而成的岩浆熔穿厂房底板进入地下，苏联政府派出大批军人、工人，给炸毁的四号反应堆修建了钢筋混凝土的"石棺"，把其彻底封闭起来。"石棺"当时预计能够维持 20~30 年，目前已近接近设计寿命，将近 30 年的风雨侵蚀也已经使石棺多个部位出现了损坏。另外，由于石棺借助了原反应堆厂房的部分支撑结构，这些结构在爆炸事故均受到不同程度的损坏，虽然 20 多年来进行了多次修复，但随着时间的推移，切尔诺贝利"石棺"面临坍塌和放射性物质再次泄漏的危险。2017 年新石棺建成，其使用期计划达到 100 年。这一事故教训深刻。

七、日本福岛核事故

2011 年 3 月 11 日，日本东北部太平洋外海发生矩震级 9.0 级地震引发海啸，造成 15843 人死亡、3469 人下落不明，并造成重大财产损失。15 米高的海啸进入福岛第一核电站场区（共有 6 个机组，均为沸水堆，于 1970—1979 年并网发电。当时，1、2 和 3 号机组正常发电，地震发生时，机组正常停机。4、5、6 号机组停堆）。3 月 12 日 1 号机组、14 日 3 号机组、15 日 2 号机组发生冷却丧失和氢气爆炸事故，并波及 4 号机组燃料池。冷却丧失和爆炸炸毁了 3 个机组的厂房，核燃料发生熔融，大量的核物质通过大气和地下水泄漏到自然界中。这是人类历史上首个自然灾害带来的次生核事故。此次核事故导致的碘 –131 的等效释放量为（3.7-6.3）× 10^{17}Bq，还向海洋中排放了 520 吨高放和 1.15 万吨低放废水。4 月 12 日，日本经济产业省宣布将事故级别提高到国际核和辐射事件分级表（INES）的七级特大核事故。

事故释放的大量放射性物质，造成福岛核电站周边广大地区空气和地表受到放射性污染，放射性水平显著升高。从事故后第 9 天起，福岛附近地区饮用水、蔬菜、牛奶等样品检测到放射性污染。之后污染区不断扩大，甚至导致远至距核电站 600 千米外地区的食品、饮用水放射性水平超过暂行限值，需要限制上市或消费。截至 2011 年 5 月初，日本有 12 个县的蔬菜等食品被其他国家禁止输入。

此次核事故共计有 1.7 万人参加了 3 至 9 个月的应急抢险救援工作，约有 0.7%（170 人左右）主要通过外照射接受了超过 100mSv 的有效剂量，平均剂量约为 140mSv。救援人员外照射剂量均未超过 200mSv，但有 5 人内照射剂量超过 250mSv 的应急剂量限值。绝大部分工人（截至 2012 年 10 月 31 日占 99.3%）所报告的有效剂量很低（低于 100mSv），平均剂量约为 10mSv。辐射诱发的任何风险都会相应很低。

日本政府确认了 4 个因为参加事故救援应急工作罹患放射性肿瘤获得工伤赔偿的病例。2015 年 10 月 21 日，首次确认 1 名曾在福岛核电站工作的 41 岁男性员工因为受到核辐射患白血病，其受照剂量为 15.7mSv。2016 年 8 月 19 日，日本厚生劳动省认定第 2 例福岛核事故作业者工伤，该作业者被诊断患上白血病。所受总剂量为 54.4mSv。2016 年 12 月 16 日，日本厚生劳动省首次认定福岛核事故作业者患甲状腺癌为工伤，其全身累积剂量为 150mSv，其中 140mSv 为核事故后受照，且 40mSv 是通过吸入或吸收放射性物质引起的内照射。2017 年 12 月 13 日，再确定 1 例白血病属于工伤，该病例于 2011 年 3 月至 2011 年 12 月穿戴防护服和全脸覆盖型面罩参与了发生堆芯熔化的 1、3 号反应堆安全壳的注水作业等，受到的累积剂量为 99mSv，其中事故后剂量为 96mSv。

UNSCEAR 2013 年报告中，对福岛事故进行了评述。最重要的两种放射性核素是碘和铯，甲状腺吸收的剂量主要来自碘 –131，最高为几十 mGy，在事故发生后几周内接收全身有效剂量主要来自铯 –134 和铯 –137，最高为 10mSv。这次事故的放射性泄漏造成多数日本人在第一年和随后几年的额外接触剂量小于天然本底辐射剂量（在日本为每年 2.1mSv 左右）。

在多数受影响地区，成年人甲状腺吸收剂量最高约为 35mGy，但个体之间差别很大（从低两三倍到高两三倍不等）。对于 1 岁的婴儿，在多数受影响的地区，地区平均甲状腺吸收剂量估计最高约为

80mGy。UNSCEAR 指出，接触辐射最多的儿童群体中甲状腺癌症患病风险理论上可能会升高，并决定需要对此情形进行密切跟踪。

从公众卫生应急角度，尽管福岛地方政府没有采取系统的稳定碘片发放和服用措施，但居民撤离及时，且在更广大地区采取了较为严格的食品限制措施，没有造成类似切尔诺贝利核电站事故引发的广泛的公众健康效应。然而在某些方面的做法，尤其是从 2023 年 8 月 24 日开始，连续 30 年正式向太平洋排放核污染水，受到日本国内公众和周边国家的广泛质疑和反对。

参考文献

［1］苏旭，张伟，秦斌，孙全富，曹建平，刘晓东. 放射卫生学［M］.// 中国科学技术协会，中华预防医学会. 中国公共卫生与预防医学学科史. 北京：中国科学技术出版社，2020：183-198.

［2］郑钧正. 历史见证了 X 射线发现 125 周年之辉煌［J］. 辐射防护通讯，2020，40（06）：1-16+29.

［3］涂彧. 放射卫生学［M］. 北京：原子能出版社，2014

［4］孙汉城. 核物理与粒子物理［M］. 哈尔滨：哈尔滨工程大学出版社，2015.

［5］卢希庭. 原子核物理［M］. 北京：原子能出版社，2000.

［6］杨福家. 原子物理学［M］. 北京：高等教育出版社，2019.

［7］陈元芳. 电子束加工技术及其应用［J］. 现代制造工程，2009（8）.

［8］范玉殿. 电子书和离子束加工［M］. 北京：机械工业出版社，1989.

［9］潘自强，程建平. 电离辐射防护和辐射源安全［M］. 北京：原子能出版社，2007.

［10］方杰. 辐射防护导论［M］. 北京：原子能出版社，1991.

［11］格伦·F. 诺尔. 辐射探测与测量［M］. 北京：原子能出版社，1988.

［12］汤彬. 核辐射测量原理［M］. 哈尔滨：哈尔滨工程大学出版社，2011.

［13］张文仲. 电离辐射剂量学［M］. 北京：国防工业出版社，2022.

［14］魏志勇. 医用核辐射物理学［M］. 苏州：苏州大学出版社，2005.

［15］Paul Symomds，Charles Deehan，Catherine Meredith，John Mill. Walter and Miller's Textbook of Radiotherapy Radiation Physics，Therapy and Oncology［M］. Oxford：ELSEVIER CHURCHILL LIVINGSTONE，2012.

［16］孙亮，李士骏. 电离辐射剂量学基础［M］. 北京：中国原子能出版社，2014.

［17］陈国云. 辐射剂量学［M］. 北京：科学出版社，2017.

［18］胡逸民. 肿瘤放射物理学［M］. 北京：中国原子能出版社，1999.

［19］霍雷，马永和. 辐射剂量与防护［M］. 北京：电子工业出版社，2015.

［20］涂彧，曹建平. 简明放射医学［M］. 北京：人民卫生出版社，2022.

［21］涂彧. 医学放射防护学教程［M］. 北京：中国原子能出版社，2019.

［22］潘自强. 辐射安全手册［M］. 北京：科学出版社，2011.

［23］Allis C.D.，Caparros M.L.，Jenuwin T.，Reinberg D. Epigenetics［M］. 2rd ed. New York：Cold Spring Harbor Laboratory Press，Cold Spring Harbor，2015.

［24］龚守良.医学放射生物学［M］.4 版.北京：原子能出版社，2015.

［25］苏丽霞，战景明，古晓娜，等.DNA 甲基化及其在辐射领域的应用［J］.辐射防护通讯，2022，42（6）：9-14.

［26］Gajewski S，Hartwig A. PARP1 is required for ATM-Mediated p. 53 activation and p. 53-mediated gene expression after ionizing radiation［J］. Chem Res Toxicol，2020，33（7）：1933-1940.

［27］Yan H，Jiang J，Du A，et al. Genistein enhances radiosensitivity of human hepatocellular carcinoma cells by inducing G2/M arrest and apoptosis［J］. Radiat Res，2020，193（3）：286-300.

［28］Juretschke T，Beli P. Causes and consequences of DNA damage-induced autophagy［J］. Matrix Biol，2021，100-101：39-53.

［29］Wang Y，Zhang H. Regulation of autophagy by mTOR signaling pathway［J］. Adv Exp Med Biol，2019，1206：67-83.

［30］Gorgoulis V，Peter DA，Alimonti A，et al. Cellular senescence：defining a path forward［J］. Cell，2019，179（4）：813-827.

［31］Reed R，Miwa S. Cellular senescence and ageing［J］. Subcell Biochem，2023，102：139-173.

［32］周谷城，张利英，张苡铭，等.辐射旁效应损伤潜在靶点药物研究进展［J］.中国细胞生物学学报，2021，43（1）：10-18.

［33］Cary LH，Noutai D，Salber RE，et al. Bone marrow endothelial cells influence function and phenotype of hematopoietic stem and progenitor cells after mixed neutron/gamma radiation［J］. Int J Mol Sci. 2019，20（7）：1795.

［34］David E，Wolfson M，VE Fraifeld. Background radiation impacts human longevity and cancer mortality：reconsidering the linear no-threshold paradigm［J］. Biogerontology，2021，22（2）：189-195.

［35］Tričković JF，Šobot AV，Joksić I，et al. Telomere fragility in radiology workers occupationally exposed to low doses of ionising radiation［J］. Arh Hig Rada Toksikol，2022，73（1）：23-30.

［36］Cui JW，Yang GZ，Pan ZY，et al. Hormetic response to low-dose radiation：focus on the immune system and its clinical implications［J］. Int J Mol Sci，2017，18（2）：280.

［37］Moore C，Hsu CC，Chen WM，et al. Personalized ultrafractionated stereotactic adaptive radiotherapy（PULSAR）in preclinical models enhances single-agent immune checkpoint blockade［J］. Int J Radiat Oncol Biol Phys，2021，110（5）：1306-1316.

［38］Li K，Li W，Jia Y，et al. Long-term immune effects of high-level natural radiation on Yangjiang inhabitants in China［J］. Int J Radiat Biol，2019，95（6）：764-770.

［39］Bushong SC. Radiologic science for technologists：physics，biology and protection［J］. 10th ed. Mosby：St. Louis，2013.

［40］Weischerding TR，Lushbaugh CC，Valentin-Blasini L，Blount BC. Exposure to ionizing radiation and chronic lymphocytic leukemia［J］. Int J Cancer. 2019，144（10）：2468-2476.

［41］苗晓翔，苏垠平，卓维海，孙全富.基于 EPA/BEIR-Ⅵ模型的我国居室内氡致肺癌风险估计

［J］.中华放射医学与防护杂志，2022，42（1）：45-49.

［42］高宇，苏垠平，李小亮，等.中国阳江高本底地区居民眼晶状体混浊调查分析［J］.中国职业医学，2021，48（5）：510-514.

［43］Su YP, Wang Y, Shinji Y, et al. Lens opacity prevalence among the residents in high natural background radiation area in Yangjiang, China［J］.J Radiat Res，2021，62（1）：67-72.

［44］International Commission on Radiological Protection. ICRP report 118. ICRP statement on tissue reactions and early and late effects of radiation in normal tissues and organs-threshold doses for tissue reactions in a radiation protection context［R］.Oxford：Pergamon Press，2012.

［45］United Nations Scientific Committee on the Effects of Atomic Radiation. UNSCEAR 2012 White Paper. Biological mechanisms of radiation actions at low doses［R］.Vienna：United Nations，2012：27.

［46］李坤，李小娟，王海军，等.阳江天然放射性高本底地区居民血清免疫学调查研究［J］.中国预防医学杂志，2013，14（10）：774-778.

［47］苏垠平，邹剑明，谭光享，秋叶澄伯，雷淑洁，李小亮，孙全富.阳江高本底地区女性居民甲状腺超声检查的结果与分析［J］.中华放射医学与防护杂志，2016，36（11）：837-841，874.

［48］苏垠平，谭光享，雷淑洁，邹剑明，张素芬，刘建香，李小亮，孙全富，秋叶澄伯.阳江高本底女性居民低剂量辐射照射与颈动脉中内膜厚度关系的初步研究［J］.中华放射医学与防护杂志，2016，36（9）：682-687.

［49］潘自强.辐射安全手册［M］.北京：科学出版社，2011.

［50］国防科工委科技与质量司.电离辐射计量［M］.北京：原子能出版社，2002.

［51］国际放射防护委员会.国际放射防护委员会第103号出版物：国际放射防护委员会2007年建议书［M］.潘自强，周永增，周平坤，等译校.北京：原子能出版社，2008.

［52］《环境放射性监测方法》编写组.环境放射性监测方法［M］.北京：原子能出版社，1977.

［53］刘元方，江林根.放射化学［M］.北京：科学出版社，2010.

［54］朱昌寿.中国环境放射性水平与卫生评价［M］.北京：人民卫生出版社，1984.

［55］World Health Organization.A global overview of national regulations and standards for drinking-water quality, WHO［M］.Geneva：WHO，2018：77-79.

［56］吉艳琴，张岚，孙全富.《生活饮用水卫生标准（GB 5749—2022）》中放射性指标的制修订研究［J］.中华预防医学杂志，2023，57（6）：826-830.

［57］李开宝，等.放射医学与防护名词［M］.北京：科学出版社，2014.

［58］王继先，等.放射生物剂量学［M］.北京：原子能出版社，1997.

［59］金璀珍.放射生物计量估计［M］.2版.北京：军事医学科学院出版社，2002.

［60］白玉书，陈德清.人类辐射细胞遗传学［M］.北京：人民卫生出版社，2006.

［61］IAEA. Cytogenetic Dosimetry：Applications in Preparedness for and Response to Radiation Emergencies（EPR BIODOSIMETRY 2011）［M］.Vienna：International Atomic Energy Agency，2011.

［62］田烨，等 . 电子顺磁共振在体测量指甲剂量方法的可行性研究［J］. 中华放射医学与防护杂志，2019，39（5）：392-396.

［63］涂彧，曹建平 . 简明放射医学［M］. 北京：人民卫生出版社，2022.

［64］Qing-Jie Liu，Xue Lu，Xiao-Tao Zhao，et al. Assessment of retrospective dose estimation，with fluorescence in situ hybridization（FISH），of six victims previously exposed to accidental ionizing radiation［J］. Mutation Research-Genetic Toxicology and Environmental Mutagenesis，2014，759（1）：1-8.

［65］Xue Lu，Hua Zhao，Jiang-Bin Feng，et al. Dose response of multiple parameters for calyculin A-induced premature chromosome condensation in human peripheral blood lymphocytes exposed to high doses of Cobalt-60gamma-rays［J］. Mutation Research-Genetic Toxicology and Environmental Mutagenesis，2016，807（1）：47-54.

［66］夏益华 . 辐射防护基本点的演变［J］. 辐射防护，2006，（2）：113-121.

［67］国际原子能机构 . 国际辐射防护和辐射源安全基本安全标准［M］. 北京：原子能出版社，2014.

［68］郑钧正 . 刍论我国的放射防护学科建设［M］. 北京：原子能出版社，2016.

［69］涂彧 . 放射卫生学［M］. 北京：中国原子能出版社，2014.

［70］国家卫生健康委员会 . GBZ 120—2020 核医学放射防护要求［M］. 北京：中国标准出版社，2020.

［71］医学名词审定委员会放射医学与防护名词审定分委员会 . 放射医学与防护名词［M］. 北京：科学出版社，2014.

［72］苏旭 . 中国放射卫生进展报告（1949—2008）［M］. 北京：中国原子能出版社，2011.

［73］苏旭 . 中国放射卫生进展报告（2009—2014）［M］. 北京：中国原子能出版社，2015.

［74］国家质量监督检验检疫总局，国家标准化管理委员会 . GB/T 20000.1—2014 标准化工作指南 第 1 部分：标准化和相关活动的通用术语［M］. 北京：中国标准出版社，2015.

［75］国家市场监督管理总局，国家标准化管理委员会 . GB/T 1.1—2020 标准化工作导则 第 1 部分：标准化文件的结构和起草规则［M］. 北京：中国标准出版社，2020.

［76］国家质量监督检验检疫总局 . 电离辐射防护与辐射源安全基本标准［M］. 北京：中国标准出版社，2002.

［77］欧洲委员会，联合国粮食及农业组织，国际原子能机构等 . 国际原子能机构《安全标准丛书》第 GSR Part 3 号 国际辐射防护和辐射源安全基本安全标准［M］. 维也纳：国际原子能机构，2014.

［78］陈宁姗，曾晓芃 . 中国卫生健康标准化发展报告［M］. 北京：人民卫生出版社，2022.

［79］中国疾病预防控制中心，国家卫生标准委员会放射卫生标准专业委员会 . 放射卫生标准实用指南［M］. 北京：中国标准出版社，2019.

［80］中华预防医学会编著 . 中国公共卫生与预防医学学科史［M］. 北京：中国科学技术出版社，2020：183-198.

［81］刘晓冬，等 . 放射卫生与放射医学［M］. 北京：高等教育出版社，2023.

［82］郑钧正 . 国际基本安全标准的演进［J］. 辐射防护，2015，35（06）：356-366+380.

［83］孙全富，苏垠平，侯长松 . 新版《国际辐射防护和辐射源安全基本安全标准》实施带来的挑战［J］. 中华放射医学与防护杂志，2018，38（6）：478-480.

［84］Laurier D，Rühm W，Paquet F，et al. Areas of research to support the system of radiological protection. Radiat Environ Biophys. 2021；60（4）：519-530.

［85］王红波，程晓青，李小亮，孙全富 . 我国部分地区个人剂量监测异常情况的分析［J］. 中国辐射卫生［J］.2015，24（04）：321-324.

［86］张品华，苏垠平，李小亮，等 .2020 年全国医疗机构放射工作人员个人剂量监测异常数据分析［J］. 中华放射医学与防护杂志，2021，41（09）：695-699.

［87］朴春南，刘建香，孙全富 . 韩国无损检测工作人员连续发生白血病事件及其启发［J］. 中华放射医学与防护杂志，2021，41（02）：160-160.

［88］王鑫昕 . 单项淘汰，经常成不科学门槛［N］. 中国青年报 .2014-2-16（3）.

［89］王玉珍，王秀娥 . 全国职业性放射性疾病诊断现状及存在的问题［J］. 中华放射医学与防护杂志，2002，12（4）：301-302

［90］李小亮，孙全富，刘建香，郝述霞，邓君，苏垠平，张品华 .2019 年全国监测医院辐射防护用品配备及放射工作人员职业健康管理现状［J］. 中华放射医学与防护杂志，2020，40（10）：753-757.

［91］Li M，Fan S，Zhang X，Hao S，Zhao Y，Deng J，Sun Q. Assessment of Occupational Exposure to Eye Lens Dosimetry for Interventional Radiology Workers in China during 2017—2019［J］. Health Phys，2022（9），123（3）：229-237.

［92］苏垠平，张品华，崔诗悦，李小亮，刘建香，孙全富，邓君，2019—2021 年我国介入放射工作人员眼晶状体剂量水平调查与分析［J］. 中华放射医学与防护杂志，2023，43（6）：457-461.

［93］牛昊巍，孙全富，李小娟，傅颖华，毛玲 . 我国职业性放射性疾病诊断的发展概况及存在问题［J］. 中华放射医学与防护杂志，2014，34（9）：700-703.

［94］李小亮，苏垠平，雷淑洁，赵锡鹏，傅颖华，郝述霞，刘建香，孙全富 .2013—2017 年我国职业性放射性疾病诊断情况分析［J］. 中华放射医学与防护杂志，2018，38（10）：779-783.

［95］潘自强，程建平，等 . 电离辐射防护和辐射源安全［M］. 北京：原子能出版社，2007.

［96］程金生，孙全富 . 医用辐射检测与评价［M］. 北京：中国人口出版社，2023.

［97］周菊英，涂彧 . 放射治疗技术［M］. 北京：原子能出版社，2010.

［98］谢凯 . 放射防护学［M］. 北京：人民卫生出版社，2011.

［99］强永刚 . 医用辐射防护学［M］. 北京：高等教育出版社，2013.

［100］苏旭 . 医用辐射危害控制与评价［M］. 北京：原子能出版社，2017.

［101］傅强，王璐，席悦，等 . 放射诊断受检者个人放射防护用品使用效果研究［J］. 中华放射医学与防护杂志，2023，43（6）：462-468.

［102］British Insititute of Radiology. Guidance on using shielding on patients for diagnostic radiology application［R］.London：BIR，2020.

［103］潘自强.电离辐射环境监测与评价［M］.北京：原子能出版社，2007.

［104］刘晓冬，涂彧，陈大伟.放射卫生与放射医学［M］.北京：高等教育出版社，2023.

［105］武云云，宋延超，张庆召，崔宏星，侯长松.2019—2020年我国部分非铀矿山氡浓度监测结果与分析［J］.辐射防护（增刊），2023（43）：61-65.

［106］卫生部.关于印发卫生部核事故和辐射事故卫生应急预案的通知 卫应急发〔2009〕101号［J］.中华人民共和国卫生部公报，2009（12）：11-22.

［107］喻佩，雷翠萍，李小亮，孙全富.核事故对特定人群的心理影响［J］.中国辐射卫生，2023，32（03）：344-348.

［108］赵玉倩，孙全富.日本福岛第一核电站事故救援工作人员四例工伤认定［J］.中华放射医学与防护杂志，2018，38（2）：159.

附录

常见名词

1. 放射：电离辐射的简称。与辐射不同，后者一般兼指非电离辐射和电离辐射，单独使用时多指电离辐射。

2. 放射卫生学：研究电离辐射对人体健康的影响及其防护与管理措施的综合性学科，保护工作人员和公众的安全与健康，保护环境和非人类物种。主要包括辐射监测与剂量学、健康效应、工程防护技术及相关标准制修订，以及法规标准的实施与评价等。

3. 放射工作人员：受聘用全日、兼职或临时从事放射工作并已知放射防护有关的权利和任务的任何人员。《放射工作人员职业健康管理办法》（卫生部令第 55 号）以列举法给出了明确定义。

4. 放射医学：研究电离辐射生物效应及其机制，辐射损伤及其诊断、治疗和预防的医学分支学科。包括在分子、细胞、组织和整体水平上的电离辐射相互作用及其规律，放射性核素体内代谢规律，内外照射引起的健康效应等。主要涉及电离辐射剂量学、放射生物学、放射遗传学、放射毒理学、放射流行病学、放射生态学等。

5. 国际放射防护委员会（ICRP）：非政府间的国际学术组织，成立于 1928 年。它提出、维护和详细解释在世界范围内应用的国际放射防护体系，以作为放射防护标准、立法、导则、计划和实践的共同基础。

6. 联合国原子辐射效应科学委员会（UNSCEAR）：联合国系统内的一个科学组织。成立于 1955 年，任务是评估和报告世界范围内电离辐射照射的水平与所致的生物学效应，以作为世界各国及学术团体评价辐射危险和建立放射防护措施的科学基础。

7. 国际原子能机构（IAEA）：联合国系统内的一个政府间组织。成立于 1957 年，国际核技术合作中心。宗旨是"原子用于和平"，目的是防止核武器扩散、发展和推动有益核技术的安全、和平利用。

8. 核衰变：不稳定核素的原子核在没有外力作用条件下，自发发射出射线并转变为另一种原子核的过程。一般情况下，该过程不受外界条件（如温度、压力、电磁场等）的影响。

9. 内转换：激发态原子核把能量直接转给核外电子，使之获得动能，脱离原子形成的自由电子，这一过程叫内转换，发射的电子叫内转换电子。

10. 放射性活度：单位时间内放射性核素发生核衰变的总数。符号为 A。国际单位是贝可，记作 Bq。

11. 衰变常量：又称衰变常数。特定能态的放射性核素的一个原子核在单位时间内发生自发衰变的概率。符号为 λ。其与半衰期（$T_{1/2}$）的关系为：$\lambda=\ln2/T_{1/2}$。

12. 半衰期：特定能态的放射性核素的原子核数目衰减一半所需时间的期望值。用 $T_{1/2}$ 表示。

13. 平均寿命：常指寿命的平均值，此为原子核物理概念。放射性核素完全衰变为子体核素前存在的平均时间。符号为 T，是衰变常数（λ）的倒数，即 $T=1/\lambda$；其与半衰期（$T_{1/2}$）的关系为：$T=T_{1/2}/\ln2$。

14. 核反应：用粒子轰击原子核引起原子核的状态发生变化或形成新的原子核的过程。

15. 感生放射性：由辐照产生的放射性。通常指由加速器产生的或由放射性物质发射的中子、质子、γ 射线等电离辐射照射物质时，产生次级辐射或物质被活化发射射线的性质。

16. 自发裂变：处于基态或同质异能态的重原子核在没有外加粒子或能量作用情况下发生的裂变。如具有自发裂变性质，是一种重要的自发裂变中子源。如 ^{252}Cf 具有自发裂变性质，是一种重要的自发裂变中子源。

17. 链式反应：核反应产物诱发更多核反应，使同类核反应逐代延续进行下去的一类核裂变过程。

18. 原子核结合能：使核子结合成原子核时所需要的能量。等于原子核完全分解成核子时所需要添加的能量。

19. 放射性：不稳定原子核自发地发射粒子或 γ 射线，或在发生轨道电子俘获之后发射 X 射线，或发生自发裂变的性质。

20. γ 衰变：又称 γ 跃迁。处于激发态的原子核通过发射 γ 射线跃迁到较低能态或基态的过程。γ 衰变前后，母核、子核的质子数和中子数保持不变，即不产生新的核素。

21. 电离：中性原子或分子失去电子而形成离子对（离子和电子）的现象。

22. 激发：在非弹性碰撞中，原子的壳层电子获得的能量比较小，没有脱离原子，而由低能级轨道跃迁到高能级轨道的现象。

23. 线碰撞阻止本领：带电粒子在物质中穿行单位长度时，因电离、激发过程所损失的能量，单位是焦耳每米，记作 $J \cdot m^{-1}$。

24. 质量碰撞阻止本领：带电粒子在物质中穿行单位质量厚度时，因电离、激发过程所损失的能量，单位是焦耳平方米每千克，记作 $J \cdot m^2/kg$。

25. 实际射程：对电子束辐射，模体表面位于正常治疗距离，辐射束轴上吸收剂量分布下降最陡段（斜率最大处）切线的外推与深度吸收剂量分布曲线末端的外推线相交点处所对应的深度。

26. 布拉格曲线：带电粒子在物质中传播过程中沿其径迹能量损失率（或比能损失）变化的曲线。

27. 电离损失率：电子在某物质中通过单位长度由于电离和激发而引起的能量损失，称为电离损失率。

28. 平均比电离：由于入射电子的电离作用，在穿过物质的路径周围产生许多离子对，每单位路径上产生的离子对数称为平均比电离。

29. 轫致辐射：高速电子或其他带电粒子通过原子核或其他带电粒子的电场时改变运动速度或运动方向所产生的电磁辐射。

30. 反散射系数：$f=(n_b-n_0)/n_0$。没有反散射体时测得 β 射线的净计数率 n_0（放射源的衬底为无限薄时），在有一定厚度散射体作衬底时测得的 β 射线净计数率为 n_b，f 为反散射系数。

31. 半值层：置于某种射线束的路径上能使指定的辐射量的值减少一半所需的给定物质的厚度。

32. 光电效应：γ 光子与原子束缚电子发生作用，γ 光子把全部能量交给电子使其克服束缚能离开原子，而光子自身消失的过程。

33. 康普顿效应：γ 光子与自由电子（原子的外层电子可视为自由电子）发生散射的过程。在此过程中，入射 γ 光子把部分能量和动量传递给电子，使其脱离原子；而入射 γ 光子本身改变其能量和运动方向。前者称反冲电子，后者称散射光子。

34. 电子对效应：一个能量大于等于 1.02MeV 的光子在与靶原子核相互作用时，转化为一对正、负电子的过程。

35. 反应堆中子源：利用重核裂变在反应堆内形成链式反应产生中子的一种中子源。由于反应堆活性大，中子来自各个方向，因此反应堆中子源是一种体积中子源。特点是中子注量大，能谱较复杂，其中子注量一般在 $10^{12} \sim 10^{14}$n/（s·cm²），高注量堆可达 10^{15}n/（s·cm²）。

36. 中子俘获：中子被原子核俘获，放出一个或多个 γ 粒子的一类核反应。

37. 裂变核反应：有几种重核，如 ^{235}U、^{239}Pu 等，当它们俘获一个中子后，可分裂为两个较轻的原子核，并伴随着放出 2~3 个中子和 200MeV 左右的巨大能量，这就是裂变核反应，称为（n，f）核反应。

38. 吸收剂量：单位质量物质所吸收的电离辐射的平均能量。体积中物质接受的总能量除以该体积质量所得的商。适用于各种电离辐射和各种介质。单位是戈瑞，记作 Gy。

39. 比释动能：非带电粒子在单位质量物质中传递给带电粒子的动能。即物质内因非带电粒子所释放的所有带电粒子初始动能的总和除以该物质质量的商。单位是戈瑞，记作 Gy。

40. 辐射权重因数：在放射防护中，表示不同类型辐射的相对危害效应（随机性效应）的因数。符号为 W_R。

41. 当量剂量：辐射 R 在器官或组织 T 中产生的平均吸收剂量 $D_{T,R}$ 与辐射 R 的辐射权重因数 W_R 的乘积。符号为 $H_{T,R}$，单位是希沃特，记作 Sv。

42. 组织权重因数：在放射防护中，用于计及不同器官或组织对发生辐射随机性效应的不同敏感性的因数。符号为 W_T。

43. 有效剂量：人体各组织或器官的当量剂量乘以相应的组织权重因数后的和。单位是希沃特，记作 Sv。

44. 待积当量剂量：从摄入放射性物质的初始时刻（t_0）开始在 T 时期内（未做特殊说明时，成年人取 50 年，儿童取 70 年）对 t 时刻器官或组织的当量剂量率的积分。单位是希沃特，记作 Sv。

45. 待积有效剂量：从摄入放射性物质的初始时刻（t_0）开始在 T 时期内（未做特殊说明时，成年人取 50 年，儿童取 70 年）对 t 时刻有效剂量率的积分。单位是希沃特，记作 Sv。

46. 集体有效剂量：给定的辐射源受照群体中所有成员所受的有效剂量之和。单位是人·希沃特，记作 man·Sv。

47. 空气比释动能率：单位时间内，不带电电离粒子在单位质量的空气内释放出来的全部带电粒子的初始动能的总和，单位是戈瑞每秒，记作 $Gy \cdot s^{-1}$。

48. 初级宇宙射线：来自银河系和太阳系的初级宇宙辐射，主要是高能质子、氦原子核和重带电粒子。

49. 次级宇宙射线：初级宇宙射线进入大气层与空气中原生核发生反应产生的中子、质子、π 介子和 K 介子等。

50. 宇生放射性核素：由宇宙射线与大气中的原子相互作用而产生的放射性核素。如氢 -3（^3H）、碳 -14（^{14}C）、铍 -7（^7Be）、钠 -22（^{22}Na）等。

51. 陆地辐射：也称为原生辐射，是由原始存在于地球上的放射性核素产生的辐射，这些放射性核素统称为原生放射性核素。

52. 氡：原子序数为 86 的天然放射性元素。氡的同位素中，^{222}Rn 是铀系衰变的中间产物，^{220}Rn 是钍系衰变的中间产物，均为惰性气态放射性核素。

53. 天然辐射源：天然存在的辐射源，包括宇宙辐射和地球上原生与宇生的辐射源，它们产生的辐射称为天然本底辐射。

54. 人工辐射源：通过人工方法制造和 / 或伴随带来的辐射源，包括各类放射性同位素和 X 射线、加速器以及中子发生器等射线装置。

55. 医疗照射：患者或受检者因自身医学诊断、治疗或健康检查所受到的照射；知情但自愿帮助和安慰患者的人员（不包括职业受照人员）所受到的照射；以及生物医学研究计划中志愿者受到的照射。

56. 辐射直接作用：电离辐射的能量直接沉积于生物大分子，如核酸、蛋白质、酶、脂质等，引起这些生物大分子的电离和激发，破坏其结构和功能的过程。

57. 辐射间接作用：电离辐射诱发水的原发辐射产物（$H \cdot$、$\cdot OH$、$e^-_{水合}$、H_2、H_2O_2 等）对机体的核酸、蛋白质、酶等生物大分子产生作用，引起这些生物大分子损伤的过程。

58. 相对生物效能：X 射线或 γ 射线引起某一生物效应所需剂量与所观察的电离辐射引起同等生物效应所需剂量的比值。

59. ［有害的］组织反应：又称确定性效应。辐射诱发的健康效应，通常存在阈剂量，超过该阈剂量水平，效应的严重程度随辐射剂量的增加而增加。包括红斑和急性放射病等。

60. 随机性效应：辐射诱发的健康效应，其发生概率随辐射剂量的增加而增加，而效应的严重程度与辐射剂量大小无关。其发生一般无阈剂量水平。包括各种实体癌和白血病。

61. DNA 单链断裂：DNA 损伤的一种形式，DNA 双螺旋结构中有一条链断裂。

62. DNA 双链断裂：DNA 损伤的一种形式，DNA 双螺旋结构中两条互补链于同一对应处或紧密相邻处同时断裂。

63. DNA 蛋白质交联：DNA 与蛋白质以共价键结合。

64. 重组修复：必须通过 DNA 复制过程中两条 DNA 链的重组交换来完成的 DNA 修复过程。

65. 同源重组：发生在姐妹染色单体之间或同一染色体上含有同源序列的 DNA 分子之间或分子之内的互相交换和重组。参加重组的两段双链 DNA 在相当长的范围内顺序相同（≥ 200bp），这样能保证重组后生成的新区段顺序正确。

66. 非同源末端连接：在不依赖 DNA 同源性的情况下，为了避免 DNA 或染色体断裂的滞留及因此造成的 DNA 降解或对生命力的影响，强行将两个 DNA 断端彼此连接在一起的一种特殊的 DNA 双链断裂修复机制。

67. 表观遗传学：研究非 DNA 序列变化情况下，相关性状的遗传信息通过 DNA 甲基化、染色质构象改变等途径保存并传递给子代的机制的学科。

68. DNA 甲基化：在 DNA 甲基转移酶的催化下，将甲基基团转移到胞嘧啶碱基上的一种修饰方式，是基因组 DNA 的一种主要表观遗传修饰形式和调节基因组功能的重要手段。

69. 组蛋白修饰：发生在组蛋白上的翻译后修饰。可影响组蛋白与 DNA 和核蛋白的结合，从而参与组蛋白结合的 DNA 区域的表达调控。主要包括甲基化、乙酰化、磷酸化、泛素化和 ADP- 核糖基化等修饰类型。

70. 细胞凋亡：由死亡信号诱发的受调节的程序性细胞死亡过程，是细胞生理性死亡的普遍形式。凋亡过程中 DNA 发生片段化，细胞皱缩分解成凋亡小体，被邻近细胞或巨噬细胞吞噬，不发生炎症。

71. 自噬：从内质网的无核糖体附着区脱落的双层膜包裹部分胞质和细胞内需降解的细胞器形成自噬体，而后自噬体通过与溶酶体融合形成自噬溶酶体，降解其所包裹的内容物的过程。细胞借助自噬实现本身的代谢需要和细胞器的更新。

72. 辐射旁效应：受照细胞产生的信号引发邻近未受照细胞出现类似辐射诱发的效应。由它引申出辐射非靶效应的概念。

73. 低水平电离辐射：指低剂量、低剂量率电离辐射。就人群照射而言，0.2Gy 以下的低 LET 辐射或 0.05Gy 以下的高 LET 辐射被视为低剂量辐射，当其剂量率在 0.05mGy/min 以内时，则称为低水平电离辐射。

74. 辐射兴奋效应：一种低水平电离辐射生物效应的假说，低水平电离辐射对生物体或其组成部分的刺激效应，包括促进生长发育、延长存活时间、降低肿瘤发生率等。

75. 适应性反应：预先给予细胞或机体低剂量辐射照射刺激，在一定时间间隔内对随后的大剂量辐射照射产生抗性或保护作用。诱发该反应的辐射剂量一般是在几十个毫戈瑞的剂量范围内。

76. 辐射超敏感性：一定剂量范围的低剂量辐射照射所表现出来的单位剂量急性损伤比中等或高剂量辐射照射更大，产生这种效应的剂量大小通常在 0.2~0.5Gy。

77. 遗传效应：电离辐射对受照者后代产生的随机性效应。电离辐射通过损伤亲代生殖细胞的遗传物质，使其遗传性状的表型改变在子代中显现出来。

78. 辐射致癌效应：电离辐射照射引起的在受照者躯体上发生癌症的情况。它起源于单个受损伤的细胞，是辐射随机性效应之一。目前假定这种效应一般不存在剂量阈值，其严重程度与受照剂量大小无关，但发生的概率与剂量相关。辐射导致的癌症在临床和病理学上没有特殊性。

79. 剂量响应：表征电离辐射剂量计辐射效应的某个量随剂量计受照剂量的大小而变化的特性。当其变化呈一定比例关系时称线性剂量响应。通常希望剂量计有很宽的剂量线性响应范围。

80. 低剂量：又称小剂量。从放射流行病学角度，对低传能线密度（LET）辐射，一般指小于200mGy甚至小于500mGy的剂量。根据UNSCEAR 2010年报告，就全球范围内对一般公众、工作人员和接受医学程序的患者受到电离辐射照射的健康危险估计的目的，将外照射X射线和γ射线的低剂量界定为200mGy或以下。

81. 骨髓型急性放射病：以骨髓造血组织损伤为基本病变，以白细胞数减少、感染、出血为主要临床表现，病程具有初期、假愈期、极期和恢复期四个典型阶段性。病情可分为轻度、中度、重度和极重度四种程度。受照射剂量范围为1~10Gy。

82. 肠型急性放射病：以胃肠损伤为基本病变，以频呕吐、严重腹泻以及水电解质代谢紊乱为主要临床表现，具有初期、假愈期和极期三个阶段病程的严重的急性放射病。可分为轻、重度急性肠型放射病，剂量范围分别为10~20Gy和20~50Gy。

83. 脑型急性放射病：以脑组织损伤为基本病理改变，以意识障碍、定向力丧失、共济失调、肌张力增强、角弓反张、抽搐和震颤等中枢神经系统症状为主要临床表现，病程经过具有初期和极期2个阶段的急性放射病。受照射剂量>50Gy。

84. 外照射慢性放射病：人体在较长时间内（一般≥5年）连续或间断受到较高剂量的外照射，达到一定累积剂量（≥1.5Gy）后引起的以造血组织损伤为主并伴有其他系统改变的全身性疾病。

85. 放射性皮肤疾病：电离辐射引起的皮肤及其附属器疾病。分为急性放射性皮肤损伤、慢性放射性皮肤损伤和放射性皮肤癌。

86. 平均电离能：表示入射粒子在气体中产生一对离子对所平均消耗的能量。

87. 放射性活度测量：指用探测设备对样品的放射性活度进行的定量测量。分为绝对测量和相对测量两种方法。绝对测量是指无须通过中间手段，而直接测得放射性活度的方法。相对测量则指需通过中间手段（某一标准装置或标准样品）间接测得放射性活度的方法。

88. 核辐射探测器：利用电离辐射与探测器相互作用时产生的物理或化学效应，能以直接或间接的方式给出被测入射核辐射信息的部件或材料。

89. 核探测器灵敏体积：核辐射探测器中对核辐射灵敏，并用于探测的那部分体积。

90. 探测器使用寿命：辐射探测器的效率在无明显下降时所能预期的总计数。

91. 探测效率：在一定的探测条件下，探测器探测到的某种辐射的粒子数与在同一时间间隔内放射源所发射出的该种辐射粒子数的比值。

92. 闪烁体：在X射线等高能粒子撞击下，能将高能粒子的动能转变为光能而发出荧光的晶体。

93. 闪烁探测器：由闪烁体、光导、光电倍增管构成的探测器及相应的电子仪器组成的装置。主要用于电离辐射的定性定量测量。如能谱、活度和剂量测量。

94. 气体探测器：利用气体电离室直接将X射线转换成电子能，收集在气体中产生电离电荷来记录辐射强度的探测器。多采用化学性能稳定的惰性气体（氩气或氖气）。

95. 电离室：一种利用灵敏体积内气体的电离来测量电离辐射的探测器。电离室通常有两种类型：一种是记录单个辐射粒子的脉冲电离室，用于测量重带电粒子的能量和强度；另一种是记录大量辐射粒子的平均效应的电流电离室，用于测量 X 射线、γ 射线照射量或照射量率和 X 射线、γ 射线、β 射线及中子的剂量或剂量率。

96. 半导体探测器：一种用半导体材料制成的电离辐射探测器。实质上它是一种特殊的半导体二极管。

97. 固体核径迹探测：指利用带电粒子穿过绝缘介质时，沿其轨迹会造成原子尺度辐射损伤这一现象而建立的带电粒子探测方法。如果损伤密度足够高，则经过化学蚀刻等方法处理，可用普通显微镜加以观察。

98. 外照射个人监测：指利用工作人员佩戴剂量计对个人剂量当量进行测量，以及对测量结果进行解释。

99. 内照射个人监测：对体内或排泄物中放射性核素的种类和活度，以及利用个人空气采样器对吸入放射性核素的种类和活度进行测量及其对结果进行解释。

100. 强贯穿辐射：通常包括能量高于约 12keV（千电子伏特）的光子，能量高于约 2MeV（兆电子伏特）的电子以及中子等。对这种辐射，有效剂量的限制比组织或器官当量剂量的限制更严重。

101. 弱贯穿辐射：通常包括能量低于约 12keV（千电子伏特）的光子，能量低于约 2MeV（兆电子伏特）的电子，以及如质子和 α 粒子等重带电子粒子。对这种辐射，组织或器官当量剂量的限制比有效剂量的限制更严格。

102. 同位素：质子数相同，但中子数不同，因而具有相同原子序数但质量数不同的一类核素。同一种元素的同位素在元素周期表中占据同一位置，其化学性质相同。

103. 总 α：所有发射 α 粒子的总放射性，用单位体积的放射性活度表示（如 Bq/L）。总 α 筛查测量不提供发射 α 射线的具体放射性核素及其活度浓度。

104. 总 β：除氚和其他发射弱 β 射线的所有发射 β 粒子的总放射性，以单位体积的放射性活度表示（如 Bq/L）。总 β 筛查测量不提供发射 β 射线的具体放射性核素及其活度浓度。

105. 活度浓度：单位体积的放射性活度。单位为贝可每立方米，记作 $Bq \cdot m^{-3}$；或贝可每升，记作 $Bq \cdot L^{-1}$。

106. 萃取色谱分离：将有机溶剂吸附在惰性支持体上作为色谱柱固定相，水溶液作为流动相，被分离物质经过在两相中连续多次的分配而获得分离的方法。因为萃取色谱法兼备了溶剂萃取法的高选择性和色谱法的高效性双重优点而得到广泛应用。但它有萃取剂含量低、萃取剂容易流失的缺点。

107. 离子交换分离：利用某些固体物质与溶液中的离子之间能发生交换反应来进行分离的一种方法，在微量放射性物质的分离过程中广泛使用。

108. 液体闪烁计数法：放射源直接溶于（或均匀混合于）闪烁液中，借以消除自吸收修正的一种测量放射性活度的方法。

109. 电感耦合等离子体质谱（ICP-MS）法：用氩形成的等离子体使待测元素原子化和离子化，

如此形成的离子通过一系列锥孔，进入高真空质量分析室，元素的同位素由其质荷比（m/e）鉴别，元素的量由特征的质谱峰的强度计算。是一种痕量（10^{-6}~10^{-9}）和超痕量（10^{-9}~10^{-15}）的元素分析方法。

110. 生物剂量计：用于定量估算受照射个体的辐射吸收剂量，具有稳定的剂量-效应关系的分子或亚细胞结构变化等生物学指标。

111. 染色体畸变：机体或细胞受到一定剂量电离辐射作用后，细胞中的染色体发生的数量或结构上的改变。

112. 非稳定性染色体畸变：因各种原因在细胞分裂时被丢失的染色体畸变。如无着丝粒断片、微小体、无着丝粒环、双着丝粒和着丝粒环等。

113. 稳定性染色体畸变：在细胞分裂过程中，没有力学上的障碍，能在细胞中保留下来，并能保持相对恒定的染色体畸变。如易位、插入、缺失和倒位等。

114. 双着丝粒染色体：有两个着丝粒的染色体。常伴有一对无着丝粒断片。

115. 着丝粒环：一对具有着丝粒的环形染色单体。常伴有一对无着丝粒断片。

116. 无着丝粒断片：电离辐射一次击中所致的染色体畸变，为一对彼此平行的染色单体，没有着丝粒。

117. 相互易位：一种对称性染色体易位。两条染色体各发生一处断裂，并相互交换其无着丝粒片段，形成两个重排染色体。

118. 染色体型畸变：涉及两个染色单体上相同位点的染色体畸变。包括末端缺失、微小体、无着丝粒环、着丝粒环、倒位、相互易位、双着丝粒体和多着丝粒体等。

119. 染色单体型畸变：仅涉及一个染色单体上的染色体畸变。包括染色单体断裂、染色单体互换、裂隙等。

120. 微核：在细胞分裂后期由于基因组 DNA 损伤形成的染色体断片不能随有丝分裂进入子细胞，而在细胞浆中形成直径小于主核 1/3、完全与主核分开的圆形或椭圆形微小核，其染色同主核，但比主核淡。

121. 荧光原位杂交：非放射性原位杂交技术的一种。将变性后的标记核苷酸探针与变性后的染色体、细胞、组织中的核酸按照碱基互补配对原则进行杂交，经洗脱后直接分析或通过免疫荧光系统检测，最后在荧光显微镜下观察。

122. 单细胞凝胶电泳：一种在单细胞水平检测 DNA 损伤程度的方法。在载玻片上用少量琼脂糖凝胶包埋单个分散细胞，细胞经裂解、解旋和电泳后，断裂的 DNA 在电场力作用下向阳极移动，经荧光染料染色，在荧光显微镜下观察彗星样图像。

123. 早熟染色体凝集：利用化学或生物的方法，间期淋巴细胞核被诱导提前进入有丝分裂期，使间期淋巴细胞核内极度分散状态的染色质凝缩成细纤维状的染色体样结构。

124. 辐射实践：任何引入新的照射源或照射途径、或扩大受照人员范围、或改变现有源的照射途径网络，从而使人们受到的照射或受到照射的可能性或受到照射的人数增加的人类活动。

125. 干预：任何旨在减少或避免不属于受控实践的或因事故而失控的源所致的照射或照射可能性的行动。

126. 计划照射情况：源的有计划操作或能造成源照射的有计划活动所导致的照射情况。由于在开始实施欲进行的活动前能够做好防护与安全预防措施，因此从一开始就能够限制相关照射和出现概率。

127. 应急照射情况：作为事故、恶意行动或任何其他未预期事件的结果，并需要立即采取行动以避免或减轻其有害后果而发生的照射情况。

128. 现存照射情况：在需要做出采取控制措施的决定时已经存在的照射情况。包括应控制的天然本底辐射的照射；放射性残留物质的照射，这些放射性残留物质来自过去实践（它未曾受到过审管控制）或来自已宣布应急照射情况结束后的核或放射应急事件的放射性残留物的照射。

129. 职业照射：工作人员在其工作过程中所受到的照射。

130. 公众照射：公众成员所受到的来自计划照射情况、应急照射情况和现存照射情况中的辐射源的照射。

131. 潜在照射：预期大概率不会发生但可能会因源的事故或某种具有偶然性质的事件或事件序列（包括设备故障和操作错误）所引起的照射。

132. 行动水平：在持续照射或应急照射情况下，应采取补救行动或防护行动的剂量率水平或放射性浓度水平。也可以按照任何其他可测量的量表达为某个水平，当超出这一水平时应当进行干预。

133. 辐射实践正当性：在计划照射情况下，确定某一实践在总体上是否有益的过程。即引入或继续这一实践对个人和社会带来的预期利益是否超过该实践产生的损害（包括放射危害）。在应急照射或现存照射情况下，确定一个建议的防护行动或补救行动在总体上是否有益的过程。即引入或继续这个防护行动或不补救行动对个人和社会带来的预期利益（包括减轻的放射危害）是否超过该行动的代价及该行动引起的任何损害或损伤。

134. 防护与安全最优化：确定防护与安全的水平的过程，使得受照工作人员和公众的个人剂量的大小、受照人数及潜在照射的概率，在考虑了经济和社会因素之后，保持在可合理达到的尽量低水平。对患者的医疗照射，防护与安全最优化是指对患者辐射剂量的管理，这样的管理应与医学目的相适应。

135. 个人剂量限值：在计划照射情况下，个人所受到的有效剂量或当量剂量不得超过的值。不适用于医疗照射。

136. 记录水平：审管部门所规定的剂量或摄入量的一个数值。当工作人员接受的剂量或摄入量达到或超过这一数值时，则应记入他们的个人受照记录。

137. 调查水平：审管部门所规定的剂量或摄入量的一个数值。达到或超过这一数值时应进行调查。

138. 干预水平：针对应急照射情况或持续照射情况，预先制定的可防止的剂量水平。达到或超过这一水平时，则应采取相应的防护行动或补救行动。

139. 豁免：经监管部门决定对某个源或某项实践免于部分或全部的监管控制，其依据是该源或实践所造成的照射或潜在照射太弱，没必要对其应用此等监管控制，而且无论剂量或危险的实际水平如何，这都是最佳防护选择。

140. 外照射：存在于体外的电离辐射源对机体的照射。

141. 内照射：放射性核素进入机体内，对机体组织产生的持续性照射。

142. 密封源：永久密封在包壳里的或紧密地固结在覆盖层里并呈固体形态的放射性物质。

143. 非密封源：又称非密封放射性物质。没有被永久密封在包壳中，或没有紧密黏合在一起呈固态的放射性物质。

144. 射线装置：X射线机、加速器、中子发生器以及含放射源的装置。

145. 控制区：在放射工作场所划分的一种区域，在这种区域内要求或可能要求采取专门的防护手段和安全措施，以便在正常工作条件下控制正常照射或防止污染扩散，防止潜在照射或限制其程度。

146. 监督区：在放射工作场所划分的一种区域，该区域未被确定为控制区，通常不需要采取专门防护手段和安全措施，但要不断检查其职业照射条件的任何区域。

147. 时间防护：缩短接触时间以减少受照剂量的防护措施。

148. 距离防护：采取尽可能远离辐射源或散射体的方法来减少受照剂量的防护措施。

149. 屏蔽防护：在人体与辐射源之间设置能够降低剂量率的实体屏障，以减少人员接受外照射剂量的防护措施。

150. 放射性污染：存在于所考虑的物质中或表面上的不希望有的放射性物质超过其天然存在量或豁免限值的状况。

151. 个人防护用品：从业人员为防御物理、化学、生物等外界因素伤害所穿戴、配备和使用的各种护品的总称。在放射卫生领域，指为使放射工作人员、患者和受检者在从事放射工作或接受放射诊断检查时免遭或减轻放射性危害而提供的个人穿戴用品。如铅眼镜、铅围脖、铅衣、铅手套、防护面罩等。

152. 法律：体现国家意志、依靠国家强制力保证执行、规定和调整国家某一方面社会关系或基本行为规则的文件。我国的法律经国家立法机关制定经全国人大常委会通过，以《中华人民共和国××法》为名，由国家主席签署，以国家主席令的形式公布。

153. 行政法规：国务院根据行政管理的需要，根据宪法和法律，并且按照《行政法规制定程序条例》的规定依照法定权限和程序而制定的各类法规的总称。一般以《××条例》为名，由国务院总理签署，以国务院令的形式公布。此外，还有地方性法规。

154. 部门规章：国务院有关部委根据行政管理的需要，依照法定权限和程序制定的规范性文件。多以《××管理办法》《××管理规定》为名，部务会议、委务会议审议通过，由部长、主任签署，以卫生部、卫生健康委员会令的形式公布。

155. 行政规范性文件：除国务院的行政法规、决定、命令以及部门规章和地方政府规章外，由行政机关或者经法律、法规授权的具有管理公共事务职能的组织依照法定权限、程序制定并公开发布，涉及公民、法人和其他组织权利义务，具有普遍约束力，在一定期限内反复适用的公文。我国的法律与条例一般具有原则性和宏观性，与执行层面规范性文件发挥了很重要的作用。多以通知、批复、函等命名。

156. 标准：通过标准化活动，按照规定的程序经协商一致制定，为各种活动或其结果提供规则、指南，供共同使用和重复使用的文件。

157. 标准化：为了在既定范围内获得最佳秩序，促进共同效益，对现实问题或潜在问题确立共同使用和重复使用的条款以及编制、发布和应用标准的活动。

158. 卫生健康标准：国家卫生健康委为实施国家卫生健康法律法规和政策，保护人体健康，在职责范围内对需要在全国统一规范的事项，按照标准化制度规定的程序及格式制定并编号的各类技术要求。

159. 放射卫生标准：国家卫生健康委为实施放射卫生法律法规和政策，保护人体健康，在职责范围内对需要在全国统一规范的事项，按照卫生健康标准化制度规定的程序及格式制定并编号的各类技术要求。

160. 国际标准：由国际标准化组织或国际标准组织通过并公开发布的标准。

161. 放射卫生标准体系：放射卫生标准按其内在联系形成的科学的有机整体。

162. 放射工作人员职业健康管理：依据法规标准，对放射工作人员个人和群体的职业病危害因素进行全面管理的过程，包括培训、职业健康监护、个人剂量监测和职业病诊断与鉴定，以及相关档案管理等方面。

163. 放射工作人员职业健康监护：为保证放射工作人员上岗前及在岗期间都能适任其拟承担或所承担的工作任务而进行的医学检查和评价，其主要包括职业健康检查、应急或事故健康检查和职业健康监护档案管理等。

164. 适任性评价：主检医师依据放射工作人员健康要求对健康检查结果进行综合分析，并对其是否适任拟承担或所承担的工作做出评价和签发。

165. 放射工作人员职业健康检查：为评价放射工作人员健康状况而进行的医学检查。包括上岗前、在岗期间和离岗时的职业健康检查。

166. 过量照射：个体所受剂量超过年当量剂量或年有效剂量限值的照射。

167. 个人监测：分为外照射个人监测和内照射个人监测。外照射个人监测是通过放射工作人员佩戴适当的个人剂量计来测量个人剂量当量；内照射个人监测是通过体外直接测量、生物样品监测和空气采样监测获得摄入量来估算内照射剂量。并对测量结果进行分析和解释。

168. 个人剂量当量：人体表面指定点下，适当深度 d 处软组织中的剂量当量。符号 $H_p(d)$。单位是希沃特，记作 Sv。对强贯穿辐射，推荐 d=10mm；对弱贯穿辐射，推荐 d=0.07mm；对眼晶状体，推荐 d=3mm。可直接测量，用于外照射个人监测。

169. 职业性放射性疾病：放射工作人员在职业活动中接受超剂量限值电离辐射照射而引起的疾病。

170. 职业性放射性肿瘤：在职业活动中接受电离辐射照射后发生的与所受辐射照射具有一定程度的病因学关联的恶性肿瘤。

171. 微核检测：在分裂的细胞中检测遗传毒性物质所致 DNA 损伤的标准化检测技术。一般分析遗传毒性物质作用后第一次分裂细胞中的胞质分裂阻断微核，可用于急性放射事故的受照剂量估算。

172. 医用电离辐射：在医学领域中应用的电离辐射总称。电离辐射在医学领域的应用已形成 X 射线诊断学、放射肿瘤学、介入放射学和核医学等分支学科。

173. 放射治疗：用各种放射线（包括 α 射线、β 射线、γ 射线、X 射线、中子以及质子和重粒子等）的生物学效应破坏细胞、抑制其生长及造成细胞死亡的治疗方法。

174. 核医学：利用放射性核素及其标记物进行临床诊断、疾病治疗及生物医学研究的学科。

175. 介入放射学：以影像诊断为基础，主要利用经血管或非经血管穿刺及导管等介入技术，在影像监视下对一些疾病施行治疗，或者采取活体标本进行细菌学、组织学、生理和生化诊断。

176. X 射线诊断：利用 X 射线的穿透特性通过摄影或透视方法，对人体的健康状况或疾病进行诊断。

177. 职业病危害放射防护预评价：在建设项目可行性论证阶段，对辐射源利用可能对人员健康造成影响的评价。

178. 职业病危害放射防护控制效果评价：在建设项目竣工验收前，为验证放射防护设施或措施是否符合法律法规、标准和预评价报告要求而进行的评价。

179. 环境影响评价：依据国家有关环境保护的法律、法规和标准，对辐射源的使用或某项实践可能对环境造成的影响进行预测和估计。包括对辐射源及相应实践的规模与特性的概述、对厂址或场所环境现状的分析，以及对正常条件下和事故情况下可能造成的环境影响或后果的分析。

180. ［放射诊断设备］质量控制检测：通过对放射诊断设备的性能检测、维护和对 X 射线影像形成过程的监测和校正行动，以保证影像质量的过程。质量控制检测分为验收检测、状态检测和稳定性检测。

181. 验收检测：放射诊疗设备安装完毕、更换重要部件或设备重大维修后，为鉴定其性能指标是否符合约定值而进行的质量控制检测。该检测应由具有资质的放射卫生技术服务机构开展。

182. 状态检测：对运行中的放射诊疗设备，为评价其性能指标是否符合标准要求而定期进行的质量控制检测。该检测应由具有资质的放射卫生技术服务机构开展。

183. 稳定性检测：为确定放射诊疗设备在给定条件下获得的数值相对于一个初始状态的变化是否符合控制标准而定期进行的质量控制检测。

184. 放射防护：研究人类免受或少受电离辐射危害的一门综合性学科，目的是保护放射工作人员和公众的健康与安全，保护环境和非人类物种。在核能等一些领域，称为保健物理。

185. 核技术利用：密封源、非密封源和射线装置在医疗、工业、农业、地质调查、科学研究、教学和国防建设等领域中的使用。

186. 核设施：任何规模足够大以致必须考虑核安全的生产、加工、使用、处理、储存或处置放射性材料的装置，包括其相关的土地、建筑物和设备在内。

187. 辐照装置：利用辐射源对材料或物品实施大剂量可控照射的装置。

188. 低能射线装置：在接通电源后能够产生能量从豁免值至 1MeV 的 X 射线、电子流、离子流装置。

189. 射线装置分类：按照环境保护部《射线装置分类》（环境保护部、国家卫生计生委公告 2017 年第 66 号），根据射线装置对人体健康和环境可能造成危害的程度，分为Ⅰ类（高危险射线装置）、Ⅱ类（中危险射线装置）、Ⅲ类（低危险射线装置）。

190. 放射源分类：国家环境保护总局《放射源的分类办法》（2005）和 IAEA《放射性物质的危险量》（ERR-D-values 2006）按照放射源对人体健康和环境的潜在危害程度进行分类，分为：Ⅰ类（极高危险源）、Ⅱ类（高危险源）、Ⅲ类（危险源）、Ⅳ类（低危险源）和Ⅴ类（极低危险源）。

191. 核仪表：含密封放射性物质或射线装置，利用其发出的某种射线与待测物质相互作用产生的结果来测定质量、厚度、密度、料位、水分、灰分、流量、元素分析等多种重要参数的仪器。

192. 联锁：采用一些安全控制装置，使有关部件的动作相互关联，每个部件均必须处于规定的状态，否则源或产生射线的设备不能投入运行和使用，或者使已不能投入运行和使用的源或产生射线的设备立即关停。

193. 核事故：核电厂或其他核设施中发生的严重偏离运行工况的状态。在这种状态下，放射性物质的释放可能或已经失去应有的控制，达到不可接受的水平。

194. 放射事故：又称辐射事故。因放射源丢失、被盗、失控，或因放射性同位素和射线装置的设备故障或操作失误导致人员受到异常照射的意外事件。

195. 国际核与辐射事件分级表：IAEA 和经济合作与发展组织核能机构（OECD/NEA）为便于核工业界、媒体和公众相互之间对核与辐射事件的信息沟通而于 2008 年联合制订和发布的国际核与辐射事件分级管理办法。分级表将核与辐射事件分类为 7 级：较高的级别（4~7 级）被定为"事故"，较低的级别（1~3 级）为"事件"。不具有安全意义的事件被归类为分级表以下的 0 级，定为"偏离"。

196. 卫生应急：在突发公共卫生事件发生前或出现后，采取相应的监测、预测、预警、储备等应急准备，以及现场处置等措施，及时对产生突发公共卫生事件的可能因素进行预防和对已出现的突发公共卫生事件进行控制，以减少其对社会的危害性的一系列活动的总称。

197. 应急准备：为应对核或辐射紧急情况而进行的准备工作。包括制定应急计划，建立应急组织，准备必要的应急设施、设备与物资，以及进行人员培训与演习等。

198. 应急预案：为应对核或辐射紧急情况所制定并实施的一种经审批的文件或一组程序。它描述了该文件的编制与实施单位的应急响应功能、组织、设施和设备，以及和外部应急组织间的协调和相互支持关系。该文件还必须有专门的执行程序加以补充。

199. 应急演练：为检验应急计划的有效性、应急准备的完善性、应急能力的适应性和应急人员的协同性所进行的一种模拟应急响应的实践活动。

200. 应急响应：旨在缓解核或辐射紧急情况对人员健康和安全、生活质量、财产和环境的影响所采取的行动。它也可以为恢复正常的社会和经济活动提供基础。

201. 应急响应终止：在事态得到有效控制，伤病员在医疗机构得到有效救治及放射性危害得到有效控制时，相关部门宣布结束应急响应状态。